中医药 科研方法学

邓常清

葛金文 ◎主编

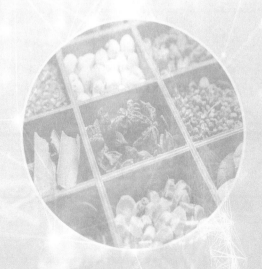

湖南科学技术出版社

·长沙·

图书在版编目（ＣＩＰ）数据

中医药科研方法学 / 邓常清，葛金文主编. — 长沙:湖南科学技术出版社，2022.9
ISBN 978-7-5710-1713-2

Ⅰ．①中… Ⅱ．①邓… ②葛… Ⅲ．①中国医药学－科学研究－研究方法－教材 Ⅳ．①R2-3

中国版本图书馆 CIP 数据核字(2022)第 150399 号

中医药科研方法学

主　　编：邓常清　　葛金文
出 版 人：潘晓山
策划编辑：梅志洁
责任编辑：唐艳辉
出版发行：湖南科学技术出版社
社　　址：长沙市芙蓉中路一段 416 号泊富国际金融中心
网　　址：http://www.hnstp.com
邮购联系：0731-84375808
印　　刷：长沙市雅高彩印有限公司
　　　　　（印装质量问题请直接与本厂联系）
厂　　址：长沙市开福区中青路 1255 号
邮　　编：410153
版　　次：2022 年 9 月第 1 版
印　　次：2022 年 9 月第 1 次印刷
开　　本：787mm×1092mm　1/16
印　　张：22.75
字　　数：560 千字
书　　号：ISBN 978-7-5710-1713-2
定　　价：68.00 元

《中医药科研方法学》编委会

前言

　　本书在湖南科学技术出版社出版的贺石林教授主编《中医科研设计与统计学》（2003 年）的基础上进行修订完善，一是保留原书中的医学科研基本思路和方法，增加了近年来发展起来的适用于医学科研的成熟方法；二是避免原书中存在的一些不足，加强了科研方法的基本原理和应用技巧的介绍，突出了应用性；三是弱化统计学方法的详细介绍（因统计学有专门的著作介绍），重在介绍统计学方法的选择原则。全书共分为四篇：第一篇为医学科研的基本知识，主要介绍医学科研的基本程序、医学科研选题方法、医学文献检索方法、科研假说的形成方法、医学科研的基本要素、实验设计的基本原则、实验误差的控制方法；第二篇为常用实验设计方法，介绍了主要的单因素实验设计和多因素实验设计方法；第三篇为临床科研方法，介绍了病因学研究方法、临床疗效研究方法、诊断试验研究方法、疾病预后研究方法、药物临床试验研究方法；第四篇为循证医学与生物信息科学，介绍了循证医学方法与应用、网络药理学研究方法、医学人工智能研究、医学大数据研究和应用、实验数据的图表制作及医学研究论文的写作。

　　本书既适用于研究生教学用书，又可作为医学科研人员的工具书。本书突出了"三基五性"，即基本知识、基本理论、基本技能，思想性、科学性、先进性、启发性、实用性。在编写过程中，注重理论与实践相结合，通过本书的学习，使读者掌握医学科研的基本原则、基本程序和基本方法，对提高医学科研人员的科研能力和水平具有参考意义。

目录

第一篇　医学科研的基本知识　　　　　　　　　　1

第一章　绪论　　　　　　　　　　3
　　第一节　医学科研的定义　　　　　　　　　　3
　　第二节　医学科研的基本程序　　　　　　　　　　4
　　第三节　医学科研的意义　　　　　　　　　　5
　　第四节　医学科研的诚信　　　　　　　　　　6

第二章　科研选题与申报　　　　　　　　　　8
　　第一节　科研课题的分类　　　　　　　　　　8
　　第二节　科研选题的来源　　　　　　　　　　10
　　第三节　科研选题的基本程序和方法　　　　　　　　　　12
　　第四节　科研选题的原则　　　　　　　　　　13
　　第五节　医学科研课题申报与评估　　　　　　　　　　15

第三章　医学文献应用　　　　　　　　　　18
　　第一节　医学文献检索方法　　　　　　　　　　18
　　第二节　医学文献研究　　　　　　　　　　31
　　第三节　医学文献管理　　　　　　　　　　35

第四章　科学假说　　　　　　　　　　44
　　第一节　假说的定义　　　　　　　　　　44
　　第二节　假说的性质　　　　　　　　　　45
　　第三节　假说的形成方法　　　　　　　　　　47
　　第四节　假说的初步检验　　　　　　　　　　49

第五章　科研的基本要素　　　　　　　　　　51
　　第一节　被试因素　　　　　　　　　　51
　　第二节　受试对象　　　　　　　　　　54
　　第三节　效应指标　　　　　　　　　　55

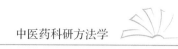
第六章　实验设计的基本原则　　58

第一节　实验设计的基本原理　　58

第二节　对照原则　　59

第三节　随机原则　　60

第四节　盲法原则　　68

第五节　均衡原则　　71

第六节　重复原则　　73

第七章　实验误差及其控制　　76

第一节　误差的定义和误差公理　　76

第二节　系统误差及其控制方法　　77

第三节　随机误差及其控制方法　　79

第四节　实验误差的表达　　81

第五节　医学科研的质量控制　　82

第二篇　常用实验设计方法　　85

第八章　单因素实验设计方法　　87

第一节　完全随机设计　　87

第二节　配对设计　　89

第三节　交叉设计　　92

第四节　配伍组设计　　93

第五节　拉丁方设计　　95

第九章　多因素实验设计方法　　99

第一节　析因设计　　99

第二节　裂区设计　　101

第三节　正交设计　　103

第四节　均匀设计　　112

第三篇　临床科研方法　　131

第十章　病因学研究方法　　133

第一节　病因病机的概念与范畴　　133

第二节　病因的确定　　135

第三节　现况研究设计方法　　141

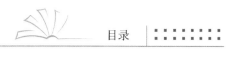
第四节　病例对照研究设计方法　143

第五节　队列研究设计方法　150

第六节　干预试验研究设计方法　158

第十一章　临床疗效研究方法　160

第一节　临床疗效研究的概述　160

第二节　临床疗效研究的方案设计　164

第三节　多中心临床试验研究的设计　179

第四节　随机对照试验　183

第五节　真实世界研究　184

第六节　临床疗效研究的评价　187

第十二章　诊断试验研究方法　190

第一节　诊断试验的设计方法　190

第二节　诊断试验的评价指标　195

第三节　提高诊断试验准确性的策略　200

第四节　诊断试验方法的选择原则　203

第五节　诊断试验的评价原则　204

第十三章　疾病预后研究方法　206

第一节　预后研究概述　206

第二节　生存分析　212

第三节　Cox 分析　223

第四节　临床疾病预后研究的评价原则　227

第十四章　药物临床试验　229

第一节　药物临床试验与注册　229

第二节　药物临床试验的分期　231

第三节　药物临床试验设计与实施　233

第四篇　循证医学与生物信息科学　247

第十五章　循证医学绪论　249

第一节　循证医学的产生与发展　249

第二节　循证医学的资源与工具　252

第十六章　循证临床实践　263

第一节　循证实践及其方法学介绍　263

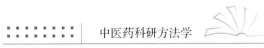

第二节　中医药的循证临床实践　　265

第三节　案例及其解析　　269

第十七章　系统综述的种类与方法　　273

第一节　系统综述与 Meta 分析的定义与特点　　273

第二节　系统综述的类型与实施要点　　275

第三节　系统综述的撰写与实例　　283

第十八章　网络药理学研究方法在中医药科研中的应用　　293

第一节　网络药理学的概论　　293

第二节　网络药理学的思路与方法　　294

第三节　网络药理学的应用与进展　　301

第十九章　医学人工智能　　304

第一节　医学人工智能概述　　304

第二节　智能医学　　309

第三节　智慧医疗　　310

第二十章　大数据与医学研究　　328

第一节　大数据概论　　328

第二节　医学大数据挖掘　　331

第二十一章　医学科研论文的图表制作及论文写作　　338

第一节　医学科研论文中表的设计　　338

第二节　医学科研论文中插图的制作　　341

第三节　医学科研论文的写作　　346

参考文献　　351

第一篇

医学科研的基本知识

第一章　绪　论

第一节　医学科研的定义

科学（science）是指关于自然、社会和思维的知识体系，是揭示事物发生发展的客观规律和客观真理，作为人们改造客观世界的指南。科学的普遍任务是建立符合客观实际的知识体系，使人类社会向着更高级的文明世界发展。

因为科学是人类对自然规律的认识活动，其最重要的特征就是不断创新和发展，因此，科学是不断发展的，科学的每一个重大的进展，都会带来新的问题，揭露出更为深刻的矛盾和困难，这就要求科学的发展需要不断解决这些危机和困难，给理论带来重大的突破，给生产带来新的推动，给人类活动增添新的力量和智慧，给人类社会带来重大的进步。科学的发展，不仅提高了人们认识和改造世界的能力，而且也逐渐地改造了人们的主观世界；不仅引起了人类的物质生产和生活方式的巨大变化，而且也发挥出越来越大地改变历史进程的作用。

科学按其研究对象不同分为自然科学和社会科学。以自然界为其研究对象的科学活动称为自然科学，按研究对象运动形式的不同，可分为若干学科，如数学、物理学、化学、生物学等。以社会为其研究对象的称为社会科学，如语言学、文学、社会学等。

从各门科学在整个科学体系中的职能和地位来看，科学又可分为基础科学和应用科学。基础科学（basic science）一般包括数学、物理学、化学、天文学、地理学和生物学6种。应用科学（applied science）的研究对象是具体生产实践应用中的科学问题。医学就是一门应用科学，它应用数学、物理学、化学、生物学等基础学科的成果和方法创立自己特有的基础学科（如解剖学、生理学、生物化学等），并应用后者提供的理论方法探索和解决预防、诊断和治疗疾病的实践问题。

科学研究是人类为了深入正确地揭示未知事物本质及其规律而进行的一种认识活动。作为一种认识活动，有赖于实践观察（实践或调查）获得感性材料（事实材料），而感性材料必须在一定的理论指导下通过理论思维，才能上升为理性认识，才能揭示未知事物的本质和规律。因此，实践观察和理论思维是构成科学研究的两大基本要素。科学研究就是人类在实践中用正确观点和客观精确方法观察未知事物，并能通过理论思维正确反映其本质规律或验证、发展有关知识的认识活动。

医学是一门综合性应用科学，它是在生物学、物理学、化学等学科发展的基础上产生与形成的，因此，相对于其他自然科学，医学发展比其他科学技术较为缓慢，研究难度也较大。医学的基本任务是防止健康向疾病转化（预防医学），促进疾病向健康转化（临床医学），认识健康和疾病相互转化的规律（基础医学），探讨理化因素、心理因素、社会因素等对健康的影响及其与疾病的关系（医学心理学、医学社会学等）。因此，医学科学研究就是获得关于人体及其疾病的知识和创造防病治病技术的科学实践活动。医学科研的任务就是揭示人类生命活动的本质和疾病机制，创造防病治病的各种技术和方法。医学科研的对象是人的生命现象与疾病过程，人类的生命现象与疾病的发生发展是极其复杂的，几乎包括了地球上物质运动的一切形式。因此，这就决定了医学科研的方法也极为多样，从简单的肉眼观察到细微结构观察，从试管分析到社会调查，几乎无所不包。

医学科研方法由于其性质和普遍性程度不同，大致可分为以下层次：

（1）专业技术性方法：指医学科研中为解决某一技术问题而采用的技术方法。如临床的理化检验方法、血压测定方法、病理检查方法等。

（2）医学科研通用方法：指科研中进行的科研选题方法，研究设计方法，观察、实验、群体调查、测量方法，科研资料的统计学处理方法等。这是医学各专业科研中通用的一般方法。

（3）逻辑方法：指科研过程中使用的逻辑方法，包括比较、分析、综合、抽象、概括的方法，正确地判断和推理的方法，建立科学假说的方法，科学命题的证明方法等。

（4）哲学方法：是最高层次的方法，即辩证法、认识论和辩证逻辑方法，是提供世界最一般规律的知识以指导人们认识一切事物的根本方法，是主要解决指导思想的一种理性方法。哲学是自然知识和社会知识的概括和总结，因此，它是一种普遍适用的方法。

第二节　医学科研的基本程序

医学科研大致包括以下步骤：

1. 科研选题

科研选题就是提出和确立所研究探索的科学问题，是科研的起点。提出一个问题往往比解决一个问题更重要，因此，选题是关系到科研成败和成果大小的关键。提出问题主要靠实践观察和文献资料的启发。

2. 研究设计

根据研究目的，按照专业知识和数理统计的要求，制订研究计划和方案。设计的好坏直接关系到科研的科学性、可靠性、研究进度及其是否是高效经济等问题。科研设计是针对某一科研项目而制订的总的计划方案，是研究计划的核心；实验设计是针对某一具体的实验而制订的具体方法和步骤。因此，科研设计和实验设计是总体与局部的关系。绝大多数的医学科研课题，科研设计可分为专业设计和统计学设计两部分。专业设计是从专业的角度制订研究方案，是创新性和学术水平的决定因素。统计学设计是按数理统计原理制订研究方案，是保证专业设计布局科学性、合理性、高效性和科研成果可靠性的关键。

3. 实践

根据设计的要求，通过科学实践获得可靠、完整的事实材料。可分为预实验和正式实验两个步骤。预实验是在实验设计完成后，选择少量的研究对象进行实验或调查，以

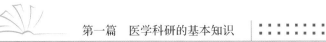

摸索研究条件，修正完善实验方案。正式实验就是根据设计要求，通过实践来收集事实材料。在医学科研中，通常运用观察法、实验法、调查法等获得事实材料。

（1）观察法：是从自然存在的现象中收集事实材料，是医学科研实践的最基本方法，一切科学都是以观察为基础的。医学科研观察的水平可以是整体的、系统的、器官的，也可以是组织的、细胞的、分子的，采用何种水平取决于课题的需要。一般来说，我们可以在整体观念的指导下，将整体观察和局部观察相结合，尽可能使观察范围全面深入，这样判断则更准确。

（2）实验法：指在人为控制一些实验条件和因素的基础上，施加欲考察的因素，观察机体结构、生化和功能变化或疾病过程的变化，从而揭示生命和疾病的规律。与观察法相比，它具有主动、精确、高效的特点。实验法既可以在医院病房进行，也可以在实验室以人或动物作为实验对象进行。实验法是取得典型材料的重要方法，是医学科研必不可缺的方法。

（3）调查法：是以调查方法获取科学资料的方法，用于判断一个未知事物是否存在、存在比率如何以及与哪些因素有关。调查法可分为前瞻性调查和回顾性调查两种。前瞻性调查的特征是在事件（如疾病）发生之前做好设计，拟出调查项目，积累数据材料，加以整理、分析得出结论。回顾性调查是指事件发生之后，回顾与事件发生有关的资料，进行归纳、分析，找出事物的规律。调查法特别在流行病学领域科研中具有重要的地位。

4. 统计分析

按照数理统计原则对观察材料进行统计描述和统计推断的过程。通过统计处理，排除偶然性，发现必然性，揭示事物发生发展的规律。

5. 总结概括

根据观察的事实和统计处理结果，运用分析、综合、归纳与演绎的方法，把感性材料上升为理性概念，并总结成文。在理性概括时应注意以下两点：一是要根据自己的研究结果来推理，二是要按照自己的研究范围作结论。一般来说，根据观察和实验事实材料做出的一级推理基本是可信的，而过分外延的多级推理是不完全正确的甚至是错误的。

第三节 医学科研的意义

1. 发现医学中未知事物与未知过程

人们对客观世界的认识是逐步深入和永无止境的。尽管新世纪后科学技术已相当发达，但在客观世界中仍存在大量的未知现象和未知过程。自然科学就是通过不断认识这些未知事物和未知过程而不断发展的。医学也是如此，通过认识人类生理和病理过程中未知现象和未知事物，促进了人类对生命过程和疾病的认识。中医学中砒霜治疗白血病的发现就是人们认识未知事物的过程。

2. 揭示医学中已知事物的未知规律

科研的主要任务就是揭示已知事物外在表现的本质及内部联系，从而对它进行利用、干预和改造。在医学特别是中医学中，人类已知大量现象，很多中医药方法对防治疾病有效，但对其内在规律并不清楚。进一步揭示中医药防治疾病的规律对促进中医药的进一步发展和应用具有重要的意义。如青蒿抗疟作用，通过阐明青蒿中抗疟的有效物质和作用机制，促进了该药抗疟治疗的应用。

3. 探索医学中已知规律的应用

发现未知事物和揭示其内在规律，这只是认识自然的过程。科学研究的另一重要任务就是探索如何利用自然规律能动地适应和改造自然。因此，探索医学的基本规律在防治疾病和增进人类身心健康方面的应用就是医学科研的根本任务之一。例如中药丹参水溶性成分酚酸类物质用于治疗心脑血管疾病，就是利用丹参的活血化瘀作用，寻找其药效物质并进行防治疾病的应用。

4. 验证与发展医学中已有的理论和学说

科学实践是检验科学理论、学说和假说的唯一标准。已有的科学理论与学说是前人根据客观事实所作的归纳和推论，这些理论和学说在一定的历史阶段发挥过作用，但由于历史和科学技术的限制，可能存在一定的局限性。因此，任何科学理论与学说都需要不断修正、补充与发展，一成不变的理论与学说是违背科学发展规律的。如我们对生理性止血的认识，过去认为内源性凝血途径是生理性止血的主要机制，但人们进一步发现，内源性凝血途径的启动因子凝血因子Ⅻ缺乏并不会引起严重的出血，相反会引起血栓溶解障碍，对其进一步研究发现，内源性凝血系统不参与生理性止血，生理性止血由外源性凝血途径启动。因此，现代对止血生理的机制进行了修正和补充。可见，验证和发展已有的理论和学说以促进医学进步与防治水平的提高，这是医学科研的一个重要任务。

第四节　医学科研的诚信

科学研究的本质就是揭示未知事物的本质和规律。这就要求科研得到的结果是真实可靠的，能够被别人检验和重复。以学术论文发表为例，过去 10 年内（截至 2019 年 10 月），我国科技人员在国际期刊上发表论文 260 多万篇，位居世界第二位。但不容忽视的是在论文数量快速增长的同时，论文撤稿数量也在急剧增加，截至 2019 年 12 月，中国学者共有 9 935 篇论文被撤稿，其中与生物医学相关的有 1 434 篇，撤稿的原因主要是学术不端行为。学术不端行为主要表现为剽窃、伪造或篡改实验数据，购买学术论文，伪造虚假同行评议等。这些学术不端行为产生的原因与当前科研绩效考评以论文数量为导向、科技评价机制不合理等因素有关。因此，加强科研诚信建设已成为当前迫切需要解决的重要问题。在科研诚信建设中，要提高科研人员科研诚信的认知水平，帮助科研人员树立"科研诚信是一切科研活动的基石"的思想；要加强科研人员科研诚信学术道德建设，提高科研人员的学术道德修养和自律意识；要完善科研诚信监管机制，加强学术不端行为的惩戒力度；要加强对科研人员科技活动的支持力度，确保科研项目的研究质量和数据的真实可靠；要优化人才评价及科研激励机制，克服唯论文、唯职称、唯学历、唯奖项倾向，注重标志性成果的质量、贡献、影响，引导科研走向真正有价值的方向。

近年来国家一直致力于完善科研诚信监管机制，出台了一系列的文件加强科研诚信建设。2020 年 7 月，科技部颁布了《科学技术活动违规行为处理暂行规定》，对受托管理机构及其工作人员、科学技术活动实施单位、科学技术人员、科学技术活动咨询评审专家、第三方科学技术服务机构及其工作人员，在开展科技活动过程中出现违规行为的处理进行了规定。特别是针对科学技术人员，违规行为包括如下：①在科技活动中的申报、评审、实施、验收、监督检查和评估评价等活动中提供虚假材料，实施"打招呼""走关系"等请托行为；②故意夸大研究基础、学术价值或科技成果的技术价值、社会经济价值，隐瞒技术风险，造成负面影响或财政资金损失；③人才计划入选者、重大科研项目负责人在聘期内或项目执行期内擅自变更工作单位，造成负面影响或财政资金损失；④故意拖延或拒不履行科学技术活动管理合同约定的主要义务；⑤随意降低目标任务和约定要求，以项目实施周期外或不相关成果充抵交差；⑥抄袭、剽窃、侵占、篡改他人科学技术成果，编造科学技术成果，侵犯他人知识产权等；⑦虚报、冒领、挪用、套取财政科研资金；⑧不配合监督检查或评估评价工作，不整改、虚假整改或整改未达到要求；⑨违反科技伦理规范；⑩开展危害国家安全、损害社会公共利益、危害人体健康的科学技术活动；⑪违反国家科学技术活动保密相关规定；⑫法律、行政法规、部门规章或规范性文件规定的其他相关违规行为。

（湖南中医药大学　邓常清）

第二章 科研选题与申报

科研选题是提出一个待研究的科学问题，根据这个问题提出一个待证实的科学假说。我们的科研活动就是通过科学实践，使这个假说得到证实。所以，选题是一个发现问题的过程，是科研活动的第一步。提出科学问题比解决问题更加困难，因此，选题是科学研究的首要环节。作为整个科研活动的基础，是关系到科研工作方向正确与否、成果可及与否、水平高低如何等的关键性决策，是决定科研工作成败的关键。

要做好选题首先要提出科学问题，提出科学问题就必须熟知相关领域的科学知识，所以科研选题的第一个关键就是学习，这就要求科研人员要阅读大量的科技文献，掌握学科的最新动态和最新的科学技术方法。科研选题的第二个关键就是思维上的突破。简单地说，一方面是对现有科学问题在不同程度上的深入，例如在空间尺度上和时间尺度上的细化和扩展，这可以看作是一种"裂变"；另一方面则是学科交叉产生的"聚变"。科学思维上的"聚变"将产生知识上更大地突破，因此，也是科研选题的一个重要环节。显而易见，思维上的突破绝非易事，要求科研人员具备多学科的知识、活跃而缜密的科学思维以及对相关研究方法和技术的熟练掌握运用。

中医药学有其自身的科学内涵和学术结构，有其独特的思维方式、理论和方法。因此，中医药科研选题必须在突出中医药特色的前提下，以中医药理论为指导，充分运用现代科学技术和方法，以保证研究方案的科学性和先进性；以临床疗效为依据，基础理论与临床研究相结合，以保证研究方案的实用性和可行性；以继承和发扬提高中医药学为目的，在继承的基础上创新，以保证研究方案的创新性和前瞻性。

第一节 科研课题的分类

科研课题的分类方法有多种，其中主要的分类方法如下：

一、按科技活动类型分类

1. 基础研究

基础研究是指认识自然现象，揭示自然规律，获取新知识、新理论、新规律的研究活动，在其研究中选题往往并不考虑任何特定的实际应用目的。基础研究成果对广泛的科学领域具有重要的影响，研究成果的本质特征是科学发现，即发现新的科学事实、理论或规律。基础研究虽然近期内并不考虑任何特定的实际应用，但并不是说基础研究与应用无关。恰恰相反，基础研究的科学问题来自于实践，其研究成果在拓展人们的知识范围和深度的同时，对科学技术的推动作用也是巨大的。研究成果的表现形式是学术报告、学术论文或专著等。研究成果的本质特征是科学发现，基础研究要求要有深度、要

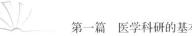

系统全面。

基础研究又分两类：一是纯粹基础研究，又称自由基础研究，这类基础研究课题的目的是探索新事实、新原理、新规律，目的是解决一系列重大的理论问题，预先没有制定实际的目标，在近期内也不考虑其应用前景。但纯粹基础研究取得的新事实、新理论、新定律为科学技术和生产发展的基础，一旦取得突破将极大地促进科学技术和生产力的发展。如遗传物质基础 DNA 结构和碱基配对规律的揭示，人们才有可能从根本上了解遗传病的病因、发病机制并设计相应的治疗手段。这些基础研究成果为现代基因工程、基因诊断和基因治疗等一系列技术的发展和应用奠定了基础。二是应用基础研究，又称定向基础研究，它是针对应用科学中存在的基础理论问题进行研究，解决应用技术中的基础理论问题。由于其目的是解决应用技术中的基础理论问题，因此，这类研究间接具有应用目的，可促进研究成果转化成生产力。如中医学早就记载，青蒿具"截疟"的作用，但对其抗疟的药效物质并不清楚，屠呦呦教授通过大量研究，发现青蒿中的青蒿素为其抗疟的药效物质，并对此进行了人工合成，促进了青蒿素的应用，取得了举世瞩目的成就。

2. 应用研究

应用研究是把普遍性的科学知识用于特定的实际问题的研究，其显著特点是有明确的目的性。医学研究绝大多数属于应用研究，即应用生物学、化学和物理学等学科的普遍原理，揭示人体生理和疾病发生发展的机制，并进而应用这些知识，建立人类疾病新的预防、诊断、治疗和预测的技术方法。其研究成果的表现形式为知识形态的学术报告、学术论文、临床方案、发明专利和物质形态的样品，研究成果的本质特征是技术发明，即发明新的技术、新方法、新工艺。应用研究要求技术发明具有新颖性。

3. 开发研究

开发研究是把基础研究和应用研究的具体成果直接应用于生产实践的研究。例如发现新药和新的治疗仪器或治疗方法等，又称技术开发。研究成果的表现形式为直接转化为生产力的知识形态和物质形态的产品，研究成果的本质特征是创造新产品。开发研究的产品或方法要优于过去的产品或方法。

二、按实验设计与事实的关系分类

1. 前瞻性研究（prospective study）

根据研究目的，事先做好周密的实验设计，而后按设计进行研究活动。这种研究是在事物发生前进行周密的设计，对被试因素、受试对象和效应指标事先均有合理地安排，实验条件控制较好，能较好地控制各种影响因素，排除各种干扰因素，因此这类研究的结论可信性较好。

2. 回顾性研究（retrospective study）

在拟研究的事物发生之后，对其进行回顾性调查，分析事物产生的原因，这种研究事物发生在前，研究设计在后。由于事物已经发生，影响其发生的因素无法控制，影响因素较多，因此，这类研究结果的可靠性和结论的可信性远不如前瞻性研究。然而回顾性研究在科学研究中也有一定的地位，因为这类研究是病因学和发病学的重要研究方法之一。

三、按科研过程采用的方法分类

1. 实验性研究（experimental study）

通过严格控制条件，以实验方法为搜集资料的主要手段的一种研究方法。它的特点是对受试对象进行了干预。凡按实验设计要求进行的科研都属于实验性研究。实验性研究依照实验进行的场所又可分为实验室研究和临床试验研究。狭义的实验研究仅指实验室研究。临床实验研究由于临床科研的实验条件不易严格控制，影响因素较多，因此将临床实验研究又称临床试验（clinical trial）。

2. 调查性研究（survey study）

以现场调查、观察等方法作为搜集资料的主要手段的一种研究方法。这类研究的特点是未对研究对象进行干预，在自然条件下观察研究对象某一事件的发生发展情况。实验性研究能主动安排实验因素与控制实验条件，可有效排除非被试因素的干扰。而调查性研究中研究者只能被动地对客观自发的事件进行观察，不能较好地排除干扰因素的影响，因此，调查性研究结论的可靠性低。在科学研究中，通常需要调查性研究与实验性研究相配合，调查性研究为实验性研究提供线索，实验性研究结论又需要现场调查来验证。

第二节　科研选题的来源

医学科研课题大多来自研究者的勤奋实践、刻苦学习和反复思考而确定。科研选题的主要来源如下：

一、从国家和相关机构科研项目指南中选题

医学科研需要国家和各种资助机构投入研究经费，从科研项目指南中去选择课题可收到事半功倍的效果。国家及省部科研管理部门会定期或不定期发布科研项目指南以及国家科技发展规划，明确提出鼓励研究的领域和重点资助范围，及可供选择的研究项目和课题。研究者可根据自己的工作基础、专长、本单位优势及工作条件等，自由申请具有竞争力的课题。指南中的项目或课题相对宏观和笼统，申请者应在指南范围内再具体化。

2015 年，国家将我国原有的科研项目整合形成新的五类科技计划（专项、基金等），这五类科技计划既有各自的支持重点和各具特色的管理方式，又彼此互为补充，通过统一的国家科技管理平台，建立跨计划协调机制和评估监管机制，确保五类科技计划（专项、基金等）形成整体，既聚焦重点，又避免交叉重复。新五类科技计划如下：

1. 国家自然科学基金

这类项目的特点是资助基础研究和科学前沿探索，支持人才和团队建设，增强源头创新能力。

国家自然科学基金作为我国支持基础研究的主渠道之一，面向全国，重点资助具有良好研究条件、研究实力的高等院校和科研机构中的研究人员。按照资助类别可分为面上项目，青年基金项目，重点项目，重大项目，重大研究计划，国家杰出青年科学基

金，海外、港澳青年学者合作研究基金，创新研究群体科学基金，国家基础科学人才培养基金，专项项目，联合资助基金项目以及国际（地区）合作与交流项目等。通过亚类说明、附注说明还可将一些资助类别进一步细化。所有这些资助类别各有侧重，相互补充，共同构成当前的自然科学基金资助体系。

2. 国家科技重大专项

本专项聚焦国家重大战略产品和产业化目标，解决"卡脖子"问题，进一步改革创新组织推进机制和管理模式，突出重大战略产品和产业目标，控制专项数量，与其他科技计划（专项、基金等）加强分工与衔接，避免重复投入。

3. 国家重大研发计划

国家重大研发计划项目针对事关国计民生的重大社会公益性研究，以及事关产业核心竞争力、整体自主创新能力和国家安全的重大科学技术问题，突破国民经济和社会发展主要领域的技术瓶颈，将科技部管理的国家重大基础研究发展计划，国家高新技术研究发展计划，国家科技支撑计划，国际科技合作与交流专项，发改委、工信部共同管理的产业技术研究与开发资金，农业农村部、卫健委等13个部门管理的公益性行业科研项目等，整合形成一个国家重点研发计划。

主要针对事关国计民生的农业、能源资源、生态环境、健康等领域中需要长期演进的重大社会公益性研究，以及事关产业核心竞争力、整体自主创新能力和国家安全的战略性、基础性、前瞻性重大科学问题及重大共性关键技术和产品、重大国际科技合作等。

4. 技术创新引导专项（基金）

按照企业技术创新活动不同阶段的需求，对发改委、财政部管理的新兴产业创投基金，科技部管理的政策引导类计划、科技成果转化引导基金，财政部、科技部等四部委共同管理的中小企业发展专项基金中支持科技创新的部分，以及其他引导支持企业技术创新的专项资金（基金）进行分类整合。

5. 基地和人才专项

对科技部管理的国家重点实验室、国家工程技术研究中心、科技基础条件平台、创新人才推进计划，发改委管理的国家工程实验室、国家工程研究中心、国家认定企业技术中心等合理归并，进一步优化布局，按功能定位分类整合，加强相关人才计划的顶层设计和相互衔接。在此基础上调整相关财政专项资金、基地和人才相关专项支持科研基地建设和创新人才、优秀团队的科研活动，促进科技资源开放共享。

除国家五大类科技计划项目外，各省、自治区、直辖市科技厅设立省级项目，各省厅局（如卫健委、中医药管理局）及各市科技局也设立相关的科研项目，主要包括两大类。①应用基础研究项目：主要资助具有应用前景的基础性应用研究项目，如省级自然科学基金。②重点研究项目：主要资助对本省社会经济发展有重大影响的关键技术、优势资源综合开发利用、传统产业改造的关键技术和新技术等研究项目。

二、从临床实践中选题

在医学科研和临床工作中要注意观察以往没有观察到的现象，发现以前没有发现的问题，及时抓住这些偶然现象和问题，经过分析它就可能产生重要的原始意念，进而有可能发展为科研课题。这就要求我们在日常医学研究或临床实践中注意细心观察，捕捉信息，不断为科研选题提供线索。

三、从理论研究和学术争鸣中选题

参加各种学术会议、讲座和疑难病例讨论，是选题的极好机会，可以启迪研究人员的思维。要持久和系统地坚持跟踪了解国内外相关问题的研究动向和进展，深入做好资料的积累工作。如对某一疾病的发病机制可能有多种解释，学术争论都有一定的事实根据和理由。因此，掌握争论的历史、国内外研究现状及争论的焦点，就有可能得到有价值的选题。

四、通过文献启发选题

长期阅读本领域及相关领域的重要文献，并对关注的专题持续跟踪。在阅读文献时注意培养独立思考能力，捕捉思维的瞬间灵感，得到启发就记录下来，经过筛选就可能会有好的选题。这类课题先进性较好，有可能在他人的基础上提出新观点、新方法。

五、从原课题延伸中选题

根据已完成课题的范围和层次，细心思考其相互联系和互相渗透，可以从广度和深度中挖掘出新颖课题。一般可以原有课题的重大发现为基础，申报新课题，使研究工作步步深入，逐步完善和验证工作假说。

第三节 科研选题的基本程序和方法

一、科研选题的基本程序

医学科研选题需要经过一个提出问题→查阅文献→建立假说→确定方案→立题的过程。

1. 提出问题

提出问题是科研的始动环节。事物的本质是通过现象表现出来的，必须通过对现象的观察、分析、综合，才能获得对本质的认识。研究者要培养自己敏锐的观察力和勤于思考的习惯，善于发现问题，提出问题。

2. 查阅文献

信息调研是建立假说的重要依据。必须加强科研选题前的文献查阅和调研工作，全面掌握和分析国内外该领域的研究现状、动态趋势及存在的问题，找到合适的突破口，根据本人的优势确定主攻方向和目标。

3. 建立假说

科学假说是引导科研工作的思路。要求假说要符合自然科学的基本规律，是以事实为依据的逻辑推理，具有创新性，能解释旧理论不能解释的现象。

假说一经提出，应当进行小范围内的现场调查或实验研究，进一步寻找支持假说的证据。

4. 确定题目、研究目标和研究内容

在科学假说建立之后，应当围绕这一假说，进行科学构思，确立课题名称。在课题名称中，要体现课题的三要素，课题研究目的明确，科学思维清楚，实验对象恰当，手段和方法正确，指标间的因果关系明确。

在课题名称确立之后，就要在选题的基础上确定课题的研究目标和研究内容。研究目标是课题完成后能达到的科学目的，研究内容是为达到研究目的需要开展的研究项目。

5. 撰写开题报告或课题申请书

为使选题更加正确、完善，通常需要邀请同行和专家对选题内容和研究方案进行评估，收到集思广益的效果，帮助研究者完善选题和研究方案，最后形成开题报告或课题申请书。

二、选题方法

选题本身就是一种科学创造，不同学科的研究者有各自的方法，归纳起来有以下几种方法。

1. 假想构成法

对欲研究的事物提出假定性推测，在初步提出科学假说的基础上，按此思路设计研究内容和方案，通过收集事实资料，探索解决问题的对策，研究内容以检验科学假说为主要目的。这类假设是以科学事实和规律为依据的，因此这类课题具有好的创新性。

2. 移植结合法

医学的发展在很大程度上依赖于其他新学科、新原理和新技术的发展和应用，移植其他学科的新成果、新技术、新方法是科研选题的重要方法。例如将计算机和 X 线技术结合，创造出发射计算机断层显像（ECT），可用于疾病的诊断。将其他学科新技术、新方法移植用于研究医学中的问题，已成为医学科研的重要选题方法之一。

3. 旧题新探法

一项已获成果的科研课题或原有的理论，由于有新的实验手段或发现某些新的事实资料，便可以此为基础确立一项新选题。医学科研课题由被试因素、受试对象和效应指标三大要素构成。根据研究目的可通过改变原课题的三大要素之一，如果发现这种改变可能具有理论意义和潜在的应用价值，就可构成一个新的课题。或者运用新的方法、新技术、新思维方法对前人提出的一些科学问题进行研究，也可形成新的课题。

第四节　科研选题的原则

现阶段我国科学计划的发展方针是：经济建设必须依靠科学技术，科学技术必须面向经济建设。因此，在进行医学科研选题时，也应贯彻这一方针，使选题服务于提高疾病防治水平、增强人类体质等。医学科研选题要求符合以下 5 个原则：

1. 需要性原则

医学科研选题必须从国家经济建设和社会发展的需要出发，尽量选择在医药卫生保健事业中有重要意义或迫切需要解决的关键问题、重要领域的重要问题进行研究。如当

前死于脑血管疾病、心血管疾病、恶性肿瘤、呼吸系统疾病的人数占我国疾病的前四位，对这些疾病的防治研究是国家的迫切需要。所以选题时应当根据个人的特长和工作基础，既可选择当前迫切需要解决的课题，也可选国家发展长远需要的课题。

2. 创新性原则

创新性是指选题的先进性和新颖性，即研究思路具有新颖性，预期成果具有先进性。创新是科学研究的生命线和灵魂，体现了科学研究的最大特点。选择课题时，要求课题在某一点或某一方面具有创新性。在基础研究表现为新发现、新观点、新见解，成果具有学术理论价值；在应用研究表现为新技术、新方法、新工艺、新产品，成果对防治疾病具有较大的应用价值。创新性的科学研究分为两种：一是创建前人没有过的新学说、新理论和新发明，即填补某一学科领域中的某一空白，这属于原始性创新；二是在前人的基础上继续深入探索，用已知手段去探索未知，提出新的见解和理论，或国外对此问题虽已有报道，但尚需结合我国医学实际进行研究，引进新的医学科学技术填补国内空白，这属于跟踪性创新。

创新性首先应该是体现在学术思想上，其次才是研究方法上，但两者是密不可分的，没有科学思想上的创新，就谈不上研究方法上的创新；而没有研究方法上的创新，科学思想创新又往往难以实现。因此，不能片面理解为只要采用先进的实验手段和仪器就有创新性。在追求创新时，要注意两点：①创新必须以科学性为基础，要明确科学原则是以事实为依据，否则即失去科学研究的意义；②科学有其连续性，所有的创新均建立在前人研究成果的基础上，任何课题都不要毫无根据地轻易和以往已确认的科学理论、事实、定律相背驰，只有吸取前人的经验和教训，才能超越前人，取得成功。

3. 科学性原则

科学性原则即选题的科学性。所选课题应有充分的科学依据，与已有的科学理论、科学规律和定律相符。比如传统中医的治疗学主要是基于经验，但现代的中医药研究则要以现代医学理论和技术为依据，科学、客观地评价中医药的作用，这就要求在选题依据和研究内容设计上既要符合中医药理论，又要符合生物医学的基本原则，这样选题才有意义。再如开展中药有效成分的研究，必须首先肯定其临床疗效，应在临床应用有效的基础上再进行实验研究。

4. 可行性原则

可行性原则即具备完成和实施课题的条件。所选科研课题除了具备科学性即理论上的可行性外，还应具备现实的可行性，主要包括：①研究内容在技术方法上是可操作的；②具备完成课题的硬件和软件，如立论依据充分且研究方案可行，具有进行研究的技术手段、实验动物、临床病例、仪器设备等条件；③已有相关的前期工作积累，对假说也有先导的研究证据；④具有一支知识和技术结构合理的研究队伍。

5. 效能性原则

效能性原则又称实用性原则，即选题的效益性。医学科研的目的就是能对社会和国民经济建设以及医疗、教学、科研等方面产生效益，包括社会效益和经济效益。应强调在体现社会效益的基础上，再考虑经济效益。效益性包括：①具有潜在的应用价值，即研究成果可用于疾病的预防、诊断和治疗；②可直接产生经济效益的新产品、新药物、新设备等；③具有医学相关的社会效益，可提高疾病的防治水平，增强人类体质和提高人口素质；④探索现有医学技术新的适用范围。对于基础性研究，要求其具有理论意义和潜在的应用价值；对于应用性研究，要求其具有经济效益或社会效益。

第五节 医学科研课题申报与评估

前已述及，国家和各省市设立了不同类型的科技项目，面向社会公开招标，研究者可从项目指南中进行申报，获得科研经费的支持。本节以国家自然科学基金（NSFC）面上、青年、地区、重点项目申请书为例，介绍科研课题的申报及其分析与评估。

国家自然科学基金申请书的报告正文包括以下主要内容。

一、立项依据与研究内容（建议 8 000 字以下，但不限制）

1. 项目的立项依据（研究意义、国内外研究现状及发展动态分析，需结合科学研究发展趋势来论述科学意义；或结合国民经济和社会发展中迫切需要解决的关键科技问题来论述其应用前景，附主要参考文献目录）

（1）选题范围大小要适当，主攻方向要明确：一个课题只能解决某一领域的某一问题，不要将整个领域定为一个课题。如"中药的免疫调节""冠心病的病理、生理和药理研究"之类的题目，就显得研究内容过大、主攻目标和重点不突出。

（2）在项目的立项依据中，要清楚地表达课题要做什么（需要解决的主要科学问题）？为什么做（理由）？

（3）先说明研究的意义：从领域入手，提出主要问题，引出热点研究方向。围绕热点研究方向找出目前尚未解决的具体科学问题，以此为切入点提出假说，阐述解决这个问题有何理论意义或应用前景。

（4）立项依据要充分：立项依据是选题的依据，要阐述选题的理由和必要性。在大量查阅国内外文献资料、广泛调研的基础上，要尽可能地论证选题的研究意义、特色和创新之处。要清楚、客观、全面地考察国内外同行的研究现状，对待研究的问题已研究到什么程度，用什么方法和手段进行研究，发展趋势如何，尤其要关注还有哪些问题因何原因尚未解决，本选题对这些问题有何贡献。

（5）引用参考文献应得当，要注意发表的时间和杂志的权威性，还须关注国内外同行在一定时间内给予的判断和认可程度，这是评价选题的科学性与新颖性的重要依据之一。

2. 项目的研究内容、研究目标以及拟解决的关键科学问题（此部分为重点阐述内容）

（1）研究内容回答怎么做，即通过哪些研究内容来实现研究目标，通过哪些实验来完成研究内容，从而解决本课题提出的科学问题。

（2）研究目标是有限目标，要与研究内容统一。研究目标的阐述应尽可能清晰、明确；研究内容必须紧紧围绕研究目标展开，避免两者相互脱节或联系不够紧密。研究内容是研究课题拟解决的科学问题的具体化，它包括课题的研究范围、内容和具体指标等，撰写应力求内容具体、完整、扣题，目标集中、明确，抓住关键问题开展。

（3）正确理解关键科学问题：关键科学问题是研究过程中对达预期目标有重要影响

的某些重要研究内容，或为达预期目标必须掌握的关键技术、手段。它是研究中拟解决的重要科学问题，而不是在研究中需要完善的动物模型、实验方法等。要找出关键科学问题，并提出解决问题的思路。

3. 拟采取的研究方案和可行性分析（包括研究方法、技术路线、实验手段、关键技术等说明）

（1）以项目的需求为前提，尽量采用最合适的方法和手段，并将其操作步骤和关键环节体现在技术路线中。

（2）以研究内容为主线设计技术路线，突出逻辑关系，写清楚每个具体步骤。

（3）研究方法和技术路线要先进可行：研究方法和技术路线是为完成研究内容而设计的研究方案和技术措施，它包括试验方法、工作步骤等一整套计划安排。要求设计周密，方法科学，路线合理，技术先进可行，措施具体明确。

（4）可行性分析可以从以下几个方面来说明：过去的工作基础是否支持提出的科学假说，现有的理论和方法是否可使研究方案达到预期研究目标，现有的技术条件和技术力量是否支持研究方案。

4. 本项目的特色与创新之处

要正确理解创新，一种是原始创新，如填补空白或修改传统的理论，发明创造新技术、新方法。另一种是跟踪创新，主要是补充完善现有理论和技术方法。不能把运用新技术、新方法理解为创新。

5. 年度研究计划及预期结果（包括拟组织的重要学术交流活动、国际合作与交流计划等）

（1）年度研究计划以半年或一年为期设计，列出研究内容和阶段目标。

（2）预期结果表现为理论成果、技术方法等，要与研究内容、研究目标相统一。

二、研究基础与工作条件

1. 研究基础（与本项目相关的研究工作积累和已取得的研究工作成绩）

（1）介绍与申请项目直接相关的预实验结果、前期相关的科研成果等，提供相关的研究论文、成果及专利等材料，以及这些相关的研究成果被同行引用和评价情况，为本项目科学假说的提出和研究内容的设计提供可行的依据。

（2）以往应用与本项目有关的技术方法情况，为本课题的实施提供技术支持。

2. 工作条件（包括已具备的实验条件，尚缺少的实验条件和拟解决的途径，包括利用国家实验室、国家重点实验室等基地的计划与落实情况）

要说明实验室的整体实力和规模，在国内外的地位，承担科研课题及获得成果情况，实验室所具备的与本申请项目相关的主要仪器设备和技术情况等。如果缺乏某个实验条件，要说明利用本单位或外单位所需实验条件的落实情况。

3. 正在承担与本项目相关的科研项目情况（申请者和项目组主要参与者正在承担的与本项目相关的科研项目情况，包括国家自然科学基金的项目和国家其他科技计划项目，要注明项目的名称和编号、经费来源、起止年月、与本项目的关系及负责的内容等）

4. 完成国家自然科学基金项目情况

三、项目组成员简历

要求介绍所有人员的简历，重点是项目负责人，包括：教育经历、科研与学术工作经历、曾使用其他证件作为申请人或主要参与者获得项目资助的信息、主持或参加科研项目情况、代表性研究成果和学术奖励情况（期刊论文列出 5 篇代表性论著；论著之外的代表性研究成果和学术奖励包括专利、会议特邀报告等其他成果和学术奖励，合计10 项以内）。

四、科学问题属性分类评审及要求

近年来，国家自然科学基金委员会试行按科学问题属性进行分类评审，申请者可根据申请项目选择不同的科学问题属性并说明理由。科学问题属性分为以下四类：

1. 鼓励探索，突出原创

科学问题源于科研人员的灵感和新思想，且具有鲜明的首创性特征，旨在通过自由探索产出从无到有的原创性成果。

2. 聚焦前沿，独辟蹊径

科学问题源于世界科技前沿的热点、难点和新兴领域，且具有鲜明的引领性或开创性特征，旨在通过独辟蹊径取得开拓性成果，引领或拓展科学前沿。

3. 需求牵引，突破瓶颈

科学问题来源于国家重大需求和经济主战场，且具有鲜明的需求导向、问题导向和目标导向特征，旨在通过解决技术瓶颈背后的核心科学问题，促使基础研究成果走向应用。

4. 共性导向，交叉融合

科学问题源于学科领域交叉的共性难题，具有鲜明的学科交叉特征，旨在通过交叉研究产出重大科学突破，促进多学科知识融通发展为完整的知识体系。

（湖南中医药大学　邓常清　丁　煌）

第三章 医学文献应用

第一节 医学文献检索方法

一、中文期刊文献数据库检索

(一) 中国生物医学文献服务系统

1. 文献服务系统简介

中国生物医学文献服务系统 (SinoMed)，是由中国医学科学院医学信息研究所图书馆开发，涵盖资源丰富、专业性强，能全面、快速地反映国内外生物医学领域研究的新进展，是集检索、统计分析、免费获取、全文传递服务于一体的生物医学中外文整合文献服务系统。该系统整合了中国生物医学文献数据库 (China Biology Medicine disc，CBMdisc)、西文生物医学文献数据库 (WBM)、中国医学科普文献数据库、北京协和医学院博硕士学位论文数据库、日文生物医学文献数据、俄文生物医学文献数据库、英文文集汇编文摘数据库、英文会议文摘数据库 8 种数据资源。

CBM 收录了 1978 年至今 1 800 余种中国生物医学期刊及汇编、会议论文的文献题录 740 余万篇，新增 1989 年以来中文参考文献 386 余万篇，学科涵盖了基础医学、临床医学、预防医学、药学、中医学以及医院管理和医学情报学等生物医学的各个领域。数据库的全部题录均根据美国国立医学图书馆"医学主题词表（MeSH）"、中国中医研究院中医药信息研究所"中国中医药学主题同表"，以及"中国图书馆分类法·医学专业分类表"实现主题标引。同时，对作者机构、发表期刊、所涉基金等进行规范化处理，支持在线引文检索，辅助用户开展引证分析、机构分析等。自 1995 年起的题录，约 70% 的文献带有文摘，CBM 实现与维普全文数据库链接，可直接通过维普全文数据库获取 1989 年以来的全文。

2. 检索途径和方法

（1）检索途径：中国生物医学文献数据库检索途径有快速检索、高级检索、主题检索、分类检索、期刊检索、作者检索、机构检索、基金检索和引文检索等途径。本系统默认的检索方式是快速检索，快速检索是在数据库的全部字段内实现检索。

1）在检索输入框内输入检索词或检索式，检索词本身可使用通配符，检索词之间还可使用逻辑运算符。检索词可以是单词、词组、主题词、关键词、字母、数字等。

任意词字检索：在检索式输入框可输入任意中英文字、词、数字、带有通配符的字词和检索历史中的序号。

全字段智能检索：默认在全部字段执行智能检索。

逻辑运算：多个检索词之间的空格默认为"AND"运算，也可使用逻辑运算符"AND""OR"和"NOT"。

2）二次检索：是在已有检索结果基础上再检索，逐步缩小检索范围。两个检索式之间的关系为"AND"运算。操作为再次输入检索式之后选"二次检索"。

3）检索历史：记录了每次检索的步骤，包括序号、检索表达式、检出文献量、时间及推送服务按钮。通过检索历史可清晰追溯操作过的检索步骤，并调用之前的检索结果，还可对检索式执行"逻辑与""逻辑或""逻辑非"运算。一次成功的检索经常是经历多次检索策略的调整才能完成。

（2）高级检索：高级检索支持多个检索入口、多个检索词之间的逻辑组配检索，方便用户构建复杂检索表达式。通过文献类型、年龄组、性别及研究对象限定检索，提高检索准确率。

检索步骤：选择"高级检索"入口，在构建表达式选项中选择检索字段，输入检索词，点击回车键；继续在构建表达式选择字段，输入检索词，在逻辑组配选择框中选择逻辑算符，点击回车键后再执行"检索"操作。

常用字段：在中国生物医学文献数据库中，常用字段指的是中文标题、摘要、关键词、主题词的组合。

智能检索：自动实现检索词及其同义词（含主题词）的同步扩展检索。

精确检索：是指检索词与资源库中某一字段完全相同的检索方式，适用于关键词、主题词、作者、刊名等字段。

限定检索：把年代、来源语种、文献类型、年龄组、性别、对象类型、其他等常用限定条件整合到一起，用于对检索结果的进一步限定，可减少二次检索操作，提高检索效率。一旦设置了限定条件，除非用户取消限定条件，否则在用户的检索过程中，限定条件一直有效。

构建表达式：每次可允许输入多个检索词，输入框中只支持同时输入"AND""OR""NOT"或空格中的一种逻辑运算符。

检索历史：最多允许保存200条检索表达式，可实现一个或多个历史检索表达式的逻辑组配检索。检索策略可以保存到"我的空间"和邮箱订阅。

（3）主题检索：又称主题词表辅助检索，输入检索词后，系统将在"医学主题词表（MeSH）"中文译本及"中国中医药学主题词表"中查找对应的中文主题词，也可通过"主题导航"，浏览主题词树查找需要的主题词。与关键词检索相比，主题检索能有效提高查全率和查准率。

主题检索可用中文主题词、英文主题词及同义词进行查找，可浏览主题词注释信息和树形结构、确定恰当的主题词。通过设置是否加权、是否扩展、选择合适的副主题词，使检索结果更符合检索者的需求。查找多个主题词，并使用逻辑运算符"AND""OR"和"NOT"组配检索。

1）检索步骤：选择"中文主题词"或"英文主题词"检索入口，输入检索词，点击"查找"按钮；在主题词列表中浏览选择主题词；在主题词详细信息界面，浏览主题词注释信息和树形结构。选择是否扩展检索、加权检索、组配副主题词以及副主题词扩展检索等选项；点击"主题检索"按钮执行检索。

2）主题检索选项的功能：主题检索选项主要有加权检索、扩展检索、副主题词组配检索及主题词释义等功能。

主题词选项加权检索：表示仅对加 * 主题词（主要概念主题词）检索，非加权检索表示对 * 主题词和非 * 主题词（非主要概念主题词）均进行检索。默认状态为非加权检索，若进行加权检索对"加权检索"选择框进行标记。扩展检索：是对当前主题词及其所有下位主题词检索，不扩展检索则仅限于对当前主题词的检索，默认状态为扩展检索，若不进行扩展检索则选择"不扩展"选项。主题词/副主题词组配检索：副主题词用于对主题词的某一特定方面加以限制，强调主题词概念的某些专指方面。CBM 副主题词一共有 94 个，表明同一主题的不同方面。主题词与副主题词的组配有严格的规定。

主题词注释及树形结构主题词注释：包括主题词的中英文名称、款目词、树状结构号、相关主题词、检索回溯注释、标引注释、历史注释、主题词详解（定义）等内容，有助于正确使用主题词，并为选择更合适的主题词（包括英文数据库检索）提供线索。树形结构是主题词的上下位类列表，供逐级查看其上位词和下位词，可根据需要改换主题词，可以直接点击当前主题词的上位词或下位词进行检索。

3）主题检索的注意事项：仔细阅读主题词注释信息的定义和历史注释，看看是否有更合适的相关主题词、上位词及下位词可参与检索；通过快速检索查到文献后，在检索结果的主题词段中若发现更适合的主题词，再用主题词到"主题检索"中重新检索；在找不到最专指词的情况下，可选择其最邻近的上位词进行检索，再从检索结果中筛选所需要的文献。

（4）分类检索：按文献所属学科体系进行检索，具有族性检索的功能，族性检索是对具有某种共同性质或特征的众多事物、概念的检索，分类搜索引擎是族性检索的首选工具。检索入口包括类名和类号。系统将在"中国图书馆分类法·医学专业分类表"中查找对应的类号或类名。分类检索从文献所属的学科角度进行查找，能提高族性检索效果。

通过选择是否扩展、是否复分使检索结果更准确。复分，即指复分表，又称副表、辅助表、共性区分表。就是将一组可适用于多个类别的子目结构，单独制表。在分类时，若有需要用到这个复分结构时，可以自行组合运用。分类检索单独使用或与其他检索方式组合使用，可发挥其族性检索的优势。可以同时查找多个分类号，并使用逻辑运算符"AND""OR"和"NOT"组配检索。

1）检索步骤：选择检索入口"类名"或"类号"；输入检索词，点击"查找"按钮；在分类列表中选择合适的类名；在分类检索界面选择扩展检索、复分组配检索，点击"分类检索"按钮，系统自动进行检索并显示检索结果。

2）检索选项的功能：扩展检索表示对该分类号及其全部下位类号进行检索，不扩展表示仅对该分类号进行检索；复分组配检索表示"选择复分号"是供用户选相应的复分号与主类号组配，作用类似主题检索时选择副主题词。复分组配用于对主类号某一特定方面加以限制。选择某一复分号，表示仅检索当前主类号的某一方面文献。分类检索还可以通过输入类名关键词迅速确定分类号，以便于撰写论文前置部分。

（5）期刊检索：期刊检索提供从期刊途径获取文献的方法，并能对期刊的发文情况进行统计与分析。通过 CBM 的期刊表，浏览数据库中收录期刊的详细信息，可以从刊名、出版地、出版单位、ISSN 及期刊主题词途径直接查找期刊。

检索步骤：点击界面上方的"期刊检索"按钮，即进入期刊检索界面；选择检索入口：刊名、出版单位、出版地、ISSN 或期刊主题词，输入检索词，点击"查找"按钮。"刊名"字段检索，输入所查刊名（或刊名中的任何字、词），点击"查找"便可显示带有检索字、词片段的所有期刊刊名、ISSN 和命中文献数。"出版地"字段检索，输入某一地名，点击"查找"显示该地出版的所有期刊刊名；从含有该检索词的期刊列表中选择合适的期刊名；选择"含更名期刊"，可以检索出该刊和更名期刊；设置年代及刊期（默认为全部），屏幕下方还提供该刊的基本信息，包括主办编辑单位、编辑部地址、刊号、创刊日、邮发代码、邮编、电话等。点击"浏览本刊"按钮，执行检索。

（6）作者检索：通过作者检索，可以查找该作者署名发表的文献，还能查找该作者作为第一作者发表的文献并能通过指定作者的单位，准确查找所需文献。

检索步骤：点击界面上方的"作者检索"按钮，即进入作者检索界面；输入作者姓名，勾选"第一作者"，点击"查找"按钮，系统显示包含检索词的作者列表。从系统返回的作者列表中选择相应作者，进入"下一步"，系统显示所选作者机构列表。在第一作者机构分布里，勾选欲检索作者的机构（可多选），之后点击"查找"按钮，即检索出某单位某作者发表的论文。

3. 个性化服务

中国生物医学文献数据库有集团用户和个人用户两种。集团用户是指以单位名义或 IP 地址进行系统注册的用户，某一集团用户下可以有多个子用户；个人用户则是指以个人名义进行系统注册的用户，下面不再设子用户。中国生物医学文献数据库的"个人用户"无需二次注册，直接使用系统注册时所用的用户名和密码即可登录"我的空间"；但"集团用户"下的子用户则需要单独注册"我的空间"后才可登录使用。登录 SinoMed，点击界面右上方的"我的空间"按钮，进入"我的空间"注册界面，设置个人用户名和登录密码并提交即可注册我的空间。用户注册个人账号后便能拥有 SinoMed 的"我的空间"权限，享有检索策略定制、检索结果保存和订阅、检索内容主动推送及短信、邮件提醒等个性化服务。

（1）我的检索策略：在已登录"我的空间"的前提下，从检索历史页面，勾选一个或者多个记录，保存为一个检索策略。保存成功后，可以在"我的空间"里对检索策略进行导出和删除操作。点击策略名称进入策略详细页面，可对策略内的检索表达式进行"重新检索""删除""推送到邮箱"和"RSS 订阅"。通过策略详细页面的"重新检索"，可以查看不同检索时间之间新增的数据文献。

（2）我的数据库：在登录"我的空间"的前提下，从检索结果页面，可以把感兴趣的检索结果添加到"我的数据库"。在"我的数据库"中，可以按照标题、作者和标签查找文献，并且可以对每条记录添加标签和备注信息。

4. 检索结果管理

（1）检索结果显示：CBM 提供题录、文摘和详细 3 种格式。题录格式为系统默认的，包括标题、著者、著者单位、出处和相关文献，每页的显示条数可为 20 条、30 条、50 条、100 条。可选择入库、年代、作者、期刊、相关度对检索结果进行排序，并且可以进行翻页操作和指定页数跳转操作。

来自维普全文数据库的全文的获得可通过点击论文标题右侧的 PDF 图标来实现。

（2）检索结果分类：中国生物医学文献数据库对检索结果从核心期刊、中华医学会期刊、循证文献三方面进行了分类，核心期刊指被《中文核心期刊要目总览》或者《中国科技期刊引证报告》收录的期刊，中华医学会期刊是由中华医学会编辑出版的医学期刊，循证文献指系统对检索结果进行循证医学方面的策略限定后所得的文献。

（3）检索结果统计分析：检索结果页面右侧，按照主题、学科、期刊、作者、时间和地区 6 个维度对检索结果进行统计，点击统计结果数量可以在检索结果页面中将所需内容都展示出来。最大支持 20 000 条文献的结果统计。

1）主题统计按照美国国立医学图书馆"医学主题词表（MeSH）"中译本进行展示，主题统计最多可以展示到第 6 级内容。

2）学科统计按照"中国图书馆分类法·医学专业分类表"进行展示，学科统计最多展示到第 3 级内容。

3）期刊、作者和地区的统计按照由多到少的统计数量进行排序，默认显示 10 条，点击更多显示统计的前 50 条。

4）时间统计按照年代进行排序，默认显示最近 10 年，点击更多显示最近 50 年。

（4）检索历史：检索历史界面是对已经完成的检索进行重新组织，该界面按照时间顺序从上到下可以依次将已完成的检索式都显示出来，最后完成的检索式在最上方。可从检索历史中选择一个或多个检索式用逻辑运算符"AND""OR"或"NOT"组配。要删除某个检索式，只需选中其前方的复选框，然后点"清除检索史"按钮。超时退出系统，检索历史仍将保留，可继续检索。若选择"退出系统"，检索历史则被清除。一次检索最多能够保存 1 000 条策略，每页最多显示 100 条。

（5）检索结果输出：在检索结果页面用户可根据需要，点击结果输出，选择输出方式、输出范围、保存格式。中国生物医学文献数据库有"打印""保存"和"E-mail"3 种检索结果输出方式。在"文本显示"状态下点击"结果输出"。单次"打印""保存"的最大记录数为 500 条。单次"E-mail"发送的最大记录数为 50 条。可选择对全部检索结果记录进行输出或者是只对感兴趣的记录进行输出。

（6）原文索取：是中国生物医学文献数据库提供的一项特色服务。对感兴趣的检索结果直接进行原文索取，也可以通过填写"全文申请表""文件导入"等方式申请所需要的文献。中国生物医学文献数据库将在发出原文请求后 2 个工作日内，按照用户的需要以电子邮件、普通信函、平信挂号、传真或特快专递方式，提供所需原文。

（二）中国知网学术期刊全文数据库

1. 数据库简介

1996 年，中国知网由清华大学、清华同方公司创建，以建设中国国家知识基础设施（CNKI）为总目标，逐步形成集期刊、会议、报纸、博硕论文、年鉴、工具书、标准、专利、科技成果和外文数据库等多种资源于一体的综合性学术出版网站，是目前全球范围内最大的中文知识资源库。

（1）登录方式：

1）IP 登录：订购单位可考虑，如通过学校校园网访问学校订购的 CNKI 资源。

2）账号登录：通过账号、密码方式访问所订资源。

3）访客浏览：无论在任何地方，只要登录 CNKI 网站（http：//www.cnki.net/）即可检索，但是只能看到索引与摘要等数据，无法查看全文。

（2）全文浏览器的下载：在 CNKI 主页上可以免费下载专用全文浏览器软件 CAJ-Viewer，浏览 CNKI 数据库全文时，系统自动调用当前计算机上安装的 CAJViewer 程序打开全文。为了满足用户的需要，中国知网还推出了 PDF 下载功能，可使用 Adobe Acrobat Reader（PDF）浏览器阅读 PDF 格式原文。CAJViewer 文件小，因此下载的速度快，利用 CAJViewer 可对图像文件进行在线识别与编辑处理；Adobe Acrobat Reader（PDF）的适应性强，在不同的操作系统中都可利用。

2. 中国知网检索途径和方法

（1）跨库检索：

1）简单检索：提供类似搜索引擎的检索方式，使传统的文献数据库的检索方式得以改变，促进了"提问-检索"向"浏览-查询"模式的转变。用户只需选择相应的文献类型数据库，在检索框中输入所要查找的关键词，单击"检索"按钮即可查找到相关文献。

2）高级检索：提供全面的检索条件供用户选择。第一，输入检索范围控制条件：发表时间、文献出版来源、支持基金、作者、作者单位等。第二，输入目标文献内容特征：文献全文、篇名、主题（包含题名、关键词、摘要三个字段）、关键词、中图分类号等。第三，将检索结果做分组分析和排序分析处理，使细化检索结果和最优排序方式得以实现。

（2）单库检索：是指选择一种文献类型，如中国学术期刊网络出版总库，在该库中可进行中国学术期刊的检索。

3. 检索功能

下面以中国知网中国学术期刊网络出版总库为例进行介绍。

中国学术期刊网络出版总库是世界上最大的连续动态更新的中国学术期刊全文数据库。以学术、技术、政策指导、高等科普及教育类期刊为主，内容覆盖范围广。截至 2022 年 9 月收录国内学术期刊 8 500 余种，全文文献量超过 6 000 万篇。产品由基础科学、工程科技Ⅰ、工程科技Ⅱ、农业科技、医药卫生科技、哲学与人文科学、社会科学Ⅰ、社会科学Ⅱ、信息科技、经济与管理科学十大专辑构成。

中国学术期刊网络出版总库的检索可分为初级检索、高级检索、专业检索、作者发文检索、科研基金检索、句子检索、来源期刊检索等。

（1）初级检索：不熟悉多条件组合查询的用户可考虑使用初级检索，因它能够进行快速方便的查询。初级查询的特点是方便快捷，效率高，但查询结果冗余多。如果在检索结果中进行二次检索或配合高级检索则可以使得查全率和查准率在很大程度上得以提高。初级检索是登录 CNKI 检索系统进入中国学术期刊网络出版总库时默认的检索方式。

（2）高级检索：在初级检索界面上方选择"高级检索"，切换成高级检索界面。利用高级检索能进行快速有效的组合查询。高级检索适用于较复杂课题的查询，查询结果冗余少，命中率高。其检索区各项功能与初级检索保持一致。检索项之间的逻辑关系有"并且、或者、不包含"3 种，用户根据检索需要选择。

（3）专业检索：专业检索提供一个按照用户需求来组合逻辑表达式，以便进行更精确检索的功能入口。在专业检索中给出了一个检索规则说明表，表中分别将所有检索项及其代码的一一对应关系都列出来，在填写检索条件时，只需根据其所列检索项的中文或英文简写将检索条件拼写出即可，其检索效果与高级检索相同。

（4）导航的使用：CNKI 导航包括学科导航和期刊导航。学科导航将各学科、各门类的知识分为 10 个专辑、178 个专题，兼顾各学科之间的内在联系和交叉渗透，分层次对知识按其属性和相互从属关系进行并行或树状排列，逐级展开到最小知识单元。在检索时可以选择全部专辑、多个专辑，或选择多个下位的子栏目。刊名导航可通过学科分类将相关学科期刊上发表的论文直接找出来。

学科导航提供分类检索途径，即利用导航体系逐步细化，最终将最小知识单元中包含的论文检索出来。例如，利用学科导航，依次选择医药卫生科技→心血管系统疾病→心脏疾病→心包疾病，可以直接检索出心包疾病的文章。

CNKI 期刊导航分为"首字母导航"和"分类导航"。其中"首字母导航"是按照期刊中文名称拼音的首字母进行排列的，"分类导航"按不同的划分标准将所有期刊分为专辑导航、世纪期刊导航、核心期刊导航、优先出版期刊导航、独家授权期刊导航、数据库刊源导航、期刊荣誉榜导航、中国高校精品科技期刊导航、期刊导航、出版地导航、主办单位导航、发行系统导航 12 个类别，读者可根据不同的需要按期浏览期刊文章。

（5）检索结果的显示与处理：CNKI 检索结果分列表显示和摘要显示两种。列表显示和摘要显示可相互转换。列表显示提供浏览、下载、预览和分享功能。摘要显示是在具有显示列表功能的基础上还可以显示文章内容摘要。单击相应文章篇名可细览显示该文章的篇名、作者、刊名、机构、关键词、摘要、文内图片和基金来源等相关信息。

在每篇文献的细览区，提供 CAJ 原文下载、PDF 原文下载和多种链接功能。作者链接、机构链接、关键词链接可直接获得相关文献；刊名链接通过查询该刊信息和各期文章列表；聚类检索链接的同类文献可检索与本篇文章具有相同分类号的文章；引用文献链接到该篇文章的参考文献；被引用文献链接到引用该篇文章的文献及同行关注文献、相关机构文献、相关作者文献等。浏览全文时，缩放、查找、翻页、摘录、打印和发送电子邮件等多种功能，也均可由 CAJViewer 来提供。

（三）维普中文科技期刊数据库

1. 数据库简介

重庆维普资讯有限公司是科学技术部西南信息中心下属的一家大型专业化数据公司，维普中文科技期刊数据库（全文版）由该公司开发研制。该数据库收录 1989 年以来国内 12 000 余种期刊，截至 2022 年 6 月收录文献总量达 7 227 余万篇，年增长量 200 余万篇。医药卫生专辑收录医药卫生专业期刊约 2 000 种。维普中文科技期刊数据库可通过镜像站点、包库和网上检索卡方式使用，网址为 http：//www.cqvip.com。

2. 检索方式

该数据库的检索字段为题名、关键词、文摘、刊名、作者、第一作者、机构、分类号和任意字段等。检索方式分为基本检索、高级检索、期刊导航和传统检索 4 种方式。其中，传统检索为上一代检索系统的保留，是为了方便老用户使用。

（1）基本检索：基本检索提供期刊文章发表时间限定、期刊来源限定和学科限定。检索项通过下拉列表选择，检索项之间分布以布尔逻辑关系相连。

（2）高级检索：高级检索运用逻辑组配关系，可将同时满足几个检索条件的数据都查找出来，用户在该界面上即使是较为复杂的检索也可一次实现。系统提供若干检索字段可选项，提供"模糊"和"精确"检索方式可选项，该功能在选定"关键词""刊名""作者""第一作者"和"分类号"这几个字段检索时生效。

例如，要将有关姜黄素抗肿瘤的文章检索出来，可以在"题名或关键词"后的文本框中输入"姜黄素"，在"题名"后的文本框中输入"肿瘤"，并且用逻辑组配"与"。时间设为 2000—2022 年，专业限制项中勾选"医药卫生"，期刊范围限制为核心期刊。

（3）传统检索：

1）选择检索入口：检索字段包括关键词、刊名、作者、第一作者、机构、题名、文摘、分类号和任意字段，确定"模糊"或"精确"检索方式。

2）限定检索范围年代：默认为 1989 年以来。期刊范围：有全部、重点、核心可供选择。同义词库：输入关键词检索，选择同义词功能，系统显示该词的同义词列表。选择同名作者功能，系统提示同名作者的单位列表。

3）二次检索：是在第一次检索结果的基础上输入新的检索词进行检索，使检索结果尽可能地缩小，确定两个检索词之间的"与"或"非"逻辑关系，该操作可反复进行。

（4）期刊导航：期刊导航分为"分类导航"和"字顺导航"两种。"分类导航"按不同的划分标准将所有期刊分为以下 4 个类别：期刊学科分类导航、核心期刊导航、国外数据库收录导航和期刊地区分布导航。读者可根据需要按期浏览期刊文章。

期刊导航界面还提供期刊搜索功能：一是提供期刊名和 ISSN 号检索入口，ISSN 号检索必须是精确检索，期刊名字段的检索是模糊检索；二是期刊检索提供二次检索功能。

（5）检索结果浏览：

1）选择题录浏览方式和显示条数，浏览方式分为概要显示、文摘显示和全记录显示 3 种方式。

2）标记及下载题录，下载全文。

3）在检索结果显示界面，可在该检索结果基础上进行二次检索或重新检索。二次检索是指在当前检索结果范围内，再次输入不同的检索词，运用布尔逻辑检索、截词检索等方式进行检索。经过多次的二次检索，逐渐缩小文献范围，使检索结果更符合查询目标。

4）题录下显示该条记录的相关文献（包括主题相关、参考文献和引用文献）链接，单击链接可检索相关文献。

（四）万方数据期刊论文数据库

1. 数据库简介

万方数据知识服务平台（http：//www.wanfangdata.com.cn）是北京万方数据股份有限公司研制开发，在互联网领域提供集信息资源产品、信息增值服务和信息处理方案为一体的综合信息服务系统。该服务平台是以中国科技信息研究所（北京万方数据股份有限公司）全部信息服务资源为依托，以科技信息为主，集经济、金融、社会、人文信息为一体，以互联网为网络平台的大型科技、商务信息服务系统。集聚了学术论文、期刊论文、学位论文、会议论文、外文文献、学者、专利、标准、成果、图书、法规、机构、专家等文献信息的跨库检索平台。

万方学术期刊全文数据库是万方数据知识服务平台的重要组成部分。该数据库收录了 1998 年以来 7 000 余种期刊，其中核心期刊 2 500 余种，中国医药卫生领域的期刊 1 100余种，包括中华医学会和中华医师协会独家授权数字化出版期刊 200 多种。期刊论文总数量达 1 700 余万篇，每年约增加 200 万篇，更新频率为每周 2 次。

万方数据知识服务平台访问方式包括远程包库访问、本地镜像方式和检索卡 3 种。个人用户可使用检索卡形式访问，机构用户一般使用本地镜像或远程包库方式访问，采用 IP 控制方式登录，在本单位局域网范围内共享使用。

2. 检索途径和方法

万方数据知识服务平台提供跨库检索与单库检索 2 种方式，这两种检索方式均提供简单检索、高级检索、专业检索等检索方法。

（1）跨库检索：在跨库检索界面上方的检索词输入框中可以直接输入检索词，系统自动在期刊论文、学位论文、会议论文、外文期刊、外文会议论文等数据库中进行检索；也可在跨库检索高级检索界面中的检索词输入框中输入检索词，选择在全部、标题、作者、单位、关键词或摘要、日期等字段中进行检索。通过点击"＋"或"－"按钮，可增加或减少一个检索词输入行或限定条件，可得到满意的检索效果；在检索结果页面也可进一步缩小检索范围。

（2）单库检索：本节主要以万方数据期刊论文数据库为例介绍单库的检索方法。在万方数据知识服务平台首页点击"期刊"链接，即可进入万方数据期刊论文数据库的检索界面。

1）简单检索：是系统默认的检索方式，简单检索的界面可以实现"论文检索"和"刊名检索"之间的有效切换。

论文检索：系统默认"期刊"状态，在检索词输入框中输入检索词，点击"检索论文"按钮，在检索结果界面，系统提供了二次检索功能，可通过选择标题、作者、关键词、摘要或年代字段以及选勾是否有全文，使检索范围得以进一步缩小；检索结果上方的检索词输入框中仍保留着上次检索使用的检索词，可以清空，重新输入新的检索词以及检索字段，实现新的检索。

刊名检索：在检索词输入框中输入全部或部分期刊名称，点击"检索刊名"按钮即可。

2）高级检索：高级检索的功能是在指定的范围内，通过增加检索条件使用户更加复杂的要求得以满足，检索到满意的信息。点击"高级检索"按钮，进入高级检索界面。

高级检索提供了分栏式检索词、检索式输入方式，输入框默认为 3 组，可以通过点击"＋"或"－"号来添加或删除，最多可增加到 6 组。并可选择检索字段（主题字段包含标题，关键词，摘要）、匹配条件（精确匹配表示精确搜索，输入检索词和检出结果一致；模糊匹配表示模糊检索，检出词含有输入检索词的词素）、逻辑运算（与、或、

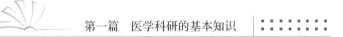

非），检索年度限定。查看检索历史，检索历史表达式可以拼接，查看检索结果的高频关键词，提供相关检索词。

3）专业检索：专业检索比高级检索功能更强大，但需要检索人员根据系统的检索语法编制检索式进行检索，熟练掌握检索技术的专业检索人员可考虑使用该检索方式。专业检索的检索表达式采用的是 CQL（Common Query Language）检索语言编制。

检索规则：含有空格或其他特殊字符的单个检索词，用引号括起来，多个检索词之间根据逻辑关系使用 AND "＊"、OR "＋"、NOT "－" 连接。系统提供检索的字段有主题、题名或关键词、题名、作者、作者单位、关键词、摘要、日期。在检索表达式框中直接输入检索式，点击"检索"按钮，执行检索。

4）学术期刊导航：万方数据期刊论文数据库提供了学科分类导航、地区导航和首字母导航 3 种期刊分类导航方式，以实现期刊快捷浏览和查找。在学术期刊的主页列出全部分类目录，点击目录名称即可实现该分类下期刊的查看。

学科分类导航：在期刊的主页选择需要查看的学科，进入期刊导航结果界面，系统显示期刊按学科分类的导航树状结构表，万方数据系统将收录的全部期刊分为哲学政法、社会科学、经济财政、教科文艺、基础科学、医药卫生、农业科学、工业技术八大类，各大类下又分为若干个次级类目，医药卫生大类下分有 16 个次级类。通过点击表中的各级类目可将该类目下的全部期刊都列出来，选中并依次点击刊名—刊期—期刊目录即可查得某种期刊的各年、期的目录和全文。

查看导航结果：在导航结果列表的顶部将各学科分类及其期刊数量列出来，可以点击不同的学科分类，实现不同学科期刊的浏览。点击"核心刊"，属于该学科的核心期刊均可被查看到。

查看期刊详细信息：在导航结果或者检索结果界面上点击刊名，进入期刊的详细信息界面。在该界面可以查看如期刊简介、最新一期目录、期刊信息、主要栏目、获奖情况、联系方式等期刊的主要信息。该界面中的"收录汇总"提供了系统所收录期刊所有年代各期论文的链接，"本刊论文"提供了本刊论文检索的功能，与此同时还提供了同类期刊的推荐链接。

3. 检索结果管理

（1）检索结果排序显示：在简单检索状态下，检索结果可以按相关度优先、经典论文优先、新论文优先和其他（仅相关度、仅出版时间、仅被引次数）进行排序，且能够实现在不同的排序方式之间的切换。经典论文优先是指被引用次数比较多，或者文章发表在水平较高的期刊上的、有价值的文献排在前面。相关度优先是指与检索词最相关的文献优先排在最前面。新论文优先是指发表时间最近的文献优先排在前面。在高级检索状态下，检索结果可以按相关度和新论文排序，用户可根据检索需求的不同，实现灵活调整。均可选择每页按 10 篇、20 篇、50 篇文献显示检索结果。

（2）检索结果聚类导航分类：在简单检索状态下，检出的文献按学科类别、论文类型、发表年份、期刊等条件进行分类，选择相应的分类标准，可达到限定检索，使检索范围得以尽可能地缩小。

（3）查看期刊论文详细信息：在检索结果界面点击文献标题，进入期刊论文详细信息界面，可获得文献的详细内容和相关文献信息链接。文献的详细信息如题名、作者、刊名、摘要和基金项目等均包含在其中，还有参考文献相似文献、相关博文、引证分析、相关专家、相关机构等链接。

（4）检索结果输出：

1）题录下载：在高级检索或专业检索状态下，检索结果界面全选或部分勾选所需文献题录，点击"导出"按钮，能够导出的题录最多有50条。系统默认"导出文献列表"，在该界面可以删除部分或全部题录。系统提供"参考文献格式""自定义格式"和"查新格式"，以"NoteExpress""RefWorks""NoteFirst"和"EndNote"格式保存题录时，需要选择导出方式，点击"导出"按钮，题录按照所选方式保存下来或导出来。

2）全文下载：万方数据提供了全文查看和下载功能，期刊全文的文件格式为PDF格式，查看和下载全文需安装Adobe Acrobat Reader软件。全文不能批量下载，每次只能下载一篇。在检索结果界面点击"下载全文"按钮，系统弹出对话框，根据需要打开或保存期刊论文全文。对于万方数据库的非正式用户，如需要查看和下载全文，可通过购买万方充值卡或手机付费等方式来实现。

（5）引用通知：万方数据知识服务平台为用户提供指定论文的引用通知服务。当订阅的论文被其他论文引用时，系统将以E-mail或RSS订阅的方式及时通知用户，方便用户了解指定论文的权威性和受欢迎程度。目前，该服务仅面向注册用户开放。

二、外文医学文献信息检索

PubMed 生物医学文献检索系统

1. 数据库简介

PubMed是美国国家医学图书馆（NLM）所属美国国家生物技术信息中心（National Center for Biotechnology Information，NCBI）建立的生物医学文献检索系统，于1997年6月在网下向用户提供免费检索服务，是NCBI开发的Entrez检索系统重要组成部分之一。目前，NCBI已开发出新版PubMed检索系统，于2019年11月开始向用户开放。本文仅介绍新版PubMed检索系统，网址为http：//www.ncbi.nlm.nih.gov/ PubMed。

2. PubMed 的收录范围

PubMed收录文献范围较广，是PubRef的一个子集，并提供参与该系统建设的出版商网站及其他图书馆、测序中心等相关网站的链接，是比MEDLINE更大的数据集合，主要收录以下3个方面的数据。

（1）MEDLINE：是世界公认的最重要、最具权威性且使用频率最高的生物医学文献数据库之一，其内容涉及生物医学的各个领域，主要收录1966年以来，美国及其他70个国家出版的4 600多个多语种的生物医学期刊。迄今包括中文期刊56种，70%～80%的记录有英文摘要。PubMed中的MEDLINE每年1—10月每周更新一次数据，11—12月每半个月更新一次数据，该系统1996年起增加PreMEDLINE的数据。

（2）PreMEDLINE：数据库每天增加新记录，其文献记录进入MEDLINE数据库前未经标引。PreMEDLINE提供基本的文献题录和文摘，其文献题录经标引后每周向MEDLINE数据库移交一次，而Pubmed数据库每天接受来自于PreMEDLINE数据库中的新纪录，故通过PubMed得到的信息比MEDLINE更快更新。由于未经主题标引，检索时应采用自由词检索。

（3）出版商提供的文献题录（Publisher Supplied Citation）：某些 PubMed 文献题录是由出版商以电子版形式传送的，这种输入记录的快速方式使用户可以从网上看到最新发表的文章。这些题录经过标引加工后进入 MEDLINE 数据库。

3. PubMed 的检索途径和方法

PubMed 的检索方式可分为基本检索、高级检索和其他检索。

（1）基本检索：PubMed 首页即为基本检索，用法是在首页检索词输入框中直接输入检索词（至少 2 个字符），点击"Search"执行检索。系统允许进行的检索有：

1）基本检索规则：以任何具有实质性意义的词语检索，可直接以单词、短语或缩略语词作为检索词进行检索。检索词间空格系统默认为 AND。

2）自动词语匹配：在 PubMed 主页的检索词输入框中输入检索词进行检索，系统会执行自动词语匹配功能。用户输入的检索词会依次到主题词转换表（Mesh Translation Table）、刊名转换表（Journal Translation Table）、作者姓名全称转换表（Author's Full Name Translation Table）和调研者或合作者姓名索引表中去匹配和转换。一旦在某个表中获得匹配的词，系统就用该词进行检索，不再找下一个表。如果在上述 4 个表中都找不到可以匹配的词，系统会将词组或短语拆分成单词，再用这些单词依次到这 4 个表中去匹配，这些单词间为 AND 关系。如果仍找不到相匹配的词，就用这些单词在所有字段中查找，各词间仍为 AND 关系。输入检索词后的详细匹配运算可通过系统设置的 Search details 功能查看。

3）自动扩展检索：如果输入的检索词为 MeSH 词表中的主题词，系统自动进行规范词的下位词和概念以及副主题词的扩展检索。如输入 hypertension therapy（高血压治疗），系统自动将高血压的药物治疗、饮食疗法进行扩展检索。

4）作者检索：输入作者姓名的全称或姓氏全称加名首字母缩写（姓与名中间空一格）均可进行检索，但输入作者姓名全称只能检索到 2002 年以后文中有作者姓名全称的文献。如检索作者 Juan Carlos Diaz 可输入 Juan Carlos Diaz、Diaz Juan Carlos、Diaz、Juan Carlos、Diaz J C、Diaz J 等形式。

5）刊名检索：可以直接用刊名全称、MEDLINE 格式的标准缩写、ISSN（国际标准连续出版物号）和 Electronic ISSN（电子出版物国际标准连续出版物号）进行检索，如 American journal of hypertension 或 Am J Hypertension、0895－7061 或 1879－1905 等形式。中文期刊刊名为汉语拼音，如查找中华内科杂志，应输入 Zhonghua Nei Ke Za Zhi。

6）限定字段检索：PubMed 的 MEDLINE 显示格式中共设 81 个字段，在这些字段中，有的字段可以用来检索（47 个），称为可检索字段；但有的字段只能浏览，不能进行检索。其中，ALL（All Fields）字段用于代指所有可检索字段（出版地和经翻译的篇名除外）。表达式为"检索词［字段标识符］"，如 AcSDKP［TI］，即篇名中含有 AcSDKP 的文献。

7）逻辑表达式检索：在检索词输入框中，可直接使用布尔逻辑运算符（AND、OR 和 NOT）进行检索，运算符要大写。多个布尔逻辑运算符同时出现时，遵循自左向右运算、加括号改变运算顺序的规则。

8）强制检索：对于词组或短语形式的检索词，如果没有找到与之匹配的词，系统会将其拆分成单个词检索；如果不希望拆分，可以加半角的双引号，将其作为一个整体进行强制检索。强制检索时，系统直接到所有字段中查找，不执行自动扩展检索，也不进行自动词语转换匹配。

9）截词检索：PubMed 数据库支持截词检索，截词符为"＊"，为多字符截词符，最多可代替 50 个字符。截词检索时，系统不执行自动扩展检索，也不进行自动词语转换匹配。

（2）高级检索：高级检索界面提供了 Builder（构建检索表达式）和 History（检索历史）两种功能，以列表形式提供多栏、多字段词语复合检索以及对检索历史进行查看、编辑等服务。

1）构建检索表达式（Builder）：系统默认提供两个检索输入框，用户在输入框中输入检索词，在输入框前的 All Fields 下拉列表中选择所需的检索字段，当在最后一个输入框中输入检索词时，系统会自动增加一个输入框，如需去除一个输入框，可以点击框后按钮。系统默认当前检索词与前一检索词间的逻辑关系为 AND，如需改变，可以点击输入框前的逻辑关系下拉列表，选择相应的逻辑关系，运算顺序按从前至后的顺序进行，完成上述操作后点击 Search 完成检索。

2）检索历史（Search History）：检索历史记录检索过程中每一步的检索策略、检索时间和检索结果数量，最多可保留 100 条检索式，若超过 100 条，系统自动删除最早的检索式；如果对该数据库没有任何检索操作，8 小时后系统自动清空检索史。利用 History 可进行检索历史的回顾，直接点击检索结果数量链接即可浏览该组结果的内容；此外，点击某个检索式序号，可以从弹出的快捷菜单（Option）中选择 AND、OR、NOT 与其他检索式进行布尔逻辑运算，还可选择 Delete 删除该检索式，选择 View 显示检索结果，选择 Details 查看该检索式的详细策略，选择 Save in My NCBI 保存该检索式。Clear History 按钮可以清除 History 界面所有的检索式。如果一个检索内容所涉及的主题概念较多且各主题概念间的逻辑关系较复杂，则可通过基本检索、高级检索或主题词检索分别将每个主题概念检索出来，然后在检索历史中对所检索出来的检索式进行再次编辑以检索到理想的结果。

（3）其他检索：PubMed 主页下端提供了主题词数据库（MeSH Database）、期刊数据库（Journals in NCBI Database）、单引文匹配器（Single Citation Matcher）、批引文匹配器（Batch Citation Matcher）、临床查询（Clinical Queries）、特定主题查询（Topic Specific Queries）、外部链接（Link Out）、个性化服务（My NCBI）等特色检索服务，下面介绍几种常用的特色服务功能。

1）期刊数据库（Journals in NCBI Database）：收录了 NLM 馆藏中涉及 NCBI 数据库的期刊，提供每种期刊刊名（包括全称、缩写）、ISSN 号（包括印刷版和电子版）、创刊年、出版商、语种、出版地、主题词、NLMID 等信息。可通过关键词、刊名全称、缩写、ISSN 号进行检索。该库中检索的结果只是期刊信息，而不是期刊所刊载的文章。

2）主题词数据库（MeSH Database）：提供规范化主题词的定义、注释、历史变更、适用范围、匹配的副主题词、轮排索引、树状结构等内容，可进行主题词扩展检索、主题词组配副主题词检索。在主页上点击 MeSH Database，进入 MeSH Database 界面，在检索框中输入检索词，点击 Search 按钮，系统检索出与该检索词相匹配或相关的主题词，用户根据需要点选合适的主题词，进入主题词注释页面。在该页面显示主题词的定义及概念注解、副主题词、主题词的分类号、上下位主题词。勾选所需副主题词，并选择是否加权检索（Restricto MeSH major topic）、是否扩展检索（Do not include MeSH terms found below this term in the MeSH hierarchy）。如果不做上述选择，系统自动选择组配全部副主题词，并对该主题词进行加权检索和扩展检索，点击 Add to search builder 将主题词发送至 PubMed search builder，点击 Search PubMed 执行检索。如不需要组配副主题词，直接点击 Add to search builder 将主题词发送至 PubMed search builder，如需多个主题词，可重复上述操作，在选择好副主题词和是否加权及扩展后选择与前一主题词适当的逻辑关系（AND、OR、NOT），再点选 Add tosearch builder 构建检索式，构建完成检索式后点击 Search PubMed 执行检索，如同时存在多种逻辑关系，按输入的先后顺序运算。

3）单引文匹配器（Single Citation Matcher）和批引文匹配器（Batch Citation Matcher）：这两种功能主要用于特定文献的查找，即根据已知文献的部分信息（篇名、作者姓名、刊名、卷期页、出版年），检索特定文献的详细信息。Single Citation Matcher 采用填写表单的形式，按照检索框的要求，输入已知信息，点击 Search 得到文献的全面信息；Batch Citation Matcher 可供同时查找多篇文献的 PMID，查找时须按照系统设定好的顺序输入各篇文献的书目信息，格式为：刊名出版年｜卷｜起始页码｜作者姓名｜关键词｜。每两项间以竖线（｜）分隔，末尾以竖线结束，检索结果会发送到用户指定的邮箱中。

4）临床查询（Clinical Queries）：Clinical Queries 是专门为临床医生和临床试验工作者设计的检索服务，主要包括 3 部分。①Clinical Sudy Category：对临床疾病的病因、诊断、治疗、预后及临床预测指南进行查询；②Systematic Reviews：用于查找系统评价、Meta 分析、临床试验综述、循证医学文献、指南等；③Medical Genetics：用于查找医学遗传学的文献。在检索词输入框中输入检索词，可同时显示 3 个部分的检索结果。

第二节　医学文献研究

医学信息研究方法，是指对采集、筛选出的与课题有关的信息和调查材料进行分析、研究，从而得出有参考价值的信息结论这一过程中所使用的各种具体方法。它主要包括定性研究方法和定量研究方法。

定性研究方法是对研究对象的宏观特征进行定性判断的分析研究方法，不涉及其微观的数量关系。一般包括分析与综合、相关与对比、归纳与演绎等逻辑学方法，常用的有分析法、因果法等。

定量研究方法是通过对事物发展过程进行量化，借助数和数量关系研究事物发展规律的方法。主要包括文献研究法、插值法、回归分析法、专家调查法等。

一、分析法与综合法

1. 分析法

分析法是把整体或复杂的事物分解为部分或简单的因素及其关系，分别研究、找出其中主要因素及其关系，从而掌握各方面特殊、本质的一类研究方法，包括一般分析法、比较分析法、典型分析法、相关分析法、地区分析法、定向分析法、因果分析法、统计分析法等。

（1）一般分析法：指通过反映研究现象的数量、性能、结构、过程等各因素之间的关系，进行纵向与横向的多角度研究，以揭示事物规律与特点的研究方法，又称简单分析法。

（2）比较分析法：是通过事物之间的异同点及差异程度，来确定同类事物的优势及不同事物的相同或相似的一种研究方法，分对比法和类比法两种。

对比法是同类事物之间的比较方法，即比较两种或两种以上的同类事物，依据某种标准、要求、目的确定异同点，从而判断事物的利弊、优劣的方法。对比分析法是医学信息研究中最常用的方法，它主要适用于科学研究水平的对比、科学技术水平的对比、发展条件的对比 3 个方面。

类比法是通过两个不同种类事物的对比分析，从几个方面的相同、相似之处推出其他方面的相同、相似之处。类比法借助原有知识拓展出新的知识领域，把两个不同种类事物联系起来，异中求同，同中求异。它能给人以新的启示，引起联想，能触类旁通产生富有创造性的成果。

（3）定向分析法：是从特定的历史和地区差异角度分析研究对象在不同时空条件下的具体变化，进而总结出一般规律的分析方法。可分为历史分析法和地区分析法两种。历史分析法是根据研究对象的发展过程，分析各发展阶段中诸因素之间的关系及变化，进而总结出研究对象发展的一般规律及其特殊性的方法。地区分析法是把研究对象放在不同国家或不同地区在相同的问题上进行分析，抓住其中的主要问题并找出原因的方法，如控制人口的计划生育政策在中国和印度取得了截然不同的实施效果，主要问题是政策及配套政策的制定与落实，原因是政府重视程度和社会制度不同。

（4）因果分析法：指通过确定事物某一现象发生、发展的原因来推论事物发展规律的方法。可分为内因分析法、条件分析法和典型分析法 3 种。

内因分析法是从事物内部各方面因素进行分析；条件分析法是从事物存在和发展的外部条件进行分析；典型分析法是通过对一个有代表的典型实例进行深入的分析，以认识同类事物的共同本质和属性的方法，又称简单枚举法。

2. 综合法

综合法是信息调研中最基本、最常用的方法。它是将与调研课题有关的各种论述、观点和方法集中起来，经过去粗取精、去伪存真的加工过程，对其共性或相似性进行归纳，从中揭示事物的内在联系和产生同一现象的共性与特性，并抽象出体现事物本质与特点的一般规律，提出新知识、新观点、新结论。综合法克服了单纯分析法带来的局限性，使人们从整体的高度来把握事物的本质，分析发展到一定阶段必然走向综合，分析是综合的前提和基础，综合是分析的结果和归宿，两者是相辅相成的。在实际的信息研究过程中，分析法与综合法一般是相互结合使用的，即先分析后综合，或经过几次反复。

二、文献研究法

文献研究法是通过对有关的医学文献进行调查、统计、分析和综合等，总结出该课题或领域的特征与规律的方法，其前提是必须占有一批高质量的一次文献，文献研究法包括文献计量法、引文分析法、词频分析法等。

1. 文献计量法

文献计量法是通过对特定专题文献的数量增长情况、数量增长与时间的关系、文献之间的引用与相关等情况的分析，来确定该专题文献的研究热点、发展方向等问题。

如上海铁道医学院李伟等利用光盘数据库完成了 1985—1994 年基因工程研究方面的文献计量学分析，统计了文献年代分布、主题分布、核心期刊分布、文献来源的国家分布 4 个方面，分析得出基因工程研究发展迅速、分子克隆与遗传转化是两个研究热点、美英两国比较领先等全局性的结论。

2. 引文分析法

引文分析法也是文献计量法的一种，主要通过统计文献之间引用与被引用的关系来评价论文质量、机构或著者的科研成果水平，以分析某学科的发展趋势。美国出版的《科学引文索引》（*Science Citation Index*）是引文分析法常用的权威工具。

3. 词频分析法

词频分析法是指通过统计词的出现频率来预测学科及新技术的发展趋势，计算学科、学者之间的联系强度，论证科研规律，以及确定核心期刊、核心作者等问题的方法。

三、推理法

推理法是在掌握一定的已知事实、数据或因果关系的基础上，通过一些事物的内在联系或因果关系，推知另一事物的特殊本质与发展趋势，最终得出新结论的一种逻辑思维方法。它有顺推法、内插法、反推法 3 种。

1. 顺推法

顺推法是根据已知的事物和现象，顺次推导出新结论的方法。

2. 内插法

内插法是在已知事物和结论之间，找出相关因素和在论据之间填补空白，以证明事物或结论正确的方法。

3. 反推法

反推法是从掌握的大量素材中，研究各种因素的因果关系，推导出性质相反结论的方法。如男性避孕药棉酚的发现就是使用了反推法。20 世纪 70 年代汉中地区流行一种导致不育的"软病"，经调查发现均与食用棉籽油有关。既然食用棉籽油可导致不育，可能油中含有杀精虫的成分；实验证明，棉籽油中含有的棉酚可杀精虫，因此治疗这种不育症应不食用棉籽油。而反过来说，棉酚则是一种男性避孕药。

四、外推法

外推法是根据事物本身的发展规律，由已知预测未知、由当前预测未来的一种推理方法。它假设某一事物未来的变化规律与现在相同。外推法根据其推理过程可分为简单外推法、趋势相关法和趋势类推法 3 种。

1. 简单外推法

简单外推法是用过去的事实、数据确定事物发展的规律，以此推断将来发展状况的一种预测方法。

2. 趋势相关法

趋势相关法是依据不同事物之间具有相互制约又相互促进的关系这一原理，对不同事物之间的相关性进行比较分析来预测事物的发展趋势的方法。如克隆技术（即无性繁殖技术）是一项重要的生物技术，取得了突破性的进展，英国、美国、中国等都培育出了克隆动物。但从人道主义和伦理的角度出发，世界卫生组织和各国政府等均反对进行人体克隆试验，并限制相关研究。因此克隆技术的应用研究将受到限制，只能用于人体以外的繁殖。

3. 趋势类推法

趋势类推法是根据事物发展过程在本质上具有一定的相似性原理，利用一事物的发展过程，经类推得出另一事物发展趋势的方法。例如，近十年的调查表明，高脂血症、高血压、冠心病在农村的发病率直线上升，以往这些"富贵病"只在城市居民中高发，一般认为与运动量小、营养过剩有关。据此可预测出这些疾病在农村的发病率将随着生活水平的提高而进一步上升，因此应提醒大家保持良好的生活方式，以降低发病率。

五、德尔斐法（Delphi Method）

德尔斐法，即专家咨询法。该法采用函询调查，对所研究、预测的问题向有关领域（专业）的专家提出，而后将他们提出的意见整理、归纳，匿名反馈给各个专家，再次征求意见，然后再加以综合、反馈，经过这样多次反复循环（经典的德尔斐法一般经过4 个反馈过程），最后得到一个比较一致且可靠性较大的意见。

六、头脑风暴法

头脑风暴法又称智慧激励法，是通过小规模聚会，激发与会者的灵感和奇想，以期得到最优意见的一种特殊研究方法，它能在短时间内调动集体创造性思维，解决某一特定问题。该方法一般以小组会的方式进行，以 5～10 人为宜，由一人主持。首先由主持人说明本次会议的议题，并做好记录。到会者关系要融洽，会议气氛要轻松。

头脑风暴法的特点是强调即兴思考，重视捕捉瞬间灵感，并能相互启发、补充，从而产生创造性设想的连锁反应，诱发出更多新颖、独特的见解。但由于发表的看法存在着想象、猜测的成分，故逻辑不严密，意见不全面，需加整理、分析、论证后方可实施。

第三节　医学文献管理

由于科学研究的继承性与连续性，医学科研完成后要不断积累大量的文献资料，这些文献构成研究工作的基础。研究人员发表研究成果时需要引用参考文献，这些参考文献用于介绍研究背景，对研究方法做出说明，对研究成果做出解释或进行讨论。如何高效管理这些海量参考文献信息，能够在需要时随时调用，成为科研人员面临的问题。此外，研究人员投稿时应注意不同期刊对参考文献的格式有不同的要求，要按照稿件要求标注引文和编排参考文献列表。传统的文献信息管理主要是通过笔记、卡片和复印等方式进行。笔记是积累科学研究资料或教学参考资料的一种方法，有助于提高写作和阅读能力、锻炼思考和培养揭示问题本质的能力及准确简练表达自己思想。科研人员尽量积累自己的科研课题资料，对搜集的个人专题文献予以阅读、标记和做笔记，并加以卡片式的编排以备查找，一直是科学研究和个人文献组织管理的经典方法，但这种传统的文献管理方式比较耗时耗力，效率不高。

随着科学研究的不断深入，科技工作者需要搜集、管理和利用的文献信息越来越多。当搜集的文献信息达到一定数量时，仅凭个人大脑已难以实施有效管理，迫切需要从这种烦琐、低效、事务性的工作中解脱出来，专心致力于科学研究。因此，科研人员在从事科学研究而面对大量的文献信息时，如果没有一个好的管理工具，仅凭个人的记忆来进行分类管理比较困难，迫切需要一种高效、方便和准确地管理与利用参考文献的工具。现代文献信息管理方式——文献管理软件，为个人的文献信息管理和利用提供了解决的方法。

一、常用个人参考文献管理软件简介

目前较常用的个人参考文献管理软件有 EndNote、Reference Manager、RefWorks、NoteExpress、医学文献王等。

1. EndNote

EndNote（http：//www.endnote.com）是一款国际通用的文献管理软件，由美国科学信息研究所（ISI）下属的 Thomson Research Soft 子公司于 20 世纪 80 年代推出，它可以创建 EndNote 个人参考文献图书馆，用以收集储存个人所需的各种参考文献，包括文本、图像、表格和方程式；可以根据个人需要重新排列并显示文献，可以对保存的文献数据库进行检索；支持国际期刊的参考文献格式有 3 700 多种，写作模板几百种，涵盖各个领域的杂志；与 Word 无缝链接，中文支持良好。

2. NoteExpress

NoteExpress 是北京爱琴海软件公司（http：//www.reflib.org）开发的一款专业级别的文献检索与管理系统。其核心功能涵盖"知识采集、管理、应用、挖掘"的知识管理的所有环节，功能较 EndNote 丰富，且符合中国人使用习惯，全面支持简体中文、繁体中文和英文。NoteExpress 的写作插件支持 MS Office Word 2003/2007/2010、Open Office、org Wirter 和 WPS 多种文字处理软件。

3. RefWorks

RefWorks（http：//www.refworks.com）参考文献管理系统是英国剑桥科学文摘社 2001 年推出的"个人图书馆"管理软件，方便用户建立和管理个人文献书目资料，并可以实现在撰写文稿的同时，即时插入参考文献，同时生成规范的、符合出版要求的文后参考文献。RefWorks 有多种语言版本。

4. Reference Manager

Reference Manager（http：//www.refman.com）也是一款较早的个人参考文献管理软件，较适合科学及医学领域的研究人员使用，具有对医药文献按类整理的功能。可作为插件集成到 Word 中，自动生成格式化的参考文献表，并且可以在线查找 Internet 上的各种文献数据库，将查找到的资料保存至本地数据库。Reference Manager 自带的杂志引用格式均是英文的，不能处理中文文献。

5. 医学文献王

医学文献王（http：//www.medscape.tom.cn）是由北京金叶天盛科技有限公司在参考国外同类软件的基础上，结合中国国情，面向社会各界调研，研发成功的国内第一款医学文献管理软件，其界面含有中华医学会大部分杂志的文献格式，是一款面向医生、医学研究生、医学科研工作者的个人文献管理工具。

二、NoteExpress

NoteExpress（NE），是一款由北京爱琴海软件公司开发的专业级别的文献检索与管理系统，符合中国人使用习惯，中文支持良好，并且与 Word 结合得比较好，更新及时。NoteExpress 2005 年 6 月推出时，即获得新浪、计算机之家、硅谷动力等专业 IT 网站的五星级评价。

（一）下载与安装

通过北京爱琴海软件公司网站，根据需要选择下载。运行安装文件，按提示操作即可完成安装。安装完成后，运行该软件，进入主程序界面。

主程序界面包括命令栏、工具栏和主窗口，主窗口左部为树状目录区和标签区，右上部为题录区，右下部为文献详细信息区。

1. 目录区

以文件夹的方式显示数据库的树状目录结构，选中文件夹，可进行文件夹的添加、删除等操作。

2. 标签区

显示题录标签，点击标签，可在题录区显示标识了该种标签的所有题录。

3. 题录区

显示题录基本信息，右键点击题录，可对题录进行编辑、删除、添加、设置标签及优先级、更新题录信息等操作；右键单击题录区上部的字段名称栏，可对题录区显示字段进行重新定义。

4. 文献详细信息区

此区是显示题录详细信息的区域，此区域设置了细节、预览、综述、附件、笔记、位置 6 个标签，点击各标签，即可浏览文献的相应详细信息。①"细节"以字段列表方式显示文献详细信息，并可对各字段内容进行编辑；②"预览"以不同期刊的参考文献样式显示文献信息；③"综述"显示文献的题名、著者、来源、摘要等文献主要信息；④"附件"显示文献的全文文件与存储位置、数据库来源链接、笔记等附件信息，右键单击空白区域，可添加全文文件、建立文件夹、添加网络链接、添加笔记等附件；⑤"笔记"用于显示并编辑该条题录的笔记内容；⑥"位置"用于显示该题录所属文件夹，一条文献信息，可有多个位置信息。

（二）新建个人数据库

安装后默认的示例数据库为"sample. ned"，保存在 NoteExpress 安装目录下，在主界面通过"文件"下拉菜单中"新建数据库"选项，按向导指示，即可完成新建数据库。

数据库建立后，在 NoteExpress 主界面数据库目录区中自动生成数据库，并在该数据库下自动生成题录、笔记、检索、组织、回收站等文件夹。选中文件夹，利用命令栏"文件夹"下拉菜单，或右键单击文件夹，在弹出菜单中选择相关命令，即可进行文件夹添加、删除等操作。

（三）建立个人题录数据库

NoteExpress 中题录数据库存储在数据库节点下的题录（References）文件夹，主要有手工录入、数据库导入、导入全文并自动生成题录 3 种录入方式。

1. 手工录入

在目录区内，用鼠标点击欲录入新记录的文件夹，在菜单栏中选择"题录"下拉菜单中的"新建题录"，在弹出的"新建题录"窗口中，定义题录类型，依次录入各项内容，点击保存即可。

2. 数据库导入

通过数据库检索，将检索到的文献信息转换为 NoteExpress 题录，并保存至 NoteExpress 数据库。主要有检索结果批量导入、内嵌浏览器检索导入、在线数据库联机检索后导入 3 种方式。

（1）检索结果批量导入（又称过滤器导入）：通过直接登录各文献数据库，集中检索获得的文献，可通过批量导入的方式录入数据。由于不同数据库的数据格式不一，操作方式也不一样。但都需选择相应的过滤器，通过过滤器，将不同数据库检索结果，转换为 NoteExpress 格式。NoteExpress 集成了几乎所有常用的数据库的过滤器。

【案例】　以中国知网（CNKI）检索为例。

在对 CNKI 检索结果进行保存时，选择输出格式为"NoteExpress"，点击"输出到本地文件"，将结果保存为"NoteExpress Reference Import File"文件格式；打开"NoteExpress"，右键单击目标文件夹，在弹出菜单中选择"导入题录"，在系统弹出的对话框中选择保存检索结果的文件，在选项中选择过滤器为"NoteExpress"，设置字段和存放位置，即可将已经保存的检索结果整体导入。其他数据库如 PubMed 等，将结果保存后，导入时需要选择相应过滤器如"PubMed"。

（2）内嵌浏览器检索导入：NoteExpress 提供了各种数据库内嵌浏览器和网页信息抓取程序，完成在各数据库页面上的检索、筛选和保存。通过菜单栏"检索"的下拉菜单中"在浏览器中检索"，进入内嵌浏览器列表，选择数据库浏览器，进入相应数据库检索界面，其检索界面与各数据库实际检索界面一样，只是在显示检索结果界面时，提供了网页信息抓取程序，直接将检索结果保存为 NoteExpress 格式数据，无需选择过滤器。

（3）在线数据库联机检索导入：为方便科研工作者在建立数据库同时检索并保存题录，NoteExpress 提供了在线联机检索导入数据功能。在菜单栏"检索"的下拉列表中，点击"在线检索"，在弹出窗口中，选择数据库，单击"确定"，进入检索界面，设置检索条件，点击"开始检索"即可检索选中数据库。通过"批量获取"和"勾选题录"，可选择需要保存到 NoteExpress 的文献数据；通过"保存勾选的题录"，将选中的文献保存到 NoteExpress 相关文件夹。

3. 导入全文并自动生成题录

对于已经下载了大量全文的读者，通过导入全文的功能可以快速地将全文导入数据库的同时，自动生成题录，并将全文作为附件自动关联到相应题录，实现由全文自动生成题录信息。

（1）导入全文并生成题录：选择需要导入全文的文件夹，通过点击菜单栏"文件"下拉菜单"导入文件"，在弹出的对话框中选择需要导入的全文文件（可一次选择多个全文文件）或文件目录，设置题录类型，单击"导入"即可。

（2）在线更新题录：信息通过全文导入生成的题录信息是不完善的，需要对这些题录信息进行更新。方法：选中需要完善的题录，点击右键，在弹出菜单中选择在线更新，或在菜单栏"检索"的下拉菜单中选择"在线更新题录"的"自动更新"功能，即可对全文导入的题录信息进行更新和完善。如在线更新仍不能满足完善题录信息功能，还可通过"手动更新"，逐条完善题录信息。

（四）为题录添加附件

附件指与题录相关的各种信息，NoteExpress 支持包括文件（如 PDF、Word 文件）、文件夹、题录、笔记、网络链接等任意格式的附件，也支持同一题录多个附件，或多条题录具有相同附件。将题录与附件关联，可在阅读题录时，及时了解附件内容。

已经添加了附件的题录，在题录区的题录信息中，采用不同位置，不同着色的色块表示文献已经添加的附件信息类型：左上红色色块关联文件；右上紫色色块关联笔记；左下黄色色块关联文件夹；右下棕色色块关联其他题录。

1. 自动生成附件

通过数据库检索导入，NoteExpress 自动将数据来源链接作为附件，添加到文献的附件中；通过导入全文文件，自动生成题录信息时，全文文件也自动作为附件与相应题录关联。

2. 手动添加附件

如果将已经下载的少量全文与题录建立链接，则需要手动添加附件。方法：右键单击全文要关联的题录信息，通过弹出菜单选择"添加附件"中的"文件"。选择全文文件，即可将已经下载的全文等文件作为附件与该题录信息关联。也可选中题录，右键单击在文献详细信息区"附件"窗口，为该题录添加电子全文、文件夹等附件。也可通过"批量链接"，对某一文件夹下的多条题录添加相同附件。

3. 编辑笔记

笔记是对题录进行说明和注释，用户可通过文献详细信息区的笔记标签，打开笔记编辑窗口，编辑笔记。

4. 阅读题录时下载全文

我们在阅读题录信息时，如需要进一步阅读全文，可通过全文下载功能，即时下载全文并自动作为该题录附件与题录关联。方法：选中需要下载全文的题录（可多条），单击右键，在弹出菜单中选择"下载全文"中的"选择全文数据库"，在弹出的对话框中选择下载全文的数据库，单击"确定"，系统开始下载并显示下载信息。注意：下载全文必须有该数据库的全文下载权限。

（五）数据管理与维护

1. 数据查重

由于收集的文献可能来源于多个数据库，数据库重复收录导致重复的数据量大、浪费存储空间和用户的阅读时间，且不便于利用，需要对数据进行查重和去重。

通过菜单栏"检索"下拉菜单"查找重复题录"，选择查重范围，设置查重条件，即可查找并自动选中重复数据，单击右键，在弹出菜单中选择相应操作，即可对重复数据进行处理。

2. 本地数据检索

NoteExpress 提供在整个数据库、当前文件夹及其子文件夹检索符合要求的题录、笔记等信息的本地数据检索功能，并自动保存最近检索记录。新增加的题录数据只要符合该条件的，自动添加到该检索记录，无需再次进行检索。

（1）快速检索：在工具栏快速检索区的检索词输入框后的下拉列表中，选择"检索全数据库""检索当前文件夹"或"检索子文件夹"，在检索词输入框中输入检索的内容，回车即可进行数据库或文件夹范围的快速检索。

（2）高级检索：是多个检索条件进行组配检索的检索方式。在菜单栏"检索"下拉列表选择"在个人数据库中检索"，系统弹出检索对话框，输入并组配检索条件，设定检索的题录类型和检索的文件夹范围，点击检索即可。

3. 多学科交叉数据的处理

文献内容涉及多个学科或主题的情况较普遍，一条文献数据可在多个项目中重复使用，为减少数据管理的工作量，使同一条文献数据可多处使用，而无需在多个项目中保存、编辑、维护，NoteExpress 提出了虚拟文件夹概念，即同一条文献可以属于多个文件夹但数据库中只保存一条。在其中任意一个文件夹中编辑题录（包括添加附件或笔记），其他文件夹中的该条题录信息也同步改变。删除其中一个目录下的题录，其他目录中仍然存在，只有将所有目录中的题录删除，才会从数据库中彻底删除。

选中需要在多个文件夹使用的题录，单击右键，在弹出菜单中选择"链接到文件夹"，在弹出对话框中，选择需要添加的文件夹即可。添加完成后，该条题录的位置信息中，即出现多个位置信息。

4. 编辑文献标识及设置文献优先级

很多读者在阅读时，需要根据文献的重要程度、相关性、主题内容等做标记，便于在使用时参考。NoteExpress 通过设置文献标签的方式，提供文献标识功能，并可根据标签组织题录，便于根据不同标签浏览相关题录。为便于标记文献在利用时与论文的相关程度，可对文献设置优先级。文献的优先级采用不同颜色的旗帜表示。

5. 题录的组织

为便于从不同角度组织文献，NoteExpress 在"组织"文件夹中通过关键词、著者、著者机构等节点，对题录进行组织，便于通过点击某特定著者、关键词、著者机构，即可将相关的所有题录展开，了解特定著者、关键词、机构的文献情况。

（六）论文写作与文献引用

NoteExpress 通过两种方式参与论文写作，一种通过自带的根据各种不同期刊投稿格式定制的论文写作模板进行论文写作，另一种是 NoteExpress 作为插件嵌入文字编辑处理软件如 Word 等，在文字编辑软件中发挥文献引用功能。本节主要介绍第二种方式。

1. 主要功能

（1）插入引文：用于将选中的 NoteExpress 数据库中的文献作为参考文献插入论文。

（2）插入注释：在论文中插入注释，要求参考文献格式必须支持注释。

（3）插入笔记：在论文中插入 NoteExpress 笔记。

（4）格式化：对引用的参考文献按不同需求进行重新格式化，去除格式化则去除参考文献格式，并将参考文献移出参考文献列表。

（5）样式：根据不同期刊参考文献要求，改变参考文献格式。

（6）检索：在选定目录中查找文献题录。

2. 使用方法

（1）在论文中插入引文（参考文献）：在 NoteExpres 数据目录中找到并选中需要作为参考文献插入论文的题录，然后切换到论文正文，将插入点置于论文需要插入引文的句尾，点击 NoteExpres 插件的"插入引文"，即可将参考文献编号插入到相应论文位置，同时在论文最后列出参考文献列表。参考文献编号及参考文献列表顺序，按参考文献在论文中的实际顺序排列，如参考文献位置发生变化，其编号与参考文献列表顺序将自动更改。

（2）更改参考文献样式：不同期刊对参考文献格式要求不一，插入参考文献后，可通过"样式"，选择相应期刊的参考文献样式，NoteExpress 自动更改参考文献著录格式。

（3）定位参考文献：通过定位功能可实现在正文参考文献位置和参考文献列表间快速切换，可以直接从正文中的参考文献编号，定位到参考文献列表中相应的参考文献，也可从参考文献列表中的参考文献，定位到论文正文中参考文献编号。在论文参考文献量比较大的情况下，该功能对核对、修改参考文献很有帮助。

三、EndNote

（一）概况

EndNote 是由美国 Thomson Corporation 下属的 Thomson Research Soft 公司开发的参考文献管理软件。与 Reference Manager 和 ProCite 并称为当今最优秀的 3 个参考

文献管理软件。EndNote 于 20 世纪 80 年代面世，之后不断推出新版本，使用者众多。另有网络版 EndNote web。

（二）EndNote X6 使用方法

1. 建立文献库

（1）欢迎界面建立新文献库：安装 EndNote X6 后首次使用，会出现欢迎页面，可通过" Getting Started with EndNote"对话框的指引阅读指南（ Learn about EndNote）、创建新文献库（ Create a new Library）或打开已有的文献库（Open an existing library）。用户点击 Create a new Library 建立新文献库。首次使用，可选择打开 EndNote X6 安装目录下 Examples 文件夹中 EndNote 自带的范例文件进行查看。

（2）主界面建立新文献库：点击工具栏中"File"，选择"New"选项建立新文献库。系统默认 EndNote Library 文件及数据存放文件夹都存放在本机 C 盘"我的文档"中，这两个文件都十分重要，可根据需要进行修改存放位置，建立文献库时可进行重命名。

2. 题录导入

（1）手动添加：点击工具栏中"References"，选择"New References"，在新建对话框中手动填写 Rating（星级）、Author（作者）、Year（年）、Title（题名）、Journal（刊名）和 Type of Article（文章类别）等信息，完成添加后保存即可。

其中 Author 栏里如果有多个作者，所有作者排成一列，中间无需分隔符号。Label 栏用于记录文献阅读标记。如实验方法、重要观点等；该栏将在主界面显示，帮助用户快速找到此文献。Research Notes 栏可以做文献笔记并加以标注。图片或表格可粘贴在 Figure 栏中，写文章时可直接使用。需要注意的是，插入图片或表格后，一定要在随后的 Caption 栏中对插入的图片或表格加以文字说明，否则在文章写作需要粘贴图表时无法找到。

（2）数据库检索导入：数据库检索导入题录时，可选择直接访问数据库主页，在线检索后将所选检索结果以题录形式导入 EndNote X6，也可以直接在 EndNote X6 界面选择联机数据库（Online Search ）检索导入。

（3）谷歌学术搜索（Google scholar）检索结果导入：在 Google scholar 中检索到的结果也可作为题录导入 EndNote 中，导入之前，首先要进行相关设置：进入 Google scholar 页面后，点击页面右上方"设置"标签。在搜索结果栏目"参考书目管理软件"的"显示导入"下选择 EndNote，保存后回到 Google scholar 页面进行检索。以检索"AcSDKP"相关文献为例，在检索结果页面点击所需记录下方"导入"EndNote 链接，将该记录文件保存在本机。

返回 EndNote X6 界面，点击页面上方工具栏中"File"，选择"Import"下"File"，在弹出的 Import File 对话框中打开刚才下载的检索结果文件，Import Option（导入类型）选择 Refer/BiblX，点击"Import"按钮。所选文献题录即自动导入 EndNote 中。

（4）通过 PDF 导入：如果已经下载有 PDF 文献，也可通过 PDF 导入题录信息，需要注意的是 PDF 文件中必须要有 DOI 信息才能完成此项操作。

1）通过单篇 PDF 导入：点击页面上方工具栏中"File"，选择"Import"下的

"File"。在跳出的 Import File 对话框中选择 PDF 本机存放位置，在 Import Option（导入类型）下选择 PDF 后，点击"Import"，系统将自动连接数据库搜索该篇 PDF 的题录信息并导入 EndNote 中。

2）PDF 文件夹导入：如果有多篇 PDF 存放在同一文件夹中，也可批量导入。点击页面上方工具栏中"File"，选择"Import"下的"Folder"。在跳出的 Import Folder 对话框中选择文件夹，则需勾选"Include files in subfolders"选项。点击"Import"后，EndNote 将逐一搜索这些 PDF 的题录信息并导入。

通过此种方法导入的题录信息均带有 PDF 附件，可点击查看。若带有 DOI 信息，仍搜索不到相关的题录信息，则可通过查看该文献的 PDF 逐一手动录入。

3. 查找电子全文（Find Full Text）

EndNote X6 可为导入的题录查找电子全文，并作为题录的附件导入。选择需查找全文的文献题录，点击页面上方工具栏中"References"，选择"Find Full Text"，EndNote 将于在线数据库中进行电子全文查找。查找电子全文的过程中，界面左侧栏目视窗 Find Full Text 下会出现"Searching"群组，显示全文查找中。该查找为背景处理模式，此段时间可以进行 EndNote 的其他操作。查找完成后，"Searching"群组消失，系统根据 Found PDF、Found URL 或 Not found 分类逐一显示检索结果。搜索到的 PDF 全文将以附件的形式自动添加到题录中。

4. 管理文献

（1）参考文献排序：在 EndNote X6 中，通过点选题录信息上方的标签就可进行相应的排序。"Author""Title""Journal"按名称首字母顺序，"Year"按时间顺序排序。连续点击就可在升序或降序中进行切换。

（2）查重：点击页面上方工具栏中"References"，选择"Find Duplicates"在 Find Duplicates 对话框中，系统将重复的文献信息分左右两栏逐一左右罗列，提供各栏信息的对比。经过对比后，用户可点击"Keep This Record"按钮保留文献题录信息，重复信息则自动删除。若不想逐一对比，可关闭 Find Duplicates 对话。EndNote 界面左侧 Duplicate References 文件夹中将罗列出所有重复文献题录。可将不需要的题录直接拖拽至 EndNote 界面左侧 Trash 中直接删除。

（3）插入附件：选中需插入附件的题录，在 EndNote 界面右侧预览视窗 Reference 下找到该题录"File attachment"栏。在该栏点击右键选择 File attachment 下 Attach File，在 Select a file to link to the reference 对话框中打开相应的文件完成附件添加。附件可以是 PDF、Word、Excel、PPT 或视频文件等，同一文献题录最多可添加 45 个附件。

（4）群组功能：EndNote 中的 Group（群组）类似于文件夹，包括 Group（普通群组）、Smart Group（智能群组）及 Form Group（交集群组）3 种。右键点击预览视窗下 My Group 项，选择 Create Group/ Smart Group/Form Group 即可建立相应群组。不同群组具有不同功能。

1）Smart Group：新建 Smart Group 后，将出现 Smart Group 对话框，在该群组中可设置特定检索策略，所有符合该检索条件的题录将自动导入该智能群组中，如建立"2014"智能群组，检索条件为发表年份 2014 年，则所有该年发表的文献题录将自动添加到该智能群组中。

2）Form Group：在该群组中针对已建立的群组根据一定的设置进行筛选，符合筛选条件的题录信息自动添加到该交集群组中。

5. 协助论文写作

安装 EndNote 后，Word 中会添加写作插件，提供期刊投稿模板、插入参考文献和修改参考文献服务。

（1）使用期刊投稿模板：EndNote 内置多种国际期刊投稿模板，在投稿时可通过这些模板来写作。

（2）插入参考文献：将光标放置至 Word 文档中需插入参考文献的位置。有两种方式可以插入参考文献，方法一：回到 EndNote 界面，选定要插入的文献题录，利用键盘上 Ctrl 键可多选，然后回到 Word 中点击"Insert Citation"下"Insert Selected Citations"完成插入；方法二：在 Word 中点击"Insert Citation"下"Find Citation"，在跳出的对话框中输入检索词，点击"Search"查找，查找到所需文献题录后，点击"Insert"完成插入。无论是哪种方法，参考文献列表都将出现在页面下方。

（3）修改参考文献：通过 EndNote X6 Word 写作插件生成的参考文献及列表都不能直接手动修改。需先选定后，点击"Edit&Manage Citation(s)"，在跳出的对话框中进行修改。

个人文献管理软件是学习和科学研究的重要工具，掌握并有效地利用它能够使科研工作者从繁重的文献整理工作中解放出来，为科学研究节省时间，提高学术创作的效率，同时也为发现知识之间的相互关系提供了一个方便的途径。

（湖南中医药大学　梅志刚）

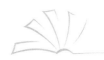 # 第四章　科学假说

假说是一种具有推测性、假定性、未被证实的理论思维，是自然科学理论思维的一种重要形式。任何一种科学理论在未得到实践证实之前都表现为假说。人们在科学研究中，总是要运用科学假说的方法，探索未知的自然现象和规律，逐步形成科学的理论。科研活动必须先有假说，实验是检验与验证假说的过程。因此，建立假说是科研选题的核心环节，是科学研究的第一步，是科研工作者的一项基本功。

第一节　假说的定义

一、假说的概念

假说是根据一定的科学事实和科学理论，对未知的自然现象及其规律提出的一种推断和解释。

科学理论是对自然界客观现象和规律的正确认识，但是由于受到各种条件的限制，人们不可能一下子达到对客观现象和规律的真理性的认识，而往往要借助于假说这种科研方法，运用已知的科学原理去探索未知的客观事物和规律，不断地积累实践材料，增加假说中的科学性的内容，减少假定性的成分，逐步地建立起能正确反映客观规律的科学理论。随着实践的发展，有时会出现原先的理论所不能解释的新现象，这就需要提出新的假说，建立新的理论。自然科学就是沿着假说→理论→新的假说→新的理论……这个途径丰富和发展起来的。由此看出，假说作为一种科学研究方法，在自然科学的发展中起着巨大的作用。

二、假说的作用

假说在科学研究中主要具有以下作用：

1. 为科研创新提供雏形

科学家在科研过程中大胆想象、猜测和推断，是探索自然界本质和规律的源泉和动力，有助于进一步发现新事物和形成新理论。例如，1628 年英国学者哈维发表了《动物心血运动的解剖研究》，将血液循环理论简述如下：血液从左心室流出，经过主动脉流经全身各处，然后由腔静脉流入右心室，经肺循环再回到左心室。人体内的血液是循环不息地流动着的，这就是心脏搏动所产生的作用。虽然在当时的条件下，哈维并不能清楚地了解血液是怎样由动脉流到静脉的，但为血液循环理论的最终建立提供了科学的推断。由此可见，假说可以为发现新事物、形成新理论提供雏形。

2. 为科研和实验提供方向

科学研究是一个探索未知事物和规律的过程，倘若没有假说，便无法着手解决这一未知问题。实验是科学研究的重要方法，没有假说实验就没有目标和方向。针对所研究的问题有的放矢地提出假说，这就为科研设计提供了目标与思路，使实验的主攻方向明确集中，技术路线具体与可行，从而避免盲目性与被动性。回顾人类与霍乱的抗争史，从"瘴气学说"到"水污染学说"，直到最后霍乱弧菌的发现，这正是因为科学家在假说提供的研究方向上不断前行，最终战胜疾病的结果。

3. 为科学发展提供焦点

在科学发展的道路上，对于一个问题的解决，需要多途径、多方法的探索，每个途径和方法可能提出一个假说，因此开始阶段必然是众说纷纭，各持己见，然后通过分析综合，统一认识。在这里，假说起到提供讨论与探索焦点的作用，它可以激发人们各抒己见，唤起众说，百家争鸣，从而促进不同学说与观点的争论。通过争论，从事物的多个不同侧面充分揭露矛盾，可以打破传统思想束缚，开阔思路，克服片面性，促进科学研究向更广更深的方向发展，从而推动科学技术的进步。例如，21 世纪与医学科学研究相关的新学科、新技术——分子生物学、基因组学、表观遗传学、转录组学、代谢组学、生物信息学等，不断成为研究的焦点。

第二节 假说的性质

作为科研活动的重要组成部分，假说具有如下特性：

一、来源的科学性

假说是建立在现有的科学理论基础之上，其科学性体现在客观性、解释性、相容性等方面。

1. 假说提出的客观性原则

科学假说的提出应当是以一定事实为依据的，不能主观地凭空臆想。这些事实依据既可以是个人初步实践得来的，也可以是从别人或前人的实践资料而来。由此可见，假说来源的科学性主要强调来源的客观性。如在人类认识遗传物质的漫长过程中，曾经一度存在着两种截然不同的假说。一种假说认为，蛋白质具有高度的特异性，是遗传物质；另一种假说认为，每一物种中核酸的含量及组成是十分稳定的，核酸是遗传物质。1944 年，美国科学家艾弗里等人从光滑型肺炎链球菌（有荚膜、有毒性、菌落光滑，称 S 型）中提取 DNA、蛋白质和多糖物质，并分别与粗糙型肺炎链球菌（无荚膜、无毒性、菌落粗糙，称 R 型）一起培养，发现只有 DNA 能使一部分粗糙型细菌转变为光滑型，而且转化的频率与 DNA 的纯度有关，DNA 越纯转化率越高。若将 DNA 事先用脱氧核糖核酸酶降解，再和粗糙型肺炎链球菌一起培养，粗糙型菌就不能转化成光滑型菌。已经转化的细菌，所获得的光滑型性状可以遗传给后代。这一实验为核酸是遗传物质的假说提供了有力的证据。

2. 假说提出的解释性原则

提出假说不仅应该有事实依据，而且应能说明与解释已有的事实，不应与之相冲突，这就是假说提出的解释性原则。假说的解释性要求既能解释旧理论能够说明的事物和现象，又能解释旧理论不能说明的事实和现象。如中医针刺补泻手法烧山火与透天凉，临床上患者常有热感、凉感。有人提出假说：烧山火针刺法可升高皮肤温度，透天凉针刺法可降低皮肤温度。随着红外热像仪、远红外线检测仪在医学领域的应用，尤其是在中医学的体质辨识、针刺穴位的热像图方面的应用越来越广泛，这有利于提高我们对烧山火、透天凉手法"热"和"凉"的直观判断与解释，因此也产生了新的假说，认为两类针刺手法可能与调节局部毛细血管的舒缩功能有关。这一假说既包含了旧的假说，又提出了新的科学问题，为针刺调节局部微循环提供了研究焦点。

3. 假说提出的相容性原则

假说的提出除应有事实依据外，还必须具有理论基础。也就是说，一个较好的工作假说不应当与已有的基本理论相矛盾，这就是假说提出的相容性原则。若有矛盾，通常需要增设辅助性假说或限制条件，以进行修改与调整。即使以新假说取代旧理论时，也应当继承旧理论的合理部分。近代人类了解生物进化过程便是如此。1809 年，法国学者拉马克在其《动物学哲学》中，用环境作用的影响、器官的用进废退和获得性的遗传等原理解释生物进化过程，创立了第一个比较严谨的进化理论。1859 年，达尔文发表《物种起源》，论证了地球上现存的生物都由共同祖先发展而来，它们之间有亲缘关系，并提出自然选择学说以说明进化的原因，从而创立了科学的进化理论，揭示了生物发展的历史规律。19 世纪 80 年代，以魏斯曼为代表的新达尔文主义把种质论和自然选择学说相结合，丰富了达尔文的进化理论。20 世纪 30 年代以来，以 T. 杜布尚斯基等人为代表的综合进化论综合了细胞遗传学、群体遗传学以及古生物学等学科的成就，进一步发展了以自然选择为核心的进化理论。20 世纪 60 年代末，日本学者木村资生等人提出中性学说，又在分子水平上揭示了进化的某些特征，补充、丰富了进化论。

若提出的工作假说与某些基本理论相矛盾时，同样也可暂时搁置一边，待假说验证后再考虑这一问题。总之就工作假说的建立而言，事实依据与理论基础是两个基本支撑点，两者缺一不可。

二、说明的假定性

尽管假说是以一定事实为依据，经过科学思维作出的推测性设想，但是由于设想的是未知的问题，这种设想必然只是一种假定性说明，其具有不确定的性质。尤其在生物医学领域，影响因素较多，假说的不确定成分更大。因此建立假说的形式可以是一元的也可以是多元的。如 1979 年，病理学医生 Warren 在慢性胃炎患者的胃窦黏膜组织切片上观察到一种弯曲状细菌，并且发现这种细菌邻近的胃黏膜总是有炎症存在，因而意识到这种细菌和慢性胃炎可能有密切关系。1981 年，消化科临床医生 Marshall 与 Warren 合作，通过胃镜检查及活检研究 100 例患者，证明这种细菌的存在确实与胃炎相关。1982 年 4 月，Marshall 终于从胃黏膜活检样本中成功培养和分离出了这种细菌。2005 年度诺贝尔生理学或医学奖授予这两位科学家以表彰他们发现了幽门螺杆菌以及这种细菌在胃炎和胃溃疡等疾病中的作用。

三、预见的可检性

预见性是假说的科学价值之所在。假说反映客观事物的本质越深刻，它的预见能力就越强。但假说的真正价值取决于它能否被证实，因此一个好的假说，应当是可以检验的。就科研而言，科研假说就是工作假说，它应当是可验证的，难以验证的设想不宜作为科研的工作假说。判断某一工作假说是否成立，不能依靠主观宣传，而应取决于实验检验的结果。然而在进行实验检验时会受到时间、空间、技术条件等方面的限制，当某些条件不具备时，逻辑检验可作为实验检验的一个有效而必要的补充。但是逻辑检验只是一种理论思维活动，真正彻底解决问题最后还是得依靠实验来检验。

四、发展的螺旋性

为真正解决一个问题而建立假说，一般不会一次完成，大多数要经过若干次假定→检验→再假定→再检验，根据检验的客观事实，不断修改与补充，逐步得以完善。例如，人类对遗传物质认识的过程，便是如此。早期有人提出"预成论"的观点，认为生物之所以能把自己的性状特征传给后代，主要是由于在性细胞中，预先包含着一个微小的新的个体雏形。无论在精子还是卵子之中，人们根本见不到这种"雏形"的事实推翻了这一认识。后来德国胚胎学家沃尔夫提出了"渐成论"的观点即生物体的任何组织和器官都是在个体发育过程中逐渐形成的。但遗传变异的操纵者究竟是什么？直到1865年，奥地利遗传学家孟德尔在其遗传的基因分离定律和自由组合定律中，第一次提出了"遗传因子"的概念。1909年丹麦植物学家约翰逊用"基因"一词取代了孟德尔的"遗传因子"。1926年，美国遗传学家摩尔根和其他学者用大量实验证明，基因是位于染色体的遗传单位，它在染色体上占有一定的位置和空间，呈直线排列。1944年，美国科学家埃弗里及其同事们直接证明基因的化学本质是DNA。随后的十余年里，科学家一直致力于结构的研究。1951年新西兰物理学家威尔金斯采取"X射线衍射法"获得了世界上第一张DNA纤维X射线衍射图，证明了DNA分子是单链螺旋的。1952年英国女科学家富兰克林成功地制备了DNA分子体结构样品，并拍摄到一张举世闻名的B型DNA的X射线衍射照片，由此推算DNA分子呈螺旋状并定量测定了DNA螺旋体的直径和螺距。1953年，克里克和沃森在对实验数据和前人成果进行深入学习和研究后，提出了著名的DNA双螺旋结构模型，自此人类才真正清楚DNA为何能成为遗传物质之本质。所以一个科学假说的建立，往往需要经历实践→认识→再实践→再认识的螺旋式发展过程。

第三节　假说的形成方法

假说的形成是一个十分复杂的过程，前已提到事实依据与理论基础是建立假说的两个支撑点。然而假说的形成不是简单地就事论事或机械的事实与理论相加，而是必须经过一个严密的逻辑思维过程。逻辑方法是假说形成的常用方法。在科研工作假说形成中，基本的逻辑方法有以下几种。

一、比较分类法

首先要对科研对象之间的异同进行比较，而后根据异同将对象区分为不同类型，这是自然科学研究中最常用的一种方法。例如，病毒性肝炎最早只发现甲型和乙型两种，后来新的病例采用已有的方法治疗无效，因此定义为非甲非乙型，随着免疫技术的发展，又陆续发现了丙型、丁型、戊型等。

二、分析综合法

所谓分析，就是把整体分解为部分，或将复杂的事物分解为简单要素，把动态化为静态进行研究。综合是与分析相反的一种思维过程。在分析基础上的综合，在综合指导下的分析，这是现代科学研究中的一个重要特点。医学研究的对象是非常复杂的有机体，因此采用分析与综合相结合的研究方法是符合认识规律的。中医学强调整体观念，系统研究和综合性研究较多，现代医学应用分析方法研究较多，如能将两者结合起来，进行逻辑思维，对于科研假说的建立具有更大意义。分析法主要是对疾病的进行分析：病因、病理、临床表现、疗效预后、预防等。如某地发现许多肢体变形、腰弯背驼的患者，通过对水化学元素的分析提出了饮水高氟可能是致病原因的假说。综合法可以是概念综合、原理综合、模型综合，如治疗 SARS 时提出将抗病毒的药物与皮质激素联合使用，可以提高疗效的科研假说。

三、归纳演绎法

人类对于事物的认识存在由个别到一般和由一般到个别两个过程。由个别到一般的主要思维方法是归纳，由一般到个别的主要思维方法是演绎。归纳与演绎相辅相成，归纳是演绎的基础，演绎是归纳的指导。归纳与演绎相结合，这也是科学研究中重要的基本逻辑思维方法。

1. 归纳法

在医学研究中，科研工作假说的形成，以归纳法应用最多，尤其研究因果关系时更是如此。常用的归纳法有以下几种：

（1）求同法：又称类同法、一致法或契合法。是根据事物发生的类同性提出假说。如 17 世纪英国著名化学家波义耳发现，大部分花草受酸或碱的作用都会改变颜色，其中以石蕊地衣中提取的紫色浸液最为明显，它遇酸变成红色，遇碱变成蓝色。根据这一特点，波义耳制成了实验中常用的酸碱试纸——石蕊试纸。在以后的 300 多年间直至现在，这种试纸一直被广泛应用于化学实验中。

（2）求异法：又称差异法。即根据观察到的事物间的差异提出假说。如人们发现在以稻米为主食的人群中，经常食用去壳稻米的人会患脚气病，而食用不去壳稻米的人则不患脚气病。由此得出在稻米壳中可能含有某种物质，人若缺少它就会患脚气病。现代科学证明，这种物质就是维生素 B_1。

（3）同异共用法：又称同异结合法。这是将求同法与求异法结合用于假说的提出。例如，早婚妇女与晚婚妇女比较，前者宫颈癌的发病率高于后者，两者均有相同的因素即性生活经历；修女与已婚妇女比较，后者的宫颈癌发病率高于前者，两者有不同的因素也是性生活经历。由以上两组比较提出工作假说：性生活的感染可能是宫颈癌的危险因素。

（4）共变法：又称同变法或伴随变异法。它是根据事物的某一因素总是与该事物某种现象伴随发生，从而提出该因素与某现象可能存在因果关系的假说。例如在 20 世纪 60 年代，妊娠妇女服用了沙利度胺（反应停），引致了成千上万的缺臂和腿的畸形儿，这些婴儿的手脚直接连在躯干上，形成短肢畸形，由于外形如同海豹，故称"海豹肢畸形"。该病出现的频率随沙利度胺上市量的增减而增减，因此，提出沙利度胺可引起胎儿畸形的科学假说。后经证实"海豹肢畸形"为妊娠期使用"沙利度胺"的一种副作用。

（5）剩余法：在逐一排除各种可能的因素之后，剩余的因素就是可能的原因。这也是较为常用的一种提出假说的方法。例如，1972 年由 Bemreniste 等人发现血小板活化因子（PAF）之前，一直认为诱导的血小板聚集过程依赖于腺苷二磷酸（ADP）或花生四烯酸（AA）的代谢产物血栓素 A_2（TXA_2）两条经典途径，但在阻断两条通路之后，PAF 依然能够引起血小板聚集，因此提出血小板活化聚集的第三途径学说。后经研究发现 PAF 发挥生物学效应主要是通过细胞膜表面的 PAF 受体（PAFR）结合而实现，其细胞内信息传递主要是由 G 蛋白介导，PAF 通过与 G 蛋白耦联，激活磷脂酶 C，引起储存池中 Ca^{2+} 释放和血小板细胞骨架重组，从而使血小板活化。

2. 演绎法

演绎实际就是推理。是根据已知的事实或规律来推论未知事物的方法，又称类推法。如根据 RNA 碱基三联密码子规律推断出蛋白质的氨基酸序列，根据蛋白质氨基酸序列推断其二级、三级结构等。然而，由于生物科学的复杂性，许多因素和机制尚未明，因此演绎推理并不一定都是正确的。当推断的"假说"与实验事实不符时，往往提示另有影响因素存在，有时可能是新发现的起始点。

实际上在科研过程中，往往需要使用多种逻辑方法与非逻辑方法（如形象思维、直觉等）。所以，很好地掌握这些思维方法恰当巧妙地配合应用，便可达到事半功倍的效果。

第四节　假说的初步检验

科学假说形成之后，一方面因为它具有一定的科学根据，将对科学研究起指导作用。另一方面，由于它毕竟是对客观规律的一种假定性说明，尚未得到实践的证明，可能是正确的，也可能是错误的。假说是否正确，需要通过实践（包括调查、观察和实验等）来检验。

假说检验的结果无非是证实或证伪。如果要证实一个科学假说，那就应该全面进行研究，观察在哪些条件下是符合的，在哪些条件下是不符合的，找出它的适用范围与局限性，并且深入地研究它的本质性内在联系，找出它的规律与机制，争取使假说上升为理论或定律。

如果检验结果与假说不符，甚至完全相反，即表明假说可能是不正确或错误的。对于科学发展而言，证实与证伪都具有重要意义。因为没有证实，就不能肯定正确的假说；没有证伪，则不能否定错误的假说。对于一时不能证实的假说，通常应视具体情况，进行具体分析，给予区别对待。一般说来，要证实一种假说，虽屡遭失败，但检验结果并不能否定假说的核心，或虽难以证实，但无直接否定假说的证据时，则不能随便放弃原假说，仍应从不同角度或层面，对其进行检验。凡经多次实验，其结果或观察到的现象与假说截然相反，或面对检验结果即使补充假说也无法自圆其说时，则应当放弃原有假说。

假说的发展往往有以下几种情况：

（1）假说形成以后，与新发现的科学事实产生根本性质的矛盾，因而原有的假说被推翻代之以新的假说。

（2）新的实验事实与原有的假说在基本原则上相一致，但在某些具体观点上产生了矛盾，这就需要对原有的假说进行某些修正。

（3）由于发现了前所未知的新事实，从而丰富和补充了原有的假说，甚至建立新的假说来发展原有的假说。

总之，假说形成以后要不断地通过实践来检验，使检验证实不断地得到深化。实践不仅是假说形成和发展的源泉和动力，而且是检验假说的真理性的唯一标准，然而，由于科学技术是不断发展的，事物也是不断改变着的，今天检验得出的结论，可能明天就需要修改与补充，因此不能将证实的结论绝对化。

（湖南中医药大学　张　伟）

第五章　科研的基本要素

医学科研与其他自然科学研究的基本点是一致的，由被试因素、受试对象和试验效应 3 个部分组成，称为科研工作的"三要素"。一项科研工作是否取得成功，要看"三要素"在整个试验设计中的安排与处理是否科学、合理、完善。在审视他人科研成果时"三要素"也是最关键的部分，如果不科学、不合理，此项研究的结论可能就不可靠。由此可见，学习、掌握、运用科研的"三要素"十分重要。

第一节　被试因素

一、被试因素的定义

被试因素是指在研究中需考察的可能引起效应的因素。被试因素的确定由试验目的所决定。如研究某种疫苗对某病的预防保健作用，则该疫苗是被试因素；研究某种抗高血压药对高血压的降压效果，则此药为被试因素；研究吸烟与肺癌是否有联系，作为危险因素的烟草与吸烟的历史、数量应视为被试因素。一般认为，被试因素可以是与受试对象本身相关的特征，如性别、年龄、职业、遗传、心理等内因，或生物或化学或物理或心理（作为外因）等外因。在试验设计中，总的原则为被试因素必须是试验中的主要因素，对于其他辅助因素可具体分析视为非被试因素，并在试验中作为误差来源严格控制。

二、被试因素和水平的确定

试验的目的决定了被试因素与水平的数目。被试因素水平过大，对受试对象可能引起某种损害或中毒，过小则可能观察不到反应效果，往往可导致错误的结论。

根据被试因素的多少和水平，基本的试验类型如下：

（1）单因素单水平：即被试因素只有一个，而且被试因素的水平（如药物的剂量）也只有一个。这是较简单、较易控制的试验，如研究胡萝卜素（一个被试因素）单个剂量（一个水平）对肾小球系膜细胞增殖的抑制作用。

（2）单因素多水平：即被试因素只有一个，但所取的水平有多个。这是单因素多组试验，如研究不同剂量三七总皂苷抗大鼠脑缺血再灌注损伤的作用。

（3）多因素单水平：即被试因素有两个以上，但所取的水平只有一个。如中药四物汤由熟地黄、白芍、当归、川芎组成，具有补血的作用，现欲比较四味药物对小鼠血虚证的效应，每个药物取一个剂量进行实验，就属于多因素单水平实验。

（4）多因素多水平：被试因素有两个以上，且每个被试因素所取的水平也有多个。

如中药当归补血汤由黄芪、当归组成，现欲确定该两味药物补血作用的大小，每味药物取 3 个剂量，分别用小鼠血虚证模型进行实验，就属于多因素多水平实验。再如，经典的当归补血汤的组成是黄芪：当归为 5：1，为进一步明确黄芪和当归的组成剂量，将该两药分别取 3 个剂量，然后进行组合实验，这也是一种多因素多水平实验。

三、被试因素的基本要求

（1）必须首先明确该被试因素是否能表达进行本课题研究的目的与意义。如所选择的被试因素不能很好地说明本课题的目的，一般要求另选其他因素作为被试因素。

（2）被试因素本身特征如给药剂量、刺激强度、频率、数目与水平等如何选定，应在正式设计之前提出初步思考，再通过查新、预备试验、综合分析，拟出科学、合理的正规试验设计，使被试因素在设计中完好地提出与安排。

（3）被试因素一经确立，其性质、强度、剂量、（药物）批号、剂型、加工方法（制药，煎煮，复方中药及煎煮的先后顺序、温度、时间，提取方法等）与给药途径（口服、皮下、肌内、静脉注射，灌注），都应明确规定，施加方式、条件、时间应标准化和固定化，在实验过程中不能轻易变动。

四、给药方法和剂量的确定

由于在研究中大多是研究药物的效应，药物常被作为被试因素，药物的给药方法与剂量对实验结果有重要影响，因此，药物的给药方法与剂量的确定是研究的重要环节，在实验设计中应予重视。

在考虑给药途径时，要根据药物的吸收特性和药代动力学参数来进行考虑。有的激素药物可在肝脏内被破坏，经口给药就会影响其效果。有些中药用粗制剂进行静脉注射，因其成分复杂（如含有钾离子），可以有降压作用，若把这种非特异性降压作用解释为特殊性效应就不恰当。如果改用口服或由十二指肠给药就可鉴别出这种非特异性作用。也有些中药成分由于在消化道破坏或不被吸收，可能引起非特异性效应。如有些中药含有大量鞣质，体外试验有抗菌作用，但在体内不被消化道吸收，则没有抗菌作用。一般来说，药物吸收速度方面，肌肉≈腹腔＞皮下＞胃肠道；口服经胃肠道吸收需在肝脏内转化；皮下、肌内、静脉注射后，需经肺生物转化；动脉给药多作用于被灌流器官。

给药的次数对一些药物作用也有影响，如雌三醇与细胞核内物质结合的时间非常短，所以，每天 1 次给药的效应就比较弱，如将一天剂量分为 8 次给药，则效应将大大加强。故考虑给药次数时，要结合药物的代谢特性来考虑。

给药时间点不同，也会直接影响药物对机体的毒性和疗效。药物的作用不仅受其自身的理化性质、剂量等因素的影响，还受到机体各种因素的影响，包括生物节律的影响，故根据人体生物节律合理选择用药时间，将有助于提高药物效应、降低毒副作用。

选择适当的给药剂量是保证实验成功的重要环节。药物的浓度太高、太大或太低、太小都会得出错误的结果。如有用 1/2 半数致死量（LD_{50}）腹腔注射某药物后动物活动减少，认为该药有镇静作用，实际上 1/2 LD_{50} 的剂量已接近中毒量，这时动物活动减少，不能认为是镇静的作用。实验中药物剂量的确定常用的方法有 3 种：一是通过预实

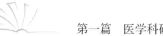

验探索药物剂量；二是根据以往的经验或文献资料确定使用剂量；三是通过动物与人之间、动物与动物之间的剂量换算确定使用剂量。由于人与动物对同药物的耐受性相差很大，若按体重把人的用量换算给动物则剂量太小，实验常得出无效的结论，或按动物体重换算给人则剂量太大。一般说来，动物的耐受性要比人大，也就是单位体重的用药量动物比人要大。一般的换算方式有经验法、经验公式换算法、体重换算法和体表面积换算法，其中体表面积换算法较常用，具体方法和体表面积比值表（表 5-1）。

动物给药剂量的体表面积换算依照正比关系，公式如下：

$$D_1 : D_2 = R_1 : R_2, \quad D_2 = D_1 \times R_2 \div R_1$$

式中 D_2 为所求剂量，D_1 为已知剂量，R_1 为已知剂量的动物的体表面积换算比值，R_2 为与待求剂量 D_2 相应动物体表面积换算比值。R_1、R_2 的值均可查表获得。例如，中药补阳还五汤治疗脑缺血，60kg 体重成人每次服用水提物为 21g 生药，用 200g 大鼠做实验研究，其给药剂量的换算结果是：

$$D_2 = 21 \times 7.040 \div 346.68 = 0.426 \text{（g）}$$

表 5-1 常用实验动物与人的体表面积比值（R）表

动物		体重（W）及体表面积换算比值（R）									
小白鼠	W/g	14	16	18	20	22	24	26	28	30	32
	R	0.788	0.861	0.931	1.000	1.066	1.129	1.191	1.251	1.310	1.368
大白鼠	W/g	140	160	180	200	220	240	260	280	300	320
	R	5.550	6.067	6.562	7.040	7.502	7.950	8.385	8.810	9.225	9.630
豚鼠	W/g	100	150	200	250	300	350	400	450	500	550
	R	4.825	6.332	7.659	8.887	10.036	11.122	12.157	13.150	14.107	15.033
家兔	W/kg	1.2	1.4	1.6	1.8	2.0	2.2	2.4	2.6	2.8	3.0
	R	23.76	26.33	28.78	31.13	33.39	35.58	37.71	39.78	41.79	43.76
猫	W/kg	1.2	1.4	1.6	1.8	2.0	2.2	2.4	2.6	2.8	3.0
	R	20.95	23.21	25.37	29.45	30.42	31.38	33.25	35.07	36.85	38.58
狗	W/kg	6	7	8	9	10	11	12	13	14	15
	R	77.68	86.09	94.10	101.79	109.19	116.36	123.31	130.06	136.65	143.08
人	W/kg	5	10	15	20	30	40	50	60	70	80
	R	66.14	104.99	137.58	166.67	218.40	264.57	307.00	346.68	384.20	419.97
猴	W/kg	2.0	2.5	3.0	3.5	4.0	4.5	5.0	5.5	6.0	6.5
	R	39.86	46.25	52.28	57.88	63.27	68.44	73.42	78.23	82.91	87.45

确定动物给药剂量时，要考虑给药动物的年龄大小和体质强弱。一般来说确定的给药剂量是指成年动物的，如为幼小动物，剂量应减少。如以狗为例：6 个月以上的狗给药量为 1 份时，3～6 个月的给 1/2 份，45～89 天的给 1/4 份，20～44 天的给 1/8 份，10～19 天的给 1/16 份。

确定动物给药剂量时，还要考虑因给药途径不同，所用剂量也不同。以口服量为 100% 时，一般来说，灌胃量为 100%，灌肠量为 100%～200%，皮下注射为 30%～

50％，肌内注射量为 25％～30％，腹腔注射为 25％～30％，静脉注射量为 20％～50％。新药静脉给药剂量为 LD_{50} 的 $1/15～1/5$。但这只是一个粗略的估算，在药物剂量确定时，最好是先根据药物的理化性质、药代动力学参数和毒理学研究结果，确定药物的大致剂量范围，在此基础上先进行预试验，找出药物的有效剂量，再在正式实验时设立多个药物剂量进行药物效应的比较。

第二节　受试对象

一、如何确立受试对象

受试对象（object）是指被试因素作用的对象。

受试对象的选定，取决于试验的目的。一般来说，一般性动物实验多选择小鼠、大鼠、兔、狗、羊、小型猪等动物。临床试验，尤其是药物或某疗法的研究多选人（患者或正常健康志愿者）作为受试对象。如适合体内试验（in vivo），可采用整体作为受试对象；体外试验（in vitro），则可将器官（如体外循环）、组织、细胞、分子等作为受试对象；半体内试验（ex vivo）一般是先在体内给药后取得动物的标本（如血液、体液等）再进行体外实验。

受试对象的选定还取决于受试对象对被试因素的敏感特性。如观察生物制品或药物预防某病的效果时，受试对象必须为该病的易感者，如研究麻疹疫苗预防麻疹的作用，受试对象应为麻疹易感儿。对非易感者，应以流行病学等知识确定是否曾患本病，如曾患本病则不宜作为受试对象。

研究参考值（正常值）范围，应当选择健康人作为受试对象，通常需要在不同性别与年龄分别选择较多的健康人或"相对健康者"（未患有影响该指标的疾病和未患有重要脏器疾病的人）。进行病因学研究，往往需要将暴露与未暴露于某危险因素的人进行比较。若研究某病的诊断方法，通常需要选择确诊本病的患者与未患本病的人，以便了解该方法的敏感度与特异度。研究某药对某病疗效，选择的受试对象必须经统一诊断标准确诊为本病。

二、选定受试对象的基本条件

作为受试对象，必须满足以下两个基本条件：①对被试因素敏感；②反应稳定。如研究药物的降压效应时，受试对象若选轻度高血压患者，他们对药物敏感，但出现的反应（效应）并不稳定；如选重度高血压患者，反应虽可能稳定，但对药物不敏感；然而中度高血压患者大多能满足这两个基本要求，故观察药物的降压效应时，宜选中度高血压患者作为受试对象。

三、受试对象的纯化

受试对象纯化的一般标准应是：

（1）诊断必须按国际或全国统一标准确诊，不能含糊其词。一般来说，进行药物或治疗方法的临床研究时，需要以疾病诊断标准、中医证型诊断标准、纳入标准、排除标准等来招募患者。动物实验也需要有相应的标准来确定动物的病理状态。

（2）症状、体征、辅助检查结果具有典型性与代表性。这些具有典型性和代表性的受试对象，就能够很好地反映被试因素的作用。

（3）病史明确（尤其是传染性疾病），符合流行病学规律（如某病的潜伏期、隐性感染、预防接种史等）。

（4）受试对象有可靠的依从性，中途不可随意间断。在进行临床试验中，中途脱落的受试对象不能超过15％；而且对中途需中止试验的受试对象要按中止试验标准进行判断。

四、受试对象影响因素的控制

（1）针对研究目的，选择适合的人群。如调查营养因素对身高、体重的研究，应选儿童与青少年，但不应在生理第二高峰时期，更不能选择孕妇或老年人。

（2）观察药物或治疗方法对健康状况的影响时，应严格控制受试对象个体的不同不良嗜好，尽量排除这些不良嗜好对实验结果的影响，如饮酒、吸烟或特殊饮食对消化系统疾病、心脑血管疾病、肾病的影响。

（3）用药的种类、副作用、剂量、给药途径、服用时间等均应严格控制，不能随意更改。

（4）有较稳定的试验人员，按试验设计严格执行与控制。

（5）对门诊观察的受试对象，要严格掌握复诊时间，力求其稳定性，要实事求是地记录。只有无法对住院病例进行观察时，才能选用门诊患者作为受试对象。

第三节　效应指标

一、效应指标选择的要求

试验效应是受试对象在被试因素作用下产生的相应效应或反应，而效应的有无或强弱总是通过具体指标来反映的，因此效应指标的正确选定是十分重要的。一般来说，可根据以下要求来选择效应指标。

1. 选定关联性明确的指标

选用的指标不完全取决于种类的多少，关键在于是否与研究的事物具有明确的关联性，能否反映被试因素引起的效应。如传染性疾病，普遍存在发热，但不具有明显的关联性，然而肠伤寒的热型因有其特异性就可以作为观察指标。又如研究中药的活血化瘀作用，应选择抗凝、纤溶、抑制血小板活化与改善血管内皮功能以及血液流变学指标等作为效应指标，仅以症状与体征改变来判断，在机制上是不能说明问题的。

2. 适当选择客观指标

根据观察者的主观判断来记录的指标为主观指标，能够用仪器测定的指标为客观指标。主观指标常受主观意识的影响，因此，其科学性和可信性有限。如在中医临床科研中，总结出的资料基本以临床医生经验为主判断患者病情的轻重，但不同的医生经验不同、水平各异。而且患者主诉受病情轻重、回忆、理解及个体感受阈值水平不同而异，

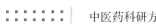

这些主观指标常受观察者和受试者主观意识的影响。因此，这类主观指标尽量少用，或与客观指标结合起来使用。如在望、闻、问、切等判断的基础上，增加客观指标如血压、血细胞计数、心电图、某些检测指标与特殊仪器检查（如 CT，MRI 等），可大大提高效应指标评价的科学性、可信性。在某些主要由主观指标进行判断的病证（如抑郁症、中医证候等），为了使主观指标受主观意识的影响尽量小，可对主观症状、体征采用计分法进行半定量，这样可增加主观指标的科学性和可信性。

3. 指标的灵敏度

所谓灵敏度是指选用的指标确定效应的最小数量级或水平。应当指出，选择的测定方法并不是越灵敏越好，只要测定方法能很好地反映指标的变化即可。如观察细胞超微结构宜用透射电子显微镜而不宜用普通的光学显微镜，而进行血细胞计数采用光学显微镜即可。对溶液中某种微量物质的测定，应根据效应大小选择相应灵敏度（如 mg/L、μg/L、ng/L、pg/L 等）的测定方法。再如测定小鼠、大鼠体重以感量为 0.5g 的天平称重即可。在测定时应注意制定标准化操作规程和统一的判断标准，以尽量减小测量误差。

4. 指标精确性

指准确性和精密性。准确性体现在测定正确性的量度即准确度，用来反映测定值与真实值接近的程度。精密性常用精密度来衡量，精密度表示各次测定值集中的程度。在实验可重复的情况下，应选择既准确又精密的指标。在精确性中，准确是最根本的。

准确度与偏差系数（CB）成反比，精密度与变异系数（CV）成反比，R 代表回收率（recovery rate），$\bar{x}$ 为测定均值，s 为标准差。代入下列公式：

$$CB(\%) = |100\% - R|$$

$$CV(\%) = \frac{s}{\bar{x}} \times 100\%$$

有关 CB 和 CV 的测定和要求，详见实验误差及其控制。

二、效应指标选择的注意事项

1. 指标的检测方法和判断标准要统一

实验设计具体实施中，采集标本的取样方法、部位、时间和实验测定方法均应统一，如统一方法、统一试剂、统一实验条件及设备、测定时间、人员。不能以个人经验改变统一决定，要求科学、严密，以免造成实验偏倚，影响结果的正确性。

2. 注意多指标的配合

对无把握的指标，应根据具体项目内容，选择多指标进行互相配合。由于任何指标均可能存在假阳性或假阴性结果，多个指标相互印证往往是必要的。如内毒素引起弥散性血管内凝血，常以血浆纤维蛋白原减少、血小板减少与凝血酶原时间延长反映凝血过程障碍存在，同时以 D-二聚体、凝血酶时间延长或/和连续稀释鱼精蛋白试验作为继发性纤溶指标，其中任何一个指标单独阳性均不能诊断其存在。

3. 从实际出发，尽量采用先进指标

人类对于自然界客观事物的认识总是不断前进的，只有应用高、精、尖、新的方法与指标，才能深入认识事物的本质，才能把认识延伸到更深刻的"微观"或更高级的

"宏观"世界中去。例如，研究中医的肝阳上亢与交感肾上腺髓质系统的关系，其中儿茶酚胺含量是一个重要的指标，而测定儿茶酚胺的方法很多，选择哪种方法，这就要求科研工作者对各种方法有所了解并进行比较，然后根据需要与可能，决定自己的取舍。直接测定血浆中儿茶酚胺的含量，是比较理想的办法，但血浆中含量低，对测定方法的灵敏度要求高，一般多采用高压液相色谱法测定。尿中儿茶酚胺的测定，由于可以增大取样量，故可用荧光法测定，但此方法可受肾血流与滤过率的影响。尿中儿茶酚胺代谢产物香草基扁桃酸的测定是血中儿茶酚胺水平的间接反映，但易受代谢环节的影响，只有经浓缩后才可用普通比色法测定。所以，有高压液相色谱实验条件的单位应争取做血中儿茶酚胺测定，有荧光分光光度计的单位可做尿中儿茶酚胺的测定，一般实验室则可用比色法测定尿中儿茶酚胺代谢产物。但是，一项科研工作不宜多年单纯重复使用同一指标，应当根据科技发展，相应地更新指标和测定方法。

4. 避免和消除影响指标结果的干扰因素

任何实验的客观指标测试与获得，必须严格掌握指标测试条件，避免任何干扰因素的影响，这样可避免引起各种误差导致错误结论。如观察活血化瘀药物对血小板的作用，受试对象必须停用非甾体抗炎药（如阿司匹林等）至少1周，否则会对测定结果造成误差。

（湖南中医药大学 张 伟 邓常清）

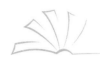

第六章 实验设计的基本原则

科研三要素确定之后，需要通过系列实验加以验证。为此应当根据专业知识与统计学知识，针对每个实验制订合理的安排与实验方案，即实验设计（experimental design），其本质就是合理安排三要素。实验设计的核心是使实验误差降到最小限度，以保证实验结果的可靠性与可重复性，使结论具有良好的可信性。其次，实验设计科学、合理，可以使实验效率提高。因此，实验设计在科学研究工作中，具有极其重要的地位和意义。

第一节 实验设计的基本原理

科研的基本目的就是观察被试因素施加于受试对象而发生的反应，然后根据反应的质与量判断它的作用或效果。可是机体的反应不仅取决于被试因素，而且与机体状态和环境等多种因素有关，有时甚至还包括一些混杂因素在内。例如，某抗结核药治疗肺结核的疗效，除抗结核药的抗结核分枝杆菌作用外，还受辅助药物与患者年龄、性别、病变部位、病变程度、病程、并发症、生活嗜好、营养、精神状态、起居条件等因素的影响。也就是说，实验反应是被试因素与非被试因素的综合效应。

如以 T 代表被试因素，引起的效应为 E_t，C 代表非被试因素，产生的效应为 E_c，则它们的关系可表达如下：

$$T + C \rightarrow E_t + E_c$$

实验设计的基本任务就是设法使被试因素（T）所引起的效应（E_t）单独显示出来。由于非被试因素（C）的存在是不可避免的，不可能使 C 与 E_c 为零，因此在实验中可从以下两个途径解决这个问题。

一、通过"你有我有"，以达到相互抵消的目的

假如甲、乙两组非被试因素 C 和其引起的 E_c 一致，则可通过减法消除它们对实验结果的干扰。这种方式就是对照。可以采用下述两种对照形式：

空白对照：

$$
\begin{array}{l}
甲组 \quad T + C \rightarrow E_t + E_c \\
-\ 乙组 \qquad\quad C \rightarrow E_c \\
\hline
\qquad\qquad\quad T \rightarrow E_t
\end{array}
$$

通过设立空白对照，这样就抵消了甲组非被试因素的效应 E_c，使被试因素的效应 E_t 能显示出来。

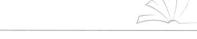

相互对照：

$$甲组 \quad T_1 + C \rightarrow E_{t1} + E_c$$
$$\underline{\quad 乙组 \quad T_2 + C \rightarrow E_{t2} + E_c \quad\quad}$$
$$(T_1 - T_2) \rightarrow E_{t1} - E_{t2}$$

这种对照形式是甲、乙两组都有相同的非被试因素的效应 E_c，通过相减就可抵消非被试因素的效应，能够明确甲组和乙组的被试因素效应的大小。

二、通过控制 C，以保证互相抵消的有效性

①尽可能减小 C，并相对固定 C；②尽量使各组间 C、E_c 接近或相等。

第二节　对照原则

一、对照的目的和基本原则

对照（control）是实验设计中首要的基本原则。实质上它是使实验组和对照组的非处理因素和一切条件必须遵循"齐同对比"的原则，使实验误差得到相应地抵消或减少到可认同的程度。例如药物对慢性病如慢性支气管炎、慢性肝炎、风湿病、高血压等的疗效除被试药物作用外，还应综合考虑自然环境、季节气候、营养、休息以及疾病本身的自愈倾向等特点引起的差异。因此，必须进行对照以消除非被试因素对实验结果的影响。重视、遵循、严格运用对照原则，在医学研究中具有重要的意义与作用。

二、常用对照形式

对照的形式很多，常见的有以下几种：

1. 按时间分为同期对照和历史对照
同期对照是对照组与实验组在同一时期内平行地进行观察。这种设计可比性强，在实验设计中应尽量采用，是实验研究常用的对照形式。历史对照是以过去的资料与本次实验结果进行对照。由于过去与现在的各种干扰因素不可能一致，故可比性较差，一般不宜采用，临床研究中常见于新老术式的比较等。

2. 按对照物分为空白对照、实验对照和标准对照
空白对照是指对照对象不加任何处理，这种对照可排除自发倾向的影响。实验对照是指用与实验组相同操作条件的对照，可控制实验操作中干扰因素的影响。标准对照是指用已知有或无某种效应的因素处理对照对象，又称阳性对照或阴性对照。一般将以正常值作为对照也称标准对照。

3. 按对照方式分为配对对照、交叉对照、相互对照和潜在对照
配对对照是指将相同对象作前后两种处理（自身配对），或将条件基本相同的两个对象配成一对，分别接受两种处理（异体配对）。交叉对照是指同一批对象先后交叉地使用两种（多种）处理，这是一种既节省样本，又有较好可比性的对照。相互对照是指

将两种或多种处理因素同时分别施加于条件齐同的两组或多组受试对象，比较几种处理效应的差异。潜在对照是指以"史无前例"为对照，实际并无对照组存在，由于是"史无前例"，故可对现有被试因素的效应做出明确的判断。

三、对照选择的注意事项

（1）不可简单套用哪种对照类型。一般说来，体内实验应有平行对照，体外实验应既有阳性对照，又有阴性对照。

（2）除被试因素外，其他条件应尽量一致，以免引发干扰因素，使判断失误。

（3）不可误设对照组，造成假阳性差异。如在进行分子生物学实验时，通常应采用"看家基因"作为内参对照。

（4）注意事物联系质与量的特征，应同时考虑随机与重复原则的符合性。

第三节　随机原则

一、随机的概念和目的

随机原则是指样本分组与受试顺序是随机地决定的。随机化（randomization）概念由 Fisher 于 1926 年引进实验设计，是使每一个体在实验中都有同等机会地随机分组或处理，使样本的生物差异均衡地分配到各组中去。全部实验中凡可能影响结果的一切因素均应随机化，避免有偏差或渗入主观因素。

随机化的目的：一是保证对实验结果有影响的未知或无法控制的因素有同等机会地分配到实验组与对照组中去，保证组间的均衡性与齐同性，以减少抽样误差；二是保证实验资料可以进行统计学处理，因为随机化是数理统计的先决条件。

随机不等于随便，随便往往造成系统误差。随机更不等于随意，随意实质上是故意制造假象，它违反了随机的根本原则。

二、常用随机方法

在医学科研中随机化包括抽样随机化、分组随机化和实验顺序随机化 3 个方面，在此主要介绍常用的随机化分组的方法。随机化的方法有很多，简便方法如拈阄法、抽签法、掷币法等，这些方法简单易行，但不适合研究对象较多的情况。较理想的方法主要有以下 3 种：

1. 随机数字表法

随机数字表是根据随机抽样的原理编制而成的。常用于抽样研究和对患者、标本、实验动物等分组随机化，以及对处理因素随机排列等。表中各个数字都是彼此独立的，无论按上下、左右或斜向的顺序都是随机出现，因此可以从任意一处按任意方向的顺序，选取数字进行使用，如表 6-1。

表 6-1　随机数字表

编号	1～10					11～20					21～30					31～40					41～50				
1	22	17	68	65	81	68	95	23	92	35	87	02	22	57	51	61	09	43	95	06	58	24	82	03	47
2	19	36	27	59	46	13	79	93	37	55	39	77	32	77	09	85	52	05	30	62	47	83	51	62	74
3	16	77	23	02	77	09	61	87	25	21	28	06	24	25	93	16	71	13	59	78	23	05	47	47	25
4	78	43	76	71	61	20	44	90	32	64	97	67	63	99	61	46	38	03	93	22	69	81	21	99	21
5	03	28	28	26	08	73	37	32	04	05	69	30	16	09	05	88	69	58	28	99	35	07	44	75	47
6	93	22	53	64	39	07	10	63	76	35	87	03	04	79	88	08	13	13	85	51	55	34	57	72	69
7	78	76	58	54	74	92	38	70	96	92	52	06	79	79	45	82	63	18	27	14	69	66	92	19	09
8	23	68	35	26	00	99	53	93	61	28	52	70	05	48	34	56	65	05	61	86	90	92	10	70	80
9	15	39	25	70	99	93	86	52	77	65	15	33	59	05	28	22	87	26	07	47	86	96	98	29	06
10	58	71	96	30	24	18	46	23	34	27	85	13	99	24	44	49	18	09	79	49	74	16	32	23	02
11	57	35	27	33	72	24	53	63	94	09	41	10	76	47	91	44	04	95	49	66	39	60	04	59	31
12	48	50	86	54	48	22	06	34	72	52	82	21	15	65	20	33	29	94	71	11	15	91	29	12	03
13	61	96	48	95	03	07	16	39	33	66	98	56	10	56	79	77	21	30	27	12	90	49	22	23	62
14	36	93	89	41	26	29	70	83	63	51	99	74	20	52	36	87	09	41	15	09	98	60	16	03	03
15	18	87	00	42	31	57	90	12	02	07	23	47	37	17	31	54	08	01	88	63	39	41	88	92	10
16	88	56	53	27	59	33	35	72	67	47	77	34	55	45	70	08	18	27	38	90	16	95	86	70	75
17	09	72	95	84	29	49	41	31	06	70	42	38	06	45	18	64	84	73	31	65	52	53	37	97	15
18	12	96	88	17	31	65	19	69	02	83	60	75	86	90	68	24	64	19	35	51	56	61	87	39	12
19	85	94	57	24	16	92	09	84	38	76	22	00	27	69	85	29	81	94	78	70	21	94	47	90	12
20	38	64	43	59	98	98	77	87	68	07	91	51	67	62	44	40	98	05	93	78	23	32	65	41	18
21	53	44	09	42	72	00	41	86	79	79	68	47	22	00	20	35	55	31	51	51	00	83	63	22	55
22	40	76	66	26	84	57	99	99	90	37	36	63	32	08	58	37	40	13	68	97	87	64	81	07	83
23	02	17	79	18	05	12	59	52	57	02	22	07	90	47	03	28	14	11	30	79	20	69	22	40	98
24	95	17	82	06	53	31	51	10	96	46	92	06	88	07	77	56	11	50	81	69	40	23	72	51	39
25	35	76	22	42	92	96	11	83	44	80	34	68	35	48	77	23	42	40	90	60	73	96	53	97	86
26	26	29	13	56	41	85	47	04	66	08	34	72	57	59	13	82	43	80	46	15	38	26	61	70	04
27	77	80	20	75	82	72	82	32	99	90	63	95	73	76	63	89	73	44	99	05	48	67	26	43	18
28	46	40	66	44	52	91	36	74	43	53	30	82	13	54	00	78	45	63	98	35	55	03	36	67	68
29	37	56	08	18	09	77	53	84	46	47	31	91	18	95	58	24	16	74	11	53	44	10	13	85	57
30	61	65	61	68	66	37	27	77	39	19	84	83	70	07	48	53	21	40	06	71	95	06	79	88	54
31	93	43	69	64	07	34	18	04	52	35	56	27	09	24	86	61	85	53	83	45	19	90	70	99	00
32	21	96	60	12	99	11	20	99	45	18	48	13	93	55	34	18	37	79	49	90	65	97	38	20	46
33	95	20	47	97	97	27	37	83	28	71	00	06	41	41	74	45	88	09	39	84	51	61	11	52	49
34	97	86	21	78	73	10	65	81	92	59	58	76	17	14	97	04	76	62	16	17	17	95	70	45	80

续表

编号	1～10	11～20	21～30	31～40	41～50
35	69 92 06 34 13	59 71 74 17 32	27 55 10 24 19	23 71 82 13 74	63 52 52 01 41
36	04 31 17 21 56	33 73 99 19 87	26 72 39 27 67	53 77 57 68 93	60 61 97 22 61
37	61 06 98 03 91	87 14 77 43 96	43 00 65 98 50	45 60 33 01 07	98 99 46 50 47
38	85 93 85 86 83	72 87 08 62 40	16 06 10 89 20	23 21 34 74 97	76 38 03 29 63
39	21 74 32 47 45	73 96 07 94 52	09 65 90 77 47	25 76 16 19 33	53 05 70 53 30
40	15 69 53 82 80	79 96 23 53 10	65 39 07 16 29	45 33 02 43 70	02 87 40 41 45
41	02 89 08 04 04	21 14 68 86 87	63 93 95 17 11	29 01 95 80 35	14 97 35 33
42	87 18 15 89 79	85 43 01 72 73	08 61 74 51 69	89 74 39 82 15	94 51 33 41 67
43	98 83 71 94 22	59 97 50 99 52	85 08 40 87 80	61 65 31 91 51	80 32 44
44	10 08 58 21 66	72 68 49 29 31	89 85 84 46 06	59 73 19 85 23	65 09 29 75 63
45	47 90 56 10 08	88 02 84 27 83	42 29 72 23 19	66 56 45 65 79	20 71 53 20 25
46	22 85 61 68 69	64 94 85 44 16	04 12 89 88 50	14 49 81 06 01	82 77 45 12
47	67 80 43 74 12	83 11 41 16 25	58 19 68 70 77	02 54 00 52 53	43 37 15 26
48	27 62 50 96 72	79 44 61 40 15	14 53 40 65 39	27 31 58 50 28	11 39 03 34 25
49	33 78 80 07 15	30 06 38 21 14	47 47 07 26 54	96 56 53 32 40	36 40 96 76
50	13 13 92 66 99	47 24 49 57 74	32 25 43 62 17	10 97 11 69 84	99 63 22 32 98

　　下面举几个例子说明实验样本的随机分配方法。

　　（1）两组样本分配：以两组样本总数 N 为界，将首先遇到的一半样本分配为一组，剩下一半分配到另一组。何组为实验或对照，依照简单随机方法决定。以此法分配样本的优点是无需调整样本，因本身 $n_1=n_2$。

　　【例6-1】 预定观察 20 例（编号 1～20）胃溃疡患者，一组以甲氰米胍作对照，另一组给予百合汤。若从随机数字表第 11 行第 1 个两位数（57）开始，自左向右查找，凡遇小于或等于 20 的数记下，直至找出 10 个这样的数。将与这 10 个数相应编号的患者分在一组，余下的患者则为另一组（表6-2）。在查表中凡重复数则舍去。

表6-2　由随机数字表找出≤20的10个数示例

57	35	27	33	72	24	53	63	94	09
41	10	76	47	91	44	04	95	49	66
39	60	04	59	31	48	50	86	54	48
22	06	34	72	52	82	21	15	65	20
33	29	94	71	11	15	91	29	12	03
61	96	48	95	03	07	16	39	33	66

　　上述第9、第10、第4、第6、第15、第20、第11、第12、第3、第7号患者分在一组，而余下的第1、第2、第5、第8、第13、第14、第16、第17、第18、第19号患者分在另一组。

（2）多组（≥3组）样本分配：当每组样本数较小时，可按下列步骤进行。①确定分组范围：将预定观察总样本数编号（1～N），以组数（k）去除 N，求出每组样本数 n＝N/k；再以 n 划分组别，即（1～n）为第1组，（n＋1）～2n 为第2组，（2n＋1）～3n 为第3组，依此类推。②依余数分组：在随机数字表中依次将每个样本赋予一个随机数字，再将该随机数字除以 N，视其余数决定该样本的初步分组。若随机数字可整除，则以除数为余数。若随机数字小于 N，则将该随机数字视为余数。

【例6-2】　将15名血栓性血瘀证患者分为3组，则 n＝15/3＝5，若从随机数字表第16行第6个两位数（33）开始，自左向右以15除之，凡余数1～5者分在甲组，余数6～10者分在乙组，余数11～15者分在丙组，具体情况见表6-3。若初步分组各组 n 不等，则以多的一组样本数去除下一个随机数字，再依余数决定调整哪个患者给例数少的组。

表6-3　由随机数字表对15例进行3组分配示例

患者编号	1	2	3	4	5	6	7	8	9	10	11	12	13	14	15
随机数字	33	35	72	67	47	77	34	55	45	70	08	18	27	38	90
除以15后余数	3	5	12	7	2	2	4	10	15	10	8	3	12	8	15
初步分组	甲	甲	丙	乙	甲	甲	甲	乙	丙	乙	乙	甲	丙	乙	丙

初步结果：甲组：1，2，5，6，7，12号患者（6个）；乙组：4，8，10，11，14号患者（5个）；丙组：3，9，13，15号患者（4个）。

初步结果是甲组多1个（6个），丙组少1个（4个），故需从甲组调整1个至丙组。于是以6除以下一个随机数字16，余4，则应将甲组第4个（即第6号患者）调至丙组。至此3组样本数相等，故最后分组如下：

甲组：1，2，5，7，12号患者；乙组：4，8，10，11，14号患者；丙组：3，6，9，13，15号患者。

2. 随机排列表法

此法较为简便。常用于小样本实验分组的随机化，但不适于抽样研究。随机排列表有 n＝10、n＝20、n＝30 等多种。此处介绍常用的 n＝20 随机排列表（表6-4），使用时可任取一行。

表6-4　随机排列表（n＝20）

编号	1	2	3	4	5	6	7	8	9	10	11	12	13	14	15	16	17	18	19	20	r_k
1	8	6	19	13	5	18	12	1	4	3	9	2	17	14	11	7	16	15	10	0	−0.0632
2	8	19	7	6	11	14	2	13	5	17	9	12	0	16	15	1	4	10	18	3	−0.0632
3	18	1	10	13	17	2	0	3	8	15	7	4	19	12	5	14	9	11	6	16	0.1053
4	6	19	1	5	18	12	4	0	13	10	17	7	14	11	15	8	3	9	2	−0.0842
5	1	2	7	4	18	0	15	13	5	12	19	10	9	14	16	8	11	3	17	0.2000
6	11	19	2	15	14	10	8	12	1	17	4	3	0	9	16	18	5	13	8	5	−0.1053
7	14	3	16	7	9	2	15	12	11	4	13	19	8	1	18	6	0	5	17	10	−0.0526

续表

编号	1	2	3	4	5	6	7	8	9	10	11	12	13	14	15	16	17	18	19	20	r_k
8	3	2	16	6	1	13	17	19	8	14	0	15	9	18	11	5	4	10	7	12	0.0526
9	16	9	10	3	15	0	11	2	1	5	18	3	19	13	6	12	17	2	7	14	0.0947
10	4	11	18	6	0	8	5	16	17	9	2	5	7	19	20	15	3	13	14	1	0.0947
11	5	15	18	13	7	3	10	14	16	1	8	2	17	6	9	4	0	12	19	11	−0.0526
12	0	18	10	15	11	12	3	13	14	1	17	2	6	9	16	4	7	8	19	5	−0.0105
13	10	4	9	14	18	12	1	5	2	11	19	8	0	1	7	13	6	16	3	16	−0.1579
14	11	9	13	0	14	12	18	7	2	10	4	17	19	6	5	8	3	15	1	16	−0.0526
15	17	1	0	16	9	12	2	4	5	18	14	15	7	19	6	8	11	3	10	13	0.1053
16	17	1	1	14	5	13	19	14	7	16	6	3	9	10	2	0	11	0	19	18	0.0105
17	5	16	15	7	18	10	2	0	6	13	17	14	1	0	4	3	2	19	8		−0.2000
18	16	19	0	8	6	10	3	17	4	3	15	18	11	1	12	9	5	7	2	14	−0.1368
19	13	2	17	12	14	1	16	2	10	18	6	7	19	14	11	0	5				−0.1263
20	11	12	4	3	2	19	14	17	7	4	1	10	0	18	16	13	9	5	13	2	−0.2105
21	19	12	13	8	3	15	16	7	0	11	1	5	14	18	3	6	10	9	2	17	−0.1368
22	2	18	8	14	6	11	1	9	15	0	17	10	4	7	13	3	12	5	16	19	0.1158
23	9	16	17	18	5	0	2	4	10	0	13	8	3	14	15	6	11	1	N	7	−0.0632
24	15	0	14	1	2	9	8	18	4	10	7	3	12	6	11	19	13	7	5		0.1789
25	14	0	9	18	19	16	10	4	5	1	6	2	3	12	3	11	13	7	8	17	0.0526

注：r_k 为随机数列与 1～20 等级数列间的 Kendall 等级相关系数。

（1）两组样本分配：确定实验样本总数（N）。受试对象为患者，则按住院号进行编号；动物可按性别与体重大小编号。查随机排列表任意一行，凡随机数字≥N 者不取，将<N 的随机数字依次记于病例编号下面。可以规定凡随机数字为奇数者分到甲组，偶数分到乙组，0 视为偶数。

【例 6-3】 拟将 12 个血虚证患者分为 2 组。现查随机排列表，任意从第 6 行第 1 个随机数字（11）起，自左向右进行，其结果如表 6-5。若两组样本数不等，亦需调整样本。

表 6-5 由随机排列表对 12 例进行 2 组分配示例

患者编号	1	2	3	4	5	6	7	8	9	10	11	12
随机数字	11	2	10	8	1	4	3	0	9	6	7	5
分组	甲	乙	乙	乙	甲	乙	甲	乙	甲	乙	甲	甲

（2）多组（≥3 组）样本分配：

1）$N≤20$ 的分配：首先按住院号码将患者编号（1～N），而后求出每组平均样本数（n）。任意选取一行随机数字，将随机数字≥N 者不取，<N 的随机数字记于患者

编号之下。凡 $0 \sim (n-1)$ 编到甲组，$n \sim (2n-1)$ 编到乙组，$2n \sim (3n-1)$ 编到丙组，以此类推。

【例 6-4】 将 15 例心气虚患者分为 3 组，现任意从随机排列表第 10 列第 1 个数字（4）开始，自左向右取随机数。凡随机数为 $0 \sim 4$ 则分在甲组，$5 \sim 9$ 分在乙组，$10 \sim 14$ 分在丙组，其结果如表 6-6 所示。

表 6-6 由随机排列表对 15 例进行 3 组分配示例

病人编号	1	2	3	4	5	6	7	8	9	10	11	12	13	14	15
随机数字	4	11	6	0	8	12	3	2	9	5	7	10	13	14	1
分组	甲	丙	乙	甲	乙	丙	甲	甲	乙	乙	乙	丙	丙	丙	甲

2）$N > 20$ 的分配：若样本总数 $N > 20$ 时，则应分批进行。

【例 6-5】 现有样本 $N = 36$，若分为 4 组，则每组分 9 个样本。由于随机排列表（$n = 20$）的随机数字 $\leqslant 20$，故第 1 批每组分（$20/4 = 5$）5 个样本，可规定 $0 \sim 4$ 为甲组，$5 \sim 9$ 为乙组，$10 \sim 14$ 为丙组，$15 \sim 19$ 为丁组。第 2 批待分 $N = 36 - 20 = 16$，故随机数字 $\geqslant 16$ 者不取。每组分 4 个样本，$0 \sim 3$ 为甲组，$4 \sim 7$ 为乙组，$8 \sim 11$ 为丙组，$12 \sim 15$ 为丁组。现任意从随机排列表第 16 行第 1 个随机数字（17）开始，自左向右进行。结果如表 6-7。

表 6-7 由随机排列表对 36 例进行四组分配示例

患者编号（第 1 批）	1	2	3	4	5	6	7	8	9	10
随机数字	17	1	5	2	8	12	15	13	19	14
分组	丁	甲	乙	甲	乙	丙	丁	丙	丁	丙
患者编号（第 1 批）	11	12	13	14	15	16	17	18	19	20
随机数字	7	16	6	3	9	10	4	11	0	18
分组	乙	丁	乙	甲	乙	丙	甲	丙	甲	丁
患者编号（第 2 批）	21		22	23		24	25	26	27	28
随机数字	5	16	15	7	18	10	12	9	11	6
分组	乙		丁	乙		丙	丁	丙	丙	乙
患者编号（第 2 批）	29		30	31	32	33	34	35		36
随机数字	13	17	14	1	0	4	3	2	19	8
分组	丁		丁	甲	甲	乙	甲	甲		丙

3. 计算机随机法

目前，有很多统计相关的软件，可系统生成随机数字后根据需要进行随机分组。以 Excel 和 SPSS 为例：

（1）Excel 软件中，可使用其 RAND 函数和排序功能进行分组。

【例 6-6】 现有 10 个研究对象，需将其分配到甲、乙两个组。

将研究对象按某一特征编号后，事先规定随机数的排序方法和分组方案，如图 6-1 利用 Excel 的 RAND 函数产生随机数，然后再根据每个对象所得的随机数进行排序并分组。

▲	A	B	C
1	10	0.084502363	甲
2	6	0.156020514	甲
3	9	0.322498735	甲
4	3	0.398719815	甲
5	8	0.408788802	甲
6	2	0.570339956	乙
7	1	0.573443327	乙
8	4	0.62256105	乙
9	7	0.632862453	乙
10	5	0.835301514	乙
11			

图 6-1 对随机数进行排序并分组（A 为样本编号，B 为随机数，C 为分组）

（2）SPSS 软件中，可使用其"计算变量"窗口随机函数产生随机数字后，利用"个案排秩"功能进行分组。

【例 6-7】 现有 15 例患者，须将其随机分配到甲、乙、丙 3 个组。

将研究对象按某一特征编号后，事先规定随机数产生及排序分组方案。如事先规定随机数生成器设置起点为固定值（如试验起始日 20201010），选择 Rv. Uniform 函数，最小值为 1，最大值为 100，产生随机数后，按随机数字由小到大进行升序排序后各取 5 个分配到甲、乙、丙 3 个组中。

点击转换→随机数生成器，在弹出的窗口中点击活动生成器初始化中的设置起点，设置起点时可以选择随机，也可以选择某个固定值，一般来说为了提高其他研究者对该试验的重现性，建议选择固定值，并在研究报告的相关位置进行描述。如图6-2，根据事先规定，本次操作设置起点为固定值（试验起始日 20201010）。

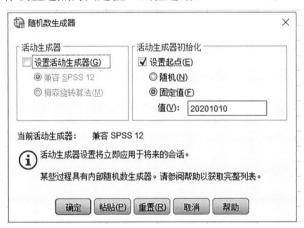

图 6-2 设置随机数生成器起点

点击转换→计算变量，在弹出的窗口中，在目标变量中输入名称，在函数组中点选"随机数"，在函数和特殊变量中点选任一随机函数，填入适当的条件，点击确定，即可获得一系列随机数字。一般常用 Rv. Normal 或 Rv. Uniform 函数，其具体随机值含义可参考窗口中的文字说明。根据事先规定，选择 Rv. Uniform 函数，最小值为 1，最大值为 100。

获得随机数字之后，采用之前所确定的事先规定方案（方案在生成随机数字之前必须确定）进行分组。点击转换→个案排秩，将"随机数字"选入变量，点击确定。点击转换→重新编码为不同变量，将"Rank of 随机数字"点入数字变量，在变量名称中输入"组别"后点击变化量，点击"旧值与新值"→在"旧值"的"范围"输入 1~5→点击右下角"输出变量是字符串"，在"新值"输入组别"甲"→添加→在"旧值"的"范围"输入 6~10→在"新值"输入组别"乙"→添加→在"旧值"的"范围"输入 11~15→在"新值"输入组别"丙"→添加→继续→确定，由此得出分组结果。

三、随机性检查

使用简单随机方法易受许多因素的影响。在临床上以入院号码的单或双决定分组也只是半随机。对于简单随机与半随机得来的样本分配应当进行随机性检查。

样本分配随机性检查原则上应采用游程检验，当 Z 值（或 u 值）<1.96，$P>0.05$ 表示样本分配符合随机；Z 值（或 u 值）$\geqslant 1.96$，$P \leqslant 0.05$ 时，样本分配不符合随机。只有游程检验证明是随机的，由此得来的资料才能进行统计学处理。关于游程检验请参考有关书籍。

四、随机化隐藏

当随机分配序列产生后，受试对象的入组情况就已确定。如果产生分配序列与选择、分配合格受试对象入组的研究人员是同一人，或者产生的分配序列表保存在选择和分配受试对象入组的研究人员手中，原则上此研究人员就会预先知道下一个合格受试对象的入组情况。如果研究人员为了让具有某种特征的受试对象接受某种干预措施以获得有益于该种干预措施的结果，就有可能改变随机分配序列，不按照事先产生的分配序列分配受试对象，导致选择性偏倚。

因此，随机分配方法的成功实施，除了需要产生不可预测的随机分配序列外，还需对产生的分配方案进行完善的隐藏，即在随机分配受试对象的过程中，受试对象和选择合格受试对象的研究人员均不能预先知道随后受试者的分配方案，这就是随机化隐藏。

随机化隐藏的方法有多种，常见的几种如下：

1. 中心电话随机系统

当研究人员确定受试对象的合格性后，通过电话通知中心随机系统，中心随机系统记录下该受试对象的基本情况后，即通知研究人员该受试对象的入组情况。此种随机系统也可通过网络进行。

2. 药房控制随机分配方案

随机分配方案的产生和保存由药房控制，研究人员将合格受试对象的情况通知药房后，药房负责人员即将其入组情况告知研究人员。

3. 编号或编码的容器

此种方法常用于药物临床研究中。根据产生的随机分配序列，将药物放入外形、大小相同并按顺序编码的容器中。研究人员确定受试对象的合格性并将其名字写在容器上，然后将药物发给受试对象。

4.信封法

产生的随机分配序列被放入按顺序编码、密封、不透光的信封中。当研究人员确定受试对象的合格性后，按顺序拆开信封并将受试对象分配入相应的试验组。此种分配方案隐藏方法仍可能受偏倚因素的影响，除非保证研究人员在按顺序拆开信封前将合格受试对象的姓名和详细情况写在合适的信封表面上，如力敏型记录纸或者信封内有复写纸。

随机化隐藏是为了避免选择性偏倚，作用在受试对象分配入组前，在任何随机对照试验中都可实施。这与下文讲述的盲法不同，盲法是为了避免实施过程中和结果测量时来自受试对象和研究人员的偏倚，作用于受试对象分入组接受相应干预措施后，并不是任何随机对照试验都能实施盲法。

第四节　盲法原则

一、盲法的概念和意义

盲法（blindness）是指为避免产生偏向（患者的心理、经济、社会影响，研究人员自觉不自觉的偏见等），而以不同方法使受试者和/或测量者事先不知道受试者接受何种处理，得出不受干扰的自然结果。

二、盲法的类型

（一）单盲法

单盲（single blind）是指在研究中，只有研究对象单方面不知道试验的分组和接受处理的情况，而研究者清楚，从而避免了来自研究对象的心理和主观因素的影响。由于研究者了解分组情况，必要时可以及时恰当地处理研究对象发生的各种意外问题，保证研究对象在试验过程中的安全，并决定是否终止试验或改变方案。但此法不能避免研究人员主观因素所带来的偏倚，可能对疗效判断带来一定影响。

（二）双盲法

双盲（double blind）是指在研究中，研究对象和承担观察任务的研究人员均不知道研究对象的分组和接受处理的情况，而是由研究设计者安排和控制全部试验。其优点是可以避免来自研究对象和观察者双方面的主观因素所带来的偏倚，缺点是方法复杂，较难实行，且一旦有意外，由于观察者不清楚研究对象的分组情况，较难及时处理。因此，实施双盲要有另外的监督人员负责监督试验的全过程，包括毒副作用的检查，以保证研究对象的安全。

（三）三盲法

三盲（triple blind）是指研究对象、观察者和资料分析者均不知道研究对象的分组和处理情况。在理论上这种设计不仅可以减少或消除来自研究对象和观察者的主观偏性，也可以减少或消除来自资料分析者的主观偏性，但实际实施起来非常困难。这种方法可以看作是有高度科学性的理想化的设计，但缺乏满意的可行性。

（四）非盲法试验

非盲法试验又称开放试验（open trial），即研究对象和研究者均知道试验组和对照组的分组和接受处理的情况，试验公开进行。盲法是试验性研究设计的基本原则之一，但不是所有研究都必须采用或都能实行。如大多数的外科手术治疗、行为疗法等。这类设计多适用于有客观观察指标且难以实现盲法的试验，如改变生活习惯（包括饮食、锻炼、吸烟、饮酒等）的干预措施，应以客观的健康或疾病指标为评价效果。该法的优点是易于设计和实施，研究者了解分组情况，便于对研究对象及时做出处理，其主要缺点是容易产生信息偏倚。

三、盲法的实施

在临床试验中，如条件许可，应采用双盲试验，尤其在试验的主要指标易受主观因素干扰时；如果双盲不可行，则应考虑单盲试验；而在有些情况下，只有开放试验才可行或符合伦理。采用单盲或开放试验均应制订相应控制试验偏倚的措施，使已知的偏倚来源达到最小。例如，主要观察指标应尽可能客观，参与疗效与安全性评判的研究者在试验过程中尽量处于盲态。试验方案中应当说明采用不同设盲方法的理由，以及通过其他方法使偏倚达到最小的措施。

目前临床试验中，大部分盲法是双盲试验，多用于口服试验药与阳性对照药或安慰剂的比较。为使双盲临床试验得以顺利实施，应当参照以下步骤并注意相关几个问题：

（一）安慰剂的制备

申办者应保证所提供的安慰剂除了不含有相关药物成分外，在各方面与所模拟的试验药物一致，如外观、形状、大小、颜色、味道等。有时很难做到完全一致，尤其是像某些中药具有独特气味，必要时需要借助如下一些特殊技术。

双模拟技术：为试验药与对照药各准备一种安慰剂，即一个与试验药外观相同的安慰剂，称为试验药的安慰剂；再制备一个与对照药外观相同的安慰剂称为对照药的安慰剂。如果一个受试者随机分入试验药组，则服用试验药加上对照药的安慰剂。如为对照药组，则服用对照药加上试验药的安慰剂。各药和其安慰剂服用方法相同。因此，试验组与对照组在药物的外观与给药方法上保持一致，每个入组病例所服用的药物、用法和用量都是一样的，这样能够保证双盲法的顺利实施。借助双模拟技术，两种药物剂型不同及两组用药方法不同时也能实现双盲。当然，这一技术有时也会使用药计划较难实施，影响受试者的依从性。

胶囊技术：将试验药与对照药装入一个外形相同的胶囊中以达到双盲目的的技术。例如，当两种药物剂型相同，但对照药品系进口的异型片剂，申办者无法模拟制作安慰片剂时，可以使用胶囊技术，即将试验药与对照药分别装入一个外形完全相同的胶囊中供受试者使用。实际操作时每个受试者服用的是形状相同的胶囊，但胶囊内所包含的内容却分别是试验药与对照药。然而，由于药物放入胶囊后相当于改变剂型，可能会改变药代动力学参数或药效学的特性，因此，需有相应的生物利用度方面的证据及相关技术资料支持。

（二）随机分配表和药物编盲

当样本量、分层因素及区组长度决定后，由生物统计学专业人员采用统计软件产生随机数字表，临床试验的随机分配表就是用文件形式做出对受试者的处理安排，即处理（在交叉试验中为处理顺序）的序列表。随机表必须具有重现性，即当产生随机数的种子、分层、分段长度决定后能使这组随机数重新产生。

随机化的方法和过程应在试验方案中阐明，但使人容易预测的（如区组长度等）随机化的细节不应包含在试验方案中。由不参与临床试验的人员根据已产生的随机分配表对试验用药物进行分配编码的过程称为编盲。即按照随机分配表在外形完全一致的药盒上写上使用该药物的受试者的序号。

例如，按照随机分配表，第一个病例用 B 药，则在装有 B 药的盒子上写上"001"。最后，按照例数分配情况把药物分发给参加研究的各中心。临床研究者根据受试者入组时间先后按照药盒上的序号严格依次给受试者发放药物，注意先后顺序不得随意变动，否则会破坏随机化效果。编盲过程中药物分配是否正确是成败的关键，对每位受试者所接受的处理（编码）千万不能搞错。

（三）盲底保存

随机数、产生随机数的参数及试验药物编码统称为双盲临床试验的盲底，用于编盲的随机数产生时间应尽量接近于药物分配包装的时间。编盲过程应有相应的监督措施和详细的编盲记录。完成编盲后的盲底应一式二份密封，分别交临床研究负责单位和申办者保存。试验未结束或未达到方案中揭盲规定，盲底不许打开。如果在临床试验进行过程中，全部盲底一旦泄密，意味着双盲试验失效，需要重新安排另一个新的临床试验。

（四）应急信件与紧急揭盲

在进行双盲试验时，有些情况下，例如个别受试者出现严重不良事件，治疗医生认为有必要了解该病例试验期间所用处理时，从伦理方面考虑此要求是合理的。

由于整个盲底在试验进行过程中不许打开，此时仅仅涉及一个病例的揭盲，因而有了应急信件，即生物统计学家根据随机安排表的编盲结果，为每个受试者编号填写包含受试者处理信息的应急信件，并加以密封（一般为不透光的无碳复写纸保密信件）。因而，紧急情况下一个应急信件的打开仅仅涉及一个病例的揭盲。

应急信件内容为该编号的受试者所分入的组别及用药情况。应急信件应随相应编号的试验药物发往各临床试验中心，由该中心负责保存，非必要时不得拆阅。在发生紧急情况如严重不良事件、意外怀孕或患者需要抢救必须知道该患者接受的是何种处理时，由研究人员按试验方案规定的程序拆阅应急信件进行紧急揭盲。有些采用中心随机系统的试验，还可以通过网络或者电话进行紧急揭盲。

试验方案中要对严重不良事件及事先无法预料的意外情况作出规定，包括如何紧急揭盲、如何处理、如何报告等。

应急信件一旦被拆阅，该编号病例将终止试验，研究者应将终止原因记录在病例报告表中。所有应急信件在试验结束后随病例报告表一起收回，以便试验结束后盲态审核，分析破盲的原因、范围和时间，作为对疗效及安全性评价的参考。

应急信件拆阅情况应当尽可能地少，应急信件拆阅率超过 20％时，也意味着双盲试验的失败。

（五）揭盲规定

揭盲即编码的公开，在报告试验分析结果时需要公开各位受试者所接受的是哪一种处理。

当试验组与对照组的例数不相等时，只有一次揭盲。当试验组与对照组的例数相等时，试验方案中一般规定采用两次揭盲法。两次揭盲都由保存盲底的有关人员执行，并有其他有关人员参加。数据文件经过盲态审核并认定正确无误后将被锁定，进行第一次揭盲。第一次揭盲是在统计分析前公开随机分配表的药物编码分类（如 A 药或 B 药），以便与数据文件进行连接后进行组间比较的统计分析。但此时还未公开药名的编码，还不知道哪一个编码是哪一种药。第二次揭盲是统计分析结束并完成临床总结报告后公开药名的编码。此次揭盲标明 A、B 两组中哪一组为试验组，哪一组为对照组。

两次揭盲的优点是在于第一次揭盲并不公开哪一组是试验组，可以更加客观地解释病例反应，防止个人的看法和偏见会影响结果判定。

盲法的原则应自始至终地贯彻于整个试验过程之中。双盲临床试验中，除了盲底的编制者外，在揭盲之前，所有的参加者都必须保持处于盲态，即从随机数的产生、编制盲底、试验药物的编码、受试者入组用药、研究者记录试验结果和做出评价、监查员进行检查、数据管理直至统计分析，都必须保持盲态。监查员必须自始至终地处于盲态。如果发生了任何非规定情况所致的盲底泄露，并影响了该试验结果的客观性，则该试验将被视作无效。有些情况如需要进行期中分析，则有必要事先建立独立的临床试验数据监查委员会，确保盲法的贯彻。

临床试验遵循伦理与科学，要求所有的参与者，都要科学、公正地对待一个临床试验，任何掉以轻心，或者主观愿望的掺入都会影响结果的可靠性和科学性。而盲法正是保证试验结果可靠和科学的一种合理的试验设计手段。临床试验中所设置的对照组，不论阳性对照还是阴性对照，在试验方案中需说明理由，尤其是双盲试验中使用安慰剂应十分慎重，以对受试者不造成损害为前提，通常用于病情轻或中等的患者。如果不宜用安慰剂对照可采用阳性对照药，再采用前述的双模拟技巧、胶囊技巧或基础治疗技巧完成双盲试验。

第五节　均衡原则

一、均衡的概念和意义

实验结果不仅取决于处理因素，而且受其他非处理因素的影响。假若对一些影响较大的非处理因素不做到组间均衡，完全任其绝对随机分配，则可干扰实验结果及其分析，在样本数较少的实验中这种干扰更为明显。

二、均衡的方法

解决这个问题的方法是采用分层随机（stratified randomization），其原则是先分层后随机。分层与划分区组是大同小异的。通过分层，使层内样本之间同质性更强。在分层基础上，再在层内随机抽样进行样本分配，这样可使实验组与对照组之间的均衡性增强，从而使可比性进一步增大。

分层的要求是尽量使每一层内反应值的变异范围减少，而充分显示层间的差别，从而使层内标准差与样本均数的抽样误差减小。当层间差异具有显著意义时，层间变异从组内项分离出来，则误差均方减小，这有利于处理间的显著性检验。因此，分层也是实验设计中的一个重要原则。

分层的目的是使组间可比性增强，使某种或某些非被试因素的影响分离出来。因此，分层的关键是找出可能分离出来的影响因素。对于疾病的疗效而言，患者年龄、性别、病变部位、病情、病程、并发症等是常见的影响因素。根据疾病性质与实验目的，可选其中一个或几个作为分层的根据。例如研究中药对心肌梗死等急性病证的疗效，可能年龄与病情是分层的主要依据；对于慢性病证，可能病程与并发症是较重要的影响因素。在动物实验中，通常以易于控制的主要影响因素（如性别、体重等）作为分层依据；至于次要影响因素，按随机原则处理。在实验中，每层可以是 1 个区组或几个区组，通常采用随机区组设计来研究这类问题。使用这种设计，既可回答不同药物的疗效如何，又能了解这种分层有无实际意义。如为探讨口腔运动干预对早产儿脑功能发育的影响，研究者将早产儿按胎龄分为小胎龄（$30\sim31^{+6}$ 周）及大胎龄（$32\sim33^{+6}$ 周）两个层次，再在每个层次内将早产儿随机分为对照组和干预组，然后再给予不同干预并进行比较评价。

三、均衡性检验

先按主要影响因素分层，而后在层内随机抽样和分配样本，这样组间均衡性较好。但若样本分配并不是采用分层随机，而是使用完全随机的方法，在小样本实验中则可能出现严重不平衡状态。

为弥补这一缺陷，应在实验样本数达到预定数的 $80\%\sim90\%$ 时进行均衡性检查。若发现不平衡指数（影响因素差数绝对值之和，$\sum d_i$）较大时，随后的样本分配应以如何使不平衡指数减小为原则。

【例 6 - 8】 比较复方青黛与马利兰对慢性粒细胞性白血病的疗效，预定观察 20 例，每组 10 例，按完全随机分配法已收治 17 例。

若性别、年龄、病情与病程是其主要影响因素，如表 6 - 8 所示，则按此进行均衡性检查。

表 6 - 8　按不平衡指数进行均衡性检查

	性别		年龄		病情			病程	
	男	女	中	青	轻	中	重	≤1 年	>1 年
复方青黛组	4	5	6	3	4	3	2	5	4
马利兰组	5	3	4	4	2	3	3	3	5
组差（d_i）	1	2	2	1	2	0	1	2	1

$$\sum d_i = 12$$

检查结果不平衡指数（$\sum d_i$）较大，故随后继续来的病例应当以使 $\sum d_i$ 减少为原则。如新来一位符合受试条件的本病患者系男性青年，病情较重，确诊已达 1.5 年。若将此患者分至马利兰组，则 $\sum d_i$ 增至 16；若将其分到复方青黛组，则 $\sum d_i$ 减至 8，故应将此患者分至复方青黛组。再来新患者仍按此办法进行。

第六节　重复原则

一、重复的概念和意义

随机抽取样本，可在很大程度上抵消非处理因素所造成的偏性，这是以足够重复数（样本数）为前提的。因为只有达到足够样本含量，才能使样本均数逼真，使标准差稳定，这是统计推断正确的必要前提。

二、重复样本数的影响因素

（1）在一般情况下，各组样本数与设计有关，即：①完全随机实验设计；②配对设计；③随机区组设计；④拉丁方设计；⑤序贯设计，所需样本数依次减少。

（2）样本间个体差异小，其所需样本数亦小。

（3）实验方法越精确，误差小，所需样本小。企图以样本大求得稳定性，忽视实验条件，及对其他误差控制不利的做法是不可取的。

（4）处理效果越明显，组间均值差异越大，其所需样本数越小。

（5）计量资料较计数资料所需样本数较小，易达到统计学上的显著性。

（6）实验样本数与显著性检验水准成反比，$P < 0.01$ 所需样本数大于 $P < 0.05$ 所需样本数。

（7）实验结果的可能性，取单侧 P 值比取双侧 P 值所需的样本少。

三、样本数的估算

1. 样本数估计的基本要求

由于样本含量取决于上述 7 个因素，不可能做出一个统一的规定。大体上说，实验大动物（狗、猪）每组 5～15 只。中等动物（兔、豚鼠）每组 10～20 只。小动物（大鼠、小鼠）每组 15～30 只。临床试验中，难治性疾病（如癌症）一般每组 5～10 例，急重病症（如急性心力衰竭、呼吸衰竭、肝肾衰竭）每组 30～50 例，慢性病一般 100 例以上。血清学流行学调查一般 300 例以上，流行病专题调查 1 000 例以上，慢性病现况调查 100～1 000 例。正常值调查必须在 1 000 例以上。

这些只是一个笼统的范围。每个实验的样本量估算应主要根据有关数据利用查表法或计算法进行估计。查表法使用简便，但受条件限制。计算法可满足多种设计的要求，应用较为广泛。目前，还可以通过统计软件来实现。样本量估算的方法常有以下几类。

2. 两样本率比较样本数的估算

按式 6-1 计算（$n_1 = n_2$）：

$$n = \frac{(p_1 q_1 + p_2 q_2)(Z_\alpha + Z_\beta)^2}{(p_1 - p_2)^2} \tag{6-1}$$

式中 n 为每组所需样本含量；p_1 与 p_2 分别为两总体率的估计值；$q_1 = (1 - p_1)$，$q_2 = (1 - p_2)$；Z_α 与 Z_β 分别为正态分布曲线下面积的相应正 Z 值与负 Z 值，实际计算均取绝对值（表 6-9）。

表 6-9　样本估计的 Z_α 与 Z_β 值

α，β	Z_α		Z_β
	单侧	双侧	
1%	2.32	2.58	2.32
5%	1.65	1.96	1.65
10%	1.28	1.65	1.28
20%	0.84	1.28	0.84

【例 6-9】　比较 2 种中药使肝炎表面抗原（HbsAg）转阴的疗效，预试甲药转阴率约 30%，乙药约 50%，正式实验拟取 $\alpha=0.05$，把握度（$1-\beta$）=0.9，问各组需要多少病例才能显示差异具有统计学意义？

本例 $p_1=0.5$，$p_2=0.3$，依题意为双侧，$\alpha=0.05$，$\beta=0.10$。

查表 6-9，$Z_\alpha=1.96$，$Z_\beta=1.28$，代入式 6-1 得：

$$n=\frac{(0.3\times0.7+0.5\times0.5)\times(1.96+1.28)^2}{(0.5-0.3)^2}\approx121$$

由此估计各组约需要 121 例才能使差异具有统计学意义。

3. 计量资料配对设计样本数的估算

按式 6-2 计算：

$$n=\left(\frac{s}{D}\right)^2\times(Z_\alpha+Z_\beta)^2 \qquad (6-2)$$

式中，n 为每组所需样本含量；s 为标准差的估计值；D 为组间差值的估计值；Z_α 与 Z_β 的意义同前，查表 6-9。

【例 6-10】　从门诊观察来看，某中药对再生障碍性贫血有一定疗效，经过 1 个疗程大体可使患者血红蛋白平均升高 2g/dL，变异系数（CV）约 275%，现欲用住院患者确定疗效，拟取 $\alpha=\beta=0.05$，则需要观察多少患者？

本例 $D=2$，$CV=s/D=275\%$。

单侧 $\alpha=\beta=0.05$，查表 6-9，$Z_\alpha=Z_\beta=1.65$。

代入式 6-2，得：

$$n=(275\%)^2\times(1.65+1.65)^2\approx83$$

由此估计需要观察 83 例患者。

4. 计量资料成组设计样本数的估算

计量资料在组间样本含量相等时，每组样本含量（n）按式 6-3 计算：

$$n=2\left[\left(\frac{s}{D}\right)(Z_\alpha+Z_\beta)\right]^2 \qquad (6-3)$$

式中 s 为标准差；D 为组间差值的估计值；Z_α 与 Z_β 的意义同前，查表 6-9。

【例 6-11】　欲比较黄芪与当归补血汤对粒细胞减少症的疗效，根据以往经验黄芪似乎可升高至 1 000 个/μL，当归补血汤似乎可升高至 2 000 个/μL，两组合并标准差估计约为 1 800 个/μL。拟取双侧 $\alpha=0.05$，$\beta=0.10$，问每组需观察多少病例？

本例 $s=1\,800$，$D=2\,000-1\,000=1\,000$

双侧 $\alpha=0.05$，$\beta=0.10$，查表 6-9，$Z_\alpha=1.96$，$Z_\beta=1.28$。

代入式 6-3，得：

$$n=2 \times \left(\frac{1\,800}{1\,000}\right)^2 \times (1.96+1.28)^2 \approx 68$$

由此估计每组需要观察 68 例患者。

5. 计量资料随机区组设计样本数的估算

随机区组设计各组的样本数相等（$n_1=n_2\cdots=n$）。随机区组设计计量资料比较时，在 $\alpha=0.05$ 的条件下，每组样本含量（n）按式 6-4 计算：

$$n=2\,(\mathrm{MSe}/D^2)\,(Q+Z_\beta)^2 \tag{6-4}$$

式中 n 为每组样本估算量；MSe 为误差的均方；D 为组间的差异（最大均数和最小均数之差）；Z_β 意义同前。一般取 $\beta=0.05$，Q 指两组均数之差在 $P=0.05$ 时应为标准误的倍数，查表 6-10。

表 6-10　随机区组设计样本数估算的 Q 值表（$\alpha=0.05$）

组数	3	4	5	6	7	8	9	10
Q 值	3.4	3.8	4.0	4.2	4.4	4.5	4.6	4.7

【例 6-12】 拟比较四种不同的药物降低血清谷草转氨酶的作用，根据预试验，误差的均方（MSe）为 30 U/dL，组间差值（D）为 8 U/dL，现取 $\alpha=0.05$，$\beta=0.05$，求每组需要的样本数？

本例 $D=8$ U/dL，MSe$=30$ U/dL。

查表 $Q=3.8$，$Z_\beta=1.65$。

$$n=2\,(30/8^2)\,(3.8+1.65)^2=28$$

由此估计每组需要 28 例样本。

6. 实验组与对照组样本数的估计

首先了解一下公式：

$$u=\frac{|p_1-p_2|}{\sqrt{PQ \cdot \dfrac{(n_1+n_2)}{n_1 n_2}}} \tag{6-5}$$

$$t=\frac{|\bar{x}_1-\bar{x}_2|}{\sqrt{s_c^2 \cdot \dfrac{(n_1+n_2)}{n_1 n_2}}} \tag{6-6}$$

由上可知，如 n_1 与 n_2 的乘积越大，标准误越小，统计效率越高。根据数学原理，在 n_1 与 n_2 之和不变的条件下，只有 $n_1=n_2$ 时，两者的乘积最大，故在条件允许下，应使各组样本数相等或接近为好。

若为多组间的比较或多组共用一个对照组的比较，则各组的样本数应适当增加，具体估算方法请参照有关书籍。同时，为了提高研究效率，各实验组的样本也应当要与对照组尽量相近。

（湖南中医药大学　张　伟　邓思思）

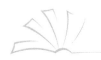

第七章 实验误差及其控制

实验误差是科学研究中的一个重要概念，实验误差的控制也是实验设计中的一项重要内容。作为医学科研工作者或临床检验人员，应该熟悉实验误差产生的原因和控制办法，以确保实验数据的准确性和可重复性，增强科研成果的科学性与可信度。由于误差的产生贯穿科研活动全过程，因此需要在实验前、实验中以及实验后严格把好质量关。实验前应加强实验设计，摸清实验误差的可能来源，并采取相应的控制办法；在实验过程中，各个环节均应严格按照设计标准操作，不能中途更改；实验后数据的记录应有统一的格式，记录应及时，保证资料的准确性和完整性，对可疑数据须做检查，用统计学原理决定其取舍，必要时可采用质量控制图对测定数据的质量进行监控。

第一节 误差的定义和误差公理

一、误差

医学科研中绝大部分原始数据是研究人员借助一定的测量工具，采用定量或定性的方法测定后所得到的数据，称为测得值。由于研究者、测量工具和测定方法以及个体差异等诸多因素的影响，测得值不太可能正好等于被测对象的真实值。这种测得值与真实值之间的差异称为误差（error）。一般将实验研究中的误差习惯性地称为实验误差（experimental error）。

实验误差产生的原因、特点及控制办法有所不同。根据误差的来源及其控制，一般可将实验误差分为两大类，即系统误差和随机误差。在实验测量中，还可能存在一种过失误差，它是由于实验人员的责任心不强，或操作上的生疏而造成的一种错误（mistake）。由于过失误差无规律可循，事后也无法进行估计和弥补，因此无法对其加以更多的研究。但过失误差对实验结果的质量影响极大，所以应该在实际工作中事先严格防止这种误差的发生。

实验误差和统计学中的抽样误差也有区别。抽样误差是指由于个体差异的存在，在抽样过程中产生的样本指标和总体指标之间的差异。

此外，实验误差与偏倚（bias）有一定的区别。偏倚是指在实验研究中，由于某些非实验因素的干扰而歪曲了实验因素的真实效应所造成的差异，和抽样误差一样，偏倚是从群体角度考虑差异，而实验误差是从个体角度考虑差异。

二、误差公理

随着科学不断地发展，各种技术水平的不断提高，以及人们在测量操作中经验和知识的积累，误差将被控制得愈来愈小，但无论怎样控制都无法完全消除误差。鉴于误差产生的必然性，在实践中已被证实，在理论上也已被公认，因此成为一种理论，即凡是实验数据都有误差，误差自始至终存在于科学研究的全过程中，这就是误差公理。

误差之所以上升到理论研究，是因为医学研究中测量的目的是通过数量现象认识医学现象中的规律。而误差常会歪曲这种规律，掩盖事物的真相。对于误差的理论研究，有助于研究人员对实验误差产生的原因和控制误差的必要性有清醒的认识。在实验前加强设计，努力将实验误差控制在最低限度之内。如果实验结果中存在较大的实验误差，将使描述性统计和推断性统计变得毫无意义。

第二节 系统误差及其控制方法

系统误差（systematic error）是指在实验测定时，由于各种实验条件造成的误差总和，它决定了测定结果的准确性。系统误差具有倾向性，测得值固定偏向真值一侧，在相同实验条件下可重复出现。由于系统误差有明确的原因和一定的规律，因此可以对其加以控制。

一、系统误差产生原因

1. 仪器

仪器及有关测量器具在指标测定中起重要作用，因此它们的质量或使用不当均可影响测定结果。例如，仪器在使用前未经校正，长期使用后不进行检修，指针或刻度不准，电源不足或电压不稳等均可产生系统误差。

2. 试剂

在化学分析中，如果试剂的纯度不够，或配制方法不当，或保存条件不良或存放时间过长等均可产生较大的系统误差。

3. 方法

指由测定方法引起的误差。产生的原因主要有：①同一指标使用不同的测定方法，由于各种方法测得的结果不一致导致误差。例如，采用聚合酶链式反应定量法（PCR）和化学发光法两种方法测定治疗后乙型肝炎患者 HBeAg 的转阴率，由于测定方法的灵敏度和特异性不同，可引起系统误差。②测定过程中某些环节可产生误差，如化学反应的完全程度可使结果不一致。再如，在样品稀释过程中，取样体积过小，会导致稀释倍数太大；而取样体积过大，又导致稀释倍数太小。这些均可给分析结果带来程度不同的影响，前者可使分析结果偏高，后者又使分析结果偏低。③某些指标的最终结果须通过计算，因此计算中的误差可使结果不一致。如有效数字的取舍。

4. 条件

各种测定结果与测定时外界的条件有关。例如，温度、湿度、气压、通风照明、振动等均可对称量、化学反应、读数、测定物的获取等产生影响。测定物越微量，对环境的要求越严格。

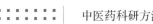

5．人为因素

在实验操作中，由于操作者对仪器的使用或测定方法的生疏，常可产生较大的误差；不同操作者由于经验、水平、视觉、手法等差异造成测定结果不一致。研究者的心理因素也是产生系统误差的原因，在观察时，测定者常常偏向于自己所希望的结果，这就产生了系统误差。受试者的心理、情绪也可对某些指标（如血压、心率）产生影响。

6．受检样品

对受检样品的采取、保存和处理不当，缺乏严格的样品采取和送检制度或由于抽样不随机、分配不均匀等均可影响测定结果，产生系统误差。

7．时间顺序

医学上许多指标在一天中不同时间测定，结果是不同的，如身高、体重、血糖等。因此测定时间也是产生系统误差的原因之一。时间顺序是指一批受检者被测定的先后顺序。时间顺序的影响常常是由于时间不一致，造成了上述诸因素的改变，从而产生系统误差。

二、系统误差的表现形式

1．恒定系统误差

恒定系统误差是指在同一条件下测得值总偏向真值一侧，且大小基本稳定，是系统误差中最为常见的一种表现形式。恒定系统误差既可表现为恒差，即测定值与真值之差固定为某一正值或负值；也可表现为恒比，即测定值与真值为恒定的比值。如果改变测定条件，这种误差的偏向和大小可随之改变。例如：同时用2台仪器A和B测定同一样品，A作校正而B未作校正，可以发现B总比A的测得值要高或低。如果A、B仪器分别测定2个同值的样品a与b，然后交换测定1次，可以发现2次的测定值会出现相反方向的改变。

2．线性系统误差

线性系统误差是指测定误差与测定时间顺序之间存在直线关系，即测定结果随时间变化有趋向性地递增或递减。造成这种线性变化的原因大多是由于测定条件随时间的延续而发生的倾向性改变，有时也可是测定物本身随时间的延续而发生变化。

3．周期性系统误差

周期性系统误差是指在较长时间（如一昼夜为一周期），某种实验条件（如气温）发生了周期性改变，从而产生的周期性误差。

4．非线性系统误差

非线性系统误差是指测定误差与测定时间顺序之间存在曲线关系。这种系统误差的变化规律，一般较难识别，其原因也较为复杂。

线性系统误差和非线性系统误差也可能为周期性变化中的某一时间段所得到的结果。由于这3种系统误差的产生均和由时间改变造成的测定条件改变有关，因此严格控制实验条件，使其不受时间改变的影响，是避免和减少这些误差的基本方法。

三、系统误差的控制

由于系统误差产生的原因较多，故须针对不同原因采用相应的控制办法。

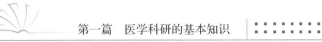

1. 仪器误差的控制

仪器在使用前应对其精确性和稳定性进行检查，必要时应作校正。尽量使用同一仪器、减少仪器间的误差。仪器在使用后应妥善保管，定期检修。

2. 试剂误差的控制

尽量采用纯度高的试剂是控制试剂误差的主要办法。同一次实验中，应采用同一厂家同一批号的试剂。试剂存放条件要严格控制，存放时间不宜过长，以免变质或降低有效成分。存放时间较长的试剂在使用前应对其成分进行测定。

3. 方法误差的控制

整个实验中，使用同一种测定方法，对测定的各个环节严格把关，保证质量。有计算时，应采用相同的有效数字取舍方法。

4. 条件误差的控制

测定时，外界环境中的各种理化条件应严格控制，保证良好的环境条件。如保持恒温、减少噪声和振动等。

5. 人为误差的控制

实验测定前操作者应事先培训，以免由于操作者对测定方法和过程或仪器使用生疏造成误差。采用盲法是控制观察者或受试者心理因素造成误差的重要手段。

6. 受检样品误差的控制

制定和遵循样品的采集和送检制度，是控制样品误差的必要措施。样品的分配或稀释等操作均应保证质量。

7. 时间顺序误差的控制

整个实验时间不宜过长，采样或测定应恒定在某段时间内完成。随机化也是控制由于顺序造成误差的重要手段。

第三节　随机误差及其控制方法

随机误差（random error）是指在相同条件下，用相同的测定方法，对同一检测对象进行多次测定所产生的误差，这种误差决定了测定结果的精密度。

一、随机误差产生原因

1. 随机取样

由于被测样品在采取时是随机的，因此多次测定结果可不一致。例如在测定血液成分时，血样的采取是随机的，不论在何时采取，都不能和体内所有血液的成分完全相符。这是产生随机误差的主要原因。

2. 未知因素

在实验测定时，除了可能导致产生系统误差的各种实验条件外，必然还有一些暂时无法控制的微小因素或未知因素，它们均可造成测定结果的随机波动。

二、随机误差基本特征

对单次测定的随机误差，其大小和正负是无法判断的。但在大量重复测定结果中，

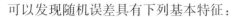

可以发现随机误差具有下列基本特征：

1. 正态分布性

如果观察大量重复测定结果的随机误差，可以发现它们是以 0 为中心两侧对称的正态分布。

2. 有界性

随机误差比较微小，而且有一定的分布界限，可用正态分布理论对其界限做出估计。

3. 抵偿性

由于随机原因，测得值可以大于真值，也可小于真值。因此，随机误差有正有负。综合多次测定结果可相互抵消部分误差，使测得值的均数接近真值。

4. 不可避免性

由于随机误差是随机的偶然因素造成，因此在实际工作中是不可避免的。但在实际工作中，也可采用一定的方法加以控制。

三、随机误差的控制

1. 严格遵循随机化取样的原则

虽然随机化取样也是产生随机误差的原因，但这时的随机误差较小，而且是无法控制的。如果不严格遵循随机化会使这种误差增大。

2. 保证测定仪器的精密度

精密度高的仪器随机误差较小，例如，以克为单位和以毫克为单位的 2 台天平，显然以毫克为单位的随机误差要小得多。

3. 严格控制干扰因素

实验过程中，应对各种外界干扰因素严格加以控制，保证测定结果的稳定性。

4. 增加测定次数

适当增加测定次数，以多次测定的均数作为测定值，这样可减少随机误差。因为均数的离散度要小于观测值的离散度。

四、随机误差和系统误差的联系

随机误差和系统误差是理论上的划分，实际工作中两者并不能截然分开，也不是固定不变，在一定条件下两者可以相互转化。

随机误差可转化为系统误差。例如，各种仪器的刻度在生产时的定位有随机误差，但具体使用某一仪器上的刻度时，就产生了系统误差。

系统误差也可转化为随机误差。例如，观察者根据仪器刻度进行读数时，由于视觉上的微小差异可将系统误差转化为随机误差。再如，使用随机化的方法测定多个样品，可将系统误差中的顺序误差转化为随机误差。

利用系统误差可转化为随机误差的原理，控制或消除系统误差是实验设计中的一项重要内容。通过各种办法可对系统误差加以严格的控制。一般将严格控制系统误差后剩余的测量误差均归为随机误差。

第四节　实验误差的表达

实验误差的表达是指用一定的指标对实验误差的大小进行描述，常用的描述指标有精密度、准确度、精确度。

一、精密度

精密度（precison）是表示用同一方法在相同条件下多次测定某一样品时，测定结果的一致程度，它可描述随机误差的大小。统计学上常用标准差（s）和变异系数（CV）衡量精密度。标准差或变异系数越小，测定越精密，随机误差越小。

例如，以某种方法重复测定某健康人血液中血清黏蛋白的含量（mg/dL）5 次，结果分别为 42.84、43.75、43.72、44.78、42.06，均数、标准差和变异系数的计算如下：

$$\bar{x} = \frac{(\sum x)}{n} = \frac{217.5}{5} = 43.43$$

$$s = \sqrt{\sum \frac{(x - \bar{x})^2}{(n-1)}}$$

$$= \sqrt{\frac{[(42.84 - 43.43)^2 + (43.75 - 43.43)^2 + (43.72 - 43.43)^2 + (44.78 - 43.43)^2 + (42.06 - 43.43)^2]}{(5-1)}}$$

$$= 1.029$$

$$CV = \frac{s}{\bar{x}} \times 100\% = \frac{1.029}{43.43} \times 100\% = 2.37\%$$

一般在实际工作中对精密度的要求常用变异系数衡量，不同的实验指标对精密度要求不同。根据经验，无机分析一般要求变异系数不超过 1%，生化分析不超过 10%，生物活性分析不超过 15%。

用来描述与实验时间有关的精密度指标有批内精密度、批间精密度、天间精密度和实验室内精密度等，其中又以批内和批间精密度较为常用。批内精密度是指同一样品在一批内测定中的重现性，CV 值应争取达到 5% 以内，一般要求小于 10%。批间精密度是指同一样品在多批测定间的重现性，CV 一般要求小于 15%～20%。具体质量控制要求还需参考相应领域的行业指导原则。

二、准确度

准确度（accuracy）是表示测定值与真实值的一致程度，它主要描述系统误差的大小。衡量准确度的指标常用偏差系数（coefficient of bias，CB），偏差系数越小，准确度越高，说明测定结果越真实。由于实际工作中真值难以测得，故准确度的计算常用回收率（R）间接计算测定值与真值的接近程度。

$$R = \left(\frac{回收量}{加入量}\right) \times 100\% = \frac{（实测量 - 原有量）}{加入量} \times 100\% \tag{7-1}$$

$$CB = 100\% - R \tag{7-2}$$

准确度除了受系统误差影响外，在一定程度上也受随机误差的影响。因此为了减少随机误差影响，在回收实验中对加入量前后的测定均需重复数次，用其均数代入公式计算。

例如，以某法测定血清中某种物质，在未加入标准量时，测定 5 次均数为 15.0mg/L，加入该种物质标准量 10.0mg/L 后，5 次测定均数为 24.5mg/L，则其回收率和偏差系数为：

$$R = \frac{(24.5 - 15.0)}{10.0} \times 100\% = 95\%$$

$$CB = 100\% - 95\% = 5\%$$

三、精确度

单独使用描述精密度和准确度的指标变异系数和偏差系数，并不能全面衡量实验误差大小，而且两者之间又存在一定联系。因此，可将两者结合起来综合考虑。精确度（exactitude）就是将精密度和准确度结合起来，综合评价实验误差的指标。

衡量精确度的大小用分析系数（coefficient of analysis，CA）表示。计算公式为：

$$CA = 100\% - \sqrt{(CV)^2 + (CB)^2} \qquad (7-3)$$

例如，以某法测定脑脊液中某物质含量，经重复测定和回收实验，结果：均数为 72.4μg/L，标准差为 6.8μg/L，回收率为 92%，则分析系数为：

$$CA = 100\% - \sqrt{\left[\left(\frac{6.8}{72.4}\right) \times 100\%\right]^2 + (100\% - 92\%)^2} = 87.7\%$$

第五节　医学科研的质量控制

医学科研的质量控制是指科研人员为确保科研结果的可靠性和提高可行度采取的措施和方法。科学研究是从假说提出到总结概括的科研活动，全过程均可能产生误差，影响实验的结果。有人认为只要是实验结束后对实验数据进行统计处理，组间差异具有统计学意义就可以做出结论，这是一种误解。如果在科研要素的安排和科研方法的选择方面出现失误，则有可能产生误差，影响实验结果。

因此，从广义上讲医学科研的质量控制应该包括科研活动的全过程。如实验设计环节的随机分组要考虑均衡性的原则，实践环节保证被试因素施加方式的相对固定，总结分析环节确保数据采用正确参数估计和统计方法。在所有的科研活动中，实验效应的测量是整个实验的核心环节，也是验证假说的直接证据；另外，实验效应的检测是科研活动中耗时最长、步骤繁复、人员最多的环节，因而也是最容易发生误差和差错的一环。因此狭义的质量控制主要是针对这一部分而言的。具体来说包括样本的采集、预处理、仪器与试剂的校准与标定、操作、实验数据的读取、整理与分析的质量控制。本节主要就实验效应的质量控制展开讨论。

一、影响科研质量水平的因素

1. 特异性

某一外来化合物可引起机体生物效应的特殊变化，而另外大多数外来化合物则无此种作用，称之为特异性。通常免疫原性的特异性决定着免疫反应性的特异性，特异性也是检测方法的评价指标。临床上常有特异性的指标诊断某些疾病，例如，诊断原发性肝癌的特异性指标为甲胎蛋白（AFP），检测有机磷中毒的特异性指标为胆碱酯酶活性。研究中选择特异性的指标可以排除其他因素的干扰，将被试因素产生的实验效应单独充分的显现出来，做到科研质控，确保科研质量。

2. 灵敏度

如果某一定量反应能用来检出含量极少的物质或从极稀的溶液中检出该物质，则可认为这一反应灵敏。反应的灵敏度一般用两个相互关联的量即最低检出量和最低检出浓度来表示。如临床常规测定的 CRP 是一种急性时相反应蛋白，机体在各种炎症过程、组织坏死与组织损伤时（如外科手术后），炎性细胞因子如 IL-6 释放可使血清中 CRP 浓度升高。它的方法检测范围一般为 $10\sim200mg/L$，在正常范围内低程度炎症反应（如心血管事件）的预测不够灵敏，超敏 C 反应蛋白（hypersensitive-CRP，hs-CRP）的出现弥补了这一局限。hs-CRP 免疫发光法等技术使检测的灵敏度得到了很大提高，检测低限延伸为 $0.005\sim0.10\ mg/L$，使得低浓度 CRP（$0.15\sim10\ mg/L$）的测定更加准确。因此，较高灵敏度的测定方法能准确地反映效应的变化，提高科研质量。

3. 准确度和精密度

如上文所述，准确度是指测得值与真实值之间相符合的程度，反映了测量值与真实值的一致程度。准确度的高低常以误差的大小来衡量，即误差越小，准确度越高，误差越大，准确度越低。精密度是指在相同条件下多次重复测定结果彼此相符合的程度，反映了每次测量值的集中程度。精密度大小用偏差表示，偏差越小，精密度越高。精密度高，准确度不一定高。准确度高要求精密度也要高，精密度是保证准确度的先决条件。

二、医学科研质量控制的要求

1. 研究对象的质量控制

以人为研究对象的临床研究必须严格控制选择偏倚。临床上常见的选择偏倚包括：入院偏倚、新发病例偏倚、检出信号偏倚、无应答偏倚等。此外，采用盲法排除主观心理因素的影响，提高应答率，减少失访率等均是质量控制的要求。以实验动物为研究对象要从动物的微生物和寄生虫、遗传学、动物环境、营养等方面加以质量控制，其他条件要做到齐同可比。

2. 被试因素的质量控制

受试物、对照物、标准品的成分、含量、纯度、浓度、稳定性及合成、仿制的方法保持一致；平行对照实验原则上受试物应是同一批号、同一规格，给药和施加方式也必须相对固定等。

3. 实验条件的质量控制

实验仪器设备的准确性、灵敏度、完好率都要符合实验要求。科研仪器应由专人管理，定期维护保养，严格操作规程及交接手续，建立相应的使用管理制度。建立完整的仪器档案，建立"仪器使用记录本""仪器维修记录本"，由使用者对仪器运行时间、实验内容、交接记录、检修记录等进行详尽记录和保管。定期接受计量检定，根据仪器的使用频度等做好核查。

4．实验过程的质量控制

在临床研究过程中，为保证调查研究的顺利实施及取得准确的结果，应采取一系列措施开展质量控制，包括建立有关机构、选择调查研究人员、制定有关制度、发动宣传，等等。

三、临床研究质量控制

1．数据管理

数据管理主要包括以下步骤：定义（启动）研究项目，建立数据管理计划，创建并确认数据库，数据录入，数据核查与疑问，编码，质量检查，数据审核、锁定与移交等。

2．随机化与盲法的实施

随机化可以均衡干扰因素的影响，使实验组和对照组齐同可比，控制实验误差，临床研究可采用信封法、互动语音应答系统、互动网络应答系统。盲法可排除主观因素对实验结果的影响，分组隐藏避免了选择性偏倚。

3．临床稽查

临床稽查主要包括稽查计划、稽查实施过程、稽查总结3个内容。稽查的主要问题分为3类：关键问题，即对数据的质量和/或完整性有重大影响的问题；主要问题，即对数据的质量和/或完整性存在潜在不利影响的问题；次要问题，即不会影响实验研究结果的正确性，但是表明实验过程中存在与 SOP、GCP 或相关规范偏离的情况。

4．原始资料与实验记录管理

科学研究中的原始资料是第一手资料，其规范性不但直接反映科研结果，更体现科研水平。临床研究的记录包括如下内容：研究名称、研究目的、研究内容、研究时间、实验条件、参考文献、研究材料、研究方法、研究过程、研究结果、分析讨论、签名等。

（湖南中医药大学　张　伟）

第二篇

常用实验设计方法

第八章 单因素实验设计方法

为确保研究结果的可靠性，尽量节省人力、物力和时间，我们需要根据专业及统计学要求，选择合适的三要素（被试因素、受试对象和试验效应），遵循实验设计的原则（随机、对照、盲法、重复和均衡），采用合适的实验设计方法，对研究过程进行全面、系统、科学的规划，制订出有效的实施方案。本章介绍几种常用的单因素实验设计方法。

第一节 完全随机设计

一、含义

完全随机设计（completely randomized design）属于单因素设计，它是将受试对象完全按随机原则分配到处理组和对照组，分别给予被试因素和对照物，对它们的效应进行同期平行观察，对实验结果做成组统计分析的一种设计。

二、模式

以 N 为受试对象的总体，N_e 为纳入实验的受试对象，R 为随机，I，II，…，K 为分组，D 为实验数据，C 为对照物，T 为被试因素，则完全随机设计的模式如图8-1所示。

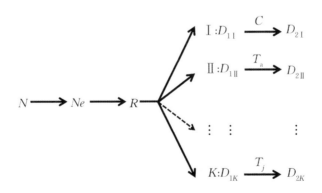

图 8-1 完全随机设计模式图

三、应用范围

完全随机设计是医学科研中常用的一种实验设计方法，适应面广，不论两组或多组，不管组间样本含量相等或不等，均可采用这种设计。但该方法只能分析一个处理因素的实验效应，没有考虑受试对象个体间的差异（如病情对药物治疗效果的影响）。若受试对象发生意外而出现缺失数据时仍可进行统计分析，且设计中对照组可以不止一个（如同时设立阳性对照和阴性对照，或多个剂量对照等，且应同期平行进行）。在小样本实验时，受试对象完全按随机分配，可造成较大的抽样误差，因而在大多数情况下，这种设计的效率低于配对设计（两组）和配伍组设计（多组）。一般说来，由于这种设计的效率较低，故实验所需样本含量相对较多。

凡两组实验无法配对或多组实验无法进行配伍组设计时，均可选用完全随机设计。在临床科研中，这种设计主要适于非专科病室的疗效对比研究；在实验室研究中，这种设计主要用于大动物及珍贵动物的比较实验、无法进行配对或配伍组设计的动物实验研究等。

【例 8 - 1】 在制备 SD 大鼠门脉高压动物模型时，为探索单纯门静脉左支结扎能否形成稳定的门静脉高压症，将 60 只 SPF 级雄性 8 周龄 SD 大鼠随机分为左支结扎组（分别用直径 0.6 mm、0.7 mm、0.8 mm 针结扎）、主干结扎组、左外叶切除组和假手术组共 6 组。所有大鼠均于术前、术后即刻、术后 15 天、术后 30 天测量其门脉压力。

具体分组方法：先将大鼠按体重编号（1～60 号），从随机数字表第 5 行第 1 个两位数（33）开始，自左向右以 60 除之，凡余数 0～9 者分在第一组（直径 0.6 mm 针左支结扎组）、余数 10～19 者分在第二组（直径 0.7 mm 针左支结扎组）、余数 20～29 者分在第三组（直径 0.8 mm 针左支结扎组）、余数 30～39 者分在第四组（主干结扎组）、余数 40～49 者分在第五组（左外叶切除组）、余数 50～59 者分在第六组（假手术组），具体情况见表 8 - 1。若初步分组各组样本数不等，则以多的一组样本数去除下一个随机数字，再依余数决定调整哪只大鼠给少的组。

表 8 - 1 60 只大鼠随机分配表

编号	1	2	3	4	5	6	7	8	9	10	11	12	13	14	15	16	17	18	…	60
随机数字	03	28	28	26	08	73	37	32	04	05	69	30	16	09	05	88	69	58	…	74
分组	一	三	三	三	一	二	四	四	一	一	一	四	二	一	一	三	一	六	…	二

四、注意事项

（1）尽量注意各组样本间的均衡性，减小抽样误差。可能条件下，先按非被试影响因素分层，而后在分层的基础上随机分配样本。如果不是按先分层再随机的方法进行的完全随机设计实验，必要时应当在前面 80%～90% 样本完全按随机分配的基础上，而后 10%～20% 样本按非被试因素均匀分配，使组间不平衡指数达到最小。

（2）尽管完全随机设计可以做到各组样本含量不等，但在样本总量不变的条件下，$n_1 = n_2$ 设计效率较高，一般认为可提高 10%～15%。

（3）根据科研目的，合理确定实验组数。例如研究某种癌切除后中药与化学药物治疗（简称化疗）的效果，若中药与化疗对该类型癌的疗效尚未确定，则应设中药组、化疗组与安慰剂组。假使已知中药与化疗都有一定的疗效，研究目的仅仅是比较两者疗效的优劣，则设中药与化疗两组比较即可。但若还需探索中药与化疗在疗效上是否存在叠加或交互作用，则应设 4 组，即安慰剂组、中药组、化疗组和中药加化疗组，这时的统计学分析应按 2×2 析因设计进行。

（4）完全随机设计实验的统计分析方法依资料性质而异。当数据类型为计量资料时，根据两组的数据是否服从正态分布、方差是否齐性，可选择用 t 检验、t' 检验或秩和检验；根据多组的数据是否服从正态分布、方差是否齐性，可选用单因素方差分析或多组比较的秩和检验；当数据类型为计数资料时，可选择用 χ^2 检验；当数据类型为等级资料时，可采用等级资料的 Ridit 分析等进行统计分析。

第二节　配对设计

一、含义

配对设计（matched-pairs design）有自身配对和异体配对两种情况，自身配对指的是同一受试对象分别随机地接收两种不同的处理，包括自身前后对照和自身左右对照；异体配对指的是先将条件相同（或相似）的受试对象配成对子，而后按随机原则给予每对中的两个个体施以不同处理。配对设计是为了控制可能存在的主要非处理因素而采用的一种实验设计方法，故能够很好地控制非处理因素对实验结果的影响。与完全随机设计相比，由于每个对子中实验对象间条件基本均衡或完全相同，因而抽样误差最小，试验效率较高，所需样本量相对较少。但不是任何实验均可采用配对设计。配对设计一般分为自身对照设计与异体配对对照设计 2 种。

二、自身配对设计

自身配对设计分为自身前后对照设计与自身左右对照设计。

（一）自身前后配对设计

1. 含义

自身前后对照（before-after study），是将同一受试对象在应用处理措施前后的观察指标进行对比的研究。在试验过程中，受试对象不分组，所有对象均接受实验处理。实验结束时，将处理前后的观察指标进行比较，分析处理因素所产生的效应。

2. 模式

若以 N 代表受试对象的总体，Ne 代表符合纳入标准的受试对象，D 代表反应指标测定值，T 为被试因素，则自身前后配对设计的基本模式如图 8-2 所示。

$$N \longrightarrow Ne \longrightarrow D_1 \xrightarrow{T} D_2$$

图 8-2　自身前后对照设计模式图

3. 应用范围

自身前后对照设计主要应用于急性与短期的实验。

【例 8-2】 为观察电针合谷穴后健康志愿者运动皮质手、面区的可塑性，将健康志愿者左手合谷穴接受电针刺激（频率 2 Hz，强度 0.5～1 mA，时间 30 分钟），运用经颅磁刺激技术，记录针刺前后对侧运动皮质手、面区磁刺激诱发的第一骨间背侧肌、眼轮匝肌的运动诱发电位（MEP），计算对侧运动皮质手、面区的 MEP 总波幅、有效刺激面积等，由此检测电针合谷穴是否能诱导健康志愿者运动皮质手、面区的可塑性，从而为"面口合谷收"取穴理论提供科学依据。

4. 注意事项

由于自身前后对照设计的前后变量均来自同一受试对象或标本，因此在一般情况下，这种设计的抽样误差最小。

这种设计的主要优点是：自身前后对照可消除个体间的差异而不需要分层，所需样本量小，统计效率较高。

（1）尽量控制实验条件，保证处理前后其他条件具有齐同可比性。

（2）应避免时间过长的实验。如果前后两阶段相隔时间太久，病情轻重或机体状态不可能完全一致，可能影响两个阶段起始点的可比性。

（3）在实际应用时，自身前后对照设计单独应用的情况少，常与其他方法配合使用。一般可以设立平行对照观察，根据实验目的需要可选用空白对照或实验对照。没有平行对照，仅有前后对比，其结论往往是不可靠的。因为由前至后的过程中，除被试因素外，必然还有一些因素影响实验结果。例如，前文所述的观察电针合谷穴后健康志愿者运动皮质手、面区的可塑性实验中，除针刺组外还可设立一组假针刺组，在假针刺组中采用胶黏垫安慰针，不刺入皮肤，安慰针连接至连接线内线断裂的电针仪，由此排除针刺以外其他因素可能产生的影响。

（二）自身左右对照设计

1. 含义

自身左右对照设计（left-right paired design）是指 2 种不同处理分别施加于同一个体左右两部分的设计。

2. 应用范围

只适用于局部作用因素的研究，如扩瞳药、局部反应药等作用的研究。

【例 8 - 3】 用家兔造成左右后肢的溃疡模型，随机地一侧用中药外用药溃疡膏外涂，另一侧用基质外涂作为对照，通过比较两侧创面愈合的情况评价该溃疡膏的效应。

3. 注意事项

采取这种自身左右配对设计的方法，可比性强是其优点，但这种设计的前提是所用的处理均必须是局部性的，而不能通过神经反射或体液途径引起全身反应，故应用范围有限。在实际应用中，须注意以下几点：

（1）同一个体左右两个部位必须对称，病理条件应当相同。

（2）必须保证被试因素的观察效应是局部性的，不致通过神经反射方式或体液途径影响对侧。

（3）处理组和对照组的左右分配可用简单随机方法决定，保证两侧均有同等的机会接受实验处理。

三、异体配对设计

1. 含义

异体配对设计（heterogeneous paired design）是将受试对象按照一定的要求（依专业知识确定），将条件相同或相似的个体配成对子，然后在对子内按照随机方法，将其中一个受试对象分配至实验组，另一个分配到对照组，最后进行实验，对其结果以配对分析的统计方法加以处理。

2. 模式

若以 N 代表总体，Ne 代表纳入的受试对象，P 为配成对子，R 为随机，分为Ⅰ、Ⅱ两组，D 代表指标数据，则异体配对设计的模式是如图8-3所示。

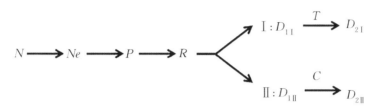

图8-3 异体配对设计模式图

在某些情况下，不可能取得处理前数据（如比较两组内脏病变），可直接进行处理后的比较。类似这种情况，样本含量应适当增大。

配对实验样本分组按随机原则进行，可使用随机数字表法，每2个随机数字为一对，凡每对第1个数字为奇数者分到甲组，另一个不管随机数字是奇数或偶数即分到乙组；反之，凡每对第1个数字为偶数者分到乙组，另一个必分到甲组。

【例8-4】 现有病情、病种与年龄相近的男患者4对，女患者4对，查随机数字表，从第11行第1个两位数开始自左向右，则随机分配如表8-2。

表8-2 16例患者配对随机分配表

性别	男								女							
对子号	1		2		3		4		5		6		7		8	
患者编号	1	2	3	4	5	6	7	8	9	10	11	12	13	14	15	16
随机数字	57	35	27	33	72	24	53	63	94	09	41	10	76	47	91	44
分组	甲	乙	甲	乙	乙	甲	甲	乙	乙	甲	甲	乙	乙	甲	甲	乙

分组结果是：甲组1号，3号，6号，7号，10号，11号，14号，15号；乙组2号，4号，5号，8号，9号，12号，13号，16号。

3. 应用范围

由于异体配对设计实验是同期平行进行，可以排除时间、大自然条件改变与医疗条件等因素对结果的干扰，因此异体配对试验结论的可靠性大于自身前后配对设计。

异体配对设计不仅适于急性实验，而且可用于慢性实验或较长期观察。

【例8-5】 为观察健脾祛湿方对胃癌术后早期气虚寒湿证患者的影响，将纳入胃癌术后符合气虚寒湿证型且已排气患者68例，根据性别、年龄分段、手术方式、美国东部肿瘤协作组-体力状况评分和中医证候进行配对，分为治疗组（健脾祛湿方＋西药常规治疗组）和对照组（西药常规治疗组）两组，每组34例，观察两组患者服药后第1天和第3天的排气次数、排便次数、大便质地及服药2周后患者中医证候积分变化和疲乏评分、癌症疲乏量表积分，以此评价健脾祛湿方对胃癌术后早期气虚寒湿证的疗效。

4. 注意事项

（1）异体配对时应尽量做到对子内两个受试对象具有齐同可比性，动物配对的基本条件是同种、同品系、同性别、同体重，若是小动物，尽量要求同窝。临床试验配对的基本要求是病种、病期、病情、病程、年龄与性别等基本相同。

（2）在慢性实验中或长期观察过程中应设法保持非被试因素的可比性，如影响疗效的辅助措施、护理、饮食等必须全程保持齐同。

（3）统计分析方法的选择：对于配对设计实验的统计处理，当数据为计量资料时，首先应着重分析每个对子前后变化的差值，若差值服从正态分布，则将两组各对的差值进行配对 t 检验；若差值不服从正态分布，则选用配对设计的秩和检验（Wilcoxon 符号秩和检验），若单纯比较 $D_{2 \mathrm{I}}$ 与 $D_{2 \mathrm{II}}$，这是不妥的；当数据为计数资料时，可采用配对设计的 χ^2 检验；当数据为等级资料时，可采用配对设计的秩和检验。

第三节　交叉设计

一、含义

交叉设计（cross-over design）是一种特殊类型的自身对照设计，是将自身比较和组间比较设计思路综合应用的一种设计方法，使每个受试者随机地在两个或多个不同试验阶段分别接受指定的处理。由于该设计方法建立在配对设计基础之上，故又称交叉配对设计。最简单的交叉设计是 2×2 交叉设计，是指样本分配按异体配对方式，但 2 种处理先后交叉进行观察，即在前一处理作用完全消失之后再接受另一处理，最后对 2 种处理的效应进行比较分析。

二、模式

交叉设计不仅兼有异体与自身配对的优点，而且每个对象先后接受两种不同处理，1 个受试对象当作两个样本使用，因此较大程度地节省了样本量。两种处理处于先后两个实验阶段的机会均等，因而平衡了实验顺序的影响，而且能把处理方法之间的差别与时间先后之间的差别分开来分析，因此效率较高。采用方差分析，可以得到处理间、阶段间和个体间 3 个信息，有利于较准确地判断被试因素的效应。

三、应用范围

主要用于样本来源较少且受试对象状态比较恒定的情况。临床上适用于目前尚无特殊治疗而病情稳定的慢性病患者的对症治疗疗效观察；在实验室研究中，这种设计可适用于离体器官的研究。

【例 8-6】　为评价两种替硝唑片在中国健康受试者中的生物等效性及安全性，对入组的 24 例健康受试者随机分为两组，分别进行交叉餐后单剂量口服给药受试制剂和参比制剂 0.5 g，清洗期为 7 天，用 HPLC-MS/MS 法来测定受试者血浆中替硝唑浓度，进而计算替硝唑药代动力学参数，并进行生物等效性评价。

四、注意事项

（1）样本含量必须为偶数。

（2）进行交叉设计实验的两个被试因素必须没有蓄积作用与交互效应。

（3）为排除两个因素效应彼此的相互影响，在两个处理之间应有足够的间歇期（洗脱期）。一般认为间歇期应大于药物或干预措施的 6～8 个半衰期。

（4）本设计不宜用于具有自愈倾向或病程短的疾病的疗效研究。

（5）交叉设计的样本含量估计与异体配对设计相同，但实际上可略少一些。

（6）对于符合方差分析条件的数据，可采用交叉设计的方差分析；若数据条件不符合也可采用秩和检验。

第四节 配伍组设计

一、含义

配伍组设计又称随机区组设计（randomized block design），是配对设计的扩大运用，它是按照一定的条件，将几个条件相同的受试对象划成一个配伍组或区组，而后在每个区组内部按随机原则，将每个受试对象分配到各组，对每组分别予以不同处理，然后对其结果进行统计分析。

由此可以看出，配伍组设计具有如下特点：

（1）配伍组设计属于两因素设计，它不仅能回答处理（第一因素）间的差异有无统计学意义，而且能回答区组（第二因素）间差异对实验结果有无明显影响。

（2）划分区组，实际是分层，因而组间均衡好，抽样误差较小，实验效率较高。

（3）在样本分配上，不仅各处理组的样本含量相等，而且每个区组所含的受试对象例数与处理组数相等或是处理组数的倍数。

由于配伍组设计较异体配对设计要求条件相同的样本含量较多，并不是任何情况下都可以做到的，因此，配伍组设计在实验中主要用于小动物实验，临床上主要用于在专科医疗单位中进行药物或治疗方法疗效的研究。

二、模式

若以 N 代表总体，Ne 代表纳入的受试对象，B 代表划分区组，R 代表在区组内随机，Ⅰ、Ⅱ、…、K 分别为处理组，D 为反应数据，则配伍组设计模式如图 8-4 所示。

三、应用范围

配伍组设计适用于回答 2 种因素（被试因素、区组因素）各自的差异有无统计学意义的情况。例如研究老年性病症的治疗，除比较不同药物疗效外，还需观察不同年龄段对效应的影响，就应采用配伍组设计。再如中西医结合研究不同方剂对乙型肝炎的不同证型的疗效，可以将不同方剂作为第一因素，不同证型作为第二因素。

配伍组设计的具体步骤如下：

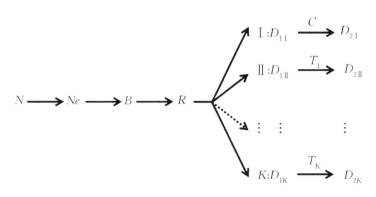

图 8-4　配伍组设计模式图

（1）按规定条件划分区组：若每个区组内所含样本例数是处理组数（K）的倍数，则可将条件非常接近的受试对象按组数分为若干小区组。

（2）将每个区组受试对象统一编号。

（3）对每个区组（或小区组）进行随机分配：从随机数字表任意一行、任意一列、任意方向开始顺查随机数字表，每次顺查（K-1）随机数字，以此类推。视其余数决定分组。例如4组实验，若第1个余数为1，分在甲组；第2个余数为2，则分在剩下的在该区组中居第2的丙组；第3个余数仍为2，则分在剩下的在该区组中居第2的丁组；第4个（未查随机数字）分在剩下的乙组。

【例8-7】 设有27个胃溃疡患者，中医辨证分为脾胃虚寒、中气下陷与肝胃不和3种证型。现比较3种方剂（保和丸、六君子汤、吴茱萸汤）的疗效（即设3个处理组），则可将每个证型划为一个区组，在每型中按病情与年龄将患者编号，然后把3个邻近的条件相似的患者划为一个小区组，再查随机数字表进行分组。若从随机数字表第21行第1个数目起自左向右进行每次取2个（即3-1）随机数目，分别以3（组数）、2（组数）除之，而后视其余数编组。如脾胃虚寒型第1个小区组第1号患者项余数为2，则分至乙组；第2号患者项余数亦为2，由于乙组已分，此时剩下的第2是丙组，故2号分在丙组；该区组内第3号患者则必分在甲组。以此类推（表8-3）。分配结果整理如表8-4。

表 8-3　27 例胃溃疡患者随机区组的样本分配

脾	患者编号	1	2	3	4	5	6	7	8	9
胃	随机数字	53	44	—	09	42	—	72	00	—
虚	除数	3	2	—	3	2	—	3	2	—
寒	余数	2	2	—	3	2	—	3	2	—
型	组别	乙	丙	甲	丙	乙	甲	丙	乙	甲
中	患者编号	10	11	12	13	14	15	16	17	18
气	随机数字	41	86	—	79	79	—	68	47	—
下	除数	3	2	—	3	2	—	3	2	—
陷	余数	2	2	—	1	1	—	2	1	—

续表

型	组别	乙	丙	甲	甲	乙	丙	乙	甲	丙
肝	患者编号	19	20	21	22	23	24	25	26	27
胃	随机数字	22	00	—	20	35	—	55	31	—
不	除数	3	2		3	2		3	2	
和	余数	1	2	—	2	1	—	1	1	—
型	组别	甲	丙	乙	乙	甲	丙	甲	乙	丙

表 8-4 27 例胃溃疡患者随机区组的样本分配结果

	甲组（保和丸）			乙组（六君子汤）			丙组（吴茱萸汤）		
脾胃虚寒型	3	6	9	1	5	8	2	4	7
中气下陷型	12	13	17	10	14	16	11	15	18
肝胃不和型	19	23	25	21	22	26	20	24	27

四、注意事项

（1）在配伍组设计时，第一因素应当安排该研究的主要因素，第二因素相对次要，可以是待考察的因素，也可以是仅仅为了排除它对实验结果的影响。

（2）正确规定划分区组的条件。一般说来，动物实验常取同品种、胎次相同的几窝动物，将每窝中性别相同与体重相近的动物划为一个区组。临床研究通常根据病种、病程、病情、性别与年龄等相近者划为一个区组。总的原则是必须将对实验结果有明显影响的非处理因素列为划分区组的条件，要求区组间差异越大越好，区组内差异越小越好。

（3）若每一区组为同一受试对象时，处理之间应有足够的间隔期。

（4）当每个区组的受试对象随机分配到各处理组后，尽量不要有缺失数据，否则会对统计分析造成影响。

（5）数据统计分析时，若数据为计量资料，服从正态分布且方差齐性，则可应用随机区组设计资料的方差分析，否则可直接应用秩和检验或通过变量转换服从正态分布后再进行方差分析；若数据为计数资料，可采用 χ^2 检验；若数据为等级资料，可采用秩和检验。

第五节 拉丁方设计

一、含义

拉丁方（latin square）是用 r 个拉丁字母排列的 r 行 r 列方阵，方阵的每行每列中每个拉丁字母只出现一次，这样的方阵称为 r 阶拉丁方或 $r \times r$ 拉丁方。按拉丁字母及其行、列来安排的实验设计称为拉丁方设计（latin square design），基本拉丁方如表 8-5。

表 8-5　常用的几个基本拉丁方

3×3	4×4	5×5	6×6
A B C	A B C D	A B C D E	A B C D E F
B C A	B C D A	B C D E A	B C D E F A
C A B	C D A B	C D E A B	C D E F A B
	D A B C	D E A B C	D E F A B C
		E A B C D	E F A B C D
			F A B C D E

拉丁方设计是三因素实验设计方法，一般以拉丁字母代表处理因素，用行和列分别代表两个控制因素。通常将第二因素排于行，即区组；第三因素排于列，如实验的序列。三个因素的水平数是相等的，即 n 处理＝n 行＝n 列。这种设计要求处理因素间、区组间（行）和序列（列）间无交互作用，并且方差齐。在安排上，要求每种处理在不同区组和不同序列分布均匀，每种处理在任意一行和任意一列均出现一次，无论在行间或列间出现差异时，拉丁方设计均可克服两个控制因素的差异带来的干扰，能充分显示处理间的差异，这就是拉丁方设计的特点。

拉丁方设计是在随机区组设计的基础上安排了一个对实验结果有影响的非处理因素，增加了均衡性。由于拉丁方设计的变异来源分为 4 项：处理间、区组间、序列间与误差，得到的信息有 3 个，并且误差较小，因此，这是一个较高效率的实验设计方法，并且可以节约样本量。拉丁方设计三个因素中只安排一个处理因素，另外两个为控制因素，故仍将其归属于单因素实验设计方法，目的是考察处理因素间的实验效应。

二、模式

其方法与配伍组设计相同。确定研究因素 r 与水平后，选择 $r×r$ 拉丁方进行设计。首先，根据处理因素确定拉丁方的基本方；然后为排除固定序列的影响，将基本方随机地进行列←→列与行←→行二次交换，由此获得的拉丁方称为工作方。每个区组所含单元随机分到处理组后，其序列依工作方确定。拉丁方交换的方法见图8-5。

在进行拉丁方设计实验时，在可能条件下尽量取前后变化值进行统计分析；若有困难时，取处理施加后测定值进行分析。

基本方					合并方		
A B C D E		A D C B E		C A E D B			
B C D E A	随机	B E D C A	随机	B E D C A			
C D E A B	2←→4列	C A E D B	1←→3行	A D C B E			
D E A B C	交换	D B A E C	交换	D B A E C			
E A B C D		E C B A D		E C B A D			

图 8-5　拉丁方二次交换形成工作方模式图

三、应用范围

三因素实验各因素间无交互作用且各因素水平数相等时，均可考虑用拉丁方设计。在实验室研究中，特别是体外实验，由于实验因素较容易控制，拉丁方设计有着广泛的用途。

【例8-8】 现欲研究人参皂苷Rg1 5种浓度（10 μg/mL、20 μg/mL、40 μg/mL、80 μg/mL、160 μg/mL）对心肌收缩力的影响，采用大鼠离体心脏灌流实验。将每只大鼠的心脏作为一个区组，该研究有3个因素：第一因素是药物的不同浓度；第二因素是不同鼠间（区组间）的差异；第三因素为操作顺序对实验结果的影响。从专业角度上认为不需要考虑因素间的交互作用，故采用拉丁方。

选用5×5基本拉丁方，经过行列变换得到随机排列的拉丁方。先进行"行行"交换，以随机数字表第3行第11列作为起始点连续读取5个随机数09、61、87、25、21，按数字大小由小到大排序，秩次依次为1、4、5、3、2，将1、4行对调后再将5、3行对调；然后进行"列列"交换，以随机数字表第4行第11列作为起始点连续读取5个随机数20、44、90、32、64，由小到大排秩，秩次依次为1、3、5、2、4，将1、3列对调后再将5、2列对调。这样得到拉丁方的工作方（图8-6）。

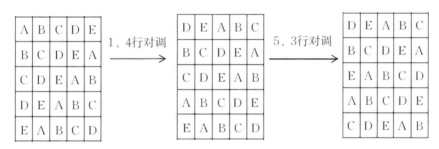

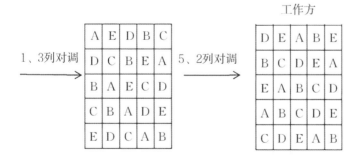

图8-6 拉丁方随机化的具体过程

规定不同大鼠为行区组，字母代表不同药物浓度，再将不同药物浓度随机分配给不同的字母（在随机数字表中以第5行第11列作为起始点连续读取5个随机数73、37、32、04、05，按数字大小排序秩，秩次依次为5、4、3、1、2，即E为10 μg/mL，D为20 μg/mL，C为40 μg/mL，A为160 μg/mL，B为80 μg/mL），依此安排实验。

四、注意事项

（1）三因素实验各因素间无交互作用，且各因素水平相等，可考虑拉丁方设计。

（2）若一个对象作为一个区组，应当在前一处理的作用消失后，方可进行下一处理。

（3）除样本分配在区组内要随机化处理外，处理因素各水平与拉丁方字母关系的确定也要随机化。

（4）医学实验中为提高结论的可靠性，可应用两个或多个拉丁方进行重复实验。

（5）统计学处理计量资料采用拉丁方设计资料的方差分析进行。

（湖南中医药大学　邓思思　谢伶俐　邓常清）

第九章　多因素实验设计方法

第一节　析因设计

一、概念与特点

析因设计（factorial design）是一种多因素实验设计方法，不仅可以分析各个处理因素的作用，又能探讨因素之间的交互作用。析因设计是一种将两个或多个处理因素的各水平进行全面组合交叉分组，并对所有可能的组合都进行实验的设计方法，又称交叉分组设计，这种设计对各种因素不同水平的全部组合进行实验，故全面性和均衡性都好。它可以获得 3 个重要信息：①各因素不同水平的效应大小；②各因素之间的交互作用；③通过比较各种组合，找出最佳组合。因此，析因设计是一种全面的实验设计方法。但全面考虑并全面实施工作量大，因此，多因素多水平析因设计已逐步被正交设计所代替。

二、模式与设计方法

在析因设计中根据研究目的，确定所要研究的处理因素及其水平。以常用的 2×2 析因设计为例，选择 2 个最重要的因素（A、B），各安排两个水平进行实验，通过组合有以下 4 种不同搭配的组（图 9-1）。

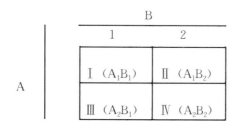

图 9-1　2×2 析因设计的交叉组合

以 N 代表总体，Ne 代表纳入受试对象的样本，R 为随机，Ⅰ、Ⅱ、Ⅲ、Ⅳ分别为 4 组，D 为实验数据，A、B 为两个因素，进行 2×2 析因设计的模式如图 9-2。

三、应用范围

析因设计是一种高效率和应用十分广泛的多因素实验方法。若要分析因素间的交互作用，可采用析因设计。基本步骤如下：

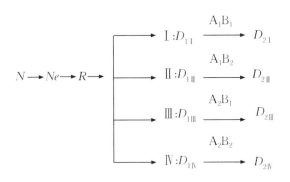

图 9-2　2×2 析因设计模式图

首先确定处理因素的个数及每个处理因素的水平，按交叉分组原则将各因素各水平全部交叉组合，组合数即为试验组数。然后用随机方法将受试对象分组，分别施加各组合的处理因素，最后对实验结果进行分析。

【例 9-1】　黄芩黄酮和维生素 E 单独和联合应用对染尘小鼠肺损伤的保护作用研究。将昆明种雌性小鼠麻醉后，经气管软骨间隙一次性注入 0.1 mL SiO_2 悬液（50 g/L）造模，造模 7 天后，将染尘小鼠进行 2×2 析因设计，交叉组合如图 9-3：

		维生素E（B）	
		不用（B_1）	5 mg/kg（B_2）
黄芩黄酮（A）	不用（A_1）	A_1B_1（模型组）	A_1B_2（维生素E组）
	200 mg/kg（A_2）	A_2B_1（黄芩黄酮组）	A_2B_2（黄芩黄酮+维生素E组）

图 9-3　黄芩黄酮和维生素 E 2×2 析因设计实验的交叉分组

将造模成功的小鼠随机分为以上 4 组，并设正常对照组，于给药后 14 天进行检测。设计如图 9-4。

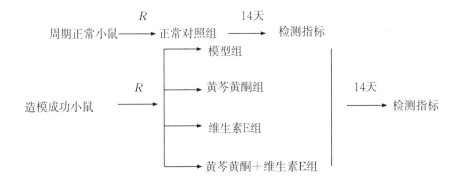

图 9-4　黄芩黄酮和维生素 E 2×2 析因设计实验的实验设计

四、注意事项

（1）析因设计是一种高效率的实验设计方法，其优点在于全面、高效、均衡地对各种因素的不同水平进行全面组合，分组进行实验，不仅能够分析各因素不同水平间的差异，还能探讨因素间是否存在交互作用，而且通过比较，还能寻找因素间的最佳组合。但当因素个数较多、水平划分过细时，所需实验的处理组数、实验次数等均会大大增加，实际可操作性变差，交互作用的具体解释也错综复杂，因此，析因设计对有较多因素或水平的实验并不太适用。

（2）样本分配是随机的，但应尽量保持各组间样本的均衡可比性。

（3）在侧重了解2个因素的主次与交互作用时，应注意设立"空白"对照组，没有空白对照组很难说明两个因素及其合用的效应是正性还是负性的。

（4）析因设计试验的统计分析不宜采用成组 t 检验或配伍组设计的方差分析，这些检验方法无法分析交互作用。只有进行析因设计的方差分析，才能同时分析两个因素的效应及其交互作用。

第二节　裂区设计

一、概念与特点

裂区设计（split plot design）为析因设计的一种特殊形式，主要用于分层研究。层次分组设计可以分析多个分层因素的作用，但层次分组设计并不能分析因素之间的交互作用及区组间的差异。如果既要知道各分层因素的作用，又要了解它们的交互作用和区组的差异，则应采用裂区设计。这种设计按A因素将每个大区组分割成若干个均衡小块，每小块又依B因素分为若干个单元，故又称分割试验设计。通常将最重要的因素作为一级因素，次要因素作为二级因素，一级因素又分若干组分，二级因素又分若干水平。

二、模式

凡需观察A、B两个因素的作用以及侧重了解A因素不同组分和B因素不同水平交互作用的两因素试验，均可采用裂区设计。

在裂区设计时，一般将样本随机分为 P 个大区组，再在每个大区组内将样本再随机分配至B因素的各个水平（B因素取 q 水平），按两度随机分配方式分配样本（图9-5）。

三、应用范围

由于裂区设计实验每个区组的样本含量相对较多，故该方法主要适用于小动物实验、细胞学实验及药物加工条件摸索等。

【例9-2】　为研究不同瘤株的生瘤效应和不同浓度蛇毒提取物的抑瘤作用，先将48只小鼠分为3个随机区组（每个区组内的16只小鼠性别和体重相近），将每个区组

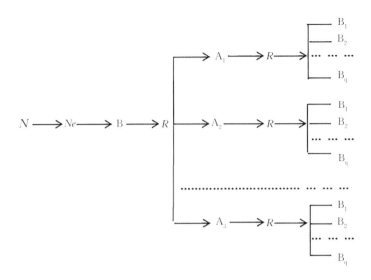

图 9 - 5　裂区设计模式图

内的 16 只小鼠再随机分成 4 组，分别接种 4 种不同瘤株，观察肿瘤生长情况。1 天后再对接种同一种瘤株的 4 只小鼠分别腹腔注射 4 种不同浓度的蛇毒提取物，连续用药 10 天后测定瘤重，分析不同瘤株的生瘤效果及不同浓度蛇毒提取物的抑瘤作用。这种设计即为裂区设计，见表 9 - 1。

表 9 - 1　不同瘤株与不同浓度蛇毒提取物共同作用后对小鼠抑瘤效果的裂区设计

瘤株 A	蛇毒浓度 B /(mg·kg^{-1})	随机区组		
		1	2	3
A_1（S180）	B_1（0.2）	…	…	…
	B_2（0.4）	…	…	…
	B_3（0.8）	…	…	…
	B_4（1.6）	…	…	…
A_2（HS）	B_1（0.2）	…	…	…
	B_2（0.4）	…	…	…
	B_3（0.8）	…	…	…
	B_4（1.6）	…	…	…
A_3（EC）	B_1（0.2）	…	…	…
	B_2（0.4）	…	…	…
	B_3（0.8）	…	…	…
	B_4（1.6）	…	…	…
A_4（ARS）	B_1（0.2）	…	…	…
	B_2（0.4）	…	…	…
	B_3（0.8）	…	…	…
	B_4（1.6）	…	…	…

四、注意事项

裂区设计实验采用裂区设计的方差分析进行统计分析，可分析 A、B 两个因素是否有统计学意义及 A、B 之间是否有交互作用。

第三节　正交设计

正交设计（orthogonal design）是按照正交表和相应的交互作用表进行的实验设计。这种方法是研究多因素、多水平的实验设计，它不仅可以明确各因素的主次地位，而且可分析哪些因素之间存在交互影响，还可以找出诸因素各水平的最佳组合，具有科学、高效、快速、经济等特点，广泛应用于科学研究。

与析因设计实验相比，正交设计保留了析因设计整体考虑、综合比较的优点，避免了全面试验、工作量大的弊病。这是因为正交设计实验是全面试验的部分实施，它是由正交表从全面试验方案中挑选的一部分实验，具有在空间上试验点均匀分散、在分析时水平整齐可比的特点，因此，由正交表挑选的这一部分实验能反映全面试验的情况。如一个七因素两水平的实验，如按析因设计进行实验，若以 n 代表实验方案数，k 代表水平数，m 代表因素数，则析因设计的实验方案数 $n = k^m = 2^7 = 128$ 种组合。而用 $L_8(2^7)$ 正交表进行实验只要 8 种方案，按 $L_{16}(2^{15})$ 正交表进行实验也只有 16 种方案，这就使工作量大大减少。因此，一切多因素、多水平的实验，如疾病的多因素综合治疗、细胞培养的最佳组合条件、中药有效组分提取的最优条件、中药复方防治疾病的药物组成和剂量确定、多步骤化验过程的条件摸索等，均可以使用正交试验来进行。

一、正交设计的工具

（一）正交表

正交表的表达形式是 $L_n(k^m)$，n 代表试验方案数，k 代表水平数，m 代表可安排的最大因素数（列数）。如 $L_8(2^7)$ 正交表（表 9-2），其中 L 下角的数字 8 表示有 8 个横行，即有 8 种组合（试验方案）；括号内的指数 7 表示有 7 个纵列，即代表允许安排的最多因素是 7 个；括号内的数字 2 表示每个因素有两个水平，即水平 1 和水平 2。

表 9-2　$L_8(2^7)$ 正交表

试验方案号	列次						
	1	2	3	4	5	6	7
1	1	1	1	1	1	1	1
2	1	1	1	2	2	2	2
3	1	2	2	1	1	2	2
4	1	2	2	2	2	1	1
5	2	1	2	1	2	1	2
6	2	2	2	2	1	2	1
7	2	1	1	1	2	2	1
8	2	2	1	2	1	1	2

正交表都具有以下两个数学性质，称之为正交性：①任何一列中各水平出现的次数相等。在 $L_8(2^7)$ 正交表，每列中水平 1 和水平 2 出现次数均为 4 次。②任何两列中，将同一横行看成有序数对（1，1；1，2；2，1；2，2），每种数对出现的次数相等。在本表中，每个数对均出现 2 次。这两个数学性质就是正交表正交性的体现，由于正交性的存在，使得正交表挑选出的这一部分试验能均衡分散到全面试验方案中的各部位中去，因而，选择的试验点具有代表性。常见的正交表有相同水平的正交表，如 2 水平型正交表 $L_4(2^3)$、$L_8(2^7)$、$L_{16}(2^{15})$ 等，3 水平正交表 $L_9(3^4)$、$L_{27}(3^{13})$ 等。有时试验需要混合水平正交表如 $L_8(4^1 \times 2^4)$ 等。

正交表中每列的自由度 ν＝水平数－1，如 $L_8(2^7)$ 正交表每列自由度＝2－1＝1；而 $L_8(4^1 \times 2^4)$ 正交表中，第 1 列自由度 ν＝4－1＝3，其他 4 列的自由度 ν＝2－1＝1。

（二）交互作用表

每个正交表均配有相应的交互作用表，从交互作用表上可以查到任何两列的交互作用列，用于安排因素之间的交互作用。由于正交表具有正交性，虽然某些组合未做，但交互作用可以推导出来。如 $L_8(2^7)$ 的交互作用表（表 9－3），从表中带括号的列号起由左往右看，它与另一列号垂直交点的数字就是交互作用列，如第（1）列与第 2 列的交互作用列是第 3 列。

表 9－3　L_8（2^7）交互作用表

列次	1	2	3	4	5	6	7
	(1)	3	2	5	4	7	6
		(2)	1	6	7	4	5
			(3)	7	6	5	4
（列次）				(4)	1	2	3
					(5)	3	2
						(6)	1
							(7)

交互作用可分为数级，两个因素间的相互影响为一级交互作用（如 A×B、A×C 等）；三个因素间的相互影响为二级交互作用（如 A×B×C、B×C×D 等）；四个因素间的相互影响则为三级交互作用（如 A×B××D 等），以此类推。一般情况下，在正交试验中，一级交互作用大多数情况下是必须考虑的，二级交互作用多数可以忽略，三级及三级以上交互作用多数可以不考虑。但是，交互作用哪些可以考虑哪些可以忽略，应当根据研究目的和专业知识而定，对于一些未知的可能存在交互作用的因素一般则不忽略。

二级或多级交互作用并无专表，可使用普通交互作用表逐级查找，如欲找出 1、2、4 列的交互列，则先查到（1）、2 列交互在 3 列，而后查到（3）、4 列交互在 7 列，此即表明第 7 列应当安排 1、2、4 因素的交互作用。以此类推。

常用的正交表和交互作用表见本章附表。

二、正交试验的设计方法

(一) 两水平型正交试验设计

正交试验的设计分为两部分：一是表头设计；二是在表头设计的基础上组成一个实验方案进行实施。

1. 表头设计

正交设计的首要关键是表头设计，所谓表头设计就是将因素及其需要考察的交互作用在表头（列）上进行合理的安排。

（1）表头设计的原则：

1）在多因素中凡已成定论者可固定化，而不列入观察的因素，需观察的因素应当精选，宜少勿多，可根据预试验结果或研究目的而定。

2）水平数根据研究目的、专业知识、预试验结果而定。

3）能忽略的交互作用应尽量忽略。

4）表头设计应遵循根本原则，即因素与不可忽略的交互作用不能排在同一列，否则无法分析效应由哪些因素引起。

（2）表头设计的步骤：

1）确定列数：欲观察的处理因素与不忽略的交互作用共有多少个，就需要安排多少列。在两水平型正交试验，一般情况下可设 2 列或多个空白列，以作计算误差之用；若仅设 1 列空白，则统计效率低。但在多数情况下，由于要求每个试验号需要重复（一般要求每个试验号重复 3～5 个样本），可以不设空白列，这样可以获得较多的信息。

2）确定水平数：水平数的确定取决于实验的目的。如目的是决定因素的取舍及其是否有交互作用，一般设有、无两个水平；如需了解两个剂量的效应有无差别，则需用两个不同的剂量作为不同水平。

3）选定正交表：根据确定的列数和水平数，选择相应的正交表，一般要求选择的正交表能够合理安排需考察的因素及其交互作用。

4）表头安排：将需考察的处理因素及其交互作用在正交表上进行合理的安排。在安排时务必优先考虑交互作用不可忽略（包括不知能否忽略）的处理因素，按照不可混杂原则，将它们及其交互作用在表头上排妥。而后将其余可以忽略交互作用的那些处理因素安排在余下的各列上。

5）检查：表头设计完成后，检查需考察的因素及其交互作用在列安排上有无混杂，如有混杂应予调整，以确保无混杂。

2. 组成实施方案

在表头设计完成后抽出各处理因素所占的列组成实施方案表，然后按照正交表各试验号的组成，确定各试验组数及其方法，按照试验号的组成及实验方法进行实验，一般每个试验号重复 3～5 个样本。

【例 9-3】 已知生脉散由人参（A）、麦冬（B）、五味子（C）组成，可用于治疗冠心病。试验者现欲用正交试验考察该方中各药的作用，并分析 A×B、A×C、B×C 是否有交互作用，采用大鼠冠状动脉左前降支结扎制备心肌缺血模型，测定缺血范围百分率（%）以评价药物的抗心肌缺血的作用。

（1）确定列数：本实验欲考察的因素为 A、B、C，需考察的交互作用为 A×B、A×C、B×C，其他交互作用忽略，故选择的正交表的列数应不少于 6 列。

（2）确定水平：本实验的目的是决定因素的取舍及因素间的交互作用，故设有、无两个水平。

（3）选定正交表：由于列数为 6，水平数为 2，故选择的正交表为 $L_8(2^7)$ 可安排本实验。

（4）表头安排及检查：在 $L_8(2^7)$ 正交表上将处理因素和需考察的交互作用进行合理的安排，见表 9-4。

表 9-4 生脉散 $L_8(2^7)$ 正交试验表头设计

列次	1	2	3	4	5	6	7
因素及交互作用	A	B	A×B	C	A×C	B×C	

（5）组成实施方案及实施：将人参（A）、麦冬（B）、五味子（C）所占的列抽出组成实施方案，见表 9-5。

表 9-5 生脉散 $L_8(2^7)$ 正交设计实验方案

	列号	1	2	4	组合形式
	成分	A	B	C	
试验号	1	1	1	1	$A_1B_1C_1$
	2	1	1	2	$A_1B_1C_2$
	3	1	2	1	$A_1B_2C_1$
	4	1	2	2	$A_1B_2C_2$
	5	2	1	1	$A_2B_1C_1$
	6	2	1	2	$A_2B_1C_2$
	7	2	2	1	$A_2B_2C_1$
	8	2	2	2	$A_2B_2C_2$

实验设计完成后以随机方法确定何剂量为水平 1 或水平 2。再按每个试验号的组合形式确定各试验号的因素组合。然后进行实验，将大鼠随机分为 1~8 组，每组 6 只，先由十二指肠给予不同组合药物，给药 1 小时后结扎冠状动脉左前降支造成心肌缺血模型，缺血 120 分钟后测定左心室缺血面积，计算缺血范围百分率，统计分析得到结论。

以上研究只是考察了一级交互作用。在某些实验中还需考察二级和多级交互作用，此时也可以用两水平型正交实验来进行安排。

【例 9-4】 现欲研究麻杏石甘汤（由麻黄 A、杏仁 B、石膏 C、甘草 D 组成）治疗肺部感染的作用，目的是明确该方的药物的主次地位及其交互作用，考察所有的一级交互作用及 4 个二级交互作用（ABC、ABD、ACD、BCD）和 1 个三级交互作用（ABCD），以人肺部感染患者进行正交实验。

本例由于是考察药物的主次及交互作用，故水平常取有、无 2 个水平。欲观察的处

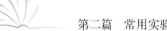

理因素为 4 个，考察的交互作用为 9 个，故列数为 13 列，可选用 $L_{16}(2^{15})$ 正交表进行安排（表 9-6）。表头设计完成后同前抽出处理因素所占的列组成实施方案。

表 9-6 麻杏石甘汤治疗肺部感染的 $L_{16}(2^{15})$ 正交试验表头设计

列号	1	2	3	4	5	6	7	8	9	10	11	12	13	14	15
因素与交互作用	A	B	AB	C	AC	BC	ABC	D	AD	BD	ABD	CD	ACD	BCD	ABCD

（二）多水平型正交试验设计

以上多因素两水平的正交设计试验，主要是解决定性问题，它可以明确不同因素的主次、因素之间是否有交互作用及不同水平效应的差异。如果在两水平型正交试验的基础上需要对主要因素进行剂量水平的选择，则需要用多水平的正交设计试验，这主要是解决定量问题，可明确不同因素取不同水平效应的差异。多水平正交设计常用的是三水平型，其设计的步骤与两水平型相同。

【例 9-5】 现欲研究酒洗红花的最佳炮制工艺，已知加酒量（A）、浸吸时间（B）、烘干温度（C）对酒洗红花炮制工艺有影响，研究者拟考察上述 3 个因素不同水平对炮制工艺的影响，每个因素取 3 个水平（表 9-7），以高效液相色谱法测定炮制品中红花黄色素和山奈素含量并进行综合评分作为评价指标。本例考察 3 个因素 3 个水平，可采用 $L_9(3^4)$ 正交表进行安排（表 9-8）。

表 9-7 红花酒洗的因素和水平

水平	因 素		
	A 加黄酒量/%	B 浸吸时间/分钟	C 烘干温度/℃
1	50	30	40
2	100	40	60
3	150	50	80

表 9-8 红花酒洗的 $L_9(3^4)$ 正交试验设计

实验号	因 素			
	1 A	2 B	3 C	4 空白
1	1	1	1	1
2	1	2	2	2
3	1	3	3	3
4	2	1	3	2
5	2	2	1	3
6	2	3	2	1
7	3	1	2	3
8	3	2	3	1
9	3	3	1	2

多水平正交设计，交互作用也可以在表头上进行排列。但一个交互作用作为一个因素在表头上进行排列时，其所占的列数是由其自由度决定的，如两因素三水平型的交互作用，自由度 $\nu=$ 水平数$-1=3-1=2$，即三水平正交试验中两个因素的交互作用占 2 列。因此，采用多水平正交试验来观察交互作用时，由于列数增多，使实验组数增多，其工作量是很大的。通常都是在交互作用已经明确，只需对最佳水平进一步摸索的情况下，采用多水平正交试验。

【例 9 - 6】 采用正交设计探讨糖痹康防治糖尿病神经病变的最佳组方，该药由 3 味药物组成（表 9 - 9），每个药物取 3 个剂量水平。提取大鼠脑线粒体，加入 H_2O_2 诱导线粒体氧化损伤，测定超氧化物歧化酶（SOD）活力以确定药物的最佳配伍剂量，除考察 A、B、C 3 个因素外，还考察 A×B、A×C、B×C 的交互作用。正交设计及方案如表 9 - 10。

表 9 - 9　糖痹康抗氧化损伤正交实验的因素和水平　　　　　　　　　　单位：mg/L

水平	因　　素		
	A（葛根提取物）	B（黄芪提取物）	C（丹参提取物）
1	50	40	20
2	100	80	80
3	150	120	160

表 9 - 10　糖痹康抗氧化损伤的 $L_{18}(3^7)$ 正交试验设计

实验号	列　号　与　因　素						
	1 A	2 B	3 AB	4 AB	5 C	6 AC	7 AC
1	1	1	1	1	1	1	1
2	1	2	2	2	2	2	2
3	1	3	3	3	3	3	3
4	2	1	1	2	2	3	3
5	2	2	2	3	3	1	1
6	2	3	3	1	1	2	2
7	3	1	2	1	3	2	3
8	3	2	3	2	1	3	1
9	3	3	1	3	2	1	2
10	1	1	3	3	2	2	1
11	1	2	1	1	3	3	2
12	1	3	2	2	1	1	3
13	2	1	2	3	1	3	2
14	2	2	3	1	2	1	3
15	2	3	1	2	3	2	1

续表

实验号	列号与因素						
	1 A	2 B	3 AB	4 AB	5 C	6 AC	7 AC
16	3	1	3	2	3	1	2
17	3	2	1	3	1	2	3
18	3	3	2	1	2	3	1

（三）混合水平正交试验设计

前面介绍的都是相同水平数的正交设计。在实际工作中，如需对某些主要因素做详细的分析，则这些主要因素可安排多个水平；而比较次要的因素一般只安排两个水平。此时，可用混合水平正交表来安排实验。常用的混合水平正交表有 $L_8(4^1 \times 2^4)$、$L_{16}(4^1 \times 2^{12})$、$L_{16}(4^2 \times 2^9)$ 等。

【例9-7】 通过实验发现四逆汤（由附子、干姜、甘草组成）对内毒素休克有较好的疗效，附子为主药，干姜、甘草为次要药物，现欲进一步找出该方的最佳组成，附子取 4 个剂量水平，干姜和甘草取 2 个剂量水平，选用 $L_8(4^1 \times 2^4)$ 正交表安排实验（表9-11）。

表9-11 四逆汤抗内毒素休克的 $L_8(4^1 \times 2^4)$ 混合水平正交实验

实验号	列号与药物				
	1 附子	2 干姜	3 甘草	4	5
1	1	1	1	1	1
2	1	2	2	2	2
3	2	1	1	2	2
4	2	2	2	1	1
5	3	1	2	1	2
6	3	2	1	2	1
7	4	1	2	2	1
8	4	2	1	1	2

三、正交试验结果的直观分析

对于正交试验的数据，可用直观分析法和方差分析法进行分析。对试验数据只进行一般的算术运算分析，并不进行正规的数理统计处理，这种方法就是直观分析法。这种分析方法比较粗糙，不能对误差做出估计，如果对分析的精确度要求不高或筛选试验，可用直观分析法。如果是要求较高或正式实验，应当要用正交设计的方差分析法来进行统计分析。但直观分析法简单易行，计算量少，而且该方法是进行方差分析的基础。因此，本节主要介绍直观分析法，正交设计试验的方差分析法请参见有关统计学书籍。

（一）两水平型正交试验的直观分析

【例9-8】 某复方由4个药物组成，拟研究该方对红细胞膜的保护作用。现以红细胞在4 g/L的NaCl溶液中的溶血比值进行正交试验，每个药物取两个剂量水平，目的是为组成最佳复方提供依据。溶血比值越小表明红细胞破坏越少，药物对红细胞的保护作用越强。按照$L_8(2^7)$正交表进行实验，每个试验号进行3次实验，求出平均值进行分析。结果见9-12。

表9-12 某复方抗低渗盐溶血作用的$L_8(2^7)$正交实验

试验号	列号 药物与交互作用	1 A	2 B	3 A×B	4 C	5	6	7 D	平均溶血 比值（Y）
1		1	1	1	1	1	1	1	0.82（Y_1）
2		1	1	1	2	2	2	2	0.85（Y_2）
3		1	2	2	1	1	2	2	0.70（Y_3）
4		1	2	2	2	2	1	1	0.75（Y_4）
5		2	1	2	1	2	1	2	0.74（Y_5）
6		2	1	2	2	1	2	1	0.79（Y_6）
7		2	2	1	1	2	2	1	0.80（Y_7）
8		2	2	1	2	1	1	2	0.87（Y_8）
1水平之和$\sum$I		3.12	3.20	3.34	3.06	3.18	3.18	3.16	
2水平之和$\sum$II		3.20	3.12	2.98	3.26	3.14	3.14	3.16	
极差$R=\sum$II$-\sum$I		0.08	-0.08	-0.36	0.20	-0.04	-0.04	0	

分析步骤：

因子的主次分析：在正交试验中，由于每列（每个因素）的两个水平出现的次数相等，因此，每个因子取不同水平效应之和（$\sum$I和$\sum$II）相减，就抵消了其他因子取不同水平对效应的影响，两个水平效应之和的差值（极差R）仅仅反映该因子取不同水平效应的差异。极差越大，说明该因子越重要。

本例4个药物中，以C的极差最大，应选溶血比值小的水平1。D的两个水平的极差为0，说明D药比较次要，取水平1或水平2均可。

交互作用分析：其次要分析交互作用。从实验结果来看，A与B虽为次要药物，但从第3列来看，两者的交互作用很大，其极差超过了C药，说明A和B有交互作用，故应进一步列成四格表进行分析（表9-13）。

表 9 - 13 交互作用分析的四格表

	B_1	B_2
A_1	$Y_1+Y_2=1.67$	$Y_3+Y_4=1.45$
A_2	$Y_5+Y_6=1.53$	$Y_7+Y_8=1.67$

由表 9-13 可知，以 A_1B_2 的溶血比值最小，故 A 应取水平 1，B 应取水平 2。综合上述分析，确定该复方对红细胞膜保护作用的最佳组成为 $A_1B_2C_1D_1$（或 D_2）。

（二）两因素取有无两水平的交互作用性质分析

对于两个因素的交互作用，应当分析其交互作用的性质。一般情况下，为分析 A、B 两个因素交互作用的性质，常取"有""无"两个水平。当两水平为有和无时，在分析交互作用时，必须以空白（A 无 B 无）的效应为基数，其他 3 种组合（A 有 B 无、A 无 B 有、A 有 B 有）的效应，应当是它们各自效应值与基数的差值。A 与 B 单用有效的条件下，直观判断标准如下：（A 效应 + B 效应）> 2 为协同，（A 效应 + B 效应）= 2 为叠加，（A 效应 + B 效应）≤ 1 为拮抗。见表 9 - 14。

表 9 - 14 交互作用性质的分析

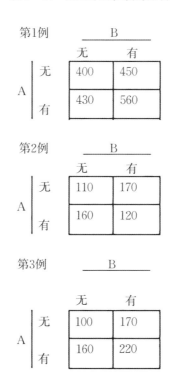

在第 1 例中，A 效应 = 430 - 400 = 30，B 效应 = 450 - 400 = 50，（A + B）效应 = 560 - 400 = 160 >（A 效应 + B 效应）= 30 + 50 = 80，故两者合用存在协同作用。在第 2 例中，A 效应 = 160 - 110 = 50，B 效应 = 170 - 110 = 60，而（A + B）效应 = 120 - 110 = 10，明显小于 A 和 B 单用的效应，故两者合用存在拮抗作用。在第 3 例中，A 效应 = 160 - 100 = 60，B 效应 = 170 - 100 = 70，（A + B）效应 = 220 - 100 = 120，接近 A 和 B 单用之和，故两者合用存在叠加作用。

（三）多水平型与混合水平型正交试验的直观分析

多水平型正交试验结果的直观分析，其基本方法同两水平型，仍然是首先求出各水平效应总和，然后以最大水平效应总和与最小水平效应总和的差值进行直观分析。

混合水平型正交试验的直观分析，原则上与两水平型分析方法相同，但不应以极差直接比较，而应当以平均极差（平均极差＝极差/每水平出现的次数）进行比较。

四、正交试验的注意事项

（1）正交试验依正交表进行，都有若干个试验号（试验组）。在受试对象分配时，要按照随机原则进行分配，并要注意各试验组间受试对象的均衡可比性。在可能的条件下，尽量按随机区组的设计方法分配受试对象。

（2）不同试验组的实验应当尽量同时平行进行，不宜在不同的时间和条件下进行不同试验组的实验。若的确无法同时平行进行实验，应设法保持不同试验组的实验条件严格一致。

（3）由于正交试验得到的诸因素最佳组合，可能是已在正交试验方案中已做过的最好试验组，但也可能是未包括在已做过的正交表中。不论哪种情况，均应进行再验证实验，一般以常规或经验组合为对照进行比较实验。

（4）在条件允许的情况下，表头设计尽量不留空白，利用重复实验的方法，这样既可以增加信息量，又可提高试验的准确性。

第四节　均匀设计

正交设计兼顾了均匀分散和整齐可比的优点，因此，试验号数（n）是水平数（k）平方的倍数，即 $n=rk^2$，此处 r 为自然数，如果水平数越多，则试验次数也越多。例如 4 个因素 5 个水平，正交试验号数最低为 $n=1\times5^2=25$ 个，一般是 25 的倍数。因此，多因素多水平试验特别是水平数较大时使用正交试验设计，其试验的工作量仍然过大，这就需要新的高效试验设计。均匀设计（uniform design）就是一种高效的多因素、多水平试验设计方法。

一、概述

（一）基本思路与特点

均匀设计的基本思路就是使试验点充分均匀分散，使每个试验点有更好的代表性，但同时舍弃整齐可比的要求，以减少试验次数；然后通过多元统计方法来弥补这一缺陷，使试验结论同样可靠。因此，均匀设计是一种考虑试验点在试验范围内充分均匀分散的实验设计方法。

均匀设计的突出优点就是使多因素、多水平的试验次数大为减少，即每个因素的每个水平只做一次试验。实际上均匀设计的试验方案数就等于水平数。均匀设计的缺点就是试验结果分析必须使用多元回归分析，统计过程比较复杂，通常需要用计算机进行拟合和分析。

（二）应用范围

凡多因素且水平数≥5的试验都可采用均匀设计。但由于每个因素的每个水平只出现在1个试验方案中，故均匀设计适用于被试因素和非处理因素均易于严格控制的实验，如药物制剂工艺、中药有效组分提取工艺、理化反应最佳条件组合研究、体外细胞学实验、条件易于控制的小动物实验等。实验条件不易控制的实验不宜使用均匀设计。如患者个体之间差异较大，治疗过程中非处理因素的干扰也难以控制，因此，均匀设计不宜用于临床疗效研究；大动物由于个体差异较大，也不适宜采用均匀设计进行实验。而纯系小动物（如小鼠、大鼠）遗传特性与个体条件较易做到高度可比性，故以小动物进行多因素、多水平试验可采用均匀设计。

二、工具表

（一）均匀设计表

均匀设计布点的特点是：①每个因素的每个水平出现在1个试验方案；②任意2个因素的试验点都点在平面的格子点上，每行每列都只有1个试验点。这两个特点反应了均匀设计试验的均衡性，这一特性充分体现在每个均匀设计表上。

每个均匀设计表用 $U_n(q^s)$ 代表，其中 U 表示均匀设计，n 表示需做的试验次数，q 表示每个因素的水平数，s 表示该表的列数。列用来安排需考察的因素。如 $U_7(7^4)$ 表示该均匀设计表是需要做7次试验（7个试验组合），每个因素有7个水平，该表有4列，最多可安排4个考察的因素。均匀设计表又分为两类：①U 的右上角加有"＊"的均匀设计表即 U_n^* 型，通常这类表的均匀性更好，属于优先使用的表，如 $U_7^*(7^4)$ 等。②U 右上角未加"＊"的均匀设计表即 U_n 型，这类表的均匀性虽较 U_n^* 型表为弱，但却能安排更多的因素，如 $U_7^*(7^4)$ 最多安排3个因素，但 $U_7(7^4)$ 最多可安排4个因素，因此在一般情况下，应当优先选用 U_n^* 型表，但当因素 s 较大，且超出 U_n^* 型表的使用范围时才可选用 U_n 型表。

（二）使用表

每个均匀设计表必须配一个相应的使用表。每一均匀设计使用表指示如何根据因素数从均匀设计表中正确地选用适当的列，以及由这些列所组成实验方案的偏差度（D）。例如 $U_7^*(7^4)$ 的使用表指示：若有2个因素，应选1、3两列来安排实验；若有3个因素，应选用2、3、4三列。每个使用表的最后一列为均匀度的偏差度 D，D 值越小，表示均匀度越好。

常用的均匀设计表与使用表见本章附表。

三、设计步骤

（一）设计的基本步骤

1. 合理确定考察因素

对于实验结果有影响的因素有很多，为减少工作量及便于分析，只将既对实验结果影响大又未明确适宜水平的因素作为考察因素。

2. 确定需要考察因素的水平数范围

水平数范围应当根据预试验结果或参考文献或经验，结合需要与可能来确定。应按等距原则划分水平。水平数序号依实际剂量由小到大（或由大至小）来确定。

3. 选定均匀设计表

根据需要考察的因素数和水平数，从几个可考虑的均匀设计表的使用表中，选择偏差度 D 最小的均匀设计表，然后按照其使用表指示的列号确定应使用的列。如在研究某中药提取物的制备工艺中，为提高产量，选取 3 个因素，初步拟定水平数为 6 个或 7 个，于是从均匀设计使用表可知，$U_6^*(6^4)$、$U_7(7^4)$、$U_7^*(7^4)$ 3 个设计表均可以考虑。在这 3 个使用表中，当考察因素为 3 时，它们的 D 值分别为 0.2656、0.3721、0.2132。依据取 D 值最小的原则，故决定采用 7 个水平，选定 $U_7^*(7^4)$ 均匀设计，使用列号由使用表指示为 2 列、3 列、4 列。

4. 确定试验方案

将需要考察的因素安排在选定的均匀设计表的相应使用表指示的列号上，并将各因素的各个水平分别对号标上，这样就构成了试验方案，如上述某中药提取物的制备，选定均匀设计表 $U_7^*(7^4)$，使用列是 2 列、3 列、4 列，于是将 A、B、C 3 个因子及各水平对号安排（表 9-15），这就是试验方案。

表 9-15　某中药提取物的制备工艺

列号	2	3	4
因子	A	B	C
试验号 1	3（水平）	5（水平）	7（水平）
2	6	2	6
3	1	7	5
4	4	4	4
5	7	1	3
6	2	6	2
7	5	3	1

【例 9-9】　生脉散处方的配比研究，生脉散由人参、麦冬、五味子组成。现拟研究生脉散 3 个组成药物的提取物抗体外心肌细胞氧化损伤的配伍组方研究，采用 H_2O_2 损伤体外培养心肌细胞株构建氧化损伤模型，以流式细胞术测定细胞凋亡以评价药物的抗氧化损伤作用，人参、麦冬、五味子提取物分别取 7 个水平如表 9-16。

表 9-16　生脉散三个组成药物的水平

水平/(mg·mL⁻¹)	因子		
	人参提取物（A）	麦冬提取物（B）	五味子提取物（C）
1	0.00	0.00	0.00
2	0.10	0.05	0.20
3	0.20	0.10	0.40
4	0.40	0.20	0.80
5	0.80	0.40	1.60

续表

水平/(mg·mL^{-1})	因子		
	人参提取物（A）	麦冬提取物（B）	五味子提取物（C）
6	1.60	0.80	3.20
7	3.20	1.60	6.40

确定考察因素和水平数：本例需考察的因素是 A、B、C 3 个，每个因素取 7 个水平（剂量）。

选定均匀设计表：由于水平数为 7，可以考虑的均匀设计表有 $U_7(7^4)$ 和 $U_7^*(7^4)$，当考察因素为 3 时，它们的 D 值分别为 0.3721、0.2132。依照取 D 值最小的原则，选定 $U_7^*(7^4)$ 均匀设计表。

确定试验方案：在考察因素为 3 时，$U_7^*(7^4)$ 均匀设计表的相应使用表指示的列号为 2 列、3 列、4 列，故将各因子及其相应的水平对应标在 $U_7^*(7^4)$ 均匀设计表对应的列上，并设正常对照组和模型对照组，组成实施方案如表 9 - 17。

表 9 - 17　生脉散 3 个组成药物配比研究的均匀设计

列号	2	3	4	H$_2$O$_2$
因子	A/(mg·mL^{-1})	B/(mg·mL^{-1})	C/(mg·mL^{-1})	/(10 μmol·L^{-1})
试验号 1	3（0.20）	5（0.40）	7（6.40）	＋
2	6（1.60）	2（0.05）	6（3.20）	＋
3	1（0.00）	7（1.60）	5（1.60）	＋
4	4（0.40）	4（0.20）	4（0.80）	＋
5	7（3.20）	1（0.00）	3（0.40）	＋
6	2（0.10）	6（0.80）	2（0.20）	＋
7	5（1.60）	3（0.10）	1（0.00）	＋
正常对照组	0.00	0.00	0.00	－
模型对照组	0.00	0.00	0.00	＋

如上述实验方案，分别加入不同药物，然后再加入 H$_2$O$_2$ 损伤细胞（正常对照组以 PBS 代替），每个试验号重复 3 次，实验处理完成后进行检测，并对结果进行分析。

（二）注意事项

（1）均匀设计的试验号（试验方案数）较少，因此要切实保证试验条件的整齐可比性。

（2）在进行均匀设计时，除试验方案规定的试验组外，应注意设立"空白"对照组，以比较各试验方案的作用是正性还是负性的。

（3）务必做到考察因素选择准确，水平安排合理，这样能保证通过均匀设计试验找到的最佳组合是最优的，并通过验证试验予以证实。

四、资料分析

均匀设计统计分析的原则是：当因素间无交互作用时，采用线性回归分析；当因素间有交互作用时，采用二次回归分析，最好采用逐步回归分析。一般情况下，可根据回归方程中各因素回归系数与水平大小，选取最佳的组合条件。若最佳条件处于试验范围的边界时，可以扩大试验范围找出最优组合条件。

（一）线性回归分析

线性回归分析方法参照统计学著作，此处仅介绍线性回归分析在均匀设计试验中的应用。

【例 9-10】 某研究者研究中药黄芪有效成分的提取工艺，考察因素为助溶剂比率（X_1）、浸泡时间（X_2）、溶剂用量（X_3），3 个因素取 5 个水平。采用 $U_5(5^3)$ 均匀设计表，每个试验号重复 3 次，每次取 50 g 原料，已获得率（Y,%）为考察指标，试验结果如表 9-18。现对工艺组合条件进行分析。

确定回归方程：依专业知识，X_1、X_2 和 X_3 之间并无交互作用，故用线性回归分析，求出回归方程是：$\hat{Y}=15.6-9.60X_1-0.0417X_2-0.00543X_3$。

对方程进行假说检验，设 H_0 为 3 个自变量对应变量的线性回归关系，$\alpha=0.10$。结果 $F=70.071$，根据 $\nu_1=3$，$\nu_2=5-1-3=1$，$F_{0.10(3.1)}=54.04$，$F_{0.05(3.1)}=216$，$0.10>P>0.05$，故可以认为该回归方程成立。

表 9-18 某中药提取物的制备工艺

试验号	x_1（比率）	x_2/h	x_3/mL	Y/%
1	0.1（1）	15（2）	550（4）	10.810
2	0.3（2）	21（4）	500（3）	8.473
3	0.5（3）	12（1）	450（2）	7.201
4	0.7（4）	18（3）	400（1）	5.742
5	0.9（5）	24（5）	600（53）	2.266

确定优化条件：根据方程找出使 Y 达到最大的条件及为优化条件。但若某个自变量的优化条件为试验范围边界值时，最好进一步扩大试验。本例方程中 b_1、b_2、b_3 均为负值。为使 Y 达最大值，X_1、X_2、X_3 即应取试验范围的最小值，即 X_1 为 0.1，X_2 为 12，X_3 为 400。由于三者均系边界值，在条件允许时可以采用单因素轮换法，在边界值上下布点进行扩大试验，以进一步找出最优条件。

进行验证试验：按最佳组合进行试验，若实际结果与预测值接近，可认为由优化条件构成的最佳组合是可信的。

（二）二次回归分析

在因素间存在交互作用时，应当采用二元回归分析。

【例 9-11】 现欲研究阿魏酸的合成工艺，采用 $U_7(7^4)$ 均匀设计进行实验，结果见表 9-19。试对工艺条件组合进行分析。

确定回归方程：本例若用线性回归分析得出，方程是：$\hat{Y}=0.201+0.037X_1-0.00343X_2+0.0077X_3$。经方差分析，得 $F=3.29$，根据 $\nu_1=3$，$\nu_2=7-1-3=3$，查 F 界值表得。$F_{0.05(3,3)}=9.28$，$F_{0.10(3,3)}=5.39$，$P>0.10$，故可认为该方程不成立，表明线性回归模型不符合本例情况。若用逐步回归分析方法，发现 X_3 可纳方程，显然这与事实不符。因此该试验结果应采用非线性回归分析，于是考虑二次回归分析。这时方程中有 X_1、X_2、X_3、X_1X_2、X_1X_3、X_2X_3、X_1^2、X_2^2、X_3^2 9 项。因此利用逐步回归分析求取回归方程为：$\hat{Y}=0.6232+0.251X_3-0.06X_3^2+0.0235X_1X_3$。该方程 $R^2=0.977$，说明曲线拟合度好。该方程表明因素 X_3 和交互作用 X_1X_3 对 Y 有显著影响，X_2 任一水平对 Y 影响不大。

确定优化条件：本例 X_3 在试验范围内为正值，由本方程知 X_1 越大，$\hat{Y}$ 值越大，故 X_1 取试验范围内极大值 3.4，然后将 $X_1=3.4$ 代入方程，得 $\hat{Y}=0.06232+0.3309X_3-0.06X_3^2$，求得 $X_3=2.7575$，在此条件下理论预断值 $\hat{Y}=0.5185$。由于 X_1 的最佳条件处于试验范围上限，故必要时应进一步扩大试验范围，找出最优条件。

进行验证试验：若按优化条件试验结果接近预测值，则结束实验，若两者相差显著，则应寻找原因，重新考虑实验设计。

表 9-19　阿魏酸合成试验结果

试验号	原料配比（x_1）	吡啶量（x_2）	反应时间（x_3）	收率（Y）
1	1.0（1）	13（2）	1.5（3）	0.330
2	1.4（2）	19（4）	3.0（6）	0.366
3	1.8（3）	25（6）	1.0（2）	0.294
4	2.2（4）	10（1）	2.5（5）	0.476
5	2.6（5）	16（3）	0.5（1）	0.209
6	3.0（6）	22（5）	2.0（4）	0.451
7	3.4（7）	28（7）	3.5（7）	0.482

五、混合水平均匀设计表

1. 混合水平均匀设计表

在研究中，有时对某个或某些因素需要多分几个水平，较次要的因素少分几个水平，这时应当使用混合水平均匀设计。与水平数相同的均匀设计表不同，混合水平均匀设计表无须配使用表，可以直接应用。常用的适用于两因素和三因素的混合水平均匀设计表见附表。

2. 设计步骤与分析

（1）精选 2 个或 3 个因素，其他因素固定。

（2）确定每个因素的水平数。

（3）根据因素数与水平数，选择混合水平均匀设计表，并考虑工作量（试验方案数）加以安排，使之成为实施表。

【例 9 - 12】 考察某酶反应速度，影响因素很多，根据专业知识与预试结果，确定考察酶浓度（A）、反应液 pH(B) 与反应温度（C）3 个因素，而将其他因素固定。在 3 个因素中 A 为最重要，B、C 两因素次之，决定采用 8 个实验方案。则选用 $U_8(8\times4^2)$ 混合水平均匀设计表。将 A 因素安排在第 1 列，B 和 C 两个因素分别安排在第 2 和第 3 列。在混合水平均匀设计中，在条件要求近似情况下，应尽量选择偏差度（D）值较小的表。

混合水平均匀设计的实验结果，也采用回归分析方法统计处理，方法同前。

（湖南中医药大学　邓常清　谢伶俐）

附表：

一、正交试验附表

1. $L_4(2^3)$ 正交表

试验号	列　号		
	1	2	3
1	1	1	1
2	1	2	2
3	2	1	2
4	2	2	1

2. $L_8(2^7)$ 正交表

试验号	列　号						
	1	2	3	4	5	6	7
1	1	1	1	1	1	1	1
2	1	1	1	2	2	2	2
3	1	2	2	1	1	2	2
4	1	2	2	2	2	1	1
5	2	1	2	1	2	1	2
6	2	2	2	2	1	2	1
7	2	1	1	1	2	2	1
8	2	2	1	2	1	1	2

3. $L_8(2^7)$ 交互作用表

列次	1	2	3	4	5	6	7
(列次)	(1)	3	2	5	4	7	6
		(2)	1	6	7	4	5
			(3)	7	6	5	4
				(4)	1	2	3
					(5)	3	2
						(6)	1
							(7)

4. $L_{12}(2^{11})$ 正交表

试验号	列 号										
	1	2	3	4	5	6	7	8	9	10	11
1	1	1	1	1	1	1	1	1	1	1	1
2	1	1	1	1	1	2	2	2	2	2	2
3	1	1	2	2	2	1	1	1	2	2	2
4	1	2	1	2	2	1	2	2	1	1	2
5	1	2	2	1	2	2	1	2	1	2	1
6	1	2	2	2	1	2	2	1	2	1	1
7	2	1	2	2	1	1	2	2	1	2	1
8	2	1	2	1	2	2	2	1	1	1	2
9	2	1	1	2	2	2	1	2	2	1	1
10	2	2	2	1	1	1	1	2	2	1	2
11	2	2	1	2	1	2	1	1	1	2	2
12	2	2	1	1	2	1	2	1	2	2	1

5. $L_{16}(2^{15})$ 正交表

试验号	列 号														
	1	2	3	4	5	6	7	8	9	10	11	12	13	14	15
1	1	1	1	1	1	1	1	1	1	1	1	1	1	1	1
2	1	1	1	1	1	1	1	2	2	2	2	2	2	2	2
3	1	1	1	2	2	2	2	1	1	1	1	2	2	2	2
4	1	1	1	2	2	2	2	2	2	2	2	1	1	1	1
5	1	2	2	1	1	2	2	1	1	2	2	1	1	2	2
6	1	2	2	1	1	2	2	2	2	1	1	2	2	1	1
7	1	2	2	2	2	1	1	1	1	2	2	2	2	1	1
8	1	2	2	2	2	1	1	2	2	1	1	1	1	2	2
9	2	1	2	1	2	1	2	1	2	1	2	1	2	1	2
10	2	1	2	1	2	2	1	2	1	2	1	2	1	2	1
11	2	1	2	2	1	2	1	1	2	1	2	2	1	2	1
12	2	1	2	2	1	2	1	2	1	2	1	1	2	1	2
13	2	2	1	1	2	2	1	1	2	2	1	1	2	2	1
14	2	2	1	1	2	2	1	2	1	1	2	2	1	1	2
15	2	2	1	2	1	1	2	1	2	2	1	2	1	1	2
16	2	2	1	2	1	1	2	2	1	1	2	1	2	2	1

6. L$_{16}$（2^{15}）二列间交互作用列表

列号	列 号														
	1	2	3	4	5	6	7	8	9	10	11	12	13	14	15
(1)	3	2	5	4	7	6	9	8	11	10	13	12	15	14
	(2)	1	6	7	4	5	10	11	8	9	14	15	12	13
		(3)	7	6	5	4	11	10	9	8	15	14	13	12
			(4)	1	2	3	12	13	14	15	8	9	10	11
				(5)	3	2	13	12	15	14	9	8	11	10
					(6)	1	14	15	13	12	11	10	8	9
						(7)	15	14	13	12	11	10	9	8
							(8)	1	2	3	4	5	6	7
								(9)	3	2	5	4	7	6
									(10)	1	6	7	4	5
										(11)	7	6	5	4
											(12)	1	2	3
												(13)	3	2
													(14)	1

7. L$_9$（3^4）正交表

试验号	列 号			
	1	2	3	4
1	1	1	1	1
2	1	2	2	2
3	1	3	3	3
4	2	1	2	3
5	2	2	3	1
6	2	3	1	2
7	3	1	3	2
8	3	2	1	3
9	3	3	2	1

8. L$_{18}$（3^7）正交表

试验号	列 号						
	1	2	3	4	5	6	7
1	1	1	1	1	1	1	1
2	1	2	2	2	2	2	2
3	1	3	3	3	3	3	3
4	2	1	1	2	2	3	3
5	2	2	2	3	3	1	1
6	2	3	3	1	1	2	2
7	3	1	2	1	3	2	3
8	3	2	3	2	1	3	1
9	3	3	1	3	2	1	2

续表

试验号	列　号						
	1	2	3	4	5	6	7
10	1	1	3	3	2	2	1
11	1	2	1	1	3	3	2
12	1	3	2	2	1	1	3
13	2	1	2	3	1	3	2
14	2	2	3	1	2	1	3
15	2	3	1	2	3	2	1
16	3	1	3	2	3	1	2
17	3	2	1	3	1	2	3
18	3	3	2	1	2	3	1

9. 正交表 $L_{27}(3^{13})$ 正交表

试验号	列　号														
	1	2	3	4	5	6	7	8	9	10	11	12	13	14	15
1	1	1	1	1	1	1	1	1	1	1	1	1	1	1	1
2	1	1	1	1	1	1	1	2	2	2	2	2	2	2	2
3	1	1	1	2	2	2	2	1	1	1	1	2	2	2	2
4	1	1	1	2	2	2	2	2	2	2	2	1	1	1	1
5	1	2	2	1	1	2	2	1	1	2	2	1	1	2	2
6	1	2	2	1	1	2	2	2	2	1	1	2	2	1	1
7	1	2	2	2	2	1	1	1	1	2	2	2	2	1	1
8	1	2	2	2	2	1	1	2	2	1	1	1	1	2	2
9	2	1	2	1	2	1	2	1	2	1	2	1	2	1	2
10	2	1	2	1	2	2	1	2	1	2	1	2	1	2	1
11	2	1	2	2	1	2	1	1	2	1	2	2	1	2	1
12	2	1	2	2	1	2	1	2	1	2	1	1	2	1	2
13	2	2	1	1	2	1	2	1	2	2	1	2	1	1	2
14	2	2	1	1	2	2	1	2	1	1		2	1	1	2
15	2	2	1	2	1	1	2	1			1	2	1	1	2
16	2	2	1	2	1	1	2	2	1		2	1	2	2	1

10. $L_{27}(3^{13})$ 二列间的交互作用列表

列号	1	2	3	4	5	6	7	8	9	10	11	12	13
(1)	(1)		3	2	2	6	5	5	9	8	8	12	11	11
			4	4	3	7	7	6	10	10	9	13	13	12
(2)		(2)	1	1	8	9	10	5	6	7	5	6	7
			4	3	11	12	13	11	12	13	8	9	10
(3)			(3)	1	9	10	8	7	5	6	6	7	5
				2	13	11	12	12	13	11	10	8	9
(4)				(4)	10	8	9	6	7	5	7	5	6
					12	13	11	13	11	12	9	10	8

续表

列号	1	2	3	4	5	6	7	8	9	10	11	12	13
(5)					(5)	1	1	2	3	4	2	4	3
						7	6	11	13	12	8	10	9
(6)						(6)	1	4	2	3	3	2	4
							5	13	12	11	10	9	8
(7)							(7)	3	4	2	4	3	2
								12	11	13	9	8	10
(8)								(8)	1	1	2	3	4
									10	9	5	7	6
(9)									(9)	1	4	2	3
										8	7	6	5
(10)										(10)	3	4	2
											6	5	7
(11)											(11)	1	1
												13	12
(12)												(12)	1
													11

11. $L_{16}(4^5)$ 正交表

试验号	1	2	3	4	5
1	1	1	1	1	1
2	1	2	2	2	2
3	1	3	3	3	3
4	1	4	4	4	4
5	2	1	2	3	4
6	2	2	1	4	3
7	2	3	4	1	2
8	2	4	3	2	1
9	3	1	3	4	2
10	3	2	4	3	1
11	3	3	1	2	4
12	3	4	2	1	3
13	4	1	4	2	3
14	4	2	3	1	4
15	4	3	2	4	1
16	4	4	1	3	2
组	1		2		

12. $L_{25}(5^6)$ 正交表

试验号	列　号					
	1	2	3	4	5	6
1	1	1	1	1	1	1
2	1	2	2	2	2	2
3	1	3	3	3	3	3
4	1	4	4	4	4	4
5	1	5	5	5	5	5
6	2	1	2	3	4	5
7	2	2	3	4	5	1
8	2	3	4	5	1	2
9	2	4	5	1	2	3
10	2	5	1	2	3	4
11	3	1	3	5	2	4
12	3	2	4	1	3	5
13	3	3	5	2	4	1
14	3	4	1	3	5	2
15	3	5	2	4	1	3
16	4	1	4	2	5	3
17	4	2	5	3	1	4
18	4	3	1	4	2	5
19	4	4	3	5	3	1
20	4	5	2	1	4	2
21	5	1	5	4	3	2
22	5	2	1	5	4	3
23	5	3	2	1	5	4
24	5	4	3	2	1	5
25	5	5	4	3	2	1

13. $L_8(4 \times 2^4)$ 正交表

试验号	列　号				
	1	2	3	4	5
1	1	1	1	1	1
2	1	2	2	2	2
3	2	1	1	2	2
4	2	2	2	1	1
5	3	1	2	1	2
6	3	2	1	2	1
7	4	1	2	2	1
8	4	2	1	1	2

14. L$_{16}$（4×2^{12}）正交表

试验号	列 号												
	1	2	3	4	5	6	7	8	9	10	11	12	13
1	1	1	1	1	1	1	1	1	1	1	1	1	1
2	1	1	1	1	1	2	2	2	2	2	2	2	2
3	1	2	2	2	2	1	1	1	1	2	2	2	2
4	1	2	2	2	2	2	2	2	2	1	1	1	1
5	2	1	1	2	2	1	1	2	2	1	1	2	2
6	2	1	1	2	2	2	2	1	1	2	2	1	1
7	2	2	2	1	1	1	1	2	2	2	2	1	1
8	2	2	2	1	1	2	2	1	1	1	1	2	2
9	3	1	2	1	2	1	2	1	2	1	2	1	2
10	3	1	2	1	2	2	1	2	1	2	1	2	1
11	3	2	1	2	1	1	2	1	2	2	1	2	1
12	3	2	1	2	1	2	1	2	1	1	2	1	2
13	4	1	2	2	1	1	2	2	1	1	2	2	1
14	4	1	2	2	1	2	1	1	2	2	1	1	2
15	4	2	1	1	2	1	2	2	1	2	1	1	2
16	4	2	1	1	2	2	1	1	2	1	2	2	1

15. L$_{16}$（$4^2\times2^9$）正交表

试验号	列 号										
	1	2	3	4	5	6	7	8	9	10	11
1	1	1	1	1	1	1	1	1	1	1	1
2	1	2	1	1	1	2	2	2	2	2	2
3	1	3	2	2	2	1	1	1	2	2	2
4	1	4	2	2	2	2	2	2	1	1	1
5	2	1	1	2	2	1	2	2	1	2	2
6	2	2	1	2	2	2	1	1	2	1	1
7	2	3	2	1	1	1	2	2	2	1	1
8	2	4	2	1	1	2	1	1	1	2	2
9	3	1	2	1	2	2	1	2	2	1	2
10	3	2	2	1	2	1	2	1	1	2	1
11	3	3	1	2	1	2	1	2	1	2	1
12	3	4	1	2	1	1	2	1	2	1	2
13	4	1	2	2	1	2	2	1	2	2	1
14	4	2	2	2	1	1	1	2	1	1	2
15	4	3	1	1	2	2	2	1	1	1	2
16	4	4	1	1	2	1	1	2	2	2	1

16. $L_{18}(2×3^7)$ 正交表

试验号	列 号							
	1	2	3	4	5	6	7	8
1	1	1	1	1	1	1	1	1
2	1	1	2	2	2	2	2	2
3	1	1	3	3	3	3	3	3
4	1	2	1	1	2	2	3	3
5	1	2	2	2	3	3	1	1
6	1	2	3	3	1	1	2	2
7	1	3	1	2	1	3	2	3
8	1	3	2	3	2	1	3	1
9	1	3	3	1	3	2	1	2
10	2	1	1	3	3	2	2	1
11	2	1	2	1	1	3	3	2
12	2	1	3	2	2	1	1	3
13	2	2	1	2	3	1	3	2
14	2	2	2	3	1	2	1	3
15	2	2	3	1	2	3	2	1
16	2	3	1	3	2	3	1	2
17	2	3	2	1	3	1	2	3
18	2	3	3	2	1	2	3	1

17. $L_{16}(4^4×2^3)$ 正交表

试验号	列 号						
	1	2	3	4	5	6	7
1	1	1	1	1	1	1	1
2	1	2	2	2	1	2	2
3	1	3	3	3	2	1	2
4	1	4	4	4	2	2	1
5	2	1	2	3	2	2	1
6	2	2	1	4	2	1	2
7	2	3	4	1	1	2	2
8	2	4	3	2	1	1	1
9	3	1	3	4	1	2	2
10	3	2	4	3	1	1	1
11	3	3	1	2	2	2	1
12	3	4	2	1	2	1	2
13	4	1	4	2	2	1	2
14	4	2	3	1	2	2	1
15	4	3	2	4	1	1	1
16	4	4	1	3	1	2	2

18. $L_{16}(4^3 \times 2^6)$ 正交表

试验号	列　号								
	1	2	3	4	5	6	7	8	9
1	1	1	1	1	1	1	1	1	1
2	1	2	2	1	1	2	2	2	2
3	1	3	3	2	2	1	1	2	2
4	1	4	4	2	2	2	2	1	1
5	2	1	2	2	2	1	2	1	2
6	2	2	1	2	2	2	1	2	1
7	2	3	4	1	1	1	2	2	1
8	2	4	3	1	1	2	1	1	2
9	3	1	3	1	2	2	2	2	1
10	3	2	4	1	2	1	1	1	2
11	3	3	1	2	1	2	2	1	2
12	3	4	2	2	1	1	1	2	1
13	4	1	4	2	1	2	1	2	2
14	4	2	3	2	1	1	2	1	1
15	4	3	2	1	2	2	1	1	1
16	4	4	1	1	2	1	2	2	2

二、均匀设计实验附表

1. 单一水平均匀设计表

（1）$U_5(5^3)$ 均匀设计表

列号	1	2	3
1	1	2	4
2	2	4	3
3	3	1	2
4	4	3	1
5	5	5	5

（2）$U_5(5^3)$ 使用表

S	列　号	D
2	1　2	0.3100
3	1　2　3	0.4570

（3）$U_6^*(6^4)$ 均匀设计表

列号	1	2	3	4
1	1	2	3	6
2	2	4	6	5
3	3	6	2	4
4	4	1	5	3
5	5	3	1	2
6	6	5	4	1

（4）$U_6^*(6^4)$ 的使用表

S	列　号				D
2	1	3			0.1875
3	1	2	3		0.2656
4	1	2	3	4	0.2990

（5）$U_7(7^4)$ 均匀设计表

列号	1	2	3	4
1	1	2	3	6
2	2	4	6	5
3	3	6	2	4
4	4	1	5	3
5	5	3	1	2
6	6	5	4	1
7	7	7	7	7

（6）$U_7(7^4)$ 的使用表

S	列　号				D
2	1	3			0.2398
3	1	2	3		0.3721
4	1	2	3	4	0.4746

（7）$U_7^*(7^4)$ 均匀设计表

列号	1	2	3	4
1	1	2	5	7
2	2	6	2	6
3	3	1	7	5
4	4	4	4	4
5	5	7	1	3
6	6	2	6	2
7	7	5	3	1

（8）$U_7^*(7^4)$ 使用表

S	列　号			D
2	1	3		0.1582
3	2	3	4	0.2132

（9）$U_9(9^5)$ 均匀设计表

列号	1	2	3	4	5
1	1	2	4	7	8
2	2	4	8	5	7
3	3	6	3	3	6
4	4	8	7	1	5
5	5	1	2	8	4
6	6	3	6	6	3
7	7	5	1	4	2
8	8	7	5	2	1
9	9	9	9	9	9

（10）$U_9(9^5)$ 的使用表

S	列　号				D
2	1	3			0.1944
3	1	3	4		0.3102
4	1	2	3	5	0.4066

（11）$U_9(9^4)$ 均匀设计表

列号	1	2	3	4
1	1	3	7	9
2	2	6	4	8
3	3	9	1	7
4	4	2	8	6
5	5	5	5	5
6	6	8	2	4
7	7	1	9	3
8	8	4	6	2
9	9	7	3	1

（12）$U_9(9^4)$ 的使用表

S	列　号			D
2	1	2		0.1574
3	2	3	4	0.1980

（13）$U_{10}^*(10^8)$ 均匀设计表

列号	1	2	3	4	5	6	7	8
1	1	2	3	4	5	7	9	10
2	2	4	6	8	10	3	7	9
3	3	6	9	1	4	10	5	8
4	4	8	1	5	9	6	3	7
5	5	10	4	9	3	2	1	6
6	6	1	7	2	8	9	10	5
7	7	3	10	6	2	5	8	4
8	8	5	2	10	7	1	6	3
9	9	7	5	3	1	8	4	2
10	10	9	8	7	6	4	2	1

（14）$U_{10}^*(10^8)$ 的使用表

S	列　号						D
2	1	6					0.1125
3	1	5	6				0.1681
4	1	3	4	5			0.2236
5	1	3	4	5	7		0.2414
6	1	2	3	5	6	8	0.2994

2. 混合水平均匀设计表

(1) 两因素设计表

$U_6(3\times2)$ 均匀设计表

	1	2
1	1	1
2	1	2
3	2	2
4	2	1
5	3	1
6	3	2
D	0.3750	

$U_6(6\times2)$ 均匀设计表

	1	2
1	1	1
2	2	2
3	3	2
4	4	1
5	5	1
6	6	2
D	0.3125	

$U_6(6\times3$ 均匀设计表$)$

	1	2
1	3	3
2	6	2
3	2	1
4	5	3
5	1	2
6	4	1
D	0.2361	

(2) 三因素设计表

$U_6(6\times3^2)$ 均匀设计表

	1	2	3
1	1	1	1
2	2	2	3
3	3	3	1
4	4	1	3
5	5	2	1
6	6	3	2
D	0.3634		

$U_6(6^2\times3)$ 均匀设计表

	1	2	3
1	2	3	3
2	4	6	2
3	6	2	1
4	1	5	3
5	3	1	2
6	5	4	1
D	0.3125		

$U_8(8\times4^2)$ 均匀设计表

	1	2	3
1	1	3	4
2	2	1	3
3	3	4	2
4	4	1	1
5	5	4	4
6	6	2	3
7	7	4	2
8	8	2	1
D	0.2822		

$U_{10}(10\times5^2)$ 均匀设计表

	1	2	3
1	1	3	4
2	2	1	3
3	3	3	2
4	4	1	1
5	5	4	4
6	6	2	3
7	7	4	2
8	8	2	1
9	5	1	2
10	8	3	1
D	0.2305		

$U_{12}(12^2\times4)$ 均匀设计表

	1	2	3
1	1	4	2
2	2	8	4
3	3	12	1
4	4	3	3
5	5	7	4
6	6	11	2
7	7	2	3
8	8	6	1
9	9	10	2
10	10	1	4
11	11	5	1
12	12	9	3
D	0.1964		

$U_{14}(14\times7^2)$ 均匀设计表

	1	2	3
1	2	6	7
2	4	4	7
3	6	2	6
4	8	7	6
5	10	5	5
6	12	3	5
7	14	1	4
8	1	7	4
9	3	5	3
10	5	3	3
11	7	1	2
12	9	6	2
13	11	4	1
14	13	2	1
D	0.1780		

第三篇

临床科研方法

第十章 病因学研究方法

病因学研究是医学研究的重要内容之一。随着现代科学技术的飞速发展，从微观角度，利用现代科技手段对病因进行分子生物学、基因遗传学等方面的研究越来越深入，取得了令人瞩目的成果，为病因学的研究发展提供了巨大的贡献。明确的病因，不仅有助于提出针对病因的预防措施，还有助于疾病的诊断和治疗。但由于疾病具有复杂、多变的特性，仅从微观角度去认识疾病是远远不够的，还需要从宏观的、群体的角度，利用临床流行病学、生物统计学、社会医学等方面的知识进行临床观察研究，获得多方面的科学证据，全面地认识疾病的病因。

第一节 病因病机的概念与范畴

一、人类对病因的认识与发展

病因是指疾病发生的原因。随着人类对疾病及其病因的认识程度和研究疾病方法水平的提高，对病因的认识经历了一个由"简单"到"系统"、由"单因论"到"多因论"的演变过程。

最初，人类对疾病的认识主要归因于鬼神或天谴神罚。公元前5世纪，我国首先创立了阴阳五行学说，认为疾病的发生与发展皆与金、木、水、火、土五行的消长密切相关。古希腊的希波克拉底（Hippocrates）认为疾病的发生与水、空气和所处地理位置有关。19世纪末，随着显微镜的发明，人类发现许多疾病是由于某种特定的微生物引起的，提出了特异病因学说，每一种疾病必定是由某一种特异的致病因子（病原微生物）引起的。Koch首次提出了确定特异性病原体的Koch法则（Koch's postulates）。简单来说就是患者体内能分离出某种病原体，但其他疾病患者是没有的，这种病原体也能使实验动物患上同样的疾病，而且感染的动物同样能分离出这种病原体。Koch法则有力地推动了病因研究，至今仍然是新发传染病（如非典型肺炎，SARS）特异性致病微生物病因推断的主要原则。随后，人们认为每一种疾病都是由某种必不可少的特异致病因子而引起的，没有这种特异致病因子，某疾病就不能发生。这就是"特异病因学说"，也可称之为单一的病因论。例如，霍乱弧菌引起霍乱。然而，1880年德国慕尼黑的Von Pettenkoffor亲自口服了一杯新鲜的霍乱弧菌混悬液，但未患霍乱，从而否定了单病因学说。

实际上，疾病的发生和流行，往往涉及多方面的因素。"一病一因"的情况是罕见的，即使是具有严格生物特异性的传染病，病原体也不是唯一的病因，因为病原体是发病的必要条件，但不是充分条件。例如，霍乱的发生和流行，除了霍乱弧菌这一必需的致病因子以外，还受到许多因素的影响。这些因素包括霍乱弧菌的毒力和数量、机体的抵抗力、自然水体的温度、pH 和某些无机盐的含量、社会经济条件、上下水道设施和人们的卫生习惯等。随着医学的发展，人们发现越来越多疾病的病因无法用这些法则来准确判断，如很多病毒感染和朊病毒感染并不都引起机体发病出现临床症状和体征。尤其是非传染性疾病如心血管疾病与遗传、代谢、饮食、体力活动、精神紧张等多种因素有关；遗传、免疫、代谢、生活习惯以及环境中的多种物理、化学、生物致癌因子均在不同阶段和程度上参与癌症的发生过程。因此，要探索疾病的病因则须从多方面的因素来考虑，这就是疾病的"多因子复合病因学说"，也称为"多因论"。这一学说不仅适用于传染病，更适用于非传染性疾病。

1. 传统病因概念

传统的决定论病因观认为，一定的原因必然导致一定的结果。实际上，从经验证据得出的结论只能是归纳性的，归纳性结论只能是概率性的。而且更重要的是，客观世界本身的发展变化就是概率性的。

2. 现代病因概念

当人们逐渐意识到客观世界发展变化的概率性特点，相应地产生了现代科学的概率论病因或称广义病因，并尝试用不同的病因模型如三角模型、轮状模型、病因网模型加以解释。20 世纪 80 年代，美国 Johns Hopkins 大学流行病学教授 Lilienfeld 从流行病学角度对病因进行定义"那些能使发病概率增加的因素就是病因，减少这些因素中的一个或多个就会降低疾病发生的概率"。90 年代 Rothman 从另外一个角度上提出"病因是疾病发生中起重要作用的事件条件或特征，没有这些条件的存在，疾病就不会发生"。这些病因的定义具有多因素性、群体性和可预防性的特点，体现了现代流行病学主要特征。

3. 危险因素和保护因素

有些因素虽然不是某种疾病的直接病因，但可以增加疾病发生的危险，流行病学中称之为危险因素（risk factor）。危险因素的范围很广泛，有外界的包括物理、化学、生物因素，有社会经济文化、精神及内在遗传因素等。一方面指疾病的具体微观致病因素，有助于探讨疾病的具体发病机制；另一方面，也包含影响疾病发生、流行的各个环节（自然因素和社会因素），在人群防治实践中有助于疾病防治措施的制定和实施，尤其是针对病因未明确或尚缺乏有效临床治疗措施的疾病。保护因素（protective factor）则是指那些能使患病率下降或维持在较低水平的因素。

二、病因的分类

1. 致病因子

（1）生物因素：细菌、病毒、衣原体、支原体、立克次体、螺旋体、真菌、原虫等直接传染与感染疾病。有毒动植物如河豚鱼、毒蛇、毒蘑菇、狼毒、鱼藤等。

（2）物理因素：气温、湿度、气压、振动、辐射波、声波、机械性损伤等。

（3）化学因素：无机物如汞、铅、镉、锰、铍，有机物如有机磷、苯、酚、醇、氯化物、亚硝胺，以及环境多种公害引起的致癌、致畸、致突变等化学毒物。

2. 环境因素

环境不良因素可成为致病的直接因素或间接因素（或称危险因素）。

（1）自然环境：丘陵地区缺碘可直接造成地方性甲状腺肿及克汀病。水中氟过高可造成氟中毒斑釉齿及氟骨症，酷热可引起中暑日射病，工业生产造成 SO_2、NO_2 增多形成酸雨等均可引发各种相应的疾病。

（2）社会环境：如因生产环境条件恶劣造成的汞中毒、铅中毒、肺尘埃沉着病等各类职业病；经济条件，生活、工作环境差造成的风湿、结核病；不良嗜好如吸烟、酗酒、吸毒、嫖娼、性病均可造成一个地区、一个国家人群的损害；精神创伤可能诱发精神病等。

3. 宿主因素

宿主（host）系指在一定条件下接受致病因素作用的生物体（个体及人群）。当致病因子存在时，疾病是否一定发生，其发病率、痊愈率、死亡率的高低，除环境因素外，均与宿主的生物特性有关。

（1）宿主的种类：宿主从传染病学、寄生虫学角度多指储存病原体的机体，包括保病宿主、中间宿主、终宿主。其宿主种类可分为传染性宿主、易感宿主和免疫宿主 3 种宿主。

（2）宿主特性：宿主特性中，其机体的体质、生理、心理、年龄、性别、职业、民族、习俗、行为、生活方式、饮食结构、文化等因素对传染性与非传染性疾病的发生、发展、转归有很大的影响。如女性易患胆系疾病、甲状腺功能亢进；男性易患胃癌、食管癌；儿童易患传染性疾病，如麻疹、百日咳、脊髓灰白质炎；老年人易感心脑血管疾病，如冠心病、动脉硬化、脑萎缩、老年痴呆等症。

普遍认为这还与宿主的特异性免疫水平、非特异性免疫水平、遗传因素等有着重要的关系。特异性免疫水平对人群传染性疾病可起着制约作用，非特异性免疫可增强体质、提高抗病能力，对流行性感冒、肝炎、中毒、肿瘤均有抵抗作用。遗传因素越来越受到人们的重视，单基因遗传病如血友病、先天性耳聋、色盲等；多基因遗传病如糖尿病、高血压、精神病、肿瘤等。人们认识到疾病易感性差异实质上与有关基因的多态性有关。

一般而言，传染性疾病、创伤、中毒、单基因遗传病的病因较为明确，而非传染性慢性疾病的病因多为多因性致病因素，环境因素、宿主因素相互关联，可增加或降低患病的概率。

第二节 病因的确定

一、病因确定的条件

在找出多个可能的病因后，还须判断哪些联系是表面现象，哪些是偶然的，哪些联系是因果关系。从众多学者成功或失败的事例中，总结出确定病因必须具备如下条件：

（1）联系强度大：如 18 世纪，英国清扫烟囱工人的阴囊癌发病率比正常人高出 200 倍，故判别烟尘中有强致癌物质，此后经证实其中的苯丙芘为致癌物质。因此得出联系强度越大，因果关系的可能性越大。

（2）联系特异性强：如孕妇在孕后 3 个月内感染风疹，该病毒阻滞了未成熟胎儿正常细胞的分裂，妨碍了组织分化过程，造成生后耳聋、白内障或先天性心脏病，经证实风疹病毒与畸形儿的发生有显著的特异性。

（3）时间顺序合理：时间上因前于果，如先进食污染食物，继而出现食物中毒，可得到科学验证、解释。

（4）联系的一致性：如地方性甲状腺肿与居住地域及时间长短、疫区缺碘状况相关联。

（5）宿主反应：如肿瘤细胞阳性、食物中毒病原菌阳性；特异性实验的阳性率与发病率同步上升或减退，宿主的反应谱符合生物学梯度。

（6）剂量反应：如肺癌，吸烟量越大，时间越长，死亡率越高。即联系的强度随着暴露水平呈正相关的因果关系。

（7）可重复性：可由他人、他地、他时以同等联系得以重复出现。

（8）符合医学共识的科学解释：要讲得清，说得明，合理，科学，他人认可。

二、病因确定的方法

在探寻病因的过程中，收集资料由浅入深，从现象到本质，工作从描述流行病学到分析流行病学乃至实验流行病学研究，这是一个合理的顺序，并且因果关系的论证强度也逐步递增。虽然实验流行病学研究对病因能提供很高论证强度的证据，但由于医学伦理或可行性的问题，实施起来很困难。因此，流行病学病因研究多为观察性的，从临床多病例观察、生态学研究、横断面研究、病例对照研究到队列研究，因果论证强度呈递增顺序，在这些病因研究中主要运用两种推理方法：假设演绎法和 Mill 准则。

1. 假设演绎法

临床多病例观察、生态学研究和横断面研究等属于描述流行病学研究，这些研究之所以称为"描述"，是因为它们主要陈述疾病的现象，一般不涉及疾病本质的因果关系；它们能提供病因分析的初步线索，形成病因假设。假设是在为数不多的经验事实以及已有理论的基础上，通过逻辑推理（包括 Mill 准则）或创造性思维等各种方法而形成的。假设形成后，用分析流行病学研究进行检验。对描述和分析流行病学研究起衔接作用的逻辑方法，就是假设演绎法。

假设演绎法的推理形式为：

（1）得到假设 H，并且如果 H 则证据 E；所以推出证据 E。

（2）获得证据 E，并且如果 H 则证据 E；所以假设 H 成立。

假设演绎法的整个推论过程为：从假设演绎导出具体的证据，然后用观察或实验检验这个证据，如果证据成立，则假设就可能成立。从一个假设可推出多个具体证据，经验证实的具体证据越多，或证实的条件越多种多样，则支持该假设的概率就越大。例如假设 H：乙型肝炎病毒（HBV）持续感染导致原发性肝癌（PHC）；根据该假设 H，加上相关的背景知识为前提，演绎地推出若干具体经验证据 E_1（肝癌病例组 HBV 感染率高于对照组），E_2（HBV 感染组肝癌发生率高于非感染组），E_3（控制 HBV 感染后，人群肝癌的发生率下降）。如果证据 E_1、E_2、E_3 成立，则假设 H 亦获得较高强度的支持。

如果具体证据经检验不成立或被否定，对假设应该下怎样的结论呢？这样的情况在研究中并不少见，结论似乎是假设被反驳了，即假设不成立。这从演绎逻辑上看没有问题：如果 H 则 E，但非 E，所以非 H。例如，如果乙型肝炎病毒引起肝癌（H），则在乙型肝炎病毒感染率相同的地方，肝癌发病率也应相同（E）；但是，发现那里的肝癌发病率并不相同（非 E），所以乙型肝炎病毒引起肝癌不成立（非 H）。

然而，问题并非如此简单。其实，科学理论（假设）是个相互联系的整体，具体证据是由理论（假设 H）和先行条件（C）这一组前提共同推出来的；如果具体证据被否定，接着否定的是这一组前提中的任何一个，即可能是理论（假设 H）错了，和/或可能是先行条件（C）不符。因此，推理的实际形式为：

如果假设 H 而且条件 C，则证据 E；如果证据 E 不成立，所以假设 H 和/或条件 C不成立。即有 3 种可能的结论：①假设 H 不成立；②条件 C 不成立；③假设 H 和条件C 均不成立。

在上述乙型肝炎病毒引起肝癌的例子中，先行条件 C 应为其他危险因素状态（如黄曲霉毒素或藻类毒素摄入水平）也相同。因此，肝癌发病率不相同，否定的可能是先行条件，即其他危险因素状态可能不相同。例如，黄曲霉毒素或藻类毒素摄入水平在两地人群间有差异，导致乙型肝炎病毒感染率相同而肝癌发病率不同。因此，由假设演绎法推导出来的具体证据若不成立，并不能简单否定假设，还需要考虑其他影响因素（先行条件）的状态。

2. Mill 准则

分析流行病学研究包括病例对照研究和队列研究，这里的"分析"是指"比较"，通过比较发现差异，测定研究因素与疾病的关联或相关程度，从而检验或验证病因假设，分析流行病学研究的比较推理是从 Mill 准则发展而来的。试图将因果推理的原则加以系统化的第一人就是穆勒（Mill），他提出科学实验四法，后人将同异并用法单列，成为科学实验五法：求同法、差异法、同异并用法、共变法和剩余法。

（1）求同法（method of agreement）：设研究的事件特征为 A，B，C，D，E，…，研究的因素（暴露）为 a，b，c，d，e，…，研究事件具有共同的特征 A（特定疾病），而这些相同疾病 A 的病例均有相同的研究因素（暴露）a，因此因素 a 是疾病 A 的影响因素。

如在肝癌病例（A）中发现均有或相当部分有乙型肝炎病毒感染标记（a），表明乙型肝炎病毒是肝癌的影响因素。当然，观察亦可从乙型肝炎病毒感染到肝癌，如发现乙型肝炎病毒持续感染者相当部分发生肝癌，表明乙型肝炎病毒是肝癌的影响因素。

（2）差异法（method of difference）：设研究的事件为 A，B，C，D，E，…，研究的因素（暴露）为 a，b，c，d，e，…，研究事件均无特征 A（特定疾病），即非病例（对照），而这些对象（对照）也没有研究因素（暴露）a，因此因素 a 是疾病 A 的影响因素。

如在非肝癌病例（对照，非 A）中发现均无或相当部分无乙型肝炎病毒感染标记（a 不出现），表明乙型肝炎病毒是肝癌的影响因素。当然，观察亦可从非乙型肝炎病毒感染到未发生肝癌，如发现非乙型肝炎病毒感染者基本上不发生肝癌，表明乙型肝炎病毒是肝癌的影响因素。

（3）同异并用法（joint method of agreement and difference）：即求同法和差异法并用，相当于同一研究中设有比较（对照）组，用以控制干扰因素。

如在肝癌病例中发现均有或相当部分（统计地高于对照组）有乙型肝炎病毒感染标记，而在非肝癌病例（对照）中发现均无或相当部分（统计地低于病例组）无乙型肝炎病毒感染标记，表明乙型肝炎病毒是肝癌的影响因素。

（4）共变法（method of concomitant variation）：可以看成是求同法的特例。当有关（暴露）因素不是定性的，而是等级或定量的，并与事件（疾病）效应成量变关系，才可以应用共变法。设 A_1，A_2，A_3，…，是事件（疾病）效应不同数量的状态，a_1，a_2，a_3，…，是研究因素（暴露）不同数量的状态，两者间有共同变动的关系，因此因素 a 是疾病 A 的影响因素。

如在吸烟与肺癌的研究中，随着吸烟剂量 a_1，a_2，a_3 的增加，肺癌的优势比（OR）或相对危险度（RR）A_1，A_2，A_3 也增加，即呈共变或剂量反应关系，所以支持吸烟为肺癌的病因。实际上，分类资料的关联强度与定量或等级资料的剂量-反应关系，均表示结局事件与暴露因素的相关，从而支持因果联系。

（5）剩余法（method of residues）：可以看成是差异法的特例。对某复合结局事件（A，B，C），已知它的有关（暴露）因素在特定的范围内（a，b，c），通过先前的归纳又知道 b 说明 B，c 说明 C，那么剩余的 a 必定说明 A。用剩余法判明联系，就像算术中的减法，即在一组复杂的现象中，把已知联系的现象减掉，探寻剩余现象的联系。

（6）Mill 准则的应用：穆勒似乎相信只要严格遵循他的方法，就一定能证实因果联系。但我们首先得知道可能的影响因素的清单，并假定要寻找的那个因素也在其中，否则就无法得到相应的因果结论。遗憾的是，Mill 准则对列出这样的清单并不能提供指导，我们也无法知道要寻找的那个因素是否在清单内。如果病因假设清单没有包括真实的病因，Mill 准则就并不能提供任何帮助，即无法确证病因。另外，Mill 准则原本是用于能控制干扰条件的实验研究类型，以及假定原因为确定的必要或充分条件，而流行病学的观察性研究控制干扰的条件较差。对于非确定性条件即危险因素，需要作统计学处理，如对病例组与对照组的暴露因素率做统计学比较，或对暴露组与非暴露组的发病率做统计学比较，从而对可能病因的必要性或充分性做出估计。

三、病因模型

病因模型是指用简洁的概念关系图来表达因果关系。病因模型提供了因果关系的思维框架、涉及的各个方面甚或因果关系的路径。

纯病因论只把疾病启动因素或病原体作为病因，忽视了环境因素和宿主的自身因素；条件病因论只强调外环境，而忽视了宿主自身的因素；单纯生物医学病因观点是寻找生物学方面因素，而忽视了心理和社会因素。

从 19 世纪末至今，随着医学研究的不断发展和对因果关系的理解或侧重点的不同，流行病学家提出了诸多疾病发生的病因模型，包括三角模型、轮状模型、病因链模型和病因网模型。借助这些形象的模型，人们对疾病发生的认识更加系统深入，同时有力地推进了疾病病因研究和防治实践。

1. 三角模型

疾病发生的三角模型又称流行病学三角（epidemiologic triangle），最先由 Gorden，Ront 等以图予以表示（图 10-1）。该模式认为疾病的病因是由致病因子（agent）、宿主（host）和外界环境（environment）3 个要素相互作用的结果。正常情况下，三个要素保持动态平衡，人们处于健康状态。一旦三要素中一个或多个发生变化导致平衡受破坏时，疾病就会发生。例如，在环境因素不变的情况下，致病因子比重增加，如 A 型流感病毒发生变异出现新的亚型，则平衡被破坏，可导致流感流行。三角模型最适合于由生物学病原引起的疾病。即人的机体的内在因素与外环境因素的协同作用，致使疾病的发生和流行。

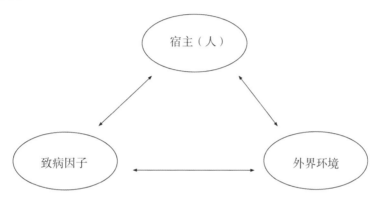

图 10-1　流行病学三角

流行病学三角模型对疾病病因的解释虽然明显优于单病因学说，但其缺点是将三要素等量齐观，特别是不适合于对一些非传染性慢性疾病的发生与流行的解释。

2. 轮状模型

轮状模型（wheel model）是由 Susser 于 1973 年提出。如图 10-2 所示，轮状的中心（轮轴）是宿主，宿主处于环境的包围之中。环境又分为生物、理化和社会环境，宿主还包括遗传因素。

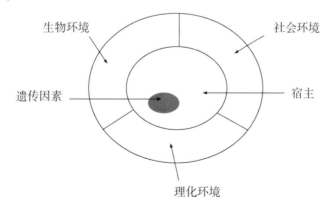

图 10-2　轮状模型

轮状模型将病因分为以下几类：

（1）宿主方面：遗传因素是来自宿主方面最重要的病因之一；此外，年龄、性别、发育、行为生活方式、营养状态、心理与免疫状态等也与疾病发生有关。

（2）生物环境：包括细菌、病毒及其他微生物、寄生虫、动物和媒介节肢动物等。

（3）物理、化学环境：包括营养素、天然有毒动植物、微量元素、气象、地理、水质、大气污染、电离辐射、噪声等。

（4）社会环境：包括社会制度、人口、经济、家庭、医疗、文化、职业、宗教、风俗等。

轮状模型各部分的相对大小可随不同的疾病而有所变化，如在主动脉瘤疾病中遗传内核较大，而在麻疹中宿主（免疫状态）和生物环境（空气传播）部分较大。疾病病因的轮状模型强调环境与宿主的密切关系，相比疾病发生的三角模式更能反映疾病发生的实际情况，有利于探讨疾病的病因及防治对策。

3. 病因链模型

病因链（etiological chain）是指疾病的发生常常是由多种致病因素先后或同时连续作用的结果。例如，龋齿的产生首先是由于食物在牙齿表面与口腔变形球菌作用下形成牙菌斑，菌斑长期与食物中的糖发生化学反应产生酸性物质破坏牙釉质，从而形成龋斑和龋齿。

可以根据不同病因在病因链上的位置将病因分为外围的远端病因（distal cause）、中间病因（intermediate cause）和近端病因（proximal cause）。

如图 10 - 3 所示，在脑卒中、冠心病和肿瘤等常见慢性病的病因链上，高血压、超重/肥胖、血糖/血脂等代谢异常是近端病因，而导致这些近端疾病发生的相关因素（病原体感染、吸烟、缺少体力活动、不合理膳食、情绪压抑等生物学因素、行为因素和心理因素）则可看成是中间病因，而社会经济、文化、生活习惯，环境改变与环境污染以及卫生保健服务等因素则属于远端病因。远端病因与疾病之间的因果机制不是十分具体确切，但涉及的人群面广，预防干预的机会大、社会效应强。近端和中间病因在病因链上距离疾病发生较近，病因学意义相对明确，涉及的人群相对具体，干预的时机紧迫，干预的效率要求相对较高。

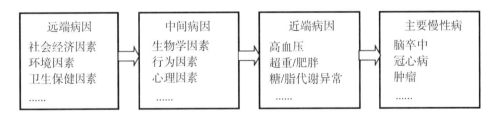

图 10 - 3　病因链模型

4. 病因网模型

病因网（etiology web）是 1960 年由 MacMahon 等提出，认为疾病的发生往往是多病因的，可能是一种疾病多个病因或一种病因致多种疾病，而多个病因之间可相互作用构成病因网。病因网模型提供了因果关系的完整路径，有助于我们深入和全面地认识疾病的病因。例如，肝癌的病因网由三条主要病因链交错形成，三条病因链的起始端分别为生物因素（乙型肝炎病毒感染）、理化因素（黄曲霉毒素污染食品和饮水中的藻类毒素等）和行为因素（过量饮酒、吸烟等），生物学因素和理化因素能够导致慢性肝炎，而行为因素可以导致脂肪肝、酒精肝，进而进一步恶化导致肝硬化、肝癌。三条病因链的起始端向上扩展又受到其他许多因素的影响。病因网络模型的优点是表达清晰具体，可操作性强，系统性强、有利于对疾病的病因做系统研究、探索，有利于对疾病特别是一些慢性非传染性疾病的预防与控制。

四、因果联系方式

病因学研究是探索疾病的病因，寻找各种病因之间的相互关系，探讨它们对疾病发生发展的影响。目的是要确定研究的某种因素与特定结果是否存在因果联系。因果联系包括单因单果、单因多果、多因单果、多因多果 4 种类型。

1. 单因单果

一种因素引起单一疾病，例如暴露于煤气引起的 CO 中毒，先天性酪氨酸酶缺乏引起的白化病等。一因一果这是传统的病因观，是人们早期认识疾病存在局限的产物。例如，病原体的暴露可能造成感染也可能不导致感染，而且感染了也不一定导致疾病，机体可以短期清除或长期携带病原体，可能发病也可能不发病。此外，有上述因素存在的前提下，还需要有一系列其他病因因素的参与，如居室密闭或近亲结婚等。一因一果的作用方式几乎是不存在的。

2. 单因多果

单一病因引起多种疾病。例如肥胖可引起高血压、糖尿病，吸烟能够增加慢性支气管炎、肺气肿、脑卒中、冠心病等多种疾病发生风险。一因多果仅仅从某病因的多效应看是正确的，因为大多数疾病并非仅仅由单一病因所致。

3. 多因单果

多个病因引起单一疾病，例如肥胖、高血压、高脂血症引起急性心肌梗死。但这些病因并非仅仅导致单一疾病，因此多因单果仅仅从疾病的多因性这一方面看是正确的。

4. 多因多果

多个病因引起多种疾病。例如吸烟、饮酒、高血压、高血糖和高血脂、肥胖是冠心病和脑卒中等多种疾病的危险因素，这些多病因可以是完全共同的，也可以是部分共同的。多因多果实际上是将单因多果与多因单果联系在一起，全面反映了事物的本来面目。

第三节　现况研究设计方法

现况调查（prevalence study）又称现况调查（prevalence survey）、横断面调查（cross-sectional study），是在特定人群中，调查收集特定时间内的某种疾病的患病情况，或疾病与危险因素之间的联系。其所用的动态指标以患病率为基准，又称患病率调查，可称现患流行病学调查。

一、现况研究的基本步骤

（1）根据调查目的、内容、范围、对象与时间等要求，拟定详细的调查表。

（2）选择调查人群，正确掌握诊断标准。

（3）限定调查时段，多以半个月或 1 个月为限定，防止时间久延人群健康状况变化或受某些客观因素干扰，发生不可预见的变化，取舍难定不好进行。

（4）确定调查方式与检测方法。

（5）确定抽样方法与样本大小。

（6）进行培训或讨论，务必做到统一标准、统一仪器、统一方法、统一要求、统一分析。

二、分类

根据调查目的，确定调查范围，进而选取调查方式。一般分为普查和抽样调查两大类。

1. 普查（census）

针对某疾病与有关因素对一个特定人群的全体进行调查。①确定普查地点、时间；②调查时间不宜持续过长；③以调查范围小、患病率高的内容为好；④普查项目应从简、统一。

2. 抽样调查

抽样调查（sampling survey）是以"随机化"的原则，在全面调查对象（为总体）中抽取部分即一定数量的调查单位（为样本），以其调查结果估计总体情况。抽样调查的优点是较普查省时、省力、节资。其结果精，干扰因素少，可信度大，对某病发生影响因素与分布因素的调查研究十分常用。对破坏性检验，如食品抽检尤其适用。

三、常用抽样调查方法

1. 简单随机抽样（simple random sampling）

简单随机抽样又称单纯随机抽样，是最基本的抽样方法，分为重复抽样和不重复抽样。在重复抽样中，每次抽中的单位仍放回总体，样本中的单位可能不止一次被抽中。不重复抽样中，抽中的单位不再放回总体，样本中的单位只能抽中一次。具体作法有直接抽选法、抽签法、随机数字表法。

2. 系统抽样（systematic sampling）

可按一定顺序机械地每隔若干单位抽取一个单位进行抽样调查。如从 1 000 户中抽取 10% 作样本，可先在门牌编号 1～10 之间随机抽 1 户如为 8 号，其后每隔 10 号抽取 1 户（即 8，18，28，…，998 户），共 100 户满足 10% 样本数的要求。适合数量大、又不必都抽出时用，其方法较方便、常用，样本在整个人群中分布较均匀，代表性较强。也可以简单公式法确定每个区组抽样号码，如欲从 900 户中抽取 150 户，设欲求区组数为每个调查单元的单元基数为 K；则 $K = N/n$（N 为被调查总体的单元数，n 为确定需要调查的单元数）＝900/150＝6（户），则每 6 户为一区组。若经随机确定第 4 户为抽出样本，则每个区组的第 4 户均为调查对象。

3. 分层抽样（stratified sampling）

先将总体按所研究的相关因素分成若干层，再按照各层在总体中的比例，以随机方法抽其少数群体作为调查对象。如调查某病可依年龄、性别、致病相关因素等作为分层之依据。这种方法可反映原来总体中分层的比例，又减少了调查单位的总数，可比性较好，若层内变异等于或大于层间变异，则分层无意义，各层内的变异越小越好。

4. **整群抽样**（cluster sampling）

从总体中随机抽取若干群为调查对象，并对每一群中的调查对象进行分析。例如抽取若干学校、车间、社区、乡镇。实施中适合于群间差异较小的对象，节约人力、财力、时间，方法简便，易于接受。

四、样本大小的估计

抽样调查中样本大小即观察单位数的多少是否恰当十分重要。样本过小可能不存在所调查的特征个性，缺乏代表性，其表现指标不稳定，推断总体的精确度差；样本含量过多则调查质量难以控制，工作量大，时间长，耗资多，易造成调查上的偏性。一般的规律是：如调查对象的各单位间的变异大，就需多调查一些对象；如变异小，样本就可少些。如调查的精确度要求高，样本要扩大；要求把握度大，样本要扩大。如某特性个体所占总体中的比例小，样本要大。一般说来，在实际工作中，流行病学调查约为1 000例，血清学或其定量指标流行病学调查一般300～600例；在发病率20％～80％的情况下，所需样本数可参照下式估计：

$$n = (u_a/\delta)^2 PQ \approx 4PQ/\delta^2 \tag{10-1}$$

式中 n 为所求样本大小，P 为总体率（即为具有某特性在全部调查对象中所占的比例，为总体估计阳性率或患病率）；$Q=100-P$；δ 为允许误差，常用 P 的 1/10 代替。

如某钩虫病流行地区，人口约3万人，2年前普查粪便感染率为70％，今抽样复查之。

依上式，本例应为 $n=4/\delta^2=4×0.3×0.70/0.07^2=171$（人），则应抽查171人。如感染率已降至30％，需抽取人数应为：$n=4×0.3×0.70÷0.03^2=933$（人）。

第四节 病例对照研究设计方法

一、概念与特点

病例对照研究（case-control study）是20世纪50年代之后陆续发展起来的一种流行病学研究方法。自 Doll 和 Hill（1948－1952）进行了著名的吸烟与肺癌关系的病例对照研究以来，这种实用的研究方法不断地得到发展和完善。病例对照研究相对于其他研究方法简便易行，特别对一些罕见疾病，用其他流行病学研究方法难以行得通时，病例对照研究方法更能显出其优越性。

病例对照研究是以已确诊有某疾病的一组患者作为病例组，以不患有该病但具有可比性的另一组个体作为对照组。通过调查回顾两组过去各种可能的危险因素的暴露史。测量并比较病例组与对照组各因素的暴露史比例差异，经统计学检验判断研究因素与疾病间是否存在联系及联系程度。在评价各种偏倚对研究结果的影响之后，再借助流行病学的专业知识，结合其他的研究方法所得出的结果，推断出诸暴露因素中的某一个或多个是疾病的危险因素或不是疾病的危险因素。病例对照研究方法，从它获得有关因素的方向来看是回顾性的，有关危险因素的资料是通过回顾调查得到的，从因果关系的时间顺序来看是从果查因的研究方法。病例对照研究的原理可用表10-1

加以解释和说明。

表 10－1　病例对照研究资料整理表

暴露史或特征	病例	对照	设计
有	a	b	$a+b$
无	c	d	$c+d$
合计	$a+c$	$b+d$	$a+b+c+d$

表 10－1 是病例对照研究最简单的形式。在实际研究工作中，可调查多个暴露因素或者一个暴露因素可分成多个暴露等级，这样可在表 10－1 的基础上，增加暴露因素或把一个暴露因素分成多个暴露等级。

在病例对照研究中，比较 $a/(a+c)$ 与 $b/(b+d)$，如果 $a/(a+c)$ 显著地大于 $b/(b+d)$，我们就说暴露因素与疾病有联系。如果某因素在病例组和对照组有同等的比例，就谈不上这个因素与疾病有联系。有时某因素在病例组的比例大于在对照组的比例，但差异没有达到选定的显著性水平则不认为这个因素与疾病有联系。

二、应用范围

1. 优点
（1）非常适合于罕见疾病和长潜伏期疾病的病因学研究。
（2）省时、省人力、省物力，能充分地利用资料信息。
（3）只需较少量的研究对象即可进行。
（4）一次研究可探索多种可疑因素。

2. 缺点
（1）研究中选择性偏倚和回忆偏倚控制的难度大。
（2）对照组的选择较困难。
（3）难以完全控制外部变量。

三、模式与设计方法

（一）病例和对照的选择

在选择病例与对照时要考虑以下几点：①病例和对照要拥有良好的可比性；②是否采用随机样本以保证样本的代表性，从而减小选择性偏倚；③样本含量是否能满足分析要求，以保证统计推断的正确性；④研究对象是否按可能的混杂因素进行分层设计，以提高统计分析的效率。

在病例对照研究中，最关键的问题是病例和对照之间的可比性。为达到病例和对照有良好的可比性，通常在选择病例和对照时，采用限制的方法。所谓限制性方法是根据一个或多个限制性变量，使符合条件的病例和对照作为研究对象。限制性变量可以是病例和对照的内、外部特征，也可以是病例与对照的来源地。在病例对照研究中可采用一种特殊性限制方法，即采用个体匹配和频数匹配的技术，要求对照（组）在几个限制性变量上与病例（组）保持一致。应用某些限制性方法的目的在于控制外部变量，以增强病例组与对照组的可比性。

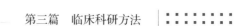

关于在病例对照研究中是否采用随机样本的问题，主要考虑到所确定的病例和对照这两个研究人群，是否对目标人群中的病例和对照有代表性。其目的是把研究结果推论到一般人群。但需强调的是当总体性质不清楚时，不宜考虑用随机抽样的方法。在病例对照研究中，使病例和对照具有代表性是很困难的，特别是对照具有代表性则更难，所以在病例对照研究设计中，更强调病例和对照的可比性。

关于样本含量问题，是指从目标人群抽样时或通过其他途径选择对象时，为保证统计推断的正确性，需有足够的样本含量。

关于研究对象是否按可能的混杂因素进行分层设计，主要考虑：一是在设计阶段，病例和对照的随机抽样，按研究中常出现的混杂因素分层进行随机抽样的办法来确定研究对象，如按年龄、社会经济状态等进行分层。二是在设计阶段不打算按分层随机抽样确定研究对象，而打算在分析阶段进行分层分析。上述两种做法的目的在于控制混杂和提高统计分析效率。

（二）确定研究的病例

确定病例时，要对病例的内外部特征、病例的类型及其来源有明确的规定，这样才能保证研究的病例具有同质性。

1. 病例内外部特征的限制

病例应是患同一种疾病者，而且患病部位、病理学类型、诊断标准要有一个明确的限制。这也是病例对照研究所必须遵循的重要原则，因为不同种疾病会有不同的病因，甚至同一种病患病部位不同或病理类型不同，其病因可能也是不同的。若无明确的诊断标准，则病例中会混入非患者，影响研究结果的正确性。选择病例时，也要求对病例的外部特征如年龄、性别、种族、职业等有一个明确的限制。其目的一是尽量使研究的病例具有同质性，二是为选择对照作参考依据。

2. 病例类型的选择

有 3 种类型的病例可供选择，即新发病例、现患病例和死亡病例。在病例对照研究中，应首选新发病例，因为新发病例的发病时间距病因暴露时间相对较短，易于获得暴露历史和各种记录，所获得的信息丰富，相对于另外两种病例类型，回忆偏倚要小些；而现患病例是以往新发病例中的幸存者，一是存在代表性问题，二是易引起回忆偏倚，因为对现患病例进行调查时，被调查者的回忆极易受患病后改变了的环境条件和生活习惯的影响，不易辨别因素与疾病的时间关系。但在研究某一罕见病时，由于获得足够的新发病例很难，这时也必须选择现患病例作为研究的病例。而死亡病例由于是他人代述暴露史，偏倚较大，已极少应用。但当调查的因素是某一重要的事件或某一特殊暴露时，选择死亡病例也是可取的。

3. 病例来源的选择

按照病例和对照的来源，可分为以人群为基础的病例对照研究和以医院为基础的病例对照研究。以人群为基础的病例对照研究是在某一特定时间和地区内，经过普查、疾病登记或医院汇总，找出所研究疾病的全部病例。根据全部病例数量的多少，可以将所有病例作为研究对象，或抽取其中一随机样本作为研究对象。在以医院为基础的病例对照研究中，可在一个医院或不同医院中选取病例，也是根据医院中患者的数量，或者选取全部患者或者选取其中一随机样本作为研究的病例。为保证病例样本具有较好的代表性，最好在不同等级的多家医院里选择病例。

（三）确定研究的对照

对照的选择是十分重要的问题，选择一组合适的对照也十分困难。影响对照选择的主要因素有：①病例的特征和来源影响对照的选择。在选择对照时必须保证对照的内外部特征、类型及来源与病例有同质性。②还要充分考虑对所研究疾病的病因认识。在进行以医院为基础的病例对照研究时，不要选择与所要研究的疾病的病因相同或者有联系的疾病的患者作为对照。例如，当研究肺癌时，不能选择肺结核患者或慢性支气管炎患者作为对照。③对照的代表性问题。对照应足以代表目标人群中的未病人群。在医院中选对照，难以代表未病人群的暴露情况，因而代表性差。而以人群为基础的病例对照研究，选择的对照是目标人群中未患病者的一个随机样本，因而它的代表性就好。在一般人群中选择对照从理论上似乎解决了代表性问题，但随之而来的就是对照与病例的可比性问题，就是对照的外部特征与病例是否相同或相近。所以在病例对照研究中，所选的对照既具有很好的代表性，又有良好的可比性，是难以做到的。因此，在病例对照研究中往往更强调病例与对照的可比性。为了尽量避免选择对照时造成的偏倚，最好的办法就是选择多组对照，选择不同来源的对照组。

如要充分考虑混杂因素在选择研究对象时所产生的影响，选择对照时常用限制法或匹配法要求对照（或组）在需要控制的混杂因素上与病例（或组）保持一致。

1. 成组对照

（1）一组病例与一组对照：按照相应的限制条件，选取与病例同一医院的一组其他病种的患者作为对照。也可在一般人群中选择一组对照。

（2）一组病例与两组对照：在对所研究的疾病有关病因了解甚少，不能确定选什么类型的对照合适时，常采用一组病例和两组对照。在以医院为基础的病例对照研究时，选择住院患者为对照组，考虑到其暴露率与一般人群不同，往往应用一组病例与两组对照，在医院选一组对照的同时，在一般人群中另选一组对照，作为前一个对照组的补充。这样可通过比较两组对照间的差别，判断出医院患者的对照组有无选择偏倚。从某种意义上，采取这样的对照形式，可增强研究的判断依据。

（3）一组病例多种对照：在病例对照研究中，可设立多种对照。如在医院里选对照，可选择多病种的患者作为对照，即每一病种设立一个对照组。也可同时在医院和人群中选择多组对照。这样一方面可判断出由于选择对照所造成的选择性偏倚，另一方面可进一步增强研究的判断依据。

2. 匹配（matching）

匹配是指在选择对照时，应用一种限制性方法，使对照与病例在某些混杂变量上保持同质性，以达到控制混杂因素的目的。有两种匹配的方法，个体匹配和频数匹配。个体匹配是一个病例与一个或多个对照匹配。其中匹配一个对照者称 1:1 配比或配对，匹配多个对照者称 $1:M$ 配比。但基于统计效率，配比一般不超过 1:4。频数匹配又称成组配对，它的做法是首先弄清病例组匹配因素的频数分布，然后按此频数分布去选对照组，使其与病例组一致或相近。如病例组中男、女各半，60 岁以上者占比 1/2，则对照组人群亦如此。

（1）匹配因素的确定：①已知或非常怀疑是混杂因素，应将此因素作为匹配条件。

若某因素可能是疾病的新危险因素，则不能作为匹配的条件。②某些复合变量作为匹配条件（如居住地或血缘关系），它们分别代表着若干因素组成的复合变量。用复合变量作为匹配条件的目的是消除组成该复合变量各种成分的不可预见的混杂效应。例如以籍贯作为匹配的复合变量，是为了消除不同地域的生活方式带来不可估量的其他混杂因素。③匹配因素的数量一般不超过 5 个，否则匹配难以实现。④匹配因素中年龄、性别是最常见的混杂因素，它们与许多疾病和许多危险因素都有联系。

（2）匹配过头（overmatching）：是将不起混杂作用的变量也作为匹配因素进行了匹配，这些因素有可能是疾病的潜在危险因素。这些因素一旦作为匹配条件进行了匹配，那么这些因素与疾病之间的真正联系就会被掩盖。

四、样本含量估计与统计方法

病例对照研究的样本含量取决于以下 4 个特定的值：①对照组在目标人群中估计的暴露率；②根据有关资料，估计出的各研究因素的相对危险度或暴露的比值比（即 RR 或 OR）；③所希望达到的显著性水平；④期望的把握度。

确定样本含量时，计算所得的样本数分别是病例组和对照组的人数，也即病例组的人数与对照组的人数相等，但在实际应用时可根据具体情况而定，一般来说对照组人数可适当增加，计算公式如下：

$$N = K_\alpha 2P_0 Q_0 + K_\beta P_1 Q_1 + P_2 Q_2 / (P_2 - P_1)^2 \tag{10-2}$$

式中 N 为病例组或对照组人数，K_α 及 K_β 分别为与 α 及 β 值对应的标准正态分布分位数，该数可从表 10-2 查出，P_1 与 P_2 分别为估计的对照组及病例组中某因素的暴露率。

$$Q_1 = 1 - P_1，Q_2 = 1 - P_2$$
$$P_0 = (P_1 + P_2)/2，Q_0 = 1 - P_0$$
$$P_2 = (OR \times P_1)/(1 - P_1 + OR \times P_1) \tag{10-3}$$

式 10-2 也可简化成下式：

$$N = 2P_0 Q_0 (K_\alpha + K_\beta)^2 / (P_2 - P_1)^2 \tag{10-4}$$

此时，$P_2 = (P_1 \times RR)/[1 + P_1(RR-1)]$ $\tag{10-5}$

表 10-2　标准正态分布的分位数表

α 或 β	K_α（单侧检验）K_β（单侧和双侧）	K_α（双侧检验）
0.001	3.090	3.290
0.002	2.878	3.090
0.005	2.576	2.807
0.010	2.326	2.576
0.020	2.058	2.326
0.025	1.960	2.242
0.050	1.645	1.960

续表

α 或 β	K_a（单侧检验）K_β（单侧和双侧）	K_a（双侧检验）
0.100	1.282	1.645
0.200	0.842	1.282

（一）研究因素的选择

（1）因素或变量的选定在研究设计阶段，要选择好研究的因素。选择因素的依据或者来源于工作实际或者来源于文献报道。在设计时还要考虑所选的研究因素是否能通过调查获得较准确的信息，当然所选的研究因素最好是能有客观记录，或者是生活中所经历的重要事件，或者是部分人固定的生活习惯及嗜好，这样在调查时就能较准确地获得研究开始前某段时间所研究因素的信息。

（2）因素或变量的规定准确的定义因素或变量也十分重要。在对变量定义时，要尽可能地采取国际或国内统一的标准，以利于交流比较。

（3）因素或变量的定性与定量关于病例与对照有关因素的暴露情况首先是定性的，即有或无，然后还应进一步了解暴露的水平，即暴露的定量资料。如在进行放射线与白血病关系的病例对照研究中，首先应调查在过去若干年前，是否接受过放射线照射，然后还应调查接触的次数及每次的照射剂量。这些定量资料最好通过查阅有关的记录来获得。如通过查阅门诊病历、住院病历、检验单等来获得过去用某药的历史及其剂量、接受放射线照射的历史及其照射的剂量等。调查有关职业暴露史及其剂量时，可查阅工厂的相关档案。

（二）暴露因素的调查

暴露因素的调查就是收集暴露资料的过程，如何收集要取决于研究的设计规定。有些因素只能通过调查询问获得，有些因素还可通过查阅相关记录获得。一般来说，主要是通过调查员询问，填写调查表而收集有关信息，有可能的话辅以查阅档案、病历、检验检测报告等记录资料来收集。无论通过什么样的方式和手段收集，都要严格按设计要求进行。在资料的收集过程中必须同等程度地对待病例组和对照组。

（三）调查资料的整理和分析

在病例对照研究中，主要分析病例组和对照组有关暴露的比例有否差异，即是否存在统计学的联系，如存在统计学的联系，可进一步分析联系的强度以及剂量反应关系。

1. 资料的整理

（1）资料的核查：首先要对收集的资料进行核查，以发现资料中存在的问题，剔除不合格的调查表格，对于不合格的表格如可能应尽量设法补救。这一工作最好在每一个例调查完后就进行，以便及时纠正补充。保证调查资料的高质量，是进行统计分析的基础和前提。

（2）数据的录入：这一步骤是使原始的数据录入计算机并以数据库的形式保存。选择合适的数据库软件，采取双遍录入的方法录入，以确保数据库的准确无误。

2. 资料的分析

（1）描述性统计：①描述研究对象的一般特征，如病例和对照的性别、年龄、职业、出生地、居住地、疾病类型等的分布；②均衡性检验是在病例与对照两组之间比较所要研究因素以外的某些因素或特征是否齐同，目的是考核病例组和对照组之间的可比性。

（2）推断性统计：主要是分析暴露与疾病的统计学联系以及联系强度。

下面以单因素的病例对照研究为例加以叙述。

调查资料按暴露因素的有无整理成表 10-3 的四格表形式。

表 10-3　病例对照研究资料整理表

暴露史或特征	病例	对照	合计
有	a	B	$a+b$
无	c	D	$c+d$
合计	$a+c=m_1$	$b+d=m_0$	$a+b+c+d=n$

1）例如一项探讨母亲妊娠期接触放射线与儿童白血病关系的病例对照研究，研究者从肿瘤登记处获得了 100 例白血病儿童，从病例的邻居获得了非白血病对照儿童 200 名，通过调查获得儿童母亲妊娠期间是否接受过放射线照射。结果病例中有 30 位母亲和对照中有 45 位母亲曾在妊娠期做过放射诊断。将这项研究资料整理成如下四格表（表 10-4）。

表 10-4　母亲妊娠期接触放射线与儿童白血病的病例对照研究

放射暴露	病例	对照	合计
有	30	45	75
无	70	155	225
合计	100	200	300

2）检验病例组与对照组两组的暴露率是否有差异：将资料整理成上述表格后，可用一般四格表的 χ^2 或校正的 χ^2 检验公式来计算 χ^2 值。

本例中病例组暴露率为 $a/m_1=30/100=0.3$，对照组的暴露率为 $b/m_0=45/200=0.225$，将四格表中的数据代入公式 $\chi^2=(ad-bc)^2n/[(a+b)(c+d)(a+c)(b+d)]$，作 χ^2 检验，得 $\chi^2=(30\times155-45\times70)^2\times300/(75\times225\times100\times200)=2$。查 χ^2 界值表，$0.20>P>0.10$。

以 $\alpha=0.05$ 的检验水准判断，母亲妊娠期接触放射线与儿童白血病无统计学显著性联系，认为母亲接触放射线与儿童白血病无关。

3）计算暴露与疾病的联系强度：在表示暴露因素与疾病的联系强度时，常用的指标是相对危险度（relative risk，RR）。在病例对照研究中，由于没有暴露人群和非暴露人群基数，不能计算发病率或死亡率指标，所以不能直接求出相对危险度，但可用比值比（odds ratio，OR）来代替。用病例组和对照组的两个暴露比值之比，即 $(a:m_1/c:m_1)/(b:m_0/d:m_0)=ad/bc$ 来代替。

$$OR=ad/bc \tag{10-6}$$

以表 10-4 的资料为例，可计算出其比值比：$OR=(30\times155)/(45\times70)=1.48$。

相对危险度（比值比）的意义：当 $OR=1$ 时，表示暴露与疾病无关联；当 $OR>1$ 时，说明暴露导致疾病的危险性增加，又称"正"关联；当 $OR<1$ 时，说明暴露使疾

病发生的危险性减少，又称"负"关联（参见本章第五节"队列研究设计方法"）。

表 10-4 资料得到 OR＝1.48，根据上表，可以初步认为母亲孕期放射暴露对儿童白血病有微弱的有害关联，与前述两组暴露率差异的检验结果相一致。

4）OR 的可信限：即估计 OR 值的可信区间。通常采用 95％可信度。计算 95％可信区间的方法很多，较常用的是 Woolf 法。Woolf 法是建立在 OR 方差的基础上。

lnOR 的 95％可信区间（CI）用下式计算：

$$\ln OR\ (95\%CI)=\ln OR \pm 1.96\sqrt{Var\ (\ln OR)} \tag{10-7}$$

其反对数即 OR 的 95％可信区间，上限用 OR_U 表示，下限用 OR_L 表示。

以表 10-4 的资料为例，利用式 10-7 计算 OR 的 95％可信区间：

$Var\ (\ln OR)=1/a+1/b+1/c+1/d=1/30+1/45+1/70+1/155=0.076\ 3$

$\ln OR\ (95\%CI)=\ln 1.48 \pm 1.96\sqrt{0.076\ 3}=0.392 \pm 0.541\ 4=0.933\ 4 \sim 0.149\ 4$

求上述数值的反对数即为 OR 的上限与下限值：

$\exp\ (0.933\ 4 \sim 0.149\ 4)=2.54 \sim 0.86$

即 $OR_U=2.54$，$OR_L=0.86$

本例的 95％可信区间下限值＜1，说明如果进行多次研究，其 OR 值有一定比例会＜1，可能母亲妊娠期接受放射诊断与儿童的白血病无关，这与前述判断相一致。

第五节　队列研究设计方法

一、概念与特点

队列研究（cohort study）是用来检验病因假设的一种重要的流行病学方法。它比病例对照研究更直接地检验病因假设。"队列"（cohort）是指在相同时期（如一年）内出生或有共同经历的一批人。在队列研究中，"队列"泛指共同暴露于某一因素（如吸烟或从事医院放射诊断工作等）或者具有某种共同特征（血清胆固醇和血糖水平偏高等）的一组人群。

队列研究又称前瞻性研究（prospective study）、发病率研究（incidence study）、纵向研究（longitudinal study）或随访研究（follow-up study）。

队列研究的类型和基本原理如下。

1. 前瞻性队列研究

从一个人群样本中选择和确定两个群组，一个群组暴露于某一可疑的致病因素（接触 X 线、联苯胺、口服避孕药等）或者具有某种特征（某种生活习惯或生理学特征，如高胆固醇血症），这些特征被怀疑与所研究疾病的发生有关。这一群组称为暴露组（exposed group）；另一个群组则不暴露于该可疑因素或不具有该特征，称为非暴露组（non-exposed group）或对照群组。两个群组除暴露因素有差别外，其他方面的条件应基本相同。将这两个群组的所有观察对象都被同样地追踪一个时期，观察并记录在这个期间内研究疾病的发生或死亡情况（即结局，outcome），然后分别计算两个群组在观察期间该疾病的发病率或死亡率并进行比较，如果两组的发病率或死亡率确实有差别，则可以认为该因素（或特征）与疾病之间存在着联系。队列研究有如下的特点：①群组的划分是根据暴露因素的有无来确定的；②暴露因素是客观存在的，并不是人为给予的；③其研究方向是纵向的、前瞻性的，即由因到果的研究方向，在研究开始时有"因"存在，并无"果"（结局）发生，在"因"的作用下，直接观察"果"的发生；④可直接计算发病率，并借此评价暴露因素与疾病的联系。

2. 历史性队列研究

历史性队列研究是根据历史记载的有关暴露情况来划分暴露组和非暴露组，把观察的起点放到过去某一时段，然后调查分析从过去某一时段到现在两个群组研究疾病的发病率和死亡率，并进行比较。关于历史性队列研究的较典型例子是关于放射线与白血病关系研究。该研究于 1964 年开始进行，研究者把观察的起点放在 1937—1955 年，观察对象是根据医院 1937—1955 年的病历记录中诊断和治疗方法的不同分为两组（非放射治疗组、放射线治疗组）。然后再追溯所有观察对象到 1961 年 12 月 31 日为止发生急性白血病及其死亡的情况，并对调查结果进行分析。像这样的研究即属于历史性队列研究。如果在这个观察期间内的疾病发生例数或死亡例数不能满足研究的需要，则可继续向前观察，那么，在这个研究中既包括历史性队列研究也包括前瞻性队列研究。

二、研究目的

1. 验证疾病病因假设

验证病因假设是队列研究的最主要目的。在进行病因研究时，往往先通过现况研究和病例对照研究提出一定的病因线索，然后经队列研究加以验证。

2. 描述疾病的自然史

通过队列研究往往可提供疾病自然史的有关资料，例如美国的 Framingham 心血管病研究工作中，发现早年具有某些危险因素（如一过性脑缺血发作、高血压、高血脂）的人以后发生脑卒中的危险性较高，从而认识了脑卒中的发生过程，也即认识了脑卒中的自然史，并为预防对策和措施的制订提供了科学依据。

三、模式与设计方法

（一）暴露组的选择

暴露人群常从以下几种人群中选择：

1. 特殊暴露的人群

特殊暴露是指人群经历过某一特殊的事件或较长期固定的接触某一有害物质。一般来说，特殊暴露的接触剂量较高，有利于探索有关因素与疾病之间存在的联系。例如，在研究放射线辐射与急性白血病的关系时，选择受过原子弹爆炸辐射的人群，用 X 线治疗的脊柱硬化症患者，在胎儿期受 X 线照射过的婴幼儿以及从事放射线工作的医生作为研究的暴露组。

某种职业人群也是特殊暴露人群，例如，20 世纪 50 年代初期，英国在进行有关联苯胺与膀胱癌的关系研究时，选择染料厂工人为研究的暴露组。又如选择铀矿工人作为暴露组研究接触放射物质与肺癌的关系等。

2. 有一定组织的人群

这种人群往往具有共同的经历，这种共同的经历有时也可能具有某种危害性是值得研究的因素。当这种有组织的人群数量较多或他们共同暴露是一种常见习惯（如吸烟），作为研究人群就特别有意义。Doll 和 Hill 关于吸烟与肺癌关系研究选用医生登记册上的所有男医生就属于这一类人群。

3. 特定地区的人群

特定地区的人群是指在某行政区或地理区域内居住的一般人群，如某城市的市区人口、某城镇的全部人口、农村地区的人口等。有 3 种情况常用地区性人群作为观察对象。第一，所要研究的因素和疾病都是人群中常见的；第二，观察一般人群的发病情况及疾病的自然史；第三，观察某一地区环境因素与疾病的关系。例如，在 20 世纪 40 年代，美国公共卫生署在马萨诸塞州东部选了一个名叫 Framingham 的小镇，从该镇随机选取了 5 000 名 30~59 岁的居民作为观察对象，以研究心血管疾病及有关危险因素，他们对所选择的研究对象进行了长达 60 年的观察，观察这个人群中心血管疾病的发病情况，最终阐明了心血管疾病的发病规律及其危险因素。这就是后来被称为"Framingham 心血管病研究"的著名前瞻性研究实例。

（二）非暴露组的选择

在选择非暴露人群的时候，要注意非暴露人群和暴露人群的可比性，即非暴露人群除未暴露于所研究的因素外，其他各种特征（如年龄、性别、文化程度、民族等）都应尽可能地与暴露组人群相似。选择非暴露人群的常用方法有以下几种：

1. 内对照

经典的"吸烟与肺癌"和"Framingham 心血管病研究"案例中，首先选定男医生或 Framingham 镇的 30~59 岁居民为观察对象，然后调查男医生的吸烟习惯或测定居民的血清胆固醇水平，根据调查或检测得到的资料，将男医生分为吸烟组和不吸烟组，居民分为血清胆固醇值高于正常组和正常组，不吸烟的男医生或血清胆固醇值正常的居民则为非暴露人群组，像这种在同一个人群中选择非暴露组的方式即为内对照。有时，暴露因素在人群中很难简单地划分为有或无，而是在人群中都不同程度地存在着暴露因素，在这种情况下可将人群中的暴露水平由低到高划分为不同的水平，暴露水平最低的人群可为对照组，这也可称为内对照。

2. 对照群组

当以特殊暴露人群或特殊环境的居民为研究的暴露组时，再另外选取一个人群作为对照人群。对照群组除不暴露于特殊因素或特殊环境外，其他人口学特征应与暴露组相似。例如，若以放射科医生为暴露组来研究接触 X 线与急性白血病的关系时，则可以不接触 X 线的其他科室的医生为非暴露组。

3. 与总人口的发病率或死亡率比较

在以特殊暴露人群作为暴露群组时，往往会遇到这样一个问题，就是特殊暴露人群的数量较少，因而不易进一步分组计算年龄别发病（死亡）率、性别发病（死亡）率，这时可用一般人群中不同年龄、性别该病的发病率或死亡率与暴露群组的相应年龄性别的人数来计算出预期发病数或死亡数，然后进行比较。将实际观察到的发病（死亡）人数与预期发病（死亡）人数作比较，了解实际发病或死亡的人数是否比预期的增加。用这种方法作比较时，有几点要注意：①一般人群中的总人口与暴露组必须在地理上是可比的。也就是说，最好用暴露组本地区的总人口的发病率或死亡率来作比较。②必须有相应的可供比较的总人口的发病率或死亡率资料。③应用于暴露组追踪观察期相同时间的总人口的发病率或死亡率。

4. 多种对照

多种对照即用上述几种方法同时作比较。多种比较的优点是可以避免用一种方法比较时可能带来的偏倚。

（三）资料的收集

1. 暴露资料的收集

（1）暴露资料的内容：暴露资料一般应包括3方面的内容，一是确定暴露的标准；二是开始接触暴露的时间；三是暴露程度的资料（暴露定量或半定量）。资料应尽可能具有客观性，也就是有据可查。如医院病历、处方、职工登记卡片、户籍卡片或测量记录等。

（2）暴露资料的来源：暴露资料可通过下列4种方式获得。

1）常规记录：如医院住院病历或门诊病历，医院药房处方，人事和劳动档案，职工登记表，环境监测资料等。

2）询问调查：对于无常规记录可查或记录不完整的暴露资料，则可通过对观察对象询问调查获得。提高询问调查技术是获得较可靠的资料的重要保证。

3）辅助医学检查：对有些暴露资料，如血压、血脂、血糖等，只能通过对观察对象的医学检查来获得。采用既简便又具有一定可靠性的检查或检验的方法，以及提高检查检验人员的技术水平，是保证获得准确检查、检验结果的重要措施。

4）环境因素检测：在研究职业环境或生活环境因素与疾病关系时，如果没有常规的环境因素记录资料，就需要进行现场的环境检测。环境检测时应注意采样点的代表性，还要注意采样的时间，当环境中危险物质的浓度或剂量不稳定时，一次检测的结果往往不能代表全面的暴露情况。宜采用连续、多次检测的方法，将多次的检测结果进行综合，计算出平均的暴露水平。

2. 一般人群特征资料的收集

在收集暴露资料的同时，还必须收集观察对象的一般特征资料。这类资料可以用来评价暴露组和非暴露组的可比性，并有助于分析它们对暴露因素的混杂作用。一般人群特征资料包括人口学资料和社会经济状况资料等，如年龄、性别、民族、婚姻状况、文化程度、经济收入、职业等方面的资料。

3. 结局资料的收集

队列研究的重要任务就是追踪观察这些对象，确定他们在观察期间的结局，即是否发病和死亡。有几个问题在收集结局资料时应加以考虑：

（1）结局指标的选择：以发病还是以死亡为观察的结局指标，要根据所观察疾病的诊断技术、死因判断的可靠程度、病死率的高低、病程的长短，以及常规发病或死亡登记报告制度的有无和完整性等因素来决定。病死率高且病程短的疾病可用死亡作为观察的结局，如白血病等病死率高的疾病，一般只选用"死亡"作为结局指标，因为死亡与发病接近。如果病死率低、病程长的疾病，用死亡作为观察结局的指标，则很难反映疾病的发生情况，也就很难判断暴露与疾病之间的真正联系。因此，对这些疾病，常常用发病作为判断结局的指标。如心血管疾病，常用"发病"为结局指标。

（2）两个群组所有观察对象确定结局的方法应相同，特别要注意所获得的结局资料的可靠程度和完整性应不受暴露与否或暴露程度的影响。利用常规发病或死亡登记的资料一般可以比较好地满足这个要求。对于通过调查获得的结局资料，在调查的过程中应加强质量控制措施，确保在两组的观察方法相同。

（四）调查表的制定和调查员的培训

调查表是收集资料的重要工具，也是调查工作的基本纲要。它将记录反映人群暴露情况及结局资料的各种信息。调查表也是最后进行数据分析的依据。因此调查表设计的好坏将直接影响整个研究结果。制定调查表的基本原则是：

（1）项目应完整，且能满足调查研究的目的和资料分析的要求。

（2）结果的记录应详细，尽可能采用定量记录。

（3）项目的定义应明确，记录方式应简便易懂。

（4）项目的排列应尽可能符合逻辑顺序。

（5）记录结果要方便数据输入。

调查员是指调查研究中查阅所有常规记录、进行医学检查、环境检测、询问调查和随访的全部工作人员。调查员必须要经过选择和统一的培训。在调查工作中的不同阶段应对调查员调查技术的一致性进行抽查评价。在询问调查中，为保证各调查员调查技术的一致性，应制定统一的询问调查提纲。对调查员还应进行有关检查检验技术的培训，以统一标准和方法。

（五）队列研究的偏倚

在队列研究中，最常见的偏倚是失访偏倚。失访是指在追踪观察的过程中，某些对象由于种种原因而脱离了观察，观察者无法了解他们的结局，从而造成观察结果偏离了实际结果的情况。常见的失访原因有以下几种：

（1）迁移。迁移到比较远的地区而失掉联系。

（2）拒绝参加。有些人中途不愿再合作而拒绝继续被观察。

（3）因其他原因死亡，使观察者无法判断与暴露有关的结局发生情况。

失访所产生的偏倚对结果影响的大小，主要取决于失访率的高低及失访者与未失访者的特征有无差异。当失访率<5%，并且所研究疾病的病死率较高时，失访对研究结果所造成的偏性影响可以认为很小。

在某一特定的队列研究中，当失访人数较多时，由于影响失访的因素比较复杂，将很难正确估计失访偏倚影响的方向和大小。因此解决失访偏倚影响的唯一正确的方法是尽可能地减少失访。预防失访的措施包括以下几个方面：

（1）尽可能地选择比较稳定的人群作为观察对象。

（2）争取观察对象的支持与合作。

（3）定期医学检查应采用简便易行和易被观察对象接受的方法。

（4）尽可能利用多种途径收集结局资料。

（5）多次反复随访。

（六）队列研究的样本大小

队列研究样本大小可用下列公式：

$$N = \frac{(K_\alpha \sqrt{2PQ} + K_\beta \sqrt{P_0 Q_0 + P_1 Q_1})^2}{(P_0 + P_1)^2} \tag{10-8}$$

式中 N 为病例组或对照组人数，K_α 及 K_β 分别为与 α 及 β 值对应的标准正态分布分位数，P_1 为暴露组的发病率，P_0 为非暴露组发病率，$Q_1 = 1 - P_1$，$Q_0 = 1 - P_0$，$P = (P_0 + P_1)/2$，$Q = 1 - P$。

如已知 P_0 与估计相对危险度（RR），则：

$$P_1 = RR \times P_0 \tag{10-9}$$

（七）队列研究的资料分析

队列研究的资料分析主要计算并比较各组的发病率或死亡率，分析暴露因素与疾病是否有联系。如存在联系，则进一步计算关联指标。

在计算队列研究的发病率或死亡率时有两种计算方法，如研究的暴露人口及非暴露人口在观察期间较固定，可用固定暴露人口及非暴露人口做分母计算发病率。用这种方法计算出的发病率又称累积发病率（cumulative incidence rate）。但如果暴露人口及非暴露人口由于失访或死亡而发生变化时，这时需计算人时（person-time）发病率或死亡率。时间可用日、周、旬、月和年为单位。此种发病率又称发病密度（incidence density）。在队列研究中究竟用哪一种发病率取决于研究人群的稳定性及观察的时间长短。一般以人时计算，但累积发病率计算简单而且易于分析。

计算发病密度和累积发病率资料整理表格分别见表 10-5 和表 10-6。

表 10-5　队列研究发病密度资料整理表

暴露史	发病	观察人时数	发病密度
有	a_i	N_{1i}	a_i / N_{1i}
无	c_i	N_{0i}	c_i / N_{0i}
合计	M_{1i}	T_1	M_{1i} / T_1

表 10-6　队列研究累积发病率资料整理表

暴露	发病	未发病	合计	发病率
有	a_i	b_i	N_{1i}	a_i / N_{1i}
无	c_i	d_i	N_{0i}	c_i / N_{0i}
合计	M_{1i}	M_{0i}	T_1	M_{1i} / T_1

1. 人年的计算

在进行队列研究时，研究对象进入各组的时间往往是不同的，在观察过程中，有的对象或早或晚因死亡、迁出等其他原因退出各组。在这种情况下，各组成员所观察的期间是不同的，必须折算成相同的基数才能计算暴露组和非暴露组发病率并进行比较。一个简单的方法是以暴露人年或暴露人月为基数。例如 10 个人经过 10 年观察则暴露人年为 100，如果 100 人暴露一年或 200 人暴露半年，亦均为暴露 100 人年。

有两种计算人年的方法，分别为：

（1）累积年平均存活人数计算暴露人年。

（2）应用寿命表法计算暴露人年。具体的计算方法参阅相关书籍。随着计算机技术和各类统计软件的普及，计算暴露人年主要通过计算软件由计算机自动完成。

2. 联系强度的测量与评价

（1）相对危险度（relative risk，RR）：又称"危险比"（hazard ratio）或"率比"（rate ratio），相对危险度是暴露组发病（或死亡）率与非暴露组的发病（或死亡）率的比值。

$$RR = Ie/Iu = (a/N_1) / (c/N_0) \qquad (10-10)$$

式中 N_1 为暴露组总数，N_0 为非暴露组总数；

Ie（暴露组发病率或死亡率）$= a/N_1$；

Iu（非暴露组发病率或死亡率）$= c/N_0$。

相对危险度说明暴露组发病或死亡为非暴露组的多少倍。也就是说暴露组人群相对于非暴露组人群发病危险性的大小。相对危险度越高，表明暴露导致人群发病的危险性越大。

如 RR>1 说明存在"正"的暴露-疾病联系，即暴露因素是疾病的危险因素。

RR<1 说明存在"负"的暴露-疾病联系，即暴露因素不是疾病的危险因素，可能对人群还有保护性作用。RR=1 说明暴露因素与疾病无联系，即暴露不是疾病的危险因素。

RR 的 95％可信区间在求出 χ^2 值后依下式计算，即：

$$95\%可信区间 = RR (1\pm1.96 \sqrt{\chi^2}) \qquad (10-11)$$

（2）归因危险度（attributable risk，AR）：又称特异危险度，特异危险度又称"率差"（rate difference）。在队列研究中，暴露组和非暴露组（对照组）都会有病例发生，如果暴露因素是病因，那么暴露组发生的病例就会多于非暴露组。完全由某因素所致之危险度称归因危险度，归因危险度用暴露组的发病率（或死亡率）减去非暴露组的发病率（或死亡率）的差值表示之。

$$AR = Ie - Iu = a/N_1 - c/N_0 \qquad (10-12)$$

相对危险度和归因危险度的关系：

由于 RR=Ie/Iu，所以 Ie=RR×Iu

$$AR = Ie - Iu = RR×Iu - Iu = Iu (RR-1) \qquad (10-13)$$

由公式可见，当已知相对危险度和非暴露组发病率时，即可求出归因危险度。

归因危险度（AR）是受相对危险度（RR）与非暴露组的发病率或死亡率 Iu 的影响。

（3）归因危险度百分比（AR％）：它反映归因危险度在暴露组发病率中所占的比率。

$$AR\% = (a/N_1 - c/N_0) / a/N_1 ×100\% \qquad (10-14)$$

$$或 AR\% = AR/ (a/N_1) ×100\% \qquad (10-15)$$

（4）人群归因危险度（population attributable risk，PAR）：又称人群特异危险度，指由暴露于该因素而增加的该病发病率或死亡率，即不暴露该因素可使该病发病率降低

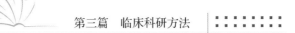

的程度。若以 $P=N_1/N_t$，R 代表 RR，则：

$$PAR=P（R-1）/[P（R-1）+1] \tag{10-16}$$

上述 N_t 为暴露组与非暴露组的总和。

应当指出：以上 4 个指标是从不同角度来反映某因素与疾病关联程度的，它们是互补的。然而从大体上看，RR 是反映个体暴露该因素发生该病的危险程度，而 AR，AR%，PAR 是反映某因素对人群发生该病的危险程度。用表 10-7 中的吸烟与肺癌关系的队列研究数据可以进一步计算说明 4 个指标 RR，AR，AR%，PAR 含义的不同。

表 10-7　吸烟与肺癌关系的队列研究资料

	肺癌	非肺癌	合计
吸烟	1 116（a）	701 684（b）	702 800（N_1）
不吸烟	78（c）	443 922（d）	444 000（N_0）
合计	1 194（N_i）	1 145 606（N_u）	1 146 800（N_t）

$$\chi^2=\frac{(1\ 116\times443\ 922-78\times701\ 684)^2\times(1\ 146\ 800-1)}{1\ 194\times1\ 145\ 606\times702\ 800\times444\ 000}=521.784$$

由于 $\chi^2 \geqslant \chi^2_{0.001}$，故吸烟与肺癌有高度关联性。

根据式 10-10，得

RR=（1 116/702 800）/（78/444 000）=9.04

由此可知，吸烟人群中肺癌的危险性是不吸烟者的 9.04 倍。RR 的 95% 的可信区间按公式得 $9.04^{(1\pm1.96/\sqrt{521.784})}=9.04^{(1\pm0.086)}$。

根据式 10-12，得

AR=（1 116/702 800）-（78/444 000）=0.001 41=141/10 000

由此可见，就被观察人群而言，每 10 万人中患肺癌归因于吸烟者有 141 人（1.41‰）。

根据式 10-15，得

AR%=0.001 41/（1 116/702 800）×100%=88.79%

由此可知，吸烟人群中肺癌死亡者由于吸烟引起的约占 89%，换言之，这批人不吸烟，肺癌死亡率大概可降低 89%。

P=702 800/1 146 800=0.612 8；已知 RR=9.04，则：

根据式 10-16，得

PAR=0.612 8×（9.04-1）/[0.612 8×（9.04-1）+1]=0.831 3

说明在被观察人群中，由于吸烟引起的肺癌死亡率约占肺癌总死亡率的 83%。

由此可见，相对危险度与归因危险度的意义不同。相对危险度更侧重于表示暴露因素与疾病发生的因果联系程度，而归因危险度更侧重于表示暴露因素能使多大比例的人群发病或死亡，因此归因危险度更具有公共卫生意义。

四、注意事项

在决定是否采用队列研究之前，应考虑以下几个问题：

（1）研究目的要明确：队列研究是一项较复杂的流行病学研究，如果研究目的不明确，就会造成较大的人力、物力和财力的浪费，达不到预期的目的。

（2）检验的病因或危险因素要选择得比较准确：在进行队列研究之前，应有充分的前期工作基础和必要的文献准备。对要研究的因素要有一定的研究工作支持的证据。

（3）所研究疾病在人群中的发病率或死亡率应较高：对所研究的疾病必须有较高的发病率或死亡率，否则就难以满足统计分析的要求，也难以达到研究的目的。

（4）有充分把握获得观察人群的暴露资料：暴露人群的选择至关重要，因为研究的目的就是要研究暴露因素与疾病的关系。只有获得了可靠的暴露资料后，才可能正确地划分暴露人群和非暴露人群。

（5）有简便、可靠的手段和方法确定结局（发病或死亡）：队列研究往往是较大规模的流行病学研究，观察的人数多，观察的时间长，所以应用于队列研究的诊断方法必须简便可靠。

（6）选择到足够数量的符合条件的观察人群：即暴露组和非暴露组。

（7）观察人群的绝大部分能够被追踪观察到研究结束：要选择相对稳定的人口作为观察对象，这样可以保证绝大多数的观察对象能被观察到研究结束。

（8）有充足的人力、物力和经费支持长期追踪观察。

第六节　干预试验研究设计方法

一、干预试验的概念与特点

干预试验（intervention trial）又称现场试验，即以试验方法与手段去除初步认定的致病因素或危险因素，观察去除与未去除 2 组发病率或死亡率的差异。进一步验证该因素与本病因果联系及关联大小。

二、模式与设计方法

1. 确定试验的目的
干预试验的目的主要有二：一是防治，使观察对象受益；二是通过防治效果佐证病因假说。

2. 确定干预试验措施
在考虑某项干预措施时，必须明确与欲去除病因或危险因素的关联的针对性与特异性，其次应考虑采用某种干预措施收到的作用大小。此外，必须保证该干预措施的安全性。

3. 确定干预试验受试对象
（1）应选择高危人群为受试对象。

（2）应记载受试对象的一般状况如姓名、年龄、职业、病史、体格检查及实验室检查结果等。记载该病地区、人群的发病率（incidence rate）、患病率（prevalence rate）、死亡率（mortality rate）作为基线研究的基础资料。

（3）本试验的受试对象指参与试验者和对照者，两者应具有可比性，符合齐同对比的原则。

4. 确定诊断标准及检测指标与随访方法

5. 干预试验的样本含量估计按下式运算

$$n = [P_1(1-P_1) + P_2(1-P_2)] \times (Z_a + Z_\beta)^2 / (P_1 - P_2)^2 \qquad (10-17)$$

式中 n 为样本含量，P_1 为对照组预期发病率，P_2 为试验组预期发病率，a 与 β 均取 0.05，即 $Z_a = 1.96$，$Z_\beta = 1.65$。

例如：以乙型肝炎疫苗对某地区高危人群进行干预试验，未接触疫苗组的发病率约 15%，期望接受疫苗组可降至 5%，试估计试验组与对照组所需样本含量。本例 $P_1 = 0.15$，$P_2 = 0.05$。

$$n = [0.15(1-0.15) + 0.05(1-0.05)] \times (1.96+1.65)^2 / (0.15-0.05)^2 = 228$$

故此例试验组与对照组各需 228 人。

6. 干预时限

干预试验的观察期限长短与某病的性质与致病因素作用如何才有直接关系，如对癌症、心脑血管疾病、风湿病、慢性胃炎等慢性非传染性疾病进行某疗法干预试验，可观察并随访 5～10 年之久。对传染性疾病观察时间一般应为 3 个流行季节。不可以行政意志随意改变观察时间，以免造成违反疾病发病规律及特点的伪科学做法。

三、样本含量估计与统计方法

1. 发病率与死亡率

将试验组与对照组的发病率或死亡率以 χ^2 检验或 u 检验分析，表明干预措施是否显著降低某病的发病率或死亡率，如有显著降低则可认为该干预因素为该病的危险因素。

2. 需治数（number needed to treat）

需治数反映为减少一例发病要接受治疗性干预措施之例数，需治数越小，说明对某病该治疗性干预措施的必要性越大，对干预医疗临床有重要的意义。其公式如下：

$$N_{ntt} = 1/(P_c - P_t) \qquad (10-18)$$

式中 N_{ntt} 为需治数，P_c 为服用安慰剂对照组发病率，P_t 为接受治疗（干预措施）发病率。

3. 保护比率（protection ratio，PR）

PR 是衡量干预措施有效程度的指标。其公式如下：

$$PR = (P_c - P_t) / P_c \qquad (10-19)$$

式中 P_c 代表对照组发病率，P_t 代表试验组发病率。

4. 特异性反应发生率

如对乙型肝炎疫苗干预乙型肝炎流行研究中，如检出较高的 HbsAb，但无 HbeAb 和 HbcAb 出现，则说明该疫苗有拮抗病因作用，并无致病作用。

5. 干预措施的副作用发生率

可用 χ^2 检验或 u 检验分析。如干预措施是新疫苗或新药，应无副作用或副作用小到可允许程度，则此措施有推广价值。

（湖南省中医药研究院　葛金文　方　锐）

第十一章　临床疗效研究方法

临床疗效研究是临床流行病学的重要内容之一。随着新药、新的治疗方法的不断出现，许多疾病的治疗药物和治疗手段已经趋于多样化。临床医生在做出正确的诊断后如何在众多的治疗措施中选择安全、有效的措施和方案已经成为一项重要的任务。

第一节　临床疗效研究的概述

一、临床疗效研究的概念

临床疗效研究是指在临床实践中以人为研究对象，应用医学科研的理论和方法，通过科学、严谨的设计和精确的测量对所研究或选择的治疗措施的效果进行客观评价，以达到提高治愈率、降低病残率或病死率、提高生存质量、改善人体健康的目的。

二、临床疗效研究的特点

1. 以患者为研究对象

人有社会属性，受精神因素和心理因素影响。与动物实验相比，临床疗效研究的外来影响因素更难以控制，同时该研究必须在保证患者安全的前提下进行试验，试验应符合医学伦理要求。因此，临床疗效研究要求更高，实施难度更大。

2. 必须设立对照组

有比较才有鉴别，治疗效果是根据试验组和对照组的效应差别来评价其真实效果的，不设对照，不能排除试验措施以外的干扰因素对效果判定的影响，如疾病的自然缓解、自愈倾向、安慰剂效应等，不能真实评价治疗措施的效果。

3. 有人为干预措施

临床疗效研究是一种干预性研究，治疗措施属于人为干预措施，治疗的目的在于人为干预疾病的自然病程，疗效评价就是评价干预效应。传统的病因研究，暴露因素在人群中是自然存在的，而治疗措施是人为给予的。

4. 为一种特殊的前瞻性研究

临床疗效研究是给予干预措施后，前瞻性观察干预效应，是前瞻性研究的一种特例。除研究因素是人为干预外，两个比较组在观察期间对影响干预效应的因素控制得更严，要求在试验前必须进行科学的设计，在试验中必须严格按设计方案实施，只能对试验组施以干预措施，如需另外附加干预措施，两组必须同时给予，不得单独对试验组或对照组附加有类似疗效的措施。因此，临床治疗试验设计比一般队列研究更为严谨。

三、临床疗效研究的种类

临床疗效研究通常分为实验性研究和非实验性研究。

1. 实验性研究

实验性研究有多种分类方法。例如，按设计方法分为平行设计、交叉设计、析因设计和序贯设计等；按对照形式分为安慰剂对照、标准对照、空白对照、交叉对照等；按随机化单位分为个体随机和整群随机；按是否同时实施干预措施分为阶梯设计和推迟起点设计等；按实验的目的分为解释性试验（效力）和实用性试验（效果）。读者可根据实际需要阅读有关文献。下述为一些常见的试验设计类型。

（1）随机对照试验（randomized control trial，RCT）：RCT，尤其平行 RCT 是临床疗效研究首选的设计类型。RCT 通过随机分组、设立平行对照、实施盲法，可有效防止若干混杂或偏倚因素的干扰，确保研究对象基线可比。因此，RCT 获得研究结果的真实性最佳，被誉为临床试验的金标准方案。

（2）交叉设计（cross-over design）：经典的 RCT 采用平行对照，进行头对头的比较。但在临床研究实践中，对于某些慢性、非根治性的疾病，特别是患者来源及研究时间有限时，若采用平行 RCT，尽管最佳，但往往会遇到患者来源不足、研究周期长等诸多困难。因此，综合考虑科学性与可行性，可采用交叉试验设计。

交叉设计分为两个阶段，在前一阶段（期），将合格研究对象随机分配至试验组或对照组，分别接受相应的干预治疗，疗程结束后分别统计分析疗效的结果及其差异。然后经过一定的洗脱期后，在后一试验阶段（期），试验组和对照组的患者，则与前期的试验或对照干预互相调换，即试验组患者接受对照组的干预措施，而对照组患者后期接受试验干预措施，疗程结束后，再分别统计分析疗效及其差异；最终可将两阶段治疗结果进行综合分析。交叉对照适用于一些慢性、病情短期变化不大的疾病，如高血压、冠心病和支气管哮喘等非根治性治疗。例如，地尔硫䓬治疗肥厚型心肌病的随机交叉试验，一组先服用地尔硫䓬，而另一组服用安慰剂，经过一段时间的治疗后，两组进行交叉，最后综合比较地尔硫䓬和安慰剂的效果。

由于这种设计方案采用了随机、对照及盲法，且试验本身又可消除个体内在环境的差异，即同一个患者既可做试验组成员又可做对照组成员，不仅节省了样本数，而且使两组均衡性、可比性更好；尽管疾病前后两个阶段可能有病情程度的不同，但最后的综合性分析在一定程度上可弥补这一不足。因此，从总体上看，其科学性不逊于 RCTs，且更具可行性。所以在临床治疗性试验的证据论证强度上，仍属于一级设计方案的范畴。

（3）析因设计试验（factorial design trial）：在临床研究中有时会采用析因设计，又称全因子试验设计，就是试验中所涉及的全部处理因素（研究因素）及各水平的全面组合形成不同的试验条件，每个试验条件下进行两次或两次以上的独立重复试验。它是一种多因素的交叉分组的试验设计，不仅可以检验每个处理因素各水平间的差异，而且还可检验各处理因素间的交互作用。最简单的两种药物的析因设计称 2×2 析因试验，这样的试验需要 4 个比较组，即 A 药、B 药，A 药和 B 药联合用药（AB 组），既无 A 药也无 B 药的安慰剂（U 组）。比较组的形成应该通过随机分配获得。

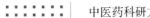 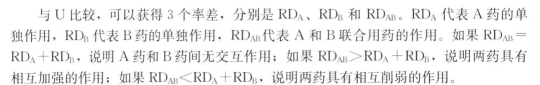

与 U 比较，可以获得 3 个率差，分别是 RD_A、RD_B 和 RD_{AB}。RD_A 代表 A 药的单独作用，RD_B 代表 B 药的单独作用，RD_{AB} 代表 A 和 B 联合用药的作用。如果 $RD_{AB} = RD_A + RD_B$，说明 A 药和 B 药间无交互作用；如果 $RD_{AB} > RD_A + RD_B$，说明两药具有相互加强的作用；如果 $RD_{AB} < RD_A + RD_B$，说明两药具有相互削弱的作用。

（4）单病例随机对照试验（single-case RCT）：尽管 RCT 是研究药物有效性和安全性的最佳方案，但其结果往往仅反映研究对象对药物的平均效应水平，因此一项结果明明有效地 RCT，对于某个具体患者，其疗效可能低于平均水平甚至无效。此时可考虑选用单病例随机对照试验。

单病例随机对照试验是将 RCT 的原理应用于单一病例所进行的试验。在试验过程中，受试者交替接受试验药与对照药。试验的目的在于明确哪一种药物对患者更有效。因此，其随机分配的对象是药物（试验药物与对照药物）或干预措施，而不是患者，研究过程中要求采用双盲法。在每个观察期间及每轮试验间歇设有一段合理的药物洗脱期。当试验结果达到试验药物的预期研究目标时，则可终止试验。单病例随机对照试验并非适合于所有疾病以及所有干预措施的研究，它仅适用于某个慢性病患者，因同时服用多种有效或无效药物而需要进行筛选抉择试验。因此，要充分考虑研究的需要性和可行性等。

（5）自身前后对照试验（before-after study in the same patient）：特点是仅设一组合格试验对象，其分别接受前、后两个阶段（期）的药物干预治疗。这种前后两种不同的干预对照药物，通常用随机法分配药物，如随机法确定先用对照性药物（前期），那么后期则用试验药物，期间应有适当的停药洗脱期，最后将前、后两个阶段的效果进行综合统计分析和评价。

自身前后对照的适用范围和应用指征与交叉试验相同，但科学性不及交叉试验。例如，采用前后对照研究评价地尔硫䓬治疗肥厚型心肌病的疗效，首先让全部研究对象服用安慰剂，观察其疗效。此阶段结束后，对研究对象停用一切药物约 1 周，然后让全部研究对象服用地尔硫䓬继续观察疗效。最后对服用安慰剂和服用地尔硫䓬的两阶段疗效进行比较。

自身对照可在口腔、眼、皮肤等科室进行。如治疗牛皮癣的临床试验，可随机选一侧病变作为试验组，另一侧作为对照组。"可见光固化和紫外线固化两种防龋涂料的临床对照研究"，设计了左、右侧牙互为对照。所以，随机自身对照，仅针对可引起机体产生两个以上且较对称部位病变的疾病。

（6）序贯试验（sequential trial）：又称序贯分析，与一般临床试验不同的是，序贯试验设计事先不规定样本量，而是随着试验进展情况而定。其试验设计是对现有样本一个接着一个或一对接着一对地展开试验，循序而连贯地进行，直至出现规定的结果便适可而止结束试验，所以称之为序贯试验。由于逐一试验逐一分析，一旦观察到所预期的结果时，即可停止试验并做出结论，所以，这种方法比固定样本法节省 30%～50% 的试验对象。序贯设计的最大特点是省时、省力、省样本，克服了组间比较的盲目性；其次这种安排方法十分符合临床实际，因为试验是逐个进行的，患者就医或入院也是陆续而来的，所以很适用于临床研究。在临床研究中，特别是在需要尽快做出判断的单因素研究中，序贯试验常可很快解决问题。例如，需要判定某药是否有减轻疼痛、降低血压、升高白细胞等单一作用时，均可采用这种设计方法。若欲观察某一疗法的长期疗效或是进行一种多因素的研究，则序贯设计难以满足要求。

（7）多中心临床试验（multicenter clinical trail）：是指由一个或几个单位的主要研究者总负责，多个单位的研究者合作，按同一方案进行的临床试验。这种研究方案的特点是收集病例快、病例多、试验规模大，因此完成临床试验需要的时间较短；研究范围广，样本的代表性好，结论外推性强，但由于参加的单位多、人员多，故不易进行质量控制和标准化，需要的研究经费也很多。

（8）历史对照试验（historical control trial，HCT）：是将现在患某病者作为试验组，对之采取新的干预措施，对照组不是在同时期确立的，而是将过去某一时期患同种病的病例作为对照组，这些患者患病时接受过传统疗法或干预措施，然后比较两组的疗效。可用文献资料作为对照，也可以将本单位的历史资料作为对照。本设计方案的主要优点是患者和临床医生均易接受采用的临床治疗措施，所以较易实施。该方案最主要的缺点是试验组和既往治疗组间的可比性较差，而且影响的偏倚因素太多，其研究结论的真实性，备受质疑。

（9）非随机对照试验（non-randomized control trail，NRCT）：作为临床前瞻性对照试验，NRCT 的设计，通常是不可取的。因为非随机化的样本分组，发生人为选择性偏倚的概率太大，故研究结果的真实性远不及 RCT。关键的缺陷就发生在随机化的分组环节，因此，从临床流行病学的角度看，在临床科研设计方面应予避免。

然而，从医学杂志发表的文献看，NRCT 研究并不少见，故在分析评价其证据的论证强度方面，应列为"三级"证据。

2. 非实验性研究方案

RCT 虽然是临床疗效研究的首选方案，具体的设计方法也有很多种，但并非唯一。例如对某种疾病进行两种或多种疗法或药物试验时，有时患者要主动选择。有些患者，如老人、儿童、孕妇，很多情况下也无法作为 RCT 的纳入对象。鉴于尊重患者的选择权利和医德的原则，在某些特殊的医疗环境下，或真实的临床环境中，可以设计非试验性的研究方案，同样可以达到研究的目的，因此，近年来国际上提出了观察性疗效比较研究（observational comparative effectiveness research）。代表性的方法为队列研究（cohort study）和病例-对照研究（case-control study）。现以队列研究作为代表予以阐述。

在治疗性队列研究设计时，将符合某病诊断标准及纳入标准的患者，其自愿选择某一治疗措施，分别纳入相应的队列，以接受相应的治疗，最后进行队列间的疗效分析与评价。例如，符合同一诊断标准的若干肺癌患者（病理诊断与临床分期均一致），均接受了手术治疗，他们的主要临床基线可比性好。术后，有的患者愿意接受化学治疗（简称化疗）及放射治疗（简称放疗）；另一些患者考虑放疗、化疗不良反应大，或不适于接受放疗、化疗者。因此，他们或许用中药，甚至可能不愿意接受其他任何治疗。在这种情况下，研究者拟研究肺癌术后放疗、化疗的疗效以及对远期预后的影响。于是可采用队列研究的设计，其中一个队列为术后接受放疗、化疗者，另一队列进行同步观察，追踪两个队列的病死率及生存率，借以评价肺癌术后接受放疗、化疗的患者是否优于对照队列（未接受放疗、化疗）。

第二节　临床疗效研究的方案设计

一、立题依据和确定研究目的

一个临床疗效研究一定是针对临床实际中需要治疗并提高疗效的疾病，因此，研究本身应具有科学依据、临床重要价值以及明确的研究目的。

（一）研究问题的确定

立题依据可以来源于基础研究的提示，也可以是动物实验结果在人体的进一步验证，更多的是来源于临床医生的实际观察和总结，以及来自对人群流行病学的观察和研究。但无论来自哪一方面，其创新性及实用性是必不可少的。

随机对照试验（RCT）主要用于评估医学干预措施的作用，即回答一个干预措施是否有效、是否益处大于害处的问题。例如，与无治疗相比，辛伐他汀（Simvastatin）是否可以在血脂中度偏高的心血管疾病高危男性人群中降低心血管疾病的五年发病和死亡的危险，就是一个典型的 RCT 的研究问题。这类研究问题一般含有 4 个主要内容：疾病和患者（disease and patient）、干预措施（intervention）、对照措施（comparison）、临床结局（clinical outcome）。英文将这 4 个内容简称为 PICO，RCT 立题的实质就是对这 4 个方面详细准确地考虑、定义和解释。

医学的干预措施是多样的，不仅仅是药物治疗，还包括其他治疗措施（如外科手术）、诊断、服务管理模式、卫生政策，以及医疗卫生系统等。

（二）明确研究的目的及内容

临床疗效研究，应根据被研究疾病的具体情况，以及所采用的试验干预措施（或药物）的治疗效力，明确课题研究所假设的预期目的，主要有 3 种情况：一是临床治疗或根治，目的是力求提高治愈率，降低病死率、伤残率；二是预防疾病并发症与复发，通过干预性研究达到降低并发症发生率、复发率，改善预后的预期目标；三是缓解症状，提高生存质量。不同的预期目的在试验方案的选择和研究实施方面都有所不同。

研究内容主要包括：对干预措施本身的有效性和安全性进行评估，以及与其他同类措施进行比较，决定它们的相对价值。不同患者不同干预措施的组合构成了不同的研究目的，以化疗的药物为例，RCT 的研究目的不外乎以下几种：①评估效果不明或可疑的药物；②研究一个药物的剂量效应关系；③比较不同给药方式效果的差别；④评估老药新用的效果；⑤比较不同药物的效果；⑥研究药物间的交互作用；⑦确定药物在特定患者或环境下的效果；⑧重复验证重要的研究。

（三）干预措施（药物）的科学依据

临床疗效研究的对象是人体（患者及健康人），因此在制订研究方案时，必须充分分析和权衡科学性、可行性、伦理性。用于治疗性干预试验的措施或药物，务必要通过基础医学的有关实验研究（如药物化学、药理、毒理、药物代谢动力学、病理学等），证明具有治病效力且无明显的毒效依据，然后再选择适量的健康人做Ⅰ期临床试验，被证明无明显不良反应者（具有若干科学的量化指标），并经行政部门审核批准，方可进行Ⅱ/Ⅲ期临床试验。任何临床试验，一定要符合临床试验的伦理学要求，充分保障受

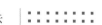
试者的安全和人权（参考本教材相关章节）。如果有两种以上的干预措施（药物）可用于对同一种疾病及其同一治疗研究目的，则应从中比较并优选其一做临床治疗试验的对照性研究。

以研究某药物是否可以预防肝癌的发病危险为例，这样的研究往往需要长期追踪观察成千上万的健康人。从科学性上讲，每个入选的患者必须经过彻底的检查，如通过询问病史和使用各种血液、生化、影像学和组织活检等检查，以排除现患肝癌的可能性，但这样的检查费用很大，往往是不可行的。只排除医生明确诊断的肝癌，就是由于可行性导致的让步，也不会明显降低研究的科学性。另外，为了排除一例肝癌，使成千上万的人接受肝组织活检，也不符合伦理的原则。另外，从科学性上讲，这样的预防性研究最好追踪观察到每一个研究对象都死亡为止，但由于人力、物力和财力的限制，对研究对象进行终身观察几乎是不可能的，因此随访时间可能只限于 5～10 年。在随访过程中，研究对象可能患了肝癌而失访，任何放松追踪随访的做法都会降低研究的科学性。对所有研究对象进行彻底严格的检查，包括使用昂贵的影像学检查和肝组织活检，是不可行的，然而对怀疑患有肝癌的研究对象，必须进行彻底严格的检查，以确定肝癌诊断的准确性，任何简单的做法都会造成误诊，降低研究的科学性，是不可取的。

二、研究对象的选择

根据研究的目的确定研究对象。首先要确定病例的来源，包括来自哪一个地区，哪一级医院，是门诊患者还是住院患者。如果是研究某一疾病药物治疗效果，则对该疾病的诊断依据（或标准）、病情程度或病期都要有明确的规定。

在此基础上，为了维持研究对象主要特点的相对均质性，根据研究的要求制订出研究对象的入选标准和排除标准。在排除标准中，应特别列出不宜使用该药的情况，如心、肺、肝、肾功能不全者和小儿、孕妇、哺乳期妇女等均不应选作受试对象；对该类药物过敏和其他不宜参加这项研究的情况，如依从性差、刚结束其他药物的临床试验的对象等。此外，根据医学伦理学的原则，对参加临床试验的对象都要征得本人的同意。

为了提高两组病例分配的均匀性，减少分配误差，应该尽量减少与试验关系不大的因素，如限定病变程度和发作性疾病的频度等。在分层、配对、随机区组设计中，在进行某种特定的配对区组 RCT 时，有时要把不符合分层或配对条件的病例也列为排除标准。但是，纳入标准的制订也不宜过严，排除标准亦不宜过多，否则就可能影响研究结果的代表性及适用性，有时也可能造成在研究期内不能获得足够的合格研究样本。

（一）病例的选择

1. 来源

在临床试验设计时，应根据研究的目的和要求、试验要求的样本量以及技术力量等来选择不同来源的病例。一般认为，门诊患者人数较多，尤其轻型病例较多，容易获得足够的样本，在研究轻型病例时，代表性较好，可在短期内获得试验的结果。但是门诊病例依从性差，失访率高，外来干扰因素多，且不容易控制，难以保证研究的科学性。如有足够数量的住院病例时，尽可能少选择或不选择门诊病例作为研究对象。选择住院病例的优点是外加干扰因素相对较少，依从性较好，可按设计方案给予治疗与疗效测量。但是，住院病例一般症状偏重，其结果外推受限，病例数相对较少，尤其在某些发病率低或病情轻的疾病，住院者更少，因此只选择住院病例，即使延长研究时间，也难以满足试验的需要，何况试验期太长，又会带来新的偏倚。选择某医院一段时间内符合纳入条件的连续病例，比有意挑选的病例代表性好，可避免研究者主观因素所带来的选择偏倚。

多所医院即多中心协作研究比在一所医院试验代表性好，多所医院患者的病情、经济、文化水平等具有代表性，同时能在相对短的时期内，提供足够数量的研究对象，能够吸引、组织更多的技术人员参加试验。但多中心研究更要严密组织，周密计划，必须统一设计、统一诊断标准、统一疗效测量方法与疗效判定标准，才能保证结果的可靠性。

2. 诊断标准

病例应当根据统一的、公认的诊断标准进行选择。诊断标准一般由有关学科国际性、全国性或地区性学会制定。有的疾病没有统一的诊断标准，则需自行制定。诊断标准要尽可能利用客观的诊断标准，如病理组织学、微生物学、免疫学、生物化学以及 X 线、内镜、心电图、造影等客观指标。例如，不能仅凭黄疸型肝炎或 HbsAg 阴性就诊断为甲型肝炎，应以抗 HAV IgM 阳性结合临床表现及 ALT 升高作为甲型肝炎的诊断标准。即使用客观诊断标准，有的也需多次检查。例如，原发性高血压，应排除精神紧张、情绪激动或体力活动等引起的暂时性血压增高。X 线摄片读片应两人以上互相核对，避免诊断错误。治疗试验把非患者选入，或临床分型、病情判断错误，可导致错误分类偏倚。有的疾病不但应有诊断标准，还应有统一的分类诊断标准，例如《中国高血压防治指南》（2018 年修订版）将高血压分为 1 级、2 级和 3 级高血压（表 11-1），就可以作为随机分组时的分层依据。

表 11-1　中国高血压防治指南血压水平的定义和分类

类别	收缩压/mmHg		舒张压/mmHg
正常血压	<120	和	<80
正常高值	120～139	和/或	80～89
高血压	≥140	和/或	≥90
1 级高血压（轻度）	140～159	和/或	90～99
2 级高血压（中度）	160～179	和/或	100～109
3 级高血压（重度）	≥180	和/或	≥110
单纯收缩期高血压	≥140	和	<90

注：当收缩压和舒张压分属于不同级别时，以较高的分级为准。

3. 纳入与排除标准

（1）规定纳入研究标准：诊断明确的病例不一定都符合研究的要求，要根据研究的目的和具体条件，慎重制定纳入研究标准。决定一项纳入研究标准应有一定的理由和根据。标准定得太高，增加工作量，而且不易找到足够的研究对象；定得太低，则可能影响试验的结果。标准一经确定，就应坚持执行，不轻易改变。在制定纳入标准时应考虑两个方面：①尽可能选择对干预措施有反应的病例做研究对象，以便较易取得阳性结果。一般而论，旧病例、重症病例有时不能充分反映药物疗效，对常见病、多发病应尽可能选择新病例作为临床试验的对象。待新病例取得肯定效果后，可再扩大纳入对象范围，进行深入评价。对罕见病例如果仅用新病例，则可能不得不在许多单位长时间招募，有时可能混入新的干扰因素。即使已经治疗过的患者，再投以未用过的药物，对治疗试验有时并无妨碍。当试验有特殊效果的治疗方法时，选用经多种方法久治无效的患者作试验对象，其病例本身就类似于自身前后对照。总之，选用旧病例时，应具体分析，区别对待，疗效分析时尤其要慎重。在评价预防措施的效果时，应选择易感者为试验对象。例如评价甲型肝炎疫苗效果，应选择抗 HAV 阴性者为研究对象。评价乙型肝炎疫苗效果时，应选择 HBsAg、抗 HBc、抗 HBs 均阴性者为研究对象，因为在一般情况下疫苗对已感染者无预防效果。②研究对象要具有代表性。样本应具备总体的某些基本特征，如性别、年龄、疾病类型、病情轻重比例等均要能代表总体。轻型病例固然对药物疗效好，但也有自然康复的倾向。即使设了严格的对照，得到的阳性结果仅说明对轻型病例有效，还不能说明对各型的病例都有效。当然，可以根据具体情况，先把纳入标准规定在易取得效果的人群内，证明有效后再放宽标准，研究在更广泛的人群中的效果。例如美国退伍军人协会研究高血压的治疗效果，研究对象的舒张压规定在 115～129 mmHg 范围内，证明有效后再放宽标准，证实舒张压在 90～104 mmHg 也是有效的。

（2）明确排除标准：排除标准有两层含义，一是在开始试验前的排除标准，二是试验过程中因特殊原因而退出试验的标准。在试验前应考虑当患者患有另一种影响疗效的疾病时，不宜选作研究对象。例如，患有胃肠道疾病时，不宜选作某些口服药物的研究对象，因为胃肠道疾病可能影响药物的吸收。一般而言，研究对象不宜患有研究疾病以外的其他严重疾患。例如，在做心脏病研究时如选有严重肝肾疾病、癌症等患者，往往在试验过程中可能死亡，或因病情严重而被迫停止试验。已知对研究药物有不良反应者也不应纳入研究对象。例如有胃出血史者，不应作为抗炎药物试验的研究对象。

纳入和排除标准应明确具体，可操作性强。例如在用呋喃唑酮治疗消化性溃疡的临床试验中，纳入标准规定为经胃镜证实为活动性溃疡的病例。排除标准为：①胃手术后吻合口溃疡；②伴有严重肝病；③伴有胃癌；④对呋喃唑酮过敏。此外，应注意医学伦理学问题，除非专门研究妊娠有关课题，否则不应选孕妇作药物试验对象，但是，应当指出，排除标准所包含的条目也不能太多，否则失去代表性。例如某一项重大研究课题，有 17 项排除标准，按其推算有 90% 左右的患者被排除，纳入课题的对象仅为 10% 左右，即使这种研究获得了肯定的结论，代表性也仅为 10%，其实用性和推广范围是很有限的。

在试验开始后的排除标准应规定入选后的病例在何种情况下退出试验，如因病情严重需调整治疗方案、转科、死亡或依从性差，随访测量次数少等。例如在评价药物试验的观察期内，因药物无法控制病情，必须手术治疗者。但是必须指出开始入选的病例必须全部报告，中途因特殊原因退出者应一律作具体交代，退出研究的人数不能超过入选人数的 10%，否则影响结果的真实性。

应当说明，一次临床试验由于受试的人群范围，如性别、年龄、病情等均做了一定的限定，受试的人数有限，应用的地区还较局限，因此代表性受到一定的影响。在结果的解释和下结论时应充分考虑其局限性，外推只能局限在相应范围内。若开展多次临床试验，随受试人群范围的逐渐扩大，代表性亦逐渐增大。

（二）对照组的选择

设立对照组的必要性：临床试验的目的就是观察干预措施是否能改变疾病的自然进程，使之向痊愈方向发展，或延缓自然发展。评价干预措施效果是根据比较组间效应差别来判定的，如果不设立对照组，就得不出效应差值，不设立对照，用比较患者治疗前、后临床状况的方法评价疗效，可能产生误解。而设立对照组可以抵消以下因素对效果判定的影响。

1. 抵消疾病自愈趋势的影响

一种病的临床过程如果完全可以预料，则设立对照组的重要性就小些。如亚急性细菌性心内膜炎不予治疗，后果是极差的，肠梗阻不做手术就不会恢复。可是，大多数疾病，特别是慢性病，自然病程难以预料。不同患者之间，临床经过极不相同，采用治疗前后病程、病情改变来评价疗效是不可靠的。

某些疾病常会自然好转，许多急性自限性疾病，如上呼吸道感染、甲型肝炎或胃肠炎，患者往往在症状最严重时求医，在诊治后即可开始恢复。这时疾病的好转仅仅是由于疾病的自然发展过程，而与医生所给予的治疗可能关系不大，无对照组的试验很难区分是自然康复或是治疗效果。

2. 抵消安慰剂效应

安慰剂效应是指患者由于受到医生特别的关心，无论接受一种被评价的新药，还是与疾病毫无关系的、无治疗作用的药物（如维生素 C、生理盐水等），都会改变了他们的行为，或使其心理上、精神上得到了安慰，使所患疾病得到了改善，而这种改善其实与他们正在接受的干预性措施的特异性质无关。在做治疗试验时，医生总希望自己的试验得到阳性结果，对试验组患者的治疗、检查不同于其他患者。另外，患者感觉受到了医生的特殊关照，从而自觉疾病的症状好转，即所谓霍桑效应（Hawthorne effect），是指人们因成为研究中特别感兴趣和受关注的对象而产生一种生理效应，这种效应与他们接受的干预措施的特异性作用无关。从许多应用安慰剂对照治疗试验的结果可以看出，安慰剂确有一定的效应。例如，有人用呋喃唑酮治疗消化性溃疡，发现治疗组完全愈合者为 73.0%，而安慰剂组溃疡完全愈合者为 24.2%，这反映药物治疗消化性溃疡有安慰剂效应；某些镇痛药、抗高血压药等在某些患者中也可呈现明显的安慰剂效应。一般认为，药物治疗的安慰剂效应可达 30% 左右，因此无对照组的临床试验常不能准确反映干预的真实效果，无法区分是安慰剂效应或是药物效应。而如果设有对照组，两组都同样受到医护人员的关心，安慰剂效应在比较中就能予以抵消或评估。

3. 抵消影响疾病预后的其他因素干扰

一个患者的病情好转，除受试验措施影响外，还受到很多个体的生物学变异和社会、心理因素等其他因素的影响，例如试验开始时疾病病情的轻重、病程的长短，患者的基本情况如年龄、性别、附加治疗措施如辅助治疗措施、护理措施、心理治疗等措施的影响；外科手术措施的效果还受到手术者技术操作水平的影响等。如果不设对照，仅根据治疗前、后病情变化来评价治疗措施的效果，如果所选择的患者病情轻，年轻体壮，有良好的护理措施或有类似治疗措施的附加措施，病情自然预后好，其实并不一定是所评价试验措施的真实作用。反之预后差，也不一定是治疗措施效果不好。如果设立了对照组，则要求比较组间在疾病的病情、年龄、附加治疗措施、护理措施等均衡比较，自然抵消了这些干扰因素的影响，而显示出所评价的干预措施的真实效果。

由此可见，治疗的特异作用、非特异安慰作用、疾病自然转归作用以及向均数回归作用，交织在一起共同影响疾病的转归。若仅有一组接受治疗的患者的资料，则无法将这些因素的作用彼此区分。为了确定治疗特异性作用的存在和大小，只有设立相对于治疗组的无治疗对照组，使两组非特异作用大小相当，相互抵消，那么组间临床结局之差将真实反映治疗特异作用的大小。可以说，对照是准确测量治疗作用的基础。

（三）设立对照组的方法

对照组的设立按干预措施可分为安慰剂对照、标准对照、空白对照等；按分组是否随机化分为随机对照和非随机对照；按时间分为同期对照和历史对照。简述如下：

1. 安慰剂对照

安慰剂（placebo）通常即是以乳糖、淀粉、生理盐水等成分构成，不加任何有效的药物，但经加工后，其外形、包装、大小、味道与试验药物极为相近。安慰剂虽对人体无害，但亦无疗效，必须注意使用范围，按照《赫尔辛基宣言》规定，任何临床试验，包括对照组的患者都应得到最佳的诊断和治疗方法。因此安慰剂以不损害患者的利益为前提，只用在研究的疾病尚无有效药物治疗或在使用安慰剂后对该病病情、临床经过、预后不利影响小或无影响时使用，一般与盲法观察结合使用。

2. 标准对照

标准对照常称药物对照或有效对照，标准对照是临床试验中最为常用的一种对照，是以常规或现行的最好疗法作对照，适用于已知有肯定治疗方法的疾病。如抗结核的新药试验，可以链霉素和异烟肼为对照，而不以疗养或一般对症药物作对照。以一种低疗效的方法作对照来提高试验疗法的效果是毫无意义的，甚至是有害的。当比较几种疗法或不同剂量药物对某病疗效差别时，可将合格的研究对象分为几个比较组，各组间可互为对照。

3. 空白对照

空白对照即对照组不施加处理措施。一般不设空白对照，仅在不便于实施盲法的研究或尚无有效疗法时，探索处理措施效果的评价中使用。

三、试验药物或措施的选择与标准化实施

（一）试验药物或措施的选择

治疗性试验所应用的药物或措施，首先要有科学的证据，要有临床前期的观察，证明其有效性和安全性，同时具有一定的创新性，如果没有这些最基本的科学依据，任何药物或措施是不容许做临床治疗性试验的。因为临床治疗性试验的对象是患者，务必遵循《赫尔辛基宣言》的规范原则。对照试验如应用阳性对照药物或安慰剂，应该在外观、色泽、气味和制剂等方面与试验组药物一致，服用方法和疗程也需要一致，否则会影响结果的真实性。

（二）随访观察期的确定

随访就是在一定时间范围内对研究对象的追踪观察。RCT 的随访主要目的包

括：①提高患者对治疗的依从性；②减少患者的退出和失访；③收集有关资料；④发现和处理治疗的不良反应。

随访时间的长短需要兼顾科学性和可行性的原则。观察期过长会造成浪费，过短则可能会使药物或措施导致假阴性效果。治疗观察期的选择必须根据研究的目的，并在基础研究的基础上，参考临床达到治疗最佳水平的时间而定。如骨质疏松的防治性研究应考虑到骨代谢的周期较长，少于 1 年很难得出结果。而研究抗高血压药物的降压效果，观察半年就可能看到药物的效果。但如果要观察该药物降低心血管疾病死亡的危险，随访时间可能需要几年甚至更长。

一般情况下，临床试验应该在预先计划的终止时间结束。但是，如果中期分析发现试验组和对照组结局事件发生的频率已出现显著的差别，可以考虑提前结束试验。试验中出现严重的毒副作用，也是提前终止试验的一个常见原因。相反，在研究计划的随访时间结束时，两组比较提示治疗可能优于对照，但又不足以作出肯定的结论，这时可以考虑适当地延长随访时间。总之，观察时间的长短与临床结局有密切关系，观察时间必须允许足够的临床结局出现。

（三）干预措施的标准化与实施

干预措施的标准化对干预效果的评价很重要。统一的干预方案是干预效果评价的前提，标准化的目的就是为了统一。对某药物的疗效评价，涉及该药的剂型、剂量、疗程、依从性、失访、沾染和干扰等问题，对一组干预措施的效果评价，除上述因素外，还必须有统一的干预方案，一旦规定了统一的干预方案，一般情况下不应更改。很显然，如果对受试者都辨证施治，干预措施也随受试者不同而变化，则很难评价其真实效果。所以，在临床试验中应尽量按规定的标准方案实施，在评价时应如实报告干预方案执行情况。

1. 统一干预方案

在试验设计时，应明确规定干预措施实施的起点、终点、强度与持续时间，实施方法。治疗药物应明确规定药物的剂量、剂型、给药途径、疗程或操作方案等。对有的药物治疗试验，在正式试验前应有一个导入期，如用过有类似效果的药物，应有一个洗脱期，在洗脱期间服安慰剂。洗脱期的长短视原用药物的半衰期长短而定。例如一般抗高血压药为 2 周，必要时 4 周；抗心律失常药应为 5 个半衰期，即一般为 2 周，如服用长效胺碘酮，则至少须有 5 个月的洗脱期。

2. 统一附加干预措施

除试验药物外，如必须附加辅助治疗措施的话，还应规定统一的附加干预措施。各比较组均要统一施予附加措施，不能只施予试验组或对照组，附加措施也应标准化。例如，要评价 α-干扰素对治疗慢性乙型肝炎的效果，除对 α-干扰素的剂型、剂量、给药途径、疗程作具体规定外，试验组和对照组应同时给予保肝药治疗，对保肝药的种类、剂型、剂量、给药途径、疗程也应统一。

试验组与对照组除附加治疗措施相同外，还要求护理方案、护理措施也相同，以抵消因护理措施不同对疾病预后引起不同的影响。如果拟评价某手术材料的治疗效果，各比较组除患者情况外，还需抵消手术医生的技术操作水平、护理措施等影响。

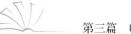

四、样本量的估计

样本量的计算是根据研究设计的有关类型（如 RCT 或队列研究等），以及有关研究假设的相关参数水平（如干预措施差异的显著性水平，容许的 I 型错误的水平等），科学地计算研究课题需要的最低样本量，以避免样本的不足影响研究质量。

（一）计算样本量时考虑的因素

1. 试验组与对照组显著性差异的设定

样本量估算首先应当提出试验组与对照组两组间疗效的显著性差异水平的假设。计数资料以试验组和对照组有效率的差值作为有效假设的基础，计量资料则以试验组和对照组均值差作为有效假设的基础，分别作为组间疗效差异的参数来计算样本量。如显著性差异程度越大，则样本量就少，反之样本量就大。

2. I 型错误（α）和 II 型错误（β）的水平

（1）I 型错误（α）：即试验设计所容许的假阳性错误水平，通常限定不超过 0.05（5%）。该型错误越小，所需要的样本量越大。

（2）II 型错误（β）：即试验设计所容许的假阴性错误，通常限定为 0.1，不宜超过 0.2。$1-\beta$ 为检验效能（power），又称把握度。β 值越小，$1-\beta$ 越大，要求的样本量也越大。

3. 失访率

在临床试验中，由于种种原因患者很难全部随访到。因此，在用估计方法计算出样本量后，还要增加一定数量的病例（如 10%～20% 等），以防患者的脱落造成最后病例数的不足。

（二）计算样本量的方法及类型

1. 两组率的比较

根据上面的这些基本设计参数，应用式 11－1 可计算出各组所需的试验样本量。

$$n = \frac{\left[\pi_1(100-\pi_1) + \pi_2(100-\pi_2)\right]}{(\pi_1-\pi_2)^2} \times f(\alpha, \beta) \tag{11-1}$$

其中，n 为计算所得一个组的样本量；π_1，π_2 为试验组和对照组的事件发生率（如有效率）；$f(\alpha, \beta)$ 为限定假阳性和假阴性水平时相应的数值，可以由表 11－2 查出。

表 11－2 常用 $f(\alpha, \beta)$ 数值表

α	β			
	0.05	0.10	0.20	0.50
0.10	10.8	8.6	6.20	2.70
0.05	13.0	10.5	7.90	3.80
0.02	15.8	13.0	10.0	5.40
0.01	17.8	14.9	11.7	6.60

例如：某一研究课题选用甲、乙两种药物对糖尿病患者进行治疗，甲药的有效率为 70%，此作为有效药物的对照组；乙药为新药，假设有效率为 90%，以此作为新药试验组。现要进行 RCT，设 $\alpha=0.05$，$\beta=0.10$，问每组至少需要多少病例？

已知 $\pi_1 = 70\%$，$\pi_2 = 90\%$，$\alpha = 0.05$，$\beta = 0.10$，查表 11-2 可得 $f\,(0.05,\,0.10) = 10.5$，代入公式得：

$$n = [\,0.7\,(1.00-0.7) + 0.9\,(1.00-0.9)\,] / (0.9-0.7)^2 \times 10.5 = 79$$

结果表明，每组需观察 79 个病例。

2. 两组均数的比较作为疗效差异显著性

依据研究的课题，其样本量估计可采用以下公式：

$$n_1 = n_2 = 2\,[\,(\mu_\alpha + \mu_\beta)\,S/\delta\,]^2 \tag{11-2}$$

此式中的 n_1、n_2 分别为两样本所需含量，一般要求相等；S 为两总体标准差的估计值，一般假设其相等或取合并方差的平方根；δ 为两均数的差值；μ_α 和 μ_β 分别为检验水准 α 和 Ⅱ 型错误的概率 β 相对应的 μ 值。

例如：观察两种药物治疗肌痉挛的疗效，其中 B 药使肌痉挛分数平均减少 2.16，L 药使肌痉挛分数平均减少 1.66，设两种药物疗效的标准差相等，均为 0.7，要求 $\alpha = 0.05$、$\beta = 0.10$，若要得出两处理差别有显著性结论，需要多少研究对象？

已知 $\delta = 2.16 - 1.66 = 0.5$，$S = 0.7$，双侧 $\alpha = 0.05$，$\beta = 0.10$，查 μ 值表（表 10-2）得：$\mu_{0.05} = K_\alpha = 1.96$，$\mu_{0.10} = K_\beta = 1.28$ 代入（式 11-2）得：

$$n_1 = n_2 = 2\,[\,(1.96+1.28) \times 0.7/0.5\,]^2 = 41.2 = 42\ （例）$$

故认为两个药物组各需 42 例患者，两组共需要 84 例。

在实际工作中，可以采用下述公式进行计算，较为方便且更为常用。

$$n = [\,(2\delta^2) / (\bar{u}_2 - \bar{u}_1)\,] \times f\,(\alpha,\,\beta) \tag{11-3}$$

n 为每组所需的例数；$\bar{u}_1$、$\bar{u}_2$ 分别为两组的预期均数，δ 为两组的合并标准差或对照组的标准差。$f\,(\alpha,\,\beta)$ 可由表 11-2 查出。上例用此公式计算结果相同。

上述两类样本的计算方法简单且较为实用。但由于各种研究方案的不同以及设计的有关假设参数各异，因此，样本量的计算方法也就多种多样，可根据需要查阅相关统计学书籍。另外，目前临床疗效研究中常采用优效性试验和等效性试验，其样本量估算方法简介如下。

3. 优效性试验（superiority trial）

优效性试验的主要研究目的是显示所研究药物的效应优于对照组药物（阳性或安慰剂对照）的试验。

（1）定性试验样本大小的计算：需要预先指定的参数为：π_c 为对照组率；Δ 为希望检测的差别量；π_T 为试验组率 $= \pi_c + \Delta$；α 为 Ⅰ 型错误；β 为 Ⅱ 型错误；$Z_{1-\alpha}$、$Z_{1-\beta}$。为标准正态分布的分位点。

则每组样本量为：

$$n = \{(Z_{1-\alpha} + Z_{1-\beta})^2 [\pi_c(1-\pi_c) + \pi_T(1-\pi_T)]\}/\Delta^2 \tag{11-4}$$

$(Z_{1-\alpha} + Z_{1-\beta})^2$ 相当于式 11-1 中的 $f\,(\alpha,\,\beta)$，具体数值可查表 11-2，不过需要注意的是：因为优效性检验是单侧检验，要用 $f\,(\alpha,\,\beta)$ 值，只需要以 2α 的数值代替表 11-2 中的 α 值即可。如 $\alpha = 0.05$ 时，可查表中 $\alpha = 0.10$ 的 $f\,(\alpha,\,\beta)$ 值即为 $(Z_{1-\alpha} + Z_{1-\beta})^2$ 的数值。如 $\alpha = 0.05$，$\beta = 0.20$ 则以表中 $\alpha = 0.10$，$\beta = 0.20$ 查得 $f\,(\alpha,\,\beta) = 6.2$，即为 $(Z_{1-\alpha} + Z_{1-\beta})^2 = 6.2$。

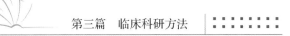

（2）定量试验样本大小的计算：需要预先指定的参数为：μ_c 为对照组均数；Δ 为希望检测的差别量，即 $\mu_T-\mu_c$；μ_T 为试验组均数；σ 为标准差（假设两组标准差相同）；α 为 Ⅰ 型错误；β 为 Ⅱ 型错误。

则每组样本量为：

$$n=\left[2\left(Z_{1-\alpha}+Z_{1-\beta}\right)^2\sigma^2\right]/\left(\mu_T-\mu_c\right)^2 \tag{11-5}$$

同样，在查表 11-2 时，要用 2α 代替 α。

4. 等效性试验（equivalence trial）

多数临床试验希望检出对比两种处理或两种药物的差异，但有时却希望对比两组差别没有统计学意义，例如希望一种不良反应较少或价格更低廉的药物与标准治疗药物一样好，这时就用到等效性试验。所需样本大小计算公式如下：

（1）定性试验样本大小的计算：预先确定的参数为：π 为预期的总有效的百分数；Δ 为允许误差，即如果两个总体率的差别不超过 Δ 时，认为这种率的差别是没有实际意义的；α 和 β 分别为 Ⅰ 型错误和 Ⅱ 型错误。

则每组所需样本量为：

$$n=\left[2\left(Z_{1-\alpha/2}+Z_{1-\beta}\right)^2\pi\left(1-\pi\right)\right]/\Delta^2=\left[2\pi\left(1-\pi\right)\times f\left(\alpha,\beta\right)\right]/\Delta^2 \tag{11-6}$$

式中 $f\left(\alpha,\beta\right)$ 的值可以由表 11-2 查得。

（2）定量试验样本大小的计算：定量试验样本大小的计算与定性试验基本是一样的，但需要有标准差的估计值。其公式如下：

$$n=\left[2\left(Z_{1-\alpha/2}+Z_{1-\beta}\right)^2\sigma^2\right]/\left(\mu_T-\mu_c\right)^2=\left[2\sigma^2\times f\left(\alpha,\beta\right)\right]/\left(\mu_T-\mu_c\right)^2 \tag{11-7}$$

5. 非劣效性试验（non-inferiority trial）

随着医学的快速发展，在已有非常有效的治疗手段的基础上，进一步证明某种新手段疗效显著优于现有疗法通常是非常难的，同时对于某些疾病出于伦理学考虑，并不总能进行安慰剂对照的优效性试验设计，需要选择阳性药物或标准治疗来作对照。这就需要用到非劣效试验设计，即证明某一新药（或治疗方法）疗效不差于已知的有效药物（或治疗方法）。现在已经有越来越多的新药或医疗器械都是通过非劣效试验设计完成了临床试验，并通过药品或器械审批部门的审批上市。所需样本大小计算公式参见优效性试验。

五、随机化分组

（一）随机分组的原理

影响转归的因素在组间可比是准确估计和比较干预效果大小的前提。要获得组间的可比性，分组的程序必须与任何已知和未知的可能影响患者转归的因素无关，这种分组方式就是常说的随机分组。随机分组是获得组间可比性最可靠的方法，目的是使非研究因素在组间分布均衡，以减少偏倚，增加试验结果的正确性。随机分组是 RCT 的重要科学基础之一。

例如，在比较保守疗法与手术疗法对胃溃疡合并穿孔的疗效时，把那些全身情况好、不伴有休克、穿孔范围小者分到保守疗法组，而把那些全身状况严重、穿孔范围大、不得不进行手术的分到手术组，结果必然低估手术疗法的疗效。又如比较新疗法与旧疗法的疗效，把那些症状轻的新病例分到新疗法组，而把那些久治不愈的老病例分在旧疗法组，比较结果必然高估新疗法的效果。正确的分组应遵循随机化的原则。随机化是将临床试验的受试对象随机分配到所设的治疗组和对照组的方法。在分组前，无论研究者和患者都不能预料到每个具体患者将被分到哪一组。随机分组时，每一受试对象均有完全相同的机会被分配到治疗组或对照组。当样本量足够大时，随机化可保证治疗组和对照组病例具有相似临床特征和可能影响疗效的因素，即具有充分的可比性。同时，随机化是正确运用统计学方法的基础，因为临床试验中常用的统计学方法是以处理随机化研究所取得的数据资料为前提的。

（二）随机分组的方法

随机分组意味着所有的受试者具有相同的（或一定的）概率被分配到试验组或对照组，分组不受研究者、临床医生和受试者好恶的影响。随机分组可以用抽签、掷硬币、抛骰子等方法，更科学、更可靠的是使用随机数字进行分组。尽管随机分组看上去非常简单，还是经常会有误解和误用。例如，按照出生日期（奇偶年份）、医院病案记录数字，或受试者参与试验的时间（单双日），交替将患者分配到不同研究组的方法，它们经常被用作随机分组的方法，但是都无法使受试者有相同的机会进入不同的研究组。因此，这些方法不是严格意义上的随机分组，属于假随机分组或类随机分组。下面介绍几种常用的随机分组方法：

1. 简单随机分组

简单随机分组是最简单易行的一种随机化分组方法，可先将病例编号，如按入院顺序号或就诊序号，再利用随机数字表或按计算器随机键出现的随机数字等方法进行分组。

绝大多数临床治疗试验的受试者是逐个进入试验的，实际上是根据受试者进入试验的序号（门诊或住院顺序），在试验前就预先分好，一旦患者进入临床，只要符合纳入研究条件即可进行试验，不得随意更改。

简单随机分组方法：设 A 和 B 分别代表试验组和对照组，分组步骤先给受试者 1 个顺序编号，然后给每 1 个编号产生一位随机数，并规定随机数的个位数为 0～4 者分配到 A 组，5～9 者分配到 B 组（表 11－3）；如果分 3 组时可规定随机数 1～3 为 A 组，4～6 者为 B 组，7～9 者为 C 组，随机数 0 时略去；同理，分 4 组时可规定随机数 1～2 为 A 组，3～4 者为 B 组，5～6 者为 C 组，7～8 者为 D 组，随机数 0 和 9 略去。

简单随机化分组不能保证两组例数相等，如果样本＞200 时，两组悬殊概率较小，如果发现相差悬殊，可以重新制定随机化分配表，或用随机化方法，从例数较多的一组中随机抽取一部分补充到例数较少的一组，使两组例数相等。

表 11-3　将 n 个受试者随机分为两组

受试者序号	1	2	3	4	5	6	7	8	9	10	11	12	...	n
随机数个位数	3	4	9	2	2	0	1	6	9	9	8	7	...	
组别	A	A	B	A	A	A	A	B	B	B	B	B	...	
随机数字表	53	44	09	42	72	00	41	86	79	79	68	47	...	
	40	76	66	26	84	57	99	99	90	37	36	63	...	
	02	17	79	18	05	12	59	52	57	02	22	07	...	
	...	...	...	...	...	...	...	...	...	...	...	...		

2. 分层随机分组

通常在正式开展 RCT 前，应对入选者进行基线资料的测量。为了确保比较组间基线一致，当发现某因素（如病情、年龄等）对疗效影响较大时，可根据影响因素的不同类别将病例先分为若干层，然后在每层内再用简单随机分配患者至试验组和对照组。分层随机化的目的是使治疗组和对照组患者具有相同分布的临床特点和影响预后的因素，可比性强。在受试对象数量较大的临床试验中，简单随机化即足以保证治疗组和对照组的可比性，则不需要进行分层随机化。而中小样本量的临床试验，最好分层随机分组。但分层因素不宜太多，一般 2~3 个。例如，为了避免疾病轻、中、重度的差异导致的随机分组不均衡，分层随机分组可参照下列模式在试验前分好组（图 11-1），可使患者入院后立即得到治疗。

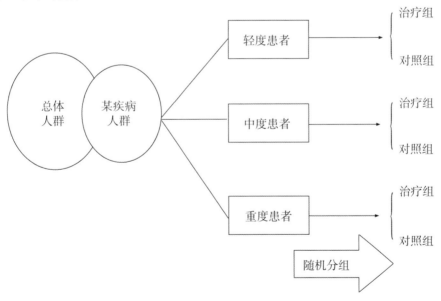

图 11-1　分层随机分组示意图

3. 区组随机分组

所谓区组随机（blocked randomization）分组是先把研究对象分为若干区组，再将区组的研究对象随机分配到各实验组中。这样可避免简单随机可能产生的不均衡，确保整个试验期间进入每一组的对象数相等且组间均衡性较好。有关方法参见第八章。

区组随机分组法可用于各种疾病的临床 RCT，由于病例来源较多，可以将条件相近的不同对象划分区组，这样在组织多中心试验时，采用区组随机分组法分配对象，则有利于多个研究单位在较短时间内分配收治对象，并能维持组间数量和影响因素上的平衡。另外区组随机分组的缺点是有可能被破盲，产生选择性偏倚，因此要提前做好随机分配隐藏，避免方案让医生或患者预知。

4. 整群随机分组

整群随机（cluster randomization）是指在源人群中，随机抽取人群数量较少但仍具明确范围的一个或多个群体作为样本。简言之，将单位群体（如学校或班级、医院或科室、社区或街道、乡或村等）作为抽样样本。样本内所有成员，凡符合纳入和排除标准的均作为研究对象。

此法抽样简易、方便，适于大样本观察性研究；但相同条件下，其抽样误差较大，代表性较差，可比性不好，故在临床试验中几乎不用。

5. 多级随机抽样分组

多级随机抽样（multistage random sampling）分组，是指从源人群中，先抽范围大的单元，后从中抽次级单元，再在后者中用简单随机方法抽取所需数量的样本成员。

按容量比例概率抽样法（proportionate to population size，PPS），是经典的多级随机抽样，在国内、外广泛应用。其基本原理：由总人群中抽取一级单位，然后在后者中抽次级单位；每个抽样单元均有同等的概率从其中被抽取。其步骤为：按研究目的和源人群人数与特点，估计所需样本数，计算一级抽样单位数量（n_1）和次级抽样单位数量（n_2，n_3，…）。用系统抽样法在源人群中抽取一级抽样单位，再从中抽取次级抽样单位，如此类推。最后用简单随机法在最低的次级抽样单元中抽取所需数量的样本成员。

多级随机抽样，适于大型现况研究，其代表性好，精确度高；但需很高的抽样技术，工作量大，要求严格，故在一般的临床研究中不常用。

（三）随机化分组隐匿

随机化分组隐匿，又称隐匿随机分组。指参与研究的所有人员，包括研究人员和医生与研究对象等均不知道随机化分组的顺序。

随机化分组的作用之一是控制研究人员和医生与研究对象的倾向性偏倚。随机化分组的隐匿，与随机化分组同样重要，随机分组联合分组隐匿，才是真正意义上的随机分组，若分组隐匿不当，其顺序泄露，则达不到控制偏倚的目的。国外学者分析妇产儿科领域 250 个对照试验的随机化实施，发现随机顺序隐匿不当或不清楚的研究，其疗效被夸大 30%～40%。随机化分组隐匿常用的方法，为编号的、不透光的密封信封或药品容器。有条件的，也可用中心随机化系统。

随机化分组隐匿和盲法的作用有区别。前者主要控制一种选择偏倚，即倾向性偏倚；后者除此之外，尚能控制信息偏倚。

值得强调的是，至今国内外尚未对随机化分组隐匿给予足够的重视。本世纪初国外报告，89%类风湿关节炎领域、48%妇产科杂志和 44%综合性医学杂志论文的研究，均未描述随机化分组及其隐匿的方法。

综上所述，随机化分组的特点是：①分到哪一组完全由随机数字决定；②分组隐匿是随机分组不可缺少的组成部分；③每人在分组前有同等或特定的机会被分到任何一组；④随机分组无选择地平衡所有可能的混杂因子；⑤样本越大，组间可比性越好；⑥无需知道混杂因子，无需收集资料，无须做统计调整。

六、盲法

1. 盲法（blind method）的意义

临床科研需收集的很多资料，常是通过询问病史、观察患者反应、测定一些指标获得。为此，易出现信息偏倚。尤其在研究者或医生、患者、检验人员等有倾向性时，更易产生此种偏倚。研究者希望自己的研究取得阳性结果。如研究一种止痛药物，其期望患者的疼痛减轻或消失，所以在询问患者时自觉不自觉地暗示患者；而患者为取悦医生，或知晓此药为止痛药，将有意无意地反映疼痛减轻了。凡此种种，均可由于研究人员与研究对象的主观心理作用，造成不真实的结果。因此，为避免测量偏倚，增强结果的真实性，在临床试验中应实行盲法观察和评价。

2. 盲法的分类

根据"盲"的对象不同，临床试验分为以下几种：

（1）非盲试验：又称开放试验（open trial），在这种临床试验中，研究人员和患者都知道治疗的具体内容。优点是容易实行，进行中出现意外变化容易判断原因，并可决定是否终止试验；缺点是研究人员和受试者易产生偏性，另外分配在对照组的患者往往对治疗丧失信心而中途退出临床试验。有人曾比较维生素 C 和安慰剂对感冒的作用，试验开始是双盲的，但以后不少受试对象知道了用药内容，结果在这部分受试对象中显示维生素 C 能使感冒减轻，而在其余不知道具体用药内容的受试对象中，维生素 C 和安慰剂对感冒的影响并无显著差别。

有些临床试验只能是非盲的，例如比较手术治疗和保守治疗对某种疾病的疗效，改变生活习惯如节食、增加运动、戒烟是否对某病发生影响等，只能采用非盲试验。

（2）单盲试验（single blind trial）：仅研究者知道每个患者用药的具体内容，而患者不知道。单盲试验可以避免来自患者主观因素的偏倚，但仍未能防止来自研究者方面的影响。有的研究者在判定疗效时，总希望或主观认为治疗组疗效好，而在判定疗效时，治疗组掌握得松，对照组严，这显然影响试验结果的正确性。

（3）双盲试验（double blind trial）：研究者和患者都不知道每个患者分在哪一组，也不知道何组接受了试验治疗。此法的优点是可避免来自受试者与研究者的偏倚，但双盲试验实行较复杂，执行也较困难。例如，试验的药物与安慰剂在外形、颜色、气味、溶解度和包装上都必须高度相似，即使这样也往往被识破。所以要有一整套完善代号和保密制度，还要有一套保证安全的有效措施。一旦发生意外，能立即查出代号的真实内容，以便及时采取对策。

（4）三盲试验（triple blind trial）：研究对象、观察者与研究者及论文撰写者均不知道研究对象的分组情况，仅研究者委托的人员掌握着密码编号，直至试验结束、结果统计分析完毕，在撰写论文报告初稿完成后才当众揭秘。三盲法的效果与双盲法类似，且可避免研究者或论文撰写者在统计分析结果时可能出现的倾向性，使结果与分析结论更客观。

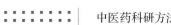

七、疗效指标的选择与测量

（一）疗效指标的选择

任何药物或措施所呈现的治疗效应，包括疗效及药物不良反应，都要采用某种测量方法和指标加以度量，并将这些指标作为最后判断治疗效果的依据。总的要求是：

1. 灵敏度要好

对于治疗引起的客观反映，测试指标要能敏感地发现并能度量。如评价结核菌素免疫疗法治疗乙型病毒性肝炎的效果时，若用琼脂扩散法测试乙型肝炎病毒标志，其敏感性比放射免疫法要差得多，如用该法作为测量治疗反应的方法和指标，必然大大地增加假阴性率，因此测试方法的敏感度要高。

2. 特异度要强

对治疗反应的结果，采用的测试方法和指标除了敏感之外还要特异。例如，冠心病急性心肌梗死应用溶栓疗法，在治疗的前、后，采用冠状动脉造影，比较分析冠状动脉狭窄和闭塞的改善程度，以作为疗效的测量指标，这种指标的特异度强，有助于结论的可靠性。

3. 经济可行

在考虑敏感度和特异度的基础上，应从多种方法中，选择经济及可行性良好的测试方法和指标。如在评价输卵管堵塞患者复通术的效果时，为了解术后输卵管的通畅情况，可选用输卵管子宫碘油造影或腹腔镜下通入亚甲蓝。这两种方法的敏感度和特异度均较高，但前者较为经济，操作相对简便，对患者的创伤小，故应优先考虑。

4. 注意远期效应的测定

对于某些慢性病治疗措施的效果，除测试和评价近期效应外，更要追踪观察远期效果，这样有助于获得更为可靠的结论。例如，高血压患者的治疗不仅要观察用药后血压的控制水平，而且更要观察高血压所致的心、脑、肾不良事件的发生情况。这表明建立临床远期治疗效果的测试方法与指标是很重要的。

5. 测试的终点指标

测试指标的选择应该以治疗试验的终点目标而定，如治疗的终点目标是降低病死率和非致死性事件发生，则测试指标定为病死率、生存率以及非致死性事件发生率（如冠心病发生心肌梗死、心力衰竭等）。验证治疗措施本身的有效性，则采用临床公认的有效或无效的疗效判断标准，精选有关临床及实验室的定量及定性指标予以测量。如用血压计测量降压效果，以血糖水平测量评价糖尿病降血糖药物的效果等。

6. 实验室观测指标的数量

对于同一观测目的所设计的实验室指标的数量要少而精，因为测试指标选择得越多，假阳性的发生概率就越大，有时甚至会影响疗效测试的真实性。

临床试验可能使用的结局有很多不同的特征和属性，而一项临床试验不可能测量所有相关的结局，结局的确定和测量是研究成功的关键之一。哪种结局更重要，取决于看问题的角度，目前认为患者重要的结局必须给予充分的重视，例如，癌症治疗中的患者可能认为生活质量比生存时间更重要；抗高血压药降低血压是益处，而引起头晕则是害处，必须兼顾重要的益处和害处的指标。研究者必须对干预措施在各种可能的结局方面

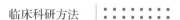

的作用进行分析,确定并测量相关、重要、敏感的结局。另外,结局指标的选择还必须兼顾可行性和伦理性的要求。

(二)疗效指标的测量

原则上均应盲法观察、测量和评价,有人主张对于主要根据患者主诉症状作为判断治疗根据的试验应该使用单盲试验,例如镇痛药和安眠药等疗效试验。对于主要凭患者主诉症状及医生物理诊断中软指标作为试验效果指标的应该用双盲试验。而对用客观测量指标判断疗效的试验则不一定要用盲法试验。采用病死率、生存率或用病理、生化、微生物、免疫学指标,只需采取重复测量,严格测量质量控制等措施,仍可保证试验结果的质量。例如观察某药对细菌性痢疾的治疗效果,除了临床症状体征达到治愈标准外,还有大便培养连续 3 次志贺菌属阴性这一硬指标,就不一定用盲法试验。对病情复杂或危重病例,需要随时调整治疗方案,应以患者利益为重,不用盲法。某些药物有特殊反应,很难做到双盲,即使在做双盲试验时,也需要严密观察,一旦疗效不佳,或呈现药物不良反应,宜早做破盲处理。

第三节 多中心临床试验研究的设计

在临床试验中,需要考虑的一个问题就是患者的获取。在许多试验中,患者的招募占用了整个试验周期中相当大部分的时间。比如,一个只要 3 个月就能完成的哮喘病的研究,可能最后会耗费 15 个月的时间,其中 12 个月用于患者的招募。而整个试验拖得时间越长,花费就越大。同时,每项临床试验都有一定的时间限制,在可接受的招募时间内满足大多数临床试验中要求的样本量,只能通过让招募到的患者同时进入多个中心进行试验。因此,尽管多中心试验中存在很多问题,但不可否认,多中心试验还是非常必要的。实际上,很多临床试验不是一个研究机构能完成的,因此大多数临床试验是多中心试验。多中心临床试验是指有多名研究者在不同的研究机构内参加并按同一试验方案要求用相同的方法同步进行的临床试验。

多中心临床试验具有以下特点:①在较短的时间内收集较多的受试者。临床试验要有一定数量的受试者参加以满足临床试验的样本含量要求,而所在研究机构能收集到的受试者的数量总有一定限制,但临床试验规定有一定的完成期限,希望尽早完成。试验规模大、受试者人数多、试验期限紧的试验必然采取多中心的形式。②多中心试验可以有较多的受试者人群参与,涵盖的面较广,可以避免单一研究机构可能存在的局限性,因而所得结论可有较广泛的意义,可信度较大。③多中心试验有较多研究者的参与,相互合作,能集思广益提高临床试验设计、执行和解释结果的水平。

从科学性出发,临床试验应当尽量保持均一性,要求减少内部的差异,而多中心试验增加了发生这一方面问题的机会。因为研究者人数越多,各研究者对试验的认识、经验和技术水平的差别很容易存在;研究机构越多,各机构的设备条件、工作常规也可能有差别,不同研究机构所收治的患者的背景,如民族、文化水平、生活方式会有偏向和差别,众多的差别都能影响临床试验的均一性,增加了试验的复杂性。要进行多中心试验,就必须尽量设法减少各种差别,或减少差别所产生的影响。

大规模临床多中心研究,必须采取严格的 RCTs 设计才有意义和科学价值。在参照随机化对照试验进行设计的同时，也要充分考虑多中心研究的特点。

一、研究计划的制订

制订研究计划（study protocol）或试验方案通常由试验的申办者（sponsor）会同主要研究者（principle investigator）共同拟订，并征求统计学家的意见。设计方案最后由各个中心的主要研究人员共同商讨定稿。研究计划应该在试验开始前完善，形成最后定稿版本，以文件形式发往各有关单位（中心）贯彻执行。研究计划是整个临床试验的指导性文件，在整个试验过程中它起到规范和协调临床试验的作用，所有试验期间的质量控制、资料收集、监督管理都应严格按照该计划书执行。

多中心临床试验的研究计划应包括研究背景（study background）、一般目标（general aims）、特定目的（specific objectives）、研究对象的纳入和排除标准（inclusion and exclusion selection criteria）、干预方案（intervention schedules）、对患者评价的方法（methods of patient evaluation）、试验设计（experiment design）、研究对象的注册、分层及随机化（registration，stratification and randomization）、患者的知情同意书（informed consent form）、样本含量估计（sample size estimation）、试验过程的监测（monitoring of trial process）、表格与资料处理（forms and data handling）、研究方案的违背（protocol deviations）、资料统计分析计划（plans for statistical analysis of data）、管理职责（administrative responsibilities）、经济补偿计划（reimbursement）、经费预算和来源（budget and source of funding）。

二、协作单位的选择

协作单位的选择是大样本多中心临床试验的关键环节，直接关系到试验的进展和质量，课题组必须对协作单位的选择进行严格把关。

在选择协作单位时应考虑以下几个问题：

（1）受试者来源、地区性及种族差异受试者来源、地区性及种族差异是关于样本代表性的问题，评价治疗性证据的实用性，一定要考虑社会人口学特征，因此，受试者的来源不能仅局限于某一个或几个地区和医院，应该根据课题的研究背景、研究目的意义，选取能够代表不同人群的协作单位。

（2）有关的流行病学调查资料的考虑一些重大疾病的发病率、死亡率存在着明显的地区差异且不同单位的病源数量、治疗手段也不尽相同。因此，有关的临床流行病学调查结果须作为选择协作单位的重要依据，否则试验开始后会导致病例入组困难，影响试验任务的按时完成。

（3）所需协作单位的数量参加项目的协作医院数量不宜过多，以免加大质控工作的难度、浪费资金等问题；但也不宜过少，以免出现不能按时完成病例入组等研究任务的情况。课题组应提前进行必要的调研工作，病源较多的医院大约能纳入多少病例？病源较少的医院大约能纳入多少病例？事先要有一个初步计划。然后根据方案要求的样本数，估算出大约需要的协作医院数量。

（4）协作单位的入选条件入选的协作单位一般来说应该病源稳定，具备实施临床试验的能力，且为国家批准的临床试验基地。但一些大样本多中心临床试验协作单位往往需要几十家甚至是几百家，观察周期几个月至几年，此时若仅仅局限在国家批准的临床试验研究基地选择协作单位显然是比较困难的。但是，设置在各个省市的临床试验分中心应当是国家批准的临床研究基地，充分利用基地进行临床研究的有利条件和组织临床试验的丰富经验，协助试验中心在本地区选择协作医院，以及组织培训、临床监查、质控等工作。

（5）协作单位对课题研究的重视程度实施多中心临床试验必须考虑到参加医院和科室的重视程度，组织很多个不太重视项目研究的严格要求且又不能提供必要保证的医院参加试验，将给整个试验的质量控制带来困难和不良影响。再者，大规模、长时间地服用研究用药观察期间，受试者的依从性，尤其是出现不良事件的处理，在很大程度上要依靠协作单位及其研究人员去解决。如果协作单位不重视课题的研究工作，产生各种差错与问题的可能性较大，就会给整个项目的研究工作带来麻烦。因此，在选择协作单位时，充分考虑协作单位对课题研究的重视程度至关重要。

三、样本大小的确定

按我国的有关规定，一期临床试验可在 10～30 例，二期临床试验一般应不少于300 例，必须另设对照组，其病例数根据专业和统计学要求而定。临床验证一般应不少于 100 例，必须另设对照组，其病例数根据专业和统计学要求而定。理论上，多中心试验的样本大小，需考虑下列 5 个方面因素计算相应的样本估计量：

（1）第 I 类误差 α，α 越小，所需样本越大。

（2）第 II 类误差 β，$1-\beta$ 称为试验的效能（Power）。β 越小，$1-\beta$ 越大，样本也越大。

（3）容许误差与检验的差值，其值越大，所需样本亦大。

（4）总体的标准差，其值越大，所需样本亦越大。

（5）单侧还是双侧检验，一般地说双侧检验需要样本较大。

样本大小确定后，在各个中心中的分配应是均衡的，即各个中心所含的病例数大致相等，绝不可以因某个中心能收治更多的病例而分配到太多的样本，而其他中心仅仅作为点缀而样本太小。

四、研究的实施

与随机化对照试验相似，多中心临床试验在制订实施计划后须严格按照计划实施。但在实施过程中应注意以下问题：

1. 研究人员培训

多中心试验必然在多个研究机构中有较多研究者参加，除每一研究机构的主要研究者外，更多的是协助主要研究者进行临床试验的研究人员。为使众多的协助研究者对研究中的临床试验有一个共同的认识，在执行临床试验中有统一的行动，除了各研究机构的主要研究者在制订研究方案时统一认识外，还要求按照研究方案对协助研究者进行培训，使他们按同一标准来执行研究方案中的每一个具体细节。

2. 研究时间

临床试验要在各研究机构同步进行，因此应规定各个研究机构中第一名受试者入组时间和最后一名受试者入组和完成时间。这可以使临床试验在一定时间内完成，也使各研究机构不至于因为时间相差大而影响其相互的一致性。

3. 随机化

所有患者经筛选后将其资料传至中心，由中心统计专业人员随机派定随机号，进行统一随机化。这种做法在有条件选用治疗的随机分配时更为重要，但需要有较好的联系条件如传真、电话。

4. 方法选择

多中心临床试验中采用的评价安全性和疗效的方法必须统一。这里所说的方法包括实验室检查和临床检查方法，范围广泛，从常规的血常规、尿检查、生化指标、肝肾功能、X线、心电图，到特殊的形态和功能检查。所有检查都有方法、试剂、材料、正常值范围等方面的标准化问题。不同的实验室采用不同的方法和材料做同一个检查项目，其结果就很难汇合，也很难比较。为了解决这一问题，在临床检验方面，当前主张采用中心实验室的办法。所谓"中心实验室"是指专门为多中心试验的特殊需要而建立的一种实验室，其各个检查项目均采用国际上公认的方法，所用的试剂质量可靠，检查有明确的标准操作规程和质控，并经过权威机构定期的质量稽查和确认。此外，还应建立一套标本的收集、运送、接受、储藏体系，将各中心的标本集中到中心实验室进行检验，最后发出检验结果的报告。中心实验室可以有效地避免不同实验室存在的差异，提高临床试验的质量，但也会增加临床试验的经费，样本在传送的过程中有时也可能发生一些问题，如标本的损坏（包括机械的、理化环境的）、延误等。此外，血液或其他标本在运送中出入国境还可能有海关批准的问题。国际多中心试验中中心实验室是目前常用的一种形式，在现今我国尚无国家认可的中心实验室可用之时，在进行国内的多中心试验时可以采用中心实验室概念，在参加该临床试验的各研究机构中选择一处条件较好，尤其有良好质量控制，经有关权威部门定期鉴定确认的实验室担任中心实验室的功能，将评价疗效和安全性的主要项目集中检验。

5. 数据管理与分析

多中心临床试验要求按照研究方案对数据进行统一管理，包括数据录入、数据核查、数据存储以及数据分析。对于多中心试验的数据管理，应有专门负责人，其职责是全程参与研究方案、病例记录表（CRF）的设计，提出统计分析要求，定期访问各试验中心，监控数据收集质量。统计分析人员应全程参与研究方案的设计，负责制订统计分析计划和撰写统计分析报告，同时要参与撰写试验报告和研究论文等。

五、伦理学要求

多中心临床试验的研究方案及其附件要由伦理委员会讨论通过并做出书面同意后方能执行。多中心试验涉及一个以上研究机构，因而涉及各研究机构的伦理委员会。原则上研究方案及其附件要由伦理委员会讨论通过并做出书面同意。在实际中可能会遇到两种情况：一是各个研究机构的伦理委员会对事物的认识和考虑会有不同，可能多数研究机构的伦理委员会同意研究方案及其附件，而个别研究机构的伦理委员会持不同意见或不给予赞同意见，此种情况下研究者可以多做解释，争取理解。但如仍得不到同意，则该研究机构只能不参加该有关临床试验。二是可能个别研究机构尚未建立伦理委员会，此时以该临床试验的主要负责单位的伦理委员会的同意意见和批件作为覆盖性的措施，也是一种变通办法，但这种办法不适用于上述有伦理委员会且已有不同意见的情况。

第四节　随机对照试验

一、设计原理

首先根据诊断标准确定研究对象的目标总体，再根据研究的纳入标准，选择合格的研究对象，从中排除不愿意参加的研究者。按照随机分配的原则将愿意加入研究的合格对象随机分配至试验组或对照组，向各组施加相应的处理（治疗措施和安慰剂或不给予任何措施），观察一定时期后，比较试验组与对照组结果的差异，做出结论（图11-2）。

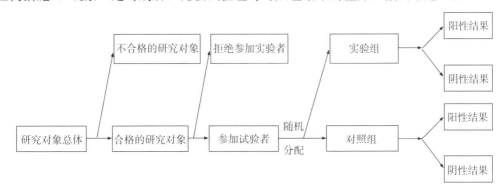

图11-2　随机对照试验设计原理

二、适用范围

1. 临床治疗或预防性研究

RCT常用于治疗或预防性研究，借以探讨和比较药物、治疗方案、筛检方案等治疗措施或预防措施对疾病的治疗和预防的效果，同时评价不良反应，排除非治疗和干预因素造成的毒副作用，为正确的医疗卫生决策提供科学依据。

2. 特定的病因学研究

多数情况下，RCT并不适用于病因学研究，当所研究的因素被证明对人体确实没有危险性，但又不能排除与疾病的发生有关时，RCT可用于病因的研究。若已有研究证明某一因素对人体有害，就不允许将该因素用于人体进行RCT。

三、优缺点

1. 优点

（1）可比性好：随机分配可防止某些干扰因素的影响，并做到试验组和对照组间基线状况的相对一致性，试验组与对照组研究条件相同，研究时间同步，故可比性好。

（2）盲法观察：保证研究结果客观、真实。

（3）诊断和实施过程标准化：研究对象明确，具有严格的纳入和排除标准、标化的防治措施和评价结果的客观指标，以保证试验的可重复性。研究的措施（如药物治疗、

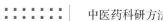 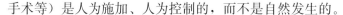
手术等）是人为施加、人为控制的，而不是自然发生的。

（4）数据统计分析效能高：由于大多数统计分析方法是建立在随机抽样基础上的，因此 RCT 更适合统计方法设定的条件，更适用于 χ^2 检验或 t 检验等常用的统计方法。

2. 缺点

（1）不适用于发生概率极低的副作用的评价：例如棉酚作为男性避孕药服用后引起的低血钾软瘫，其发生概率约为 1/5 000。

（2）不适用于某些远期副作用的评价：例如母亲使用雌激素与子代阴道癌关系的研究。

（3）对一些罕见病，往往难以保证足够的病例数。

（4）涉及医学伦理问题：对 RCT 持反对意见者认为，设立平行对照，使近半数的人不能获得新疗法或可能是更有效的治疗。而 RCT 的支持者认为不设立对照可能把无效判为有效。例如曾有报告己烯雌酚治疗先兆流产的疗效非常好，然而经严格随机双盲对照试验却证实根本无效。此外，不设平行对照常不易发现副作用的存在，导致一些有严重副作用的药物被使用，同样缺乏医德。

（5）外部真实性受限：研究结果均来自于合格的研究对象，具有良好的同质性，因此，导致其研究结果的代表性和外推到一般人群时受到一定的限制。

第五节　真实世界研究

一、真实世界研究的概述

真实世界研究（real-world study，RWS）就是在临床真实条件与现实环境下比较不同医疗手段的过程及其结局研究。RWS 起源于实用性 RCT，早在 1966 年就被提出，但直到 1993 年由 Kaplan 教授在其论文雷米普利治疗原发性高血压的前瞻性研究中正式提出后才逐渐受到重视。RWS 涵盖的范围较广泛，除干预性研究之外，还可用于诊断、预后、病因等方面的研究。2009 年美国提出的比较效果研究也属于 RWS 的范畴，它是指以患者为中心，通过对各组患者的来源于临床实际的数据进行分析，以比较不同干预措施在实际运用中的差异，以期为临床决策和卫生政策的制定提供更好的依据。

最初 RWS 主要用于对药物临床不良反应的监测，就某药物在现实临床中监测到不良作用，采用药物流行病学分析方法，予以辨别是否属于该药的不良反应；其后逐步发展到上市药物和医疗器械有效性和安全性再评价和临床干预措施的评价，主要是在不限定临床干预措施的情况下研究其效果。当时的考虑是建立一套更接近临床真实条件的方法体系，回答传统Ⅲ期临床试验无法回答的科学问题，如药物治疗的实际效果及人群差异、不同药物间的比较效果、治疗的依从性等。

随着学者对 RWS 的广泛运用和认识的加深，RWS 的运用也进一步扩展和延伸。这些变化部分来自研究者推动，部分来自证据使用者（如药监、医疗管理、医保等各部门）的需求推动。例如，除了与治疗相关的临床问题外，研究者还需要获得更贴近自然环境的流行病学数据，包括现有诊疗措施的依从性、合规性，甚至成本数据。决策者为了更好地管理医疗决策时的不确定性、药品上市后安全性监测等，需要大量贴近临床医疗实际的研究结果。

目前，RWS 主要用于但不限于解决 4 类科学问题：①评估患者健康状况、疾病及诊疗过程（描述特定疾病负担、流行病学特征与治疗依从性）；②评估疾病防治结局（比较干预措施的实际疗效与安全性）；③评估患者疾病预后（评估患者预后及疾病风险预测）；④支持医疗政策制定（药品定价、医保赔付及基本药物目录制订）。

二、真实世界研究的特点

RWS 范式的核心要素有 3 个：一是遵从临床医疗的实际，不预设和限定临床实际医疗过程；二是构建一个相对结构化的信息采集分析系统，实现临床科研信息共享；三是把医疗实践和科学计算结合起来，通过海量数据挖掘解决实际问题。概括来讲，RWS 属于效果研究的范畴，与效果研究有某些共同的特点，但是 RWS 在研究人群的选择、样本含量的大小、随机对照的应用、评价的时点和指标的确定、数据收集和统计分析等方面具有自身的特点，见表 11 - 4。

表 11 - 4 真实世界临床研究基本特点

类别	特点
研究性质	效果研究。
研究对象	覆盖较为全面的人群。
纳入排除标准	较为宽泛，与试验结果外推人群保持一致。
样本量大小	较大，使得研究人群有较好的代表性。
随机分配与对照	不采用随机分配，公认有效药物或干预措施对照。
安慰剂与盲法	不使用安慰剂，后期数据分析可采用盲法。
评价时点	干预时间较长。
评价指标	生活质量、药物利用、不良事件等与临床实际密切相关结局的测量。
混杂与偏倚	已知混杂因素进行调整，存在观察性偏倚。
数据采集与统计分析	采集更为全面的信息，采用卡方检验、非参数检验、logisitic 回归及 ROC 曲线或生存分析进行统计。

RCT 从医疗者角度评估医疗手段的"效力"（efficacy），是确定医疗手段有效性和安全性的标准方法，是从患者角度评估医疗措施的"效果"（effectiveness）。需要注意的是，效力并不等于效果。RCT 关注效力研究（efficacy trial），即药物与干预措施能否在理想、严格控制的环境下产生预期的效果，着重于内部有效性，不易普遍化；选择人群观察时间短，人群样本小，测量手段主要有中间终点如糖化血红蛋白、肺功能——第一秒用力呼气量、血压等，当然如果随访时间较长也有终点指标如病死率等。RWS 关注效果研究（effectiveness trial），即评价药物在真实临床环境下的治疗效果，重在外部有效性；缺乏控制，存在选择性偏倚、观察性偏倚等混杂因素，需要有不同于 RCT 的统计方法进行校正，测量手段有死亡率、无症状时间、患者生存质量等。

在具体的设计和各自的局限性上，RCT 和 RWS 有很大的差别（表 11 - 5）。由于

RWS 研究对象纳入限制较少、人群异质性较大、自主选择治疗措施可造成的选择偏倚以及重要预后因素在组间分布的不均衡性，需要进行多重倾向性评分减少这些影响。虽然两者差别巨大，但并不是对立关系，而是互补与承启关系。RCT 是评价任何临床干预措施的基础，用于评价有效性和安全性，没有 RCT，任何外部有效性的结果都将受到质疑。在 RCT 的基础上制定相应的治疗指南，新的临床干预措施得以真正用于临床，但指南是一种推荐，它告诉医生哪些应该做或可以做，而不是哪些必须做，指南不能替代临床经验。所以，就需要 RWS 作为有效补充，RWS 用于决定效应性，能够用于决定临床实践中真实的效益、风险和治疗价值，使临床研究的结论在 RCT 后回归真实世界。

表 11-5 RCT 与 RWS 设计的区别和局限性

指标	RCT	RWS
患病人群	严格有限样本，设计者制订纳入标准和排除标准。	宽泛大样本，无须制订纳入标准和排除标准，符合治疗适应证的患者均可纳入。
分组方法	按随机、安慰剂对照的原则将样本分为治疗组及安慰剂对照组。	在非随机开放、无安慰剂对照的情况下将患者分为暴露组和公认有效的对照组。
研究过程	在较短时间内通过研究方案的治疗和随访得出结果。	通过长时间专门的治疗和随访（质控伦理），在完备注册信息和数据库支持下得出结果。
局限性	结论外推性差，这一直是制约其发展的重要原因。	观察者偏倚，且样本量大、随访时间长造成其研究成本高，庞大的数据收集量也增大了工作难度，并有可能存在潜在编码错误。

三、真实世界研究的设计类型

RWS 是在真实医疗过程中进行的临床研究，它从患者的角度出发，以患者为核心的研究，将研究的诊疗措施最大程度地还原到真实的临床实践条件中是 RWS 的核心思想。从本质上讲，研究问题决定了研究设计，研究设计决定数据获取方式和过程。尽管真实世界数据来自于真实条件下的数据，这不代表 RWS 设计局限于观察性研究。RWS 的基本设计通常包括干预性和观察性研究。

在真实世界条件下开展干预性研究的常见方式是对临床已使用的不同干预措施进行随机分组，在尽量贴近临床实际情况下对患者进行干预和随访，并针对患者、临床医生或医疗卫生决策者有重要价值的结局进行评价，常被称为实效性随机对照试验（pragmatic randomized controlled trial，pRCT）。在 pRCT 的设计中，尽管使用了随机手段，但患者在研究中所处的环境、干预实施和随访过程、数据和结局的收集方式在尽可能贴近真实条件下进行，与 RWS 的核心实质较好地契合。因此，其仍然属于 RWS 的范畴。当然，真实世界条件下的干预性研究并非仅有 pRCT，非随机的实效性试验、自适应设计等其他设计也是 RWS 的可用选择。

观察性研究设计是 RWS 中广泛使用的设计类型之一。在真实条件下收集相关数据（如患者登记、医院电子病历数据、医保数据和流行病学调查等），建立数据库，并针对具体研究问题，运用观察性设计，开展数据分析，是观察性 RWS 的自然过程。RWS

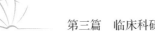

中的观察性设计包括：队列研究（前瞻性、回顾性或双向设计）、病例-对照研究及其衍生设计（如巢式病例-对照、病例-队列研究）、横断面研究、病例个案报告等常用的设计类型。此外，一些新的设计（如续断性时间序列）也被用于观察性 RWS。需要明确的是，没有任何一种设计一定优于其他设计，每种设计都有优势和不足。没有任何一种研究设计能回答所有的研究问题，相同的研究问题可以采用不同的设计来解决。应该注意的是研究设计的选择首先要基于研究问题，针对该问题，何种研究设计能最准确和精确地回答该科学问题。此外，研究数据的可得性、难度、质量，研究资源的多少，研究者的经验和研究合作网络也会影响研究设计。

四、真实世界研究的优势和局限

RWS 具备多种优势：①对研究对象常采用相对较少的排除条件，使纳入人群有较好代表性，研究结果外部真实性相对更好；②样本量通常较大，利于解决罕见疾病和事件所带来的问题，也可更好地处理治疗效应在不同人群之间的差异；③采集的数据可利用快速数据设计技术实现多个研究目标，效率较高；④相对传统临床 RCT，尽量减少人为干预，容易被研究对象接受，较容易通过伦理审查，成本-效益更优；⑤提供了传统 RCT 无法提供的证据，包括真实环境下干预措施的疗效、长期用药的安全性、依从性、疾病负担等证据，是对传统临床研究模式的重要补充。

RWS 自身也存在一定局限，这些局限来自于数据本身和相关设计。针对治疗结局的评价，除 pRCT 外，观察性 RWS 由于没有采用随机设计方案，组间的基线、预后差异总是或多或少地存在，可能导致结果偏倚；即便使用复杂的统计学方法尽量消除可能的混杂，其在最大限度上也仅能处理已知的混杂因素（无法处理未知的混杂）。此外，数据的准确性、完整性是真实世界研究可能存在的另一主要问题。这在基于回顾性数据库开展研究时，问题尤其突出。样本量增大和使用复杂的统计学处理（倾向性评分、逆概率加权、工具变量等）并不能消除数据质量本身缺陷可能导致的偏倚。最后，基于回顾性数据的 RWS 还面临事后分析、数据挖掘是否满足因果准则的问题。

针对其他研究问题（如预后等），RWS 面临的主要挑战在于数据的准确和完整性。数据质量不足和关键数据信息的缺失常导致在开展研究时无法充分地处理结局与相关因素的关系。例如，风险预测研究中，由于数据质量较低或关键数据缺失，导致预测功能降低（如区分度降低、曲线下面积减少）。需要说明的是，不同设计和不同数据来源的 RWS，其表现出来的优势和不足是有差异的。研究者需要针对具体问题进行谨慎分析和理解利弊——过度放大优势或忽略不足都不可取。

第六节　临床疗效研究的评价

对于疾病做出正确的诊断之后，接下来的就是治疗问题，什么样的药物、手术疗法等治疗措施是最有效的呢，这就要求我们遵循科学的原则，应用科学的方法，恰如其分地检验和评价治疗措施的价值，以得出最正确的结论。以下是临床疗效评价的原则。

一、对照是否恰当

下述常见的几种形式由于各种弊端将不同程度地影响结论的真实性和可靠性。

1. 无对照试验

在中医临床疗效的评价中，以往常看到无对照的大组病例报道。而无对照的临床观察一般不可能断定某一药物或疗法是否真正改变了患者的预后，其原因有以下4点：

（1）许多疾病在不同个体之间辨证不同，临床经过极不相同，因此仅以治疗后病情的变化与治疗前相比较来评价疗效是不可靠的。因某些疾病不经治疗也会自然好转。

（2）安慰剂效应：在诸多的实践中已证明，即使给予安慰剂的患者，也可能表现出一定的疗效。这种效果并非安慰剂的治疗作用。

（3）霍桑效应（Hawthorne effect）：这是指人们由于成为研究中特别感兴趣和观察的目标而改变他们的心理和行为的一种倾向。霍桑效应是安慰剂效应的一种。

（4）向均数复归现象：即表现极端的患者，在几个测量值后，通常可有一个低值，这种情况随机体的随机变异而产生，称为向均数复归。这种观象也是机体自我调整过程中疾病转归的一种表现。

因此，一切防治措施的真实价值应该在剔除了自然转归、安慰剂和霍桑效应后，经过对比研究才能获得。

2. 历史对照

这种对比研究受到历史上对于诊断、技术、认识水平、病情、并发症、经济、生活方式等多种因素的干扰，使得两组患者在治疗前即无科学的对比性，造成了偏倚的产生，不可能得出正确的结论。

二、临床结果的全面性

（1）只有全部的总结和报告了实验的效应，才能对疗效得出全面、确切的评价。

（2）实验室数据是否能真实地反映疾病发展变化的全过程和说明其本质。如不发生形态学改变的腹痛，选取这类指标来证实的疗效是没有丝毫意义的。

（3）报告结果的准确性和可靠性：①疗效评定标准的科学性、统一性和执行这一标准的人的科学性和统一性。②判断方法的可靠性。判断指标的量化和客观化及不同检测者对同一结果或同一检测者不同时间对于同一结果的判断互相接近的程度如何体现了判断方法的可靠性。③是否采用了盲法设计来判断结果。

三、受试对象的代表性结果是否具有可重复性

受试对象要具备合格的资格，控制的方法即诊断标准、排除标准、剔除标准等，而这些标准要尽量是金标准，同时要有足够的具有统计学意义的例数。

四、临床意义和统计学意义

临床意义是指治疗组与对照组之间临床效果差异之间的重要性。它常常导致临床防治决策的方案改变和方案、方法的取舍，而统计学的意义则告诉我们这种差异的真实性可信性有多大。

五、防治措施是否具有可行性

就是要求一项防治措施除了实验室进行外，应该具有普遍应用的意义，具有可应用性。

六、结论是否包括了研究的全部病例

要客观真实地判定结果，就要把全部纳入病例纳入到研究分析中来，不可随意剔除和人为地减去不理想的病例。

（湖南省中医药研究院　葛金文　方　锐）

第十二章 诊断试验研究方法

诊断的本质是将患者与非患者区别开来,用于诊断的试验方法称为诊断试验(diagnostic test)。诊断试验的含义是广义的,包括所有临床测量:病史和体格检查所获得的临床资料;各种实验室检查如生化、血液学、细菌学、病毒学、免疫学、病理学等项目;影像学检查如超声诊断、计算机断层扫描(CT)、磁共振成像(MRI)和放射性核素显像等;各种器械诊断如心电图、内镜等;以及各种诊断标准,如诊断系统性红斑狼疮的 Jones 诊断标准等。诊断时利用诊断试验,对疾病和健康状况做出确切的判断。

诊断试验的目的主要是用于疾病诊断,诊断对指导治疗有决定性意义。诊断试验评价是临床医疗工作和临床科研工作必不可少的研究方法,是临床科研工作的一个重要内容。随着医学科学的不断发展、新的诊断试验不断出现,陈旧的诊断项目不断需要更新,需要医生对试验的真实性、可靠性及其临床应用价值做出准确的、科学的评价,才能正确地应用于临床医疗实践,提高诊断效率和水平。筛检是在一级和二级预防策略下发展起来的一种具体措施,它通过简便易行的筛检试验方法从人群中筛选出可疑病例,从而达到早诊断、早治疗的目的。

第一节 诊断试验的设计方法

一、确定金标准

所谓金标准是指公认的疾病的诊断标准,又称标准诊断(standard diagnosis)、参考标准(reference standard)等。它是指目前医学界公认的诊断某种疾病最准确的、可靠的方法。常用的金标准有病理学诊断(组织活检和尸体解剖)、手术发现、特殊的影像学检查(如冠状动脉造影诊断冠心病),也可采用公认的综合临床诊断标准(如 Jones 标准等)。长期临床随访所获得的肯定诊断也可用作标准诊断。在进行一项诊断试验评价研究时,选择什么样的诊断方法作为金标准,要根据具体情况而定。一方面应考虑所选的金标准要有很高的准确性,另一方面要考虑指标检测的具体适用条件。

必须注意,如果待评价的诊断试验不与"金标准"进行对比,就无法证明疾病诊断的准确性,但若金标准选择不妥,就会造成对研究对象"有病组""无病组"划分上的错误,从而影响对诊断试验的正确评价。在实际工作中应根据临床具体情况选择合适的标准诊断方法,如通常应用病理学检查作为肿瘤诊断的金标准,但若应用细针肝穿刺细胞检查和病理学活检作为金标准诊断肝细胞癌则会造成遗漏,需要结合临床资料和影像学检查等。癌症、慢性退行性疾病筛查时,有时甚至将长期随访的结果作为金标准。需要说明的是金标准具有相对性。任何一个金标准只是特定时期下医学发展的产物,它有相对稳定性，但不具有永恒性。

二、选择研究对象

诊断方法临床应用时具有普遍适用性和鉴别疾病的能力，在诊断方法的评价中，选择研究对象应能代表试验检查对象的目标人群（受检对象总体）。一个成熟的诊断试验建立，通常需要经过 3 个阶段的研究。在建立试验研究的初期，正常人也可作为无病组（对照组），有病组可以是典型的患者。在试验研究的中期，研究对象应选择早期和轻微的患者，还包括会干扰诊断试验结果的有合并症患者。例如评价 MRI 诊断肺癌时，在这个阶段研究对象应包括那些有肺小结节（<3 cm）患者，及合并有肺结节和间质性疾病的患者。无病组应包括其他肺病患者，如间质性疾病但未合并有肺结节的患者。在试验研究的后期，最好选取多中心、较大样本的患者。这组研究对象代表目标临床人群，包括该病的各种临床类型，如不同病情严重程度（轻、中、重度），不同病程阶段（早、中、晚期），不同症状和体征（典型和不典型），有和无并发症者，还有哪些确实无该病，但易与该病相混淆的其他疾病，以使试验的结果具有代表性。

这样的诊断试验评价结果真实性最高，具有较大的科学意义和临床实用价值。因此，综合考虑上述 3 个阶段的情况，诊断试验在选择研究对象时必须考虑以下几个方面：①研究对象应为临床某病的疑似病例；②病例组应该包括所研究疾病的各临床类型，如轻、中、重型，典型与非典型，病程长与短等，以使病例组对该病患者群体有较好的代表性；如果疾病组只包括病情严重、表现典型的患者，则此诊断试验不适用于早期的或非典型的患者，从而失去临床应用价值；③在未患该病的对照组中，应该纳入与病例组有相似临床表现的其他临床易混淆的疾病患者，以利于测试诊断试验的鉴别诊断能力；如未患病组只包括健康志愿者则诊断试验的特异度必然很高，但对该疾病的实际诊断价值却大打折扣。

三、诊断试验的可靠性与盲法

在进行正式诊断试验评价之前，应对诊断试验进行可靠性评价，即由同一观察者在不同时间，或由不同观察者重复进行该试验，检验新试验在观察者内或观察者之间的变异情况，如计算变异系数和一致率等，如果观察者内或观察者之间的变异系数较小或检测结果的一致率较高，说明这个诊断试验方法的可靠性较好。在正式试验前，还应检查试验条件、仪器、试剂等是否符合标准；还应制定相应的质控措施，对观察者要进行严格的培训。只有达到设计的要求时，才能正式开展诊断试验的评价研究。

观察者对诊断试验的结果的判断应采取盲法，要在不知道金标准诊断结果的情况下，观察试验结果以避免过高或过低估计了诊断试验与金标准的符合程度，避免观察者偏倚。

四、样本含量估计

诊断试验的样本含量估算可以参照统计学中关于配对计数资料的公式进行计算，但须先设定预期灵敏度、特异度及其允许误差，再按样本含量估算公式计算。

$$n = U_\alpha^2 p(1-p)/\delta^2 \qquad (12-1)$$

式中：p 为特异度或灵敏度；δ 为允许误差。α 为第一类错误的概率，U 值由界值表查得。

注意：p 为特异度时，n 是对照组例数；p 为灵敏度时，n 则是病例组例数。样本大小的估计与显著性水平 α 值、允许误差 δ、试验灵敏度、特异度有关。α 值越小，所需样本量越大，一般取 $\alpha=0.05$。δ 值越大，样本量越小，一般 δ 取 0.05 或 0.1。病例组样本量由灵敏度估计，对照组样本量由特异度估计。

五、诊断试验界点的确定

评价诊断试验时需要把疑似患者按照试验结果的阴性与阳性进行分类，这就需要有一个判断的标准，不同的试验方法有不同的判断标准和方法。许多诊断试验，特别是实验室诊断指标多为连续性变量的指标，对于这种连续变量需要选择一个区分正常与异常的诊断临界值。

1. 界点划分的原则

划分判断诊断试验结果阳性或阴性的界点（或称界值），须依照该试验病例与非病例人群试验结果的不同分布情况。

（1）A 分布：非本病与本病患者的试验结果在分布上不仅毫无重叠，且两者间还有一定的间隔（如中毒物质的测定试验）。参见图 12-1A，此时应设两个界点：a 与 b。若测定值 $<a$，判为非本病；$\geqslant b$ 判为本病存在。如测定值 $>a$ 且 $<b$，则属可疑范围，应定期复查。

（2）B 分布：非本病试验结果分布的上限与本病患者试验结果分布的下限为同一水平（如一些遗传性疾病指标），则此水平就是界点 c（图 12-1B）。若测定值 $<c$（或 $>c$），应判为非本病；若测定值 $>c$（或 $<c$），则判定本病存在。

（3）C 分布：非本病与本病患者的试验结果在分布上存在的重叠面积较小（如一部分肿瘤标志物的检测），即假阴性与假阳性面积均接近 5% 左右时，可将重叠区的中间值定为界点 d（图 12-1C）。此时若测定值 $<d$，判为非本病；若测定值 $>d$ 则判为本病存在。

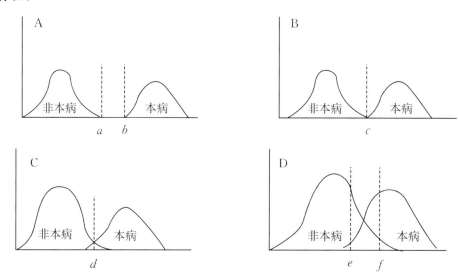

图 12-1 诊断试验结果的几种主要分布示意

（4）D分布：非本病与本病患者的试验结果在分布上存在较大重叠（如大多数激素及生物活性物质的含量）。此时应设两个界点，即 e 与 f（图 12-1D）。若测定值<e，判为非本病；如测定值>f，则判为本病；若测定值>e 但<f，则为可疑区，应改用其他试验或定期复查。

2. 界点选择的参考事项

（1）综合考虑疾病预后的严重性和现有治疗措施的疗效：如疾病的预后不佳，则筛检试验阳性界限可向左移，这时试验的灵敏度高，同时假阳性增多。若现有治疗措施不理想，阳性界限可向右移以降低灵敏度，提高特异度。

（2）注重分析诊断费用：若为假阳性者做进一步诊断的费用太贵，为了节约经费，可将筛检试验阳性界限右移。

（3）认真权衡假阳性和假阴性的重要性：若筛检试验假阳性和假阴性的重要性相等，可将筛检试验阳性界限确定在正常分布曲线与异常分布曲线的交界处。

3. 确定诊断试验阈值的方法

诊断试验中确定医学参考值的主要方法为正态分布法、百分位数法。临床判断可采用2种途径：①按照大量临床观察或系列追踪观察某些致病因素对健康损害的阈值作为诊断正常水平的分界值；②通过大量临床研究确定测量指标的界值。

此外，确定诊断试验阈值还可以通过 ROC 曲线（receiver operator characteristic curve），又称受试者工作特征曲线来展现。当诊断试验用计量资料表达结果时，将测量值按大小顺序排列，并将诊断试验的连续变量设定出多个不同的临界值，从而计算出一系列的敏感度/特异度对子，再以敏感度为纵坐标，1－特异度（误诊率）为横坐标绘制出曲线，这个曲线就是 ROC 曲线（图 12-2）。ROC 曲线下的面积反映了诊断试验的准确性，取值范围在 0.5～1.0，面积越大，越接近 1.0，其诊断的真实度越高，面积越接近 0.5，其诊断的真实度越低。

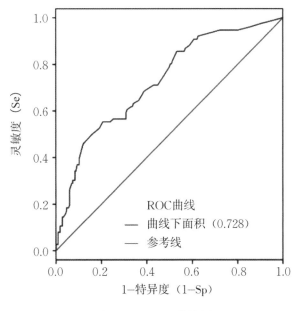

图 12-2 ROC 曲线图

六、偏倚控制

1. 选择偏倚（selection bias）的控制

诊断试验研究对象要求能很好地代表临床目标人群，包括该病的各种临床类型，如不同严重程度病情，不同病程阶段，有和无并发症者，还有哪些确实无该病，但易与该病相混淆的其他疾病等。有些诊断试验的研究对象为明确的健康者与诊断明确的患者比较进行评价，因试验的研究对象不能代表试验应用的目标人群情况，从而产生选择偏倚。选择偏倚受多种因素影响，包括研究对象的年龄、性别、临床特征和诊断试验所适应的目标人群。通过可靠的金标准及严格地选择研究对象的进入从而控制选择偏倚。

2. 信息偏倚（information bias）的控制

如果诊断试验的评价只在病例组中进行，缺乏非患者群试验结果的信息，就会造成这种偏倚。例如，评价磁共振成像（MRI）诊断腰背痛患者病因诊断的价值，如只在腰背痛的患者中进行评价，可以发现许多患者有椎间盘膨出，故常用此结论来解释腰背痛的原因，并给予治疗。而事实上，有一篇文章报道在 98 例无症状的志愿者中进行 MRI检查，结果发现 2/3 无症状者也有椎间盘膨出，其发生率略低于有症状者，两者在统计学上差异无显著性，说明前者结论存在偏倚。以盲法同步地测试所有研究对象可控制信息偏倚。

3. 混杂偏倚（confounding bias）的控制

在一些研究中，金标准建立在一系列试验和相关临床资料基础上，此时，金标准不能包括待评价的诊断试验，若把待评价试验结果直接当作金标准，可增加两者的一致性，夸大诊断准确性，过高估计诊断试验的价值，造成混杂偏倚。例如 MRI 诊断多发性硬化，最后的诊断依据多项可获得的信息，包括 MRI 诊断结果、脑脊液分析结果，还有临床随访观察，这种研究显然高估了 MRI 诊断多发性硬化的临床价值。按正确的统计方法进行研究设计与资料处理可控制混杂偏倚。

4. 观察者偏倚（observer bias）的控制

知道金标准的结果可能就会影响对待评价试验结果的判读，这种观察者评价偏倚对试验结果的影响程度取决于试验结果判读的主观程度，主观程度高说明在诊断试验的判读时受金标准影响大，程度小则影响就小。采用盲法评价试验结果防止观察者的主观判读带来的偏倚。

七、试验结果的归纳与报告

评价新的诊断试验应同时或先后用新的诊断方法和标准诊断方法检测一批受检对象，依标准诊断的结果将被检对象分为实际患某病（病例）组与未患某病（对照）组，按照配对资料 χ^2 检验的方法将诊断试验得出的阳性或阴性结果归纳为表 12-1，然后进行评价。

表 12-1 诊断试验结果与金标准诊断结果的关系

诊断试验	金标准		合计
	病例（＋）	对照（－）	
阳性（＋）	真阳性 a	假阳性 b	$a+b$
阴性（－）	假阴性 c	真阴性 d	$c+d$
合计	$a+c$	$b+d$	n（对子数）

真阳性（true positive）：金标准确诊为病例，新诊断试验亦为阳性。
假阳性（false positive）：金标准确诊是非病例，新诊断试验却为阳性。
假阴性（false negative）：金标准确诊为病例，新诊断试验却为阴性。
真阴性（true negative）：金标准确诊是非病例，新诊断试验亦为阴性。

此外，在报告诊断试验评价结果时，不能简单比较分析所研究的诊断试验与金标准的结果差异，报告单纯的 t 检验与 χ^2 检验的结果，而应该全面分析、评价和报告诊断试验的真实性、可靠性，同时应如实报告试验中出现的难以解释的结果或现象，以评价、分析和处理诊断试验评价研究中可能出现的偏倚或随机误差。

推荐按照国际 STARD 标准来指导诊断试验报告，使得读者能够通过完整、准确的报告评价研究结果的内部有效性和外部适用性。

第二节　诊断试验的评价指标

一、评价诊断试验真实性（validity）的指标

根据诊断试验的结果与金标准诊断建立一个四格表（表 12-2），可出现 4 种情况：真阳性（有病组中诊断试验阳性）、假阳性（无病组中诊断试验阳性）、假阴性（有病组中诊断试验阴性）和真阴性（无病组中诊断试验阴性）。通过这个表格，可以很简单地计算出试验的灵敏度、特异度和似然比等。

表 12-2 诊断试验评价资料整理

试验结果	金标准	
	有病	无病
阳性	真阳性（TP）	假阳性（FP）
阴性	假阴性（FN）	真阴性（TN）
	总患者数	总非患者数

1. 灵敏度（sensitivity，Se）

灵敏度又称敏感度、真阳性率，是实际患病且诊断试验结果阳性的概率。反映被评价的诊断试验发现患者的能力，该值愈大愈好。灵敏度只与有病组有关。

灵敏度（Se）＝TP/（TP＋FN）×100%　　　　　　　　　　　　　　（12-2）

假阴性率（false negative rate，FNR），又称漏诊率（omission dianostic rate），是实际患病但诊断试验结果为阴性的概率。与灵敏度为互补关系，也是反映被评价的诊断

试验发现患者的能力，该值愈小愈好。

$$假阴性率（FNR）＝FN/（TP＋FN）×100\%＝100\%－灵敏度 \quad (12-3)$$

2. 特异度（specificity，Sp）

特异度又称真阴性率，是实际未患病且诊断试验结果为阴性的概率，反映鉴别未患病者的能力，该值愈大愈好。特异度只与无病组有关。

$$特异度（Sp）＝TN/（FP＋TN）×100\% \quad (12-4)$$

假阳性率（false positive rate，FPR），又称误诊率（mistake diagnostic rate），是实际未患病而诊断试验结果阳性的概率。与特异度为互补关系，也是反映鉴别未患病者的能力，该值愈小愈好。

$$假阳性率（FPR）＝FP/（FP＋TN）×100\%＝100\%－特异度 \quad (12-5)$$

【例 12-1】 某医院收治突发肢体偏瘫、语言障碍疑诊急性脑梗死患者 280 例。为研究同型半胱氨酸（HCY）对急性脑梗死的诊断价值，在经颅脑 CT 或 MRI 确诊的基础上，同步检测 HCY，设异常值为 20 μmol/L，结果见表 12-3 试分析其 Se 与 Sp。

表 12-3　HCY 对急性脑梗死的诊断价值

HCY/（μmol·L^{-6}）	急性脑梗死	无急性脑梗死	合计
阳性（≥20）	167	13	180
阴性（≤20）	12	88	100
合计	179	101	280

本例，Se＝（167/179）×100\%＝93.29\%，β＝100\%－93.29\%＝6.71\%。

Sp＝（88/101）×100\%＝87.13\%，α＝100\%－87.13\%＝12.87\%。

结论：以测定 HCY 诊断急性脑梗死时，93.29\%脑梗死病例被正确诊断，6.71\%病例漏判为阴性；87.13\%的非急性脑梗死病例被正确地排除，12.87\%非病例被错判为急性脑梗死。

3. 准确度（accuracy，Ac）

准确度又称一致性或总符合率，表示诊断试验中真阳性例数和真阴性例数之和占全部受检总人数的百分比。反映正确诊断患者与非患者的能力。准确度高，真实性好。

$$准确度＝(TP＋TN)/(FP＋FN＋FP＋TN)×100\% \quad (12-6)$$

4. 约登指数（Youden's index，YI）

约登指数又称正确诊断指数，是一项综合性指标。该指数常用来比较不同的诊断试验。约登指数于 0～1 间变动。判断诊断试验能正确判断有病和无病的能力。

$$约登指数（YI）＝（灵敏度＋特异度）－1 \quad (12-7)$$

【例 12-2】 试计算表 12-3 的 Ac 与 YI。

本例，a＝167，d＝88，n＝280。代入式 12-6、式 12-7 得：

Ac＝［（167＋88）/280］×100\%＝91.07\%；YI＝93.29\%＋87.13\%－1＝0.8042

即总计 255 人被正确诊断，占样本总数的 91.07\%，Ac 为 91.07\%，真实性较好。

5. 预测值（predictive value，PV）

预测值又称预告值或验后概率（post-test probability），即可能的试验后概率。PV
分为两种：

（1）阳性预测值（positive predictive value，$PV_{(+)}$）：是阳性试验结果中真阳性的概率。

$$PV_{(+)} = [a/(a+b)] \times 100\% \qquad (12-8)$$

（2）阴性预测值（negative predictive value，$PV_{(-)}$）：是阴性试验结果中真阴性的概率。

$$PV_{(-)} = [d/(c+d)] \times 100\% \qquad (12-9)$$

【例 12-3】　试计算表 12-3 的 $PV_{(+)}$ 与 $PV_{(-)}$。

本例，$a=167$，$b=13$，$a+b=180$，$c=12$，$d=88$，$c+d=100$。代入式 12-8、式 12-9 得：

$PV_{(+)} = (167/180) \times 100\% = 92.78\%$。

$PV_{(-)} = (88/100) \times 100\% = 88\%$。

即该诊断试验阳性时，92.78%疑诊病例被正确诊断为急性脑梗死，而该诊断试验阴性时，88%疑诊病例被正确地排除了急性脑梗死的诊断。

6. 似然比（likelihood ratio，LR）

在应用灵敏度和特异度评价诊断试验时，两者彼此是独立进行的，但实际上诊断试验中两者的关系存在本质的联系，是相互牵制、不可截然分开的。不同的试验临界值具有不同的灵敏度和特异度。灵敏度升高，特异度下降；特异度升高，灵敏度下降。因此，在评价诊断试验时仅仅描述灵敏度和特异度远不能反映诊断试验的全貌。似然比也是反映诊断试验真实性的一个指标，是反映灵敏度和特异度的复合指标，从而全面反映诊断试验的诊断价值。并且似然比非常稳定，比灵敏度和特异度更稳定，更不受患病率的影响。是诊断试验的某种结果（阳性或阴性）在有病组中出现的概率与无病组中出现的概率之比。说明有病者出现该结果的概率是无病者的多少倍。在四格表中，阳性似然比（positive likelihood ratio，$LR_{(+)}$）为诊断试验阳性结果在有病组中出现的概率（真阳性率）与在无病组中出现的概率（假阳性率）之比。阴性似然比（negative likelihood ratio，$LR_{(-)}$）为假阴性率与真阴性率之比。似然比是评价诊断试验真实性的重要综合指标，阳性似然比愈大愈好，它表明阳性结果的正确率高，受查对象的患病概率高。阴性似然比愈小提示患病可能性愈小，阴性结果正确率愈高。值得注意的是似然比的应用并不仅限于诊断试验阳性或阴性二分变量，如诊断试验是连续变量时，还可以针对某一区间进行分析，计算某个区间的似然比。如某试验结果为 <30、30~50、51~100 和 >101 4 组，可以计算 LR（30~50）。

$$LR_{(+)} = \frac{TP/(TP+FN)}{FP/(FP+TN)} = \frac{灵敏度}{1-特异度} \qquad (12-10)$$

$$LR_{(-)} = \frac{FN/(TP+FN)}{TN/(FP+TN)} = \frac{1-灵敏度}{特异度} \qquad (12-11)$$

二、评价诊断试验可靠性（reliability）的指标

可靠性又称重复性（repeatability）或精确度（precision），是指某项诊断试验在完全相同情况下重复进行时获得相同结果的稳定程度。理想的诊断试验应有较好的可靠性。

1. 影响可靠性的因素

可靠性主要是检验测量变异的大小。常见的变异见表 12-4。

表 12-4　诊断试验中常见的变异来源

来　源		定　义
测量	仪器	测量的工具
	观察者	进行测量的人
	个体内	受试个体随时间和状态的变化
生物	个体间	各受试对象之间的生物学差异

（1）生物学变异：①不同观察者间的变异（interindividual variability），即个体差异，表示不同观察者独立地检查同一样本时所得结果不一致的程度；②观察者本身的变异（intraindividual variability），即个体内变异，表示同一观察人员重复地检查同一样本时所得结果的不一致程度。

（2）测量变异（measurement variation）：是测量过程中所涉及的各种观测变异，包括来自观察者的变异和来自测量工具的变异及来自研究对象的生物学变异。

2. 评价指标

（1）标准差或变异系数：评价定量资料可靠性的指标。

（2）符合率（agreement rate for observation，ARO）：2 名观察者对同一事物的观察或同一观察对象对同一事物进行两次观察一致的百分率。是评价定性资料可靠性的指标。

$$ARO = [(a+d)/n] \times 100\% \tag{12-12}$$

（3）Kappa 值：表示不同观察者对某一结果的判定或同一观察者在不同情况下结果判定的一致性强度。其含义是实际符合率与最大可能符合率之比。

$$Kappa = \frac{2(ad-bc)}{(a+b)(b+d)+(a+c)(c+d)} \tag{12-13}$$

Kappa 值充分考虑了机遇因素对结果一致性的影响，Kappa 值范围介于 −1～1。值越高，一致性越好。Kappa 值一致性的强度见表 12-5。

表 12-5　判断 *Kappa* 一致性的强度

Kappa 值	一致性强度
<0	弱（poor）
0.00～0.29	轻（slight）
0.21～0.40	尚好（fair）
0.41～0.60	中度（moderate）
0.61～0.80	高度（substantial）
0.81～1.00	最强（almost perfect）

【例 12-3】　两名放射科医生分别对 100 名粉尘工人胸片进行阅片，结果如下（表 12-6），请计算其 ARO 及 Kappa 值。

表 12 - 6　两位放射科医生对 100 名粉尘工人胸片的阅片结果

甲医生	乙医生		合计
	无或轻度 肺尘埃沉着病	中度或重度 肺尘埃沉着病	
无或轻度肺尘埃沉着病	46 (a)	10 (b)	56 $(a+b)$
中或重度肺尘埃沉着病	12 (c)	32 (d)	44 $(c+d)$
合计	58 $(a+c)$	42 $(b+d)$	100 (n)

$$ARO = \frac{46+32}{100} \times 100\% = 78\%$$

$$Kappa = \frac{2(46 \times 32 - 10 \times 12)}{56 \times 42 + 58 \times 44} = 0.55$$

三、常用评价指标间的关系

1. Se 与 β 的关系

两者的和为 1，β 愈小，Se 越高。

2. Sp 与 α 的关系

两者的和也为 1，α 愈小，Sp 越高。

3. 截断点与 Se、Sp 的关系

截断点（cutoff point）指的是在诊断试验中用以划分阳性与阴性的分界值，故又称界点。由于患某病与未患某病的受试对象检查结果分布存在不同程度重叠（图 12 - 1 的 c 和 d），因此界点位置改变必然会在一定范围内影响 Se 与 Sp 的高低。对于大多数诊断试验而言，在临床中试图从实践中通过调整截断点提高 Se 或 Sp，但事实是两者不能同时提高，提高其中一个，另一个必然降低。正由于这个缘故，当漏诊可能造成不良后果时，应选择更敏感的试验，使其 β 更低、试验阴性时的结果更为可靠，以有利于筛选疾病、防止漏诊或排除某一诊断。若试验的 Sp 很高、α 很低，试验阳性有助于肯定诊断。对于某些预后险恶、治疗伴有伤残结局的疾病，诊断试验的假阳性结果将给病员带来巨大风险或更多医疗花费时（如对恶性肿瘤采取放疗、化疗或手术治疗），必须选择 Sp 高的试验以肯定诊断。

临床诊断的实践中鲜见 Se 与 Sp 均高的理想诊断试验。当用定量指标表示诊断试验结果时，在多数情况下，随着区别正常与异常阈值的改变，Se 和 Sp 之间的关系必然成反比。

4. PV 与 Se、Sp 的关系

诊断试验的 PV 与 Se、Sp 及受试人群的患病率有关。越是特异的试验，$PV_{(+)}$ 越大，即为阳性结果时对确诊疾病越有把握；越是敏感的试验，$PV_{(-)}$ 越大，即为阴性结果时对排除待查疾病越有把握。此外，PV 也受患病率的影响，当诊断试验用于患病率甚低的人群时，即使 SP 很高的试验，在阳性结果中也会使很多未患某病的人错判为阳性；在患病率很高时，即使 Se 很高的试验，在阴性结果中也会有不少患某病的人被漏

诊。总之，应结合诊断试验对象所在人群的患病率解释 PV。患病率增大时，$PV_{(+)}$ 随之升高；患病率减小时，$PV_{(+)}$ 下降，患病率极低时 $PV_{(+)}$ 趋于零（图 12-3）。一般来说，Se 高的试验，$PV_{(-)}$ 越高，而 SP 越高，$PV_{(+)}$ 越好。但诊断试验 PV 的高低并不完全依靠试验本身，很大程度上依赖受检人群中的患病率。

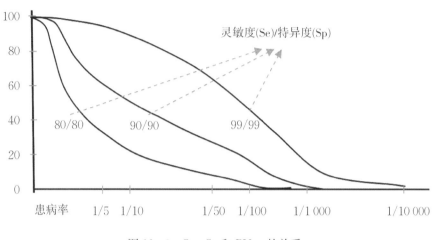

图 12-3 Se、Sp 和 $PV_{(+)}$ 的关系

第三节 提高诊断试验准确性的策略

一、选择患病率高的人群应用诊断试验

预测值的大小受诊断试验的灵敏度、特异度及目标人群患病率的影响。当诊断试验确定后，其灵敏度和特异度就已经固定了，此时的预测值主要受患病率影响。如将诊断试验用于患病率很低的人群，则阳性预测值很低，但用于高危人群，则阳性预测值可显著提高。在实际应用中，可先选用灵敏度高、价格低的方法进行初步诊断。试验阳性人群中其患病比例增高，然后再进一步用昂贵的诊断试验确诊。

二、增加验前概率

预测值的大小受诊断试验敏感度、特异度及待诊疾病目标人群患病率（验前概率）的影响。但当敏感度和特异度一定时，主要受目标人群患病率影响。在不同等级医院就诊的人群中，由于受到患者来源不同的影响，待诊疾病患病率可能从很小到很大，甚至接近100%。而诊断试验的敏感度、特异度却是相对稳定的指标。在临床上，患病概率为50%左右时最需要应用诊断试验以达到确诊或排除诊断的目的，在这种情况下进行诊断试验检查，诊断效能也较高。在高等级医院的门诊、病房经常有大量从下级医院转来的患者，需上级医院给予确诊，在这种情况下，进行相应的诊断试验检查是适宜的。在各种专科门诊、专科病房里进行诊断试验也是合适的，因为在专科医院或专科门诊就诊的患者往往具有明确的患某病的倾向，在这样的人群中某些疾病的患病率较高，也就是说可增加某些病的验前概率，在这种情况下进行诊断试验可提高诊断试验的效率。

三、联合试验

临床实践中鲜见根据一个试验/检查的结果而肯定或否定某一诊断。因为每个试验或检查只是从一个角度或侧面反映问题，且用于对某种疾病诊断的诊断试验的 Se 或 Sp 往往均不十分理想。为了提高诊断效率，可根据诊断的客观需要及可能性，将多项诊断试验联合应用，以提高诊断试验的 Se 或 Sp。联合诊断试验有两种方法，平行试验与序列试验。多个诊断试验平行并联使用时，任一个诊断试验结果为阳性都是存在疾病的证据。多个诊断试验系列使用时，当上一个试验结果阳性时才进行下一个试验，一旦试验出现阴性结果即做无病处理，将中止试验。

1. 平行试验（parallel test）

平行试验又称并联试验，指同时应用多项诊断试验时，只要其中任何一项呈阳性，即视为阳性；2 个（或多个）为阴性，方接受为阴性。其优点是 Se 及阴性预测值增加，不易漏诊，有利于排除其他诊断；代价是 Sp 降低，假阳性率升高，容易造成误诊。A、B 两个诊断试验并联应用时联合灵敏度（SeCp）与联合特异度（SpCp）按下式估计：

$$SeCp = Se_A + (1 - Se_A) Se_B \tag{12-14}$$

$$SpCp = Sp_A \times Sp_B \tag{12-15}$$

由式 12-12 与式 12-13 可知，若 2 项试验中只要有 1 项结果呈阳性就被接受，则 SeCp 高于 2 个试验中的任何一个，但 SpCp 却低于两个试验中的任何一个。

【例 12-4】 对于急性胰腺炎的诊断，在血清脂酶与淀粉酶单独使用时，若脂酶以 196.5 U/L 为界点时，$Se_A = 98.1\%$，$Sp_A = 96.3\%$；淀粉酶以 72.5 U/L 为界点时，$Se_B = 72.6\%$、$Sp_B = 83.5\%$。试求两者采用并联方式应用的联合敏感度与联合特异度。

将上述数据代入式 12-14 与式 12-15 得：

$SeCp = 0.981 + (1 - 0.981) \times 0.726 = 99.5\%$。

$SpCp = 0.963 \times 0.835 = 80.4\%$。

平行试验原则上用于下述情况：

（1）必须迅速确诊，但目前尚无敏感度很高的试验（如急性心肌梗死、急性胰腺炎等危重患者），以防止漏掉危重病例而造成不利的后果。

（2）对某一疾病的几种诊断方法的灵敏度均不理想时。

（3）虽有 Se 很高的试验，但十分昂贵或损害性较大时。

（4）远道而来且难以再次复诊者。

【例 12-5】 前列腺特异抗体和肛门指检两者对前列腺癌均不敏感，两者平行联合应用时，如任何一个结果异常，则认为是阳性，于是 Se 升高，但 Sp 也降低（表 12-7）。

表 12-7 前列腺特异抗体及指检的临床应用

试验方法	Se	Sp
前列腺特异抗体大于截断值	0.67	0.97
指检异常	0.50	0.94

续表

试验方法	Se	Sp
前列腺特异抗体或指检异常（平行试验）	0.84	0.62
前列腺特异抗体和指检异帝（序列试验）	0.34	0.99

2. 序列试验（serial test）

序列试验又称串联试验或系列试验，是指依次应用多项诊断试验时，若其中有一项为阴性，即视为阴性；只有当每一项试验均为阳性，才被视为阳性。选用系列试验以提高诊断的特异度，减少误诊。在做系列试验时，先后次序上应该考虑各个试验的临床价值、风险和价格等因素。序列试验使 Sp 增加，阳性预测值增加。其代价是 Se 降低，假阴性率增加。如前列腺特异抗体和肛门指检两者序列联合应用诊断前列腺癌时，Sp 升高，但 Se 也降低了（表 12-6）。若 A、B 两个诊断试验串联应用时，其联合灵敏度（SeCs）与联合特异度（SpCs）的计算如下：

$$SeCs = Se_A \times Se_B \tag{12-16}$$

$$SpCs = Sp_A + [(1 - Sp_A) Sp_B] \tag{12-17}$$

由式 12-16 与式 12-17 可知，若 2 个试验中，要求 2 个结果均呈阳性才被接受为阳性时，虽然 SeCs 低于其中任何一个，但 SpCs 却高于其中任何一个。

如上述急性胰腺炎的诊断，在血清脂酶与淀粉酶联合串联使用时，试求串联应用的 SeCs 与 SpCs。

将已知数据代入式 12-16 与式 12-17 得：

$SeCs = 0.981 \times 0.726 = 71.2\%$。

$SpCs = 0.963 + [(1 - 0.963) \times 0.835] = 99.4\%$。

序列试验原则上适用于以下情况：

（1）无需急速确立诊断时。

（2）病情发展是渐进性的，且目前尚无特异度很高的试验诊断的疾病。

（3）目前虽有特异性很高的试验，但费用十分昂贵或具有较大损害性。

（4）不同诊断试验分别使用时各自 Sp 均较低，但临床需要 Sp 较高的试验以证实诊断。

（5）简单安全的试验怀疑存在待查疾病，值得应用昂贵或危险的试验证实诊断。

（6）可以随时复诊的慢性病患者。

在应用联合试验时，如果两个试验的费用、安全性相近，则先使用特异度较高的试验，效率较高，因为假阳性病例较少，更少的患者需接受多种诊断试验；但当一个试验更便宜，危险性更小则应先应用这一个试验。应用序列联合试验后患者患病概率可通过似然比计算；验前概率（患病率）换算成验前比，与第一个诊断试验的阳性似然比相乘之积为第一个诊断试验完成后的验后比；此验后比可看作第二个诊断试验的验前比，如此类推，最后一个诊断试验的验后比换算成验后概率，即得出系列联合试验阳性时的患病验后概率（阳性预测值）。

在做联合试验评价研究时，既要交代各单项试验的评价指标，还必须计算联合试验评价的相关指标。理论上，如果两个诊断试验的结果彼此完全独立，应用概率论原理可以估计联合试验后的灵敏度和特异度。但在临床实践中，能够诊断同一种疾病的多个诊断试验，彼此独立的可能性很小，因此在评价最终结果时应比分别单独应用诊断试验时的结论保守一些。

3. 并联、串联混合联用

根据各种诊断试验的特点，兼顾 Se 和 Sp，在试验中串联、并联多种方法混合应用，以得到较好的诊断效果。例如有 4 项诊断试验，拟定任何 3 项阳性时判为阳性，或 1 项阳性再加上其他 3 项中任何 1 项阳性时判为阳性，否则判为阴性等。

应用联合试验时应注意以下事项：

（1）当联合应用 2 个或 2 个以上诊断试验时，常先选用简便、易行、廉价，对受试者无损伤的试验。在临床上、为了迅速确定诊断，但当前又缺乏一种 Se 很高的诊断试验时，最好采用并联试验；倘若为了尽量减少误诊率（MD），但缺乏一种 Sp 很高的诊断试验时，最好采用串联试验。一般说来，在串联试验中最好将转异性高的试验先用，这样可以减少总的试验次数，缩短确诊时间，提高诊断效益。

（2）由于没有联合试验预断值的专用公式，可将联合试验的联合敏感度与联合特异度代入相应的公式求出联合试验的预断值。

（3）当联合应用诊断试验时，由于临床上对特定疾病的多种诊断试验方法可能并非完全独立，因此在评价最终结果时应比分别单独应用诊断试验时的结论保守一些。

第四节　诊断试验方法的选择原则

从目前中医学发展的实际情况来看，对病证的诊断常常应用若干项诊断试验（包括实验室诊断试验）。鉴于各项诊断试验的 Se、Sp 等指标意义不一、实施难度迥然、费用高低不等或对人体损害性各异等，故针对每个患者选择何种诊断试验，需要根据初步拟诊情况，依照不同诊断试验的特点与试验目的而定。

1. Se 高的诊断试验选择

主要目的在于防止漏诊、早期诊断（辅以 Sp 高的试验确诊）、排除某一诊断或筛选某一疾病（如以甲胎球蛋白试验筛选肝癌）。

2. Sp 高的诊断试验选择

拟诊本病的概率较大时、拟诊为病情严重但疗效与预后均不好的疾病（如恶性肿瘤、多发性硬化症、获得性免疫缺陷综合征）或拟诊疾病严重且根本治疗方法具有较大损害性时。

3. Se 与 Sp 均高的试验选择

通常用于病情十分危急，需要尽快做出特殊处理的疾病，例如对急性中毒者应尽快以 Se 与 Sp 均高的试验找出毒物，以便及时采取特殊治疗。多数情况下，当单独使用 Se 很高的诊断试验时，虽然漏诊率（OD）低，但由于特异性相对较差，误诊率（MD）必然较高。反之，若单纯应用 Sp 高的试验，虽然 MD 低，但由于敏感性相对较低，OD 必然较高。所以，面对每个具体患者时，如有多个诊断试验可供选择，应当根据不同情况采取不同对策。

第五节 诊断试验的评价原则

1. 是否与金标准同时进行试验并实施盲法判断

在对一项诊断试验进行评价时，首先要看研究对象是否同时接受金标准试验及新的诊断试验。还要注意检查所用的金标准是否是公认的、准确性高的诊断方法。还应考查研究者是否进行了盲法的判断（即研究者不知金标准试验结果时加以判定）。

2. 病例组是否包括了各类型的患者，非病例组是否包括了易与所诊断疾病相混淆的其他疾病

能正确诊断各种类型、病情严重程度各不相同的患者，能正确鉴别出有类似临床表现的其他疾病患者，这个诊断试验才有临床应用价值。

3. 样本含量是否足够

诊断试验如同其他类型的研究一样，也有代表性问题。除了上述所论述的在选择研究对象时要注意的问题外，还应考虑试验的对象是否足够。只有在选择的试验对象满足了一定的要求，并且样本数量足够大时，这个样本才真正具有代表性。对于诊断试验而言，病例组和对照组的样本量应该在30例以上，否则保证不了样本具有代表性。

4. 对研究地点、环境、试验对象等是否做了充分描述

试验的地点、环境、试验对象的来源等不同，就可能影响到验前概率（患病率）。如在不同等级的医院或不同性质的医院，前来就诊的患者其患病率可能会有较大差异，这将直接影响诊断试验对疾病的预测值，所以在对诊断试验结果进行评价时，应详细地报告试验的环境、试验对象的特征等，以便读者判断该研究是否适应于自己的情况，确定可否应用于自己的患者或进行重复验证。

5. 诊断试验的可重复性

一项诊断试验作为诊断是否患某病的标准，应在不同的时间地点具有可重复性，即应有良好的精密度或可靠程度。针对同一疾病所进行的诊断试验，观察者反复多次测量或不同观察者进行测量，均应得到同样结果。因此，要求在试验的过程中，应该严格控制试验条件，将观察者变异控制在一定范围内。

6. 对诊断阈值或诊断标准的规定是否准确合理

对诊断阈值或诊断标准的规定直接影响诊断试验的敏感度、特异度等指标，也影响诊断试验本身的真实性及其应用价值，故在评价诊断试验时，应分析确定阈值的方法是否合理，所确定的诊断阈值是否合理和可靠。

7. 联合诊断试验时是否对每一个诊断试验的敏感度与特异度等重要指标都进行了测量

只有对联合试验中每一个单独的诊断试验进行全面评价，才能准确判断联合试验的真实性，并为读者提供了解及应用这些试验的客观依据。

8. 是否交代了诊断试验的具体操作步骤

一个好的诊断试验的价值还体现在它能否被普及应用，使更多的患者得到更方便、更准确的诊断及治疗。因此，在有关诊断试验的报告中，要详细介绍诊断试验的操作步骤及所用仪器、设备、试剂、试验条件等，以利于推广和应用。

9. 是否对诊断试验的使用价值作了实事求是的评价

一个诊断方法的推广和应用是一个十分严肃的事情，因为它关系到众多患者的切身利益。一个好的诊断方法应该是简便、安全、准确。研究者应该以高度负责的态度对待诊断试验的结果，给予诊断试验的价值实事求是的评价。具体讲，就是对诊断试验目前的诊断价值、应用前景、可能带来的社会经济效益、安全性等到做出评价。

（湖南省中医药研究院 葛金文 方 锐）

第十三章　疾病预后研究方法

在临床上，当一种疾病被确诊后，无论患者、家属或是医生都会关心疾病的发展进程及其结局。患者及家属常常关心治疗该病有多大的危险性，能否治愈，有无并发症，复发的可能性有多大，治疗后可能存活多长时间，有无后遗症以及今后生活质量能否下降等问题。对临床医生而言，最关心的问题是疾病可能发生的结局以及有无明确的可用于患者治疗的研究证据，然后结合患者的实际情况采取一种适合该患者的治疗选择，以达到最理想的预后效果。此外，临床医生还可能经常考虑，为什么诊断为同一种疾病的患者会有不同的结局？在整个疾病的预后过程当中除了干预因素之外，其他因素扮演什么角色？是危险因素还是保护因素？这些问题提示我们不仅要考虑疾病发生不同结局的概率，还应同时考虑影响疾病结局的因素。综上所述，有关预后的问题可以概括为以下几个方面：将会有什么样的结局发生？发生此种结局的可能性有多大？这样的结局会在什么时候发生？影响结局发生的因素有哪些？要回答上述问题，仅仅依靠临床医生的临床经验是不够的，而要以较大患者群体为观察对象来研究不同疾病的预后及影响因素。

第一节　预后研究概述

疾病预后（prognosis）是指在疾病发生之后，对该病未来的发展过程和不同结局（治愈、复发、恶化、并发症发生、伤残、死亡等）做出的事先估计。这种估计多是以较大的研究样本为观察单位，通常以概率形式表示，如生存率、治愈率、复发率等。临床上因疾病性质的不同，预后结局也不同。有的疾病预后很清楚，有的则不明确。疾病预后研究的主要内容包括疾病各种结局发生的概率估计及影响预后的各种因素分析。

一、疾病预后研究的目的和意义

疾病发生以后，在不同情况和条件下可转为痊愈、缓解、恶化、复发、伤残、并发症、死亡等不同的结局。预后研究的目的就是运用严谨的科研设计，收集整理、分析有关数据，从而预测某种结果发生的概率；探讨对结果产生影响的诸多因素，包括有利于预后的因素和不利于预后的因素。

疾病预后研究的意义主要有以下几个方面：

（1）为了了解或者明确各种疾病的发生、发展的规律以及判断各种不同结局发生的可能性：部分疾病是自愈性疾病，另有一部分疾病经过治疗可以控制其发展，减少并发症，提高生活质量；有的疾病目前尚无有效的治疗方法。只有对疾病发展趋势和结局有了清楚的了解才能帮助临床医生做出正确的治疗决策。

（2）研究影响疾病预后的各种因素：因为影响疾病结局不仅仅与干预因素有关，还受多种因素的影响，有的是有利因素，有的是不利因素。只有了解疾病预后的影响因素，才有助于改变疾病的结局，提高临床治疗水平。如某医院拟提高目前该医院肺癌手术患者的生存率，首先就必须找到影响该医院肺癌手术患者生存率的因素，如果分析发现淋巴结的转移距离明显影响生存率的高低，则提示手术中如何彻底清除转移的淋巴结是一个关键问题。这样可以集中精力研究此类技术问题，进而解决后应用于临床，提高临床的治疗水平。

（3）用于正确评价治疗措施的效果：在临床上，对同一疾病并非仅有一种治疗措施，而可能是两种甚至是多种。究竟哪一种具有更好的治疗效果，通过预后研究就可以回答这一问题。例如，冠心病介入治疗有药物支架和裸架两种选择，通过预后研究比较两种方法的生存曲线就可以判定究竟哪一种方法更为有效，或者是没有疗效差异。另外一点，对于疾病治疗方法的不断发展和变化，一种新的手术方法，一种新的药物是否带来了更好的治疗效果也可以通过疾病预后研究加以评价。例如，对某医院 2005 年和 2010 年两个时期食管癌的术后生存率进行比较，以反映该医院近期对食管癌治疗水平是否有所提高，但要结合疾病预后的评价原则进行合理评价。

二、预后研究的内容

（一）预测疾病发生后的结局

1. 疾病的自然史

疾病发生后，在未施加任何干预和治疗措施的情况下会经过生物学发展期（biologic onset）、亚临床期（subclinical stage）、临床期（clinical stage）、结局（outcome）发生期 4 个阶段，这个全过程就是疾病的自然史。不同的疾病，自然史差别很大，经历的时间长短不同，如某些急性感染性疾病，进展较快，通常经历一个较短的潜伏期就进入临床症状期，出现明显的症状和体征，并在较短时期内达到结局。而大多数疾病，如心脑血管疾病、糖尿病等，自然病史可长达数十年，过程也相当复杂。研究疾病的自然史，有助于病因及危险因素的探讨，有助于预后的研究。同时，对于疾病的早期诊断，判断治疗效果都有意义。

2. 对病程的估计

疾病发生后从开始出现临床症状和体征到最后的结局所经历的全过程称为病程。临床医生采取医疗措施（医疗干预），必然会影响病程的长短，并改变某种结局的概率即产生了与疾病自然史不同的转归。这种改变与采取干预措施的时间有关，在疾病的早期就采取积极的治疗措施，往往会使预后有较大的改善，否则预后较差。临床医生应努力做到早期及时正确地诊断，采取恰当的医疗干预措施，争取好的结局，缩短病程。对预后和病程的估计是临床医生十分重视的问题，通过预后研究可以对病程的长短及疾病的结局进行估计。

（二）探讨影响疾病结局的因素

1. 预后因素（prognostic factors）

凡是能对疾病的结局产生影响的因素均称为预后因素。预后因素的存在会改变疾病的结局和病程。预后因素和疾病的危险因素（risk factors）都是对疾病有影响的因素，如年龄、性别、种族、职业、生活习惯、遗传因素等。但危险因素是指在疾病发生之前，能促使疾病发生，增加患病危险的因素；而预后因素是指疾病发生以后，能够影响疾病的结局和病程的有关因素，其中包括有利因素和不利因素。

2. 预后因素的种类

影响疾病预后的因素复杂多样，主要包括以下几个方面：

（1）疾病本身特征：主要包括疾病的病情、病期、病程、临床类型、合并症等诸多方面。无论是传染病还是非传染病，疾病本身的特征对预后的影响都很大。如恶性肿瘤的生长部位、组织类型、有无淋巴结转移及转移程度；急性心肌梗死患者的梗死部位、梗死范围、有无休克及心律不齐等。同样是人类免疫缺陷病毒感染的患者，病毒载量大、CD4 水平低、伴有并发症的患者预后较差。在临床上，许多医生很注重疾病本身特征对预后的影响；但除了疾病本身特征外，影响疾病预后还存在着其他的重要因素。

（2）患者的机体状况：主要包括营养状况、体质强弱、体重、精神心理状况、内分泌及免疫系统状况等。体质状况对预后的影响很明显，如患癌症者不管其接受放疗还是化疗，对于身体素质差、营养状况不良的患者，很难耐受达到治疗效果的剂量，从而无法控制病情的发展，导致预后不良。而对于一个身体素质好的患者，可以比较从容地接受正规的放疗及化疗，使病情得以控制，甚至达到治愈的效果。此外，精神心理状态对疾病的预后影响也十分突出，如对于一个肺癌的患者，性格开朗者和心胸狭窄者的预后可能会完全不同。

（3）医疗条件：不同级别医院的差别主要是医疗条件的差别，而医疗条件直接影响疾病的预后。同样的一种疾病，其预后在不同医疗条件的医院可能明显不同。如一位重症感染的患者，在医疗条件差的医院可能仅凭临床经验选择抗生素，结果难以获得好的疗效。而在医疗条件好的医院，则可以结合细菌培养、药物敏感试验合理地选择抗生素，往往会获得良好的预后。但需要注意的是，由于不同级别医院患者的疾病严重程度不同，因此，医疗条件好的医院某种疾病的预后不一定优于医疗条件差的医院。医生的治疗水平也是医疗条件的重要方面，这主要包括治疗方法、用药种类、用药剂量水平、有无药物副作用等。在临床上，医生如果能采取恰当的治疗方法，选择合理的治疗方案，对疾病预后的影响将十分明显。

（4）患者及医护人员的依从性：依从性是影响疾病预后的另一个重要方面。依从性是医护人员、患者对医嘱的执行程度。可以分为完全依从性，部分依从性及拒绝医嘱。显而易见，一个好的临床治疗方案若要达到好的治疗效果，一定是以患者和医护人员的配合为前提，否则难以奏效。例如高血压的抗高血压药物种类较多，尽管临床医生花费很多时间为患者选择了一种适合他服用的抗血压药物，但如果患者本人不能坚持每天服用，再好的药物也无法得到良好的治疗效果。因此，对于不同预后结果的分析除了要考虑治疗方法外，还要分析依从性对预后的影响。

（5）早期诊断、早期治疗：有些疾病能否早期诊断及早期治疗对预后的影响较大。如各种恶性肿瘤，一般来讲，越能早期发现，早期治疗，其预后就越好。如果没有早期发现，并已出现全身多处转移，失去了手术根治的机会，只能姑息治疗，预后就很差。例如，通过经常自查乳腺或常规体检，发现的乳腺癌患者的生存率会明显高于自然发现者。有报道早期发现的乳腺癌患者生存 5 年后，其寿命再延长 10 年的概率为 85% 以上。由此可见，如能早期发现患者，采取适当治疗方案，常会得到较好的预后。

（6）患者、遗传因素、社会因素：主要包括患者的年龄、性别、家庭经济状况、文化程度、医疗制度、社会保障制度等，这些因素对预后的影响也是显而易见的。如年龄大的患者的预后往往不如年轻者；经济困难的患者求医时往往由于延误，表现为病情较重，导致预后不良；不同的文化程度导致患者对疾病的认识、态度不同，对预后也有影响；社会医疗体制、保障制度也会明显影响疾病的预后。

三、预后研究常用设计方案

疾病预后的研究，一般均采取前瞻性研究方法，根据研究目的和可行性，可以选择合适的设计方案。任何设计方案均不可避免产生偏倚，故不同的方案研究结果可能会相差很大，在这些方案中可以根据不同的研究目的采用不同的研究设计方案，以用于疾病预后的评价及研究疾病预后的因素。如果条件允许应首选随机对照双盲试验，该方案产生偏倚小，科学论证强度最好。

临床预后因素比较复杂，通常有多个预后因素共同影响结局，只用单因素分析不能将各因素对结局的影响分析清楚，应借助多因素分析方法，其中 Cox-比例风险回归模型最为常用。

（一）常用设计方案

1. 描述性研究

用于疾病预后的评定，通过对研究对象的长期随访，获得纵向调查的资料，经整理、分析得到描述疾病结局的有关指标，如评价疾病预后的指标（治愈率、缓解率、复发率、致残率、生存率等）。

2. 随机对照试验（RCT）

RCT 是通过随机分组、设立对照、实施盲法等手段有效控制若干偏倚或混杂因素的干扰，确保研究对象具有一定的代表性以及各组间基线的可比性，以科学地评价某种措施的效果。RCT 与队列研究有相同的地方，即它们都是前瞻性研究，都需要设立对照组等。但两者主要的不同点是 RCT 需要将患者随机分为试验组及对照组，并通过随机手段人为施加干预措施。而队列研究组别的形成和干预因素的选择都是在自然的状态下形成的。例如，拟采用 RCT 方案评价放疗及化疗对肺癌生存率的影响（如果患者同时满足两种治疗方法），首先选择符合诊断标准的合格患者，并按年龄、病期、病理类型等因素进行分层随机分组；然后由医生根据随机的原则决定哪一组用放疗，哪一组用化疗；最后观察两组各自的生存率，以得到哪种疗法更优的结论。由于 RCT 的设计比队列研究科学，所以结论更可靠。

RCT 是治疗性研究设计首选的方案，获得研究结果的真实性最佳，因此被誉为临床试验的金标准方案。但在预后研究中，由于受某些条件的限制，RCT 并非首选方案，而是在一定条件下才可以选用。

3. 队列研究

队列研究是指在"自然状态"下，根据某暴露因素的有无将选定的研究对象分为暴露组和非暴露组，随访观察两组疾病及预后结局（发病、治愈、药物反应、死亡等）的差异，以验证暴露因素与研究疾病之间有无因果联系的观察分析方法。例如，一组诊断明确、临床基线可比性好的肺癌术后患者，有的患者术后愿意接受化疗及放疗；另一些患者则由于各种原因而选用中药或者不接受其他任何治疗。研究者拟研究肺癌术后放、化疗的疗效以及对远期预后的影响。于是采用队列研究的设计，将术后接受放、化疗者作为一个队列"暴露组"，接受中药或者不接受其他任何治疗的作为另一队列（非暴露组），进行同步随访观察，追踪两个队列的病死率及生存率，借以评价肺癌术后接受放、化疗的患者的预后是否优于对照队列。上述患者"暴露"的有无是在自然状态下产生的，既非随机分组也不是人为实施干预。

要强调的是，队列研究（cohort study）是疾病预后研究设计方案中最常用的设计方案。队列研究根据研究对象构成队列的特点可以分为固定队列（fixed cohort）和动态队列（dynamic cohort），前者是研究对象在固定时期或一个短时期之内进入队列并随访至终止，不加入新成员，后者是在某时期确定队列后，可随时增加新的观察对象。前者较适合人群研究，而后者适合临床研究。

队列研究属于观察性研究，而非试验性。但同试验性研究一样，也是前瞻性的，要求设立对照组；研究是在疾病发生前开始的，即是从因到果的研究，所得结果有较强的论证强度，但往往弱于试验性研究。

4. 病例对照研究

病例对照研究是根据同类疾病患者的不同结局分为"病例组"和"对照组"。如将患者的死亡、恶化、并发症、复发等特征作为"病例组"，而将无此类表现的同类患者作为"对照组"，然后比较两组患者过去某期间所接受的治疗措施及人口学特征等方面的差异性，以找出影响不同预后的措施或因素。同样，也可以用生存时间较短的患者作为"病例组"，以生存时间长的患者作为"对照组"，比较两组过去的治疗措施的差异性，有显著意义的措施就可能是影响预后的因素。例如采用病例对照研究方法探讨患者自控静脉镇痛（PCIA）引起术后认知功能障碍（POCD）的危险因素，以择期行骨科手术的全身麻醉病例 POCD 组 103 例和未发生 POCD 组 103 例为研究对象进行 1∶1 配对病例对照研究，以年龄、性别为匹配条件，探讨影响 POCD 的影响因素。研究结果发现，脑外伤史、VAS 评分、受教育程度与 PCIA 引起 POCD 有关，PCIA 引起 POCD 的危险因素为曾经有过脑外伤史、VAS 评分低下，而受教育程度高可能是其保护因素。

（二）预后研究的设计要点

预后研究的实验设计应遵循科研设计的基本原则，在预后研究的设计中尤其要注意随访及零点时间问题。

1. 随访

预后研究中随访工作的质量是很重要的，保证质量的关键是失访率控制在10%～20%。若失访率超过 20%，则难以保证资料的可靠性。为此需要有严密的组织，建立质量控制小组和一套完整且便于执行的调查制度，由经过培训的合格调查员进行随访。

在设计时应将随访方式做明确规定，临床研究常见的随访方式是全部纳入的病例在不同时间接受治疗处理，即随访的开始时间不同，但要规定统一的观察时间，如每个病例都观察 3 年或 5 年。具体观察期限视疾病病程而定，原则上随访时间要足够的长，以便能观察到疾病的所有结局。

2. 零点时间

预后研究的起始点称零点时间，在研究设计时应明确规定是在病程的哪一点起进行观察，否则研究结果就会不正确。起病日（出现症状的日子）、确诊日、手术日或治疗开始日等都可以作为零点时间。预后研究要尽可能选择疾病的早期为观察起始点。

（三）评定预后的指标

反映预后的指标相当广泛。大多数传染病的结局是痊愈或死亡。恶性肿瘤的结局可以有暂时缓解、复发、恶化与死亡。慢性疾病的结局可有痊愈、缓解、迁延、恶化、死亡。神经系统疾病与创伤还可能出现伤残与功能丧失等结局。常用的评定预后的指标如下：

1. 病死率（fatality rate）

病死率主要用于病程短且易引起死亡的疾病。它既可以说明疾病预后的严重程度，又是诊断、医疗水平的重要标志。

病死率（％）＝因某病死亡的人数/该病患者总数×100％ (13-1)

2. 治愈率（cure rate）

治愈率多用于病程短且不易引起死亡的疾病，它也是预后程度与医疗水平的标志。

治愈率（％）＝某病治愈人数/同期接受治疗的该病患者总数×100％ (13-2)

3. 生存率（survival rate）

生存率常用于反映恶性肿瘤或其他死亡率较高的疾病在一定时间内的存活率。是病例随访研究常用指标。

生存率（％）＝患某病生存超过一定时间的人数/观察期内该病患者总数×100％

(13-3)

上面的公式是直接法计算生存率的公式，这种方法计算简单，缺点是分母中没有包括观察期间失访的病例数，丢失了部分信息，因此不能对生存率做出正确估计。用间接法计算累计生存率，可以充分利用全部病例的信息，具体计算方法在生存分析一节中详细介绍。

4. 缓解率（remission rate）**与复发率**（relapse rate）

缓解率与复发率主要用于病程长、病情复杂、易复发的慢性疾病。

缓解率（％）＝某病治后缓解人数/同期内接受治疗的该病患者总数×100％

(13-4)

复发率（％）＝某病缓解后复发人数/经治后缓解总人数×100％

(13-5)

四、疾病预后研究常见偏倚

在临床研究中，无论是进行哪一方面的研究，研究过程中存在的偏倚都可以概括为3大类，即选择偏倚、信息偏倚和混杂偏倚。但不同的研究内容所具有的特征性偏倚有所不同，疾病预后研究常见偏倚主要包括以下几种。

1. 失访偏倚（lost to follow-up bias）

失访偏倚是无应答的一种表现形式，是疾病预后研究中的一种重要偏倚。它是指在研究过程中，研究对象可因种种原因脱离了观察队列，使得研究者无法继续随访以获得完整资料，由此对研究结果所造成的影响称失访偏倚。该种偏倚多由于研究观察时间长，观察对象迁移、外出、药物副作用及死于非终点事件等原因造成。通常认为失访率不超过 10% 对研究结果的影响不大。控制失访偏倚的主要方法是选择符合条件且依从性好的研究对象。

2. 选择偏倚（selection bias）

选择偏倚是指暴露人群和非暴露人群在一些重要因素方面存在差异，如疾病的严重程度、病程的长短、有无合并症、病期、疾病类型、既往疾病史、既往治疗史以及个体特征等。也可以发生在以下几个方面：如选定的研究对象中有人拒绝参加；部分对象的记录资料不完整；早期患者在研究开始时未能被发现等，都可以产生选择偏倚从而导致非真实性的研究结果。控制选择偏倚的主要方法是需要有严格的设计方案。

3. 测量偏倚（measurement bias）

测量偏倚是在对研究队列实施随访观察的过程中由于所采用的观察方法或测量方法不一致所致。如果某个队列里病例的结局检出机会多于另外的队列，就可能产生测量偏性。有些疾病的结局，如死亡、脑血管意外等是明显的，不易产生遗漏，但有些不是十分清楚的。因此，应通过采用盲法并严格执行预后结局的判定标准才能减少测量偏倚的发生。

第二节　生存分析

疾病预后研究需要对研究对象做随访观察，获得的资料有随访持续的时间、结束的原因。在随访期间可能会有失访的病例，为了避免丢失信息，可以采用生存分析（survival analysis）的方法处理含有失访病例的资料。生存分析是预后研究的主要内容，是对某疾病在一定时期内的生存或死亡情况进行动态统计判断的方法，又称生存率分析（analysis of survival rate）。

一、基本术语

1. 失效事件

失效事件又称失败事件（failure event）或死亡事件。泛指反映（处理因素）治疗措施效果的特征，如癌症患者的死亡、肾移植患者肾衰竭所致的死亡、白血病患者化疗缓解后的复发等，在设计时应根据研究目的和疾病特点明确规定失效事件。

2. 截尾值（censored value）

在随访观察中，有些观察对象结束随访的原因不是发生了失效事件，而是由于其他原因终止随访，如中途失访；或规定的观察随访时间已到，仍未发生失效事件，如研究乳腺癌术后存活率，规定随访期为 5 年，若 5 年后仍存活即未发生失效事件，此例的观察值就是一个截尾值。截尾值用符号"＋"表示。

3. 生存时间（survival time）

生存时间指患者从发病到死亡所经历的时间长度；广义上，可定义为从规定的观察起点到某终点事件所经历的时间长度，观察起点可以是发病时间、第一次确诊时间或接受处理（治疗）的时间等，终点事件可以是某种疾病的发生、复发或死亡、某种处理的反应等。例如，在临床研究中，急性白血病患者从骨髓移植治疗开始到复发为止之间的时间间隔，冠心病患者出现心肌梗死所经历的时间；在流行病学研究中，从开始接触某危险因素发病所经历的时间；在动物实验研究中，从开始给药到发生死亡所经历的时间等。在计算生存时间时，为便于分析和比较，需要有明确规定的时间起点和终点以及时间的测量单位。例 13-1 给出了一个记录乳腺癌患者从手术到复发的生存时间数据。

【例 13-1】 为了解乳腺癌患者手术后的复发情况，某研究者对某医院 1999—2009 年间的乳腺癌手术患者进行随访研究。随访起始时间为 1999 年 1 月 1 日，截止时间为 2009 年 5 月 31 日。以手术时间为观察起点，直至患者出现复发（status＝1 为复发，0 为删失），并记录每个研究对象的年龄（age，岁）、病理类型（type＝1 为浸润性非特殊癌，2 为其他）、淋巴结转移（node＝1 为有，0 为无）、肿瘤直径（size＝1 为＜2 cm，2 为 2～5 cm，3 为＞5 cm）、生存时间（time，月），摘取其中 7 例随访记录见表 13-1。

表 13-1 乳腺癌患者生存资料原始记录表

编号	age	type	node	size	start	end	time	status
1	56	1	0	2	2003-09-06	2004-05-19	8	1
2	32	1	1	2	2006-02-09	2008-02-01	24	1
3	81	2	0	2	2006-02-17	2009-04-24	38	1
4	44	2	0	1	2003-09-30	2009-04-25	67	1
5	32	1	1	2	2005-12-22	2008-07-01	30	0
6	35	1	1	2	2001-07-20	2003-07-21	24	0
7	40	1	0	2	2003-07-25	2004-11-15	15	0

4. 生存率（survival rate）

某个观察对象生存大于 t 时刻的概率。研究目的不同规定的失效事件不同，因此计算的指标可以是生存率，也可以是缓解率、有效率等。如研究白血病化疗疗效的评价指标常用缓解率，失效事件是复发，这时生存率就是缓解率；观察麻疹减毒疫苗的预防效果，接种儿童发生麻疹为失效事件，这时的生存率实际上是疫苗的有效率。生存率的符号是 $P(X>t)$。如 $P(X>6)$ 表示研究对象生存超过 6 天（或年月）的概率。样本例数多时，用 $_nP_0$ 表示生存率。

二、生存分析常用统计指标

1. 生存率

生存率又称生存函数，表示观察对象的生存时间 T 大于某时刻 t 的概率，常用 $S(t)$ 表示，其估计值为：

$$\hat{S}(t)=\hat{P}(T>t)=t \text{ 时刻仍存活的例数/观察总例数} \tag{13-6}$$

式 13-6 是无删失数据时估计生存率的公式，若含有删失数据，则需要分时段计算生存概率。假定观察对象在各个时段的生存事件独立，$S(t)$ 的估计公式为：

$$S(t)=P(T>t_k)=p_1 p_2 \cdots p_k=S(t_{k-1})p_k \tag{13-7}$$

式中 p_i（$i=1, 2, \cdots, k$）为各分时段的生存概率，故生存率又称累积生存概率（cumulative probability of survival）。

2. 中位生存期

50％的个体尚存活的时间称为中位生存期（median survival time），又称半数生存

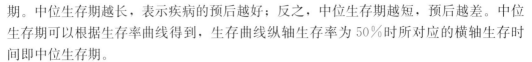

期。中位生存期越长，表示疾病的预后越好；反之，中位生存期越短，预后越差。中位生存期可以根据生存率曲线得到，生存曲线纵轴生存率为50％时所对应的横轴生存时间即中位生存期。

3. 风险函数

生存时间已达到 t 的观察对象在时刻 t 的瞬时死亡率称为风险函数（risk function），又称危险率函数，常用 $h(t)$ 表示，即：

$$h(t) = \lim_{\Delta t \to 0} \frac{P(t \leqslant T < t + \Delta t \mid T \geqslant t)}{\Delta t} \tag{13-8}$$

当 $\Delta t = 1$ 时，$h(t) = P(t \leqslant T < t + 1 \mid T \geqslant t)$，即 $h(t)$ 近似等于 t 时刻存活的个体在此后一个单位时段内的死亡概率。

风险函数随时间的延长可呈现递增、递减或其他被动形式，当风险函数为常数时，表示死亡速率不随时间而加速，如果风险函数随时间上升，则表示死亡速率随时间而加速，反之亦然。

三、生存分析的内容

生存分析的主要内容为生存率的描述与比较。生存率的估计方法有非参数法和参数法。在非参数方法中又分为寿命表法和 Kaplan-Meier 法（KM 法，又称乘积极限法），两者均应用定群寿命表的基本原理，先求出各个时段的生存概率然后根据概率乘法定理计算生存率，但前者往往适用于大样本资料，对于小样本或大样本且有精确生存时间的资料一般采用 Kaplan-Meier 法。Kaplan-Meier 生存率曲线由 Kaplan 和 Meier 于 1958年先提出，它是一种估计生存率的非参数方法。

（一）描述生存率

（1）计算生存率。

（2）绘制生存率曲线。

（3）计算中位存活期。

（二）比较生存率

获得生存率及其标准误的估计值后，可以进行组间的生存率比较，从而了解治疗措施的优劣。

（三）影响因素的研究

通过生存率的计算和比较，可以初步分析影响预后的因素，再通过多因素分析的方法，对预后因素的作用进行估计，通常采用 Cox 回归分析。

四、生存率的描述

生存率是评定疾病预后的指标之一，根据生存率可以了解疾病发生后某结局的概率，评定治疗的远期效果。随访资料经过整理后计算生存率和绘制生存率曲线，是描述生存时间的基本步骤。样本例数不同计算生存率的方法略有不同，以下分别介绍小样本资料和大样本资料的计算方法。

（一）小样本资料

【例 13-2】 比较单纯化疗与化疗加中药治疗白血病的疗效，选择 26 例白血病病例，其中 10 人单纯给予化疗（化疗组），16 人在化疗基础上辅以中药治疗（化疗＋中药），规定死于白血病为失效事件，生存时间的单位为月，随访零点时间为治疗开始日，随访记录如下：

单纯化疗组：2^+，13，7^+，11^+，6，1，11，3，17，7。

化疗加中药组：10，2^+，12^+，13，18，6^+，19^+，26，9^+，8^+，6^+，43^+，9，4，31，24。

1. 生存率的计算

分别计算单纯化疗组与化疗加中药组的生存率。以单纯化疗组为例，计算步骤如下：

（1）将单纯化疗组的生存时间由小到大依次排列，列于生存率计算表（表 13 - 2）的第（1）栏。如遇非截尾值与截尾值相同将截尾值排在后面。例如有 1 例生存时间是 7 个月，另 1 例生存时间是超过 7 个月，排列时 7 个月在前，超过 7 个月在后。

表 13 - 2 单纯化疗组生存率的标准误的计算

序号	生存时间 X 月	死亡数 d	期初病例数 n	生存概率 $P = 1 - d/n$	生存率 $P(X > t)$	生存率的标准误 $S_{P(X>t)}$
	（1）	（2）	（3）	（4）	（5）	（6）
1	1	1	10	0.9000	0.9000	0.0949
2	2^+	0	9	1.0000	0.9000	0.0949
3	3	1	8	0.8750	0.7875	0.1372
4	6	1	7	0.8570	0.6749	0.1571
5	7	1	6	0.8333	0.5624	0.1664
6	7^+	0	5	1.0000	0.5624	0.1664
7	11	1	4	0.7500	0.4218	0.1852
8	11^+	0	3	1.0000	0.4218	0.1852
9	13	1	2	0.5000	0.2109	0.1873
10	17	1	1	0.0000	0.0000	0.0000

（2）列出与生存时间 X 对应的死亡人数 d，如表 13 - 2 第（2）栏。

（3）将期初病例数 n 列于表 13 - 2 的第（3）栏。期初病例数是指该时点开始时的病例数。如第 1 行 X 为 1 时，期初病例数为 10，表明化疗后第 1 个月初有 10 例存活病例；第 2 行 X 为 2^+，期初病例数为 9，表明化疗后第 2 个月初有 9 例存活病例，因为 1 月已有 1 例死亡，所以第 2 个月开始还剩 9 例；第 3 行 X 为 3 月，因为第 2 行 $t=2^+$，是截尾数据，虽然没有死亡但已经在此期间失访，所以要减去 1 例，故期初病例数为 8 例，余以此类推。

（4）计算生存概率，某期内死亡概率 q 为该期内死亡人数除以同期期初病例数，故该期内生存概率为 $1-q$，列于表 13 - 1 第（4）栏。

（5）计算活过各时点的生存率 $P(X > t)$ 的公式为：

$$P(X>t)\ \Pi\hat{P}=\Pi\left(\frac{n-d}{n}\right) \tag{13-9}$$

式中表示 Ⅱ 连乘的符号，$\hat{P}$ 为各时点的生存概率（估计值）。这种计算方法称为乘积极限法（product-limit estimate），即为 Kaplan-Meier 法。

例如本例：$P(X>1)=(10-1)/10=0.900\,0$。

$P(X>3)=[(10-1)/10][(9-0)/9][(8-1)/8]=0.787\,5$，余类推。

$P(X>1)$ 表示患者生存时间为 1 个月的概率，$P(X>3)$ 表示患者生存时间为 3 个月的概率，因为尾值的生存概率为 1.000，生存率必然同前一个非截尾值一样，故计算中只计算非截尾值的 $P(X>t)$。

2. 生存率的标准误的计算

计算生存率的标准误的公式为：

$$S_{P(X>1)}=P(X>t)\sqrt{\frac{1-P(X>t)}{n-d}} \tag{13-10}$$

依式 13-10，$P(X>1)$ 的标准误为 $S_{P(X>1)}=0.900\,0\sqrt{\dfrac{1-0.900\,0}{10-1}}=0.094\,9$。

如 $P(X>3)$ 的标准误为 $S_{P(X>3)}=0.787\,5=0.137\,2$，余类推。

3. 生存率曲线的绘制

根据计算的生存率绘制生存率曲线，在方格坐标纸上，横轴为时间 t，纵轴为生存率 $P(X>t)$，将各个时间点所对应的生存率连接起来的一条曲线即为生存曲线。作图时，以水平横线的长短代表一个 t 时点到下一个 t 时点的距离。可以在同一张图中绘几条生存曲线，以便于直观地比较各样本的生存率。Kaplan-Meier 法对所有死亡时间点估计生存率，其生存率曲线呈阶梯式地变化。曲线高、下降平缓表示高生存率或长生存期；曲线低、下降陡峭表示低生存率或较短生存期。

表 13-2 资料的生存率曲线如图 13-1。现以单纯化疗组的资料为例说明绘制方法。根据生存率的计算，1～3 个月的生存率为 0.900 0，故在纵轴坐标为 0.900 0，横轴坐标为 1 处画一水平横线到横坐标为 3 处；3～6 个月的生存率为 0.787 5；故在纵坐标 0.787 5、横坐标为 3 处画一水平横线到横坐标为 6 处，余类推。然后用纵线将相邻两水平横线连接起来（也可以不要纵线）。

生存率曲线可以直观地比较两组的生存率，由图 13-1 可见，化疗加中药组的生存率高于单纯化疗组。

4. 计算中位生存期

利用生存曲线还可以估计中位生存时间（即生存率为 0.5 时所对应的生存时间）。可用内插法，以单纯化疗组为例，从图 13-1 可见，$P(X>t)=0.5$ 时，生存时间 t 的估计值在 6～11 个月。

$$(6-11):(6-t)=(0.562\,4-0.421\,8):(0.562\,4-0.5)$$

$$t=6-\frac{(6-11)\times(0.562\,4-0.5)}{0.562\,4-0.421\,8}=8.22\approx8$$

单纯化疗组中位生存时间约为 8 个月。

可以利用中位生存时间对随访资料进行比较，该法不足之处是结果不一定准确，如

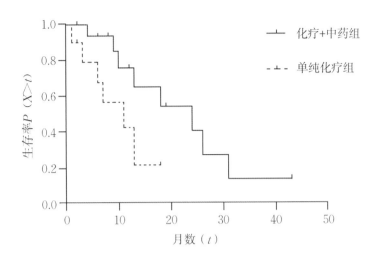

图 13-1　化疗加中药组与单纯化疗组的生存率曲线

果生存率均高于 0.5 则无法估计中位生存时间；如果生存率为 0.5 处所对应的曲线恰好与 x 轴平行，中位生存时间就不止一个值。

5. 总体生存率可信区间的估计

用正态近似原理估计某时点总体生存率的 95% 可信区间：

$$P(X>t) \pm 1.96\, S_{P(X>t)} \tag{13-11}$$

本例 6 个月生存率为 0.674 9，根据式 13-6，总体 6 个月生存率的 95% 可信区间为：

$$0.674\,9 \pm 1.96 \times 0.157\,1 = 0.367\,0 \sim 0.982\,8$$

这种估计总体生存率的方法不是很合适，因为如果样本例数太少，误差会较大。

（二）大样本资料

大样本资料可以使用寿命表法（life table）计算生存率。

【例 13-3】　某医院对乳腺癌患者 607 例进行术后随访观察，所得资料按术后观察年数整理分组，将各年内死亡人数及失访人数列表，见表 13-3。

表 13-3　607 例乳腺癌术后生存率和标准误

术后年数 x (1)	期内失访人数 W_x (2)	期内死亡人数 D_x (3)	期初观察人数 L_x (4)	校正人数 N_x (5)	期内死亡人数 Iq_x (6)	期内生存概率 IP_x (7)	n 年生存率 $(n=x+1)$ $_nP_0$ (8)	生存率的标准误 S_{nP_0} (9)
0～	63	59	607	575.5	0.102 5	0.897 5	0.897 5	0.012 6
1～	71	69	485	449.5	0.153 5	0.846 5	0.759 7	0.019 1
2～	55	43	345	317.5	0.135 4	0.864 6	0.656 8	0.023 2
3～	38	30	247	228.0	0.131 6	0.868 4	0.570 4	0.026 6
4～	31	13	179	163.5	0.079 5	0.920 5	0.525 0	0.029 5

续表

术后年数 x (1)	期内失访人数 W_x (2)	期内死亡人数 D_x (3)	期初观察人数 L_x (4)	校正人数 N_x (5)	期内死亡概率 $\mathrm{I}q_x$ (6)	期内生存概率 IP_x (7)	n 年生存率 ($n=x+1$) ${}_nP_0$ (8)	生存率的标准误 S_nP_0 (9)
5～	26	7	135	122.0	0.057 4	0.942 6	0.494 9	0.032 8
6～	21	14	102	91.5	0.153 0	0.847 0	0.419 2	0.036 3
7～	11	4	67	61.5	0.065 0	0.935 0	0.391 9	0.040 3
8～	15	3	52	44.5	0.067 4	0.932 6	0.365 5	0.045 2
9～	12	0	34	28.0	0.000 0	1.000 0	0.365 5	0.055 0
10～	22	0	22					

计算生存率:

(1) 计算期初观察人数 L_x，其意为 x 时刻开始时的人数，列于表 13 - 3 第 (4) 栏。

$$L_0 = \sum W_x + \sum D_x \tag{13-12}$$

$$L_x = L_{x-1} - W_{x-1} - D_{x-1}$$

本例　0～年组　$L_0 = 365 + 242 = 607$

1～年组　$L_1 = L_0 - W_0 - D_0 = 607 - 63 - 59 = 485$

$L_2 = L_1 - W_1 - D_1 = 485 - 71 - 69 = 345$　余类推

(2) 计算校正人数 N_x 列于表 13 - 3 第 (5) 栏，在 x 年～$x+1$ 年内存在截尾值数据即失访人数 W_x，因为截尾的时间不等，所以在该期内失访者按观察半年计算，因此要在各年的期初观察人数中减同年失访人数的 1/2。

$$N_x = L_x - \frac{W_x}{2} \tag{13-13}$$

如 0～年组 $N_0 = L_0 - \dfrac{W_0}{2} = 607 - 63/2 = 575.5$

1～年组 $N_1 = L_1 - \dfrac{W_1}{2} = 485 - 71/2 = 449.5$，余类推。

(3) 计算死亡概率 ${}_1q_x$，表示术后生存超过 x 年的患者在 x～$(x+1)$ 期间的死亡概率。

$$_1q_x = \frac{D_x}{N_x} \tag{13-14}$$

如 0～年组死亡概率 ${}_1q_0 = \dfrac{D_0}{N_0} = 59/575.5 = 0.102\ 5$

1～年组死亡概率 ${}_1q_1 = \dfrac{D_1}{N_1} = 69/449.5 = 0.153\ 8$

(4) 计算生存概率 ${}_1P_x$，表示术后生存大于 x 年的患者在 x～$(x+1)$ 期间的生存概率。

$$_1P_x = 1 - _1q_x \qquad (13-15)$$

如 2～年组生存概率为 $_1P_2 = 1 - _1q_2 = 1 - 0.135\ 4 = 0.864\ 8$

表示术后生存大于 2 年后，在 2～3 年内的生存概率为 0.864 6。

（5）计算 n 年生存率，$_nP_0$ 表示术后 n 年内的生存率，它是各组段生存概率的连乘积。

$$_nP_0 = _1P_0 \times _1P_1 \times _1P_2 \times \cdots \times _1P_{n-1} \qquad (13-16)$$

式中 $n = x + 1$。如术后 1 年生存率 $_1P_0 = _1P_0 = 0.897\ 5$

2 年生存率 $_2P_0 = _1P_0 \times _1P_1 = 0.879\ 6 \times 0.846\ 5 = 0.759\ 7$

3 年生存率 $_3P_0 = _1P_0 \times _1P_1 \times _1P_2 = 0.879\ 6 \times 0.846\ 5 \times 0.864\ 6 = 0.656\ 8$

计算生存率的标准误：生存率的标准误 S_nP_0，列于表 13-4 第（9）栏，计算公式为：

$$S_nP_0 = _nP_0 \sqrt{\frac{1 - _nP_0}{_1P_x N_x}} \qquad (13-17)$$

式中 $n = x + 1$

本例：$S_4P_0 = _4P_0 \sqrt{\frac{1 - _4P_0}{_1P_3 N_3}} = 0.570\ 4 \sqrt{\frac{1 - 0.570\ 4}{0.868\ 4 \times 228}} = 0.026\ 6$

用式 13-12 计算的标准误偏大，但计算较简便。

绘制生存曲线：在普通格纸上绘制生存率曲线，横坐标为生存时间（t），纵坐标为 n 年生存率（$_nP_0$）。将生存时间上限与相应的生存率在直角坐标系上以点标出，将各点以折线相连即成生存率曲线。如【例 13-3】的资料，0～年组生存时间上限为 1，$_nP_0$ 为 0.897 5，故在 $t = 1$ 上方纵轴为 0.897 5 处标点，1～年组生存时间上限为 2，$_nP_0$ 为 0.759 7，故在 $t = 2$ 上方纵轴为 0.759 7 处标点，两点以折线相连，余类推，如图13-2。

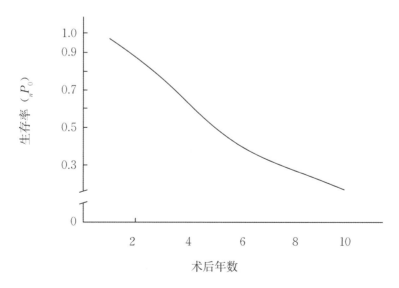

图 13-2　乳腺癌患者术后生存率

计算中位生存期：自纵轴 0.5 处即生存率为 0.5 处引一水平线与生存率曲线相交一点，自该点引垂线与横轴相交处就是中位生存期。

估计总体生存率的 95％ 可信区间：利用正态近似原理估计某时点总体生存率的 95％ 可信区间：

$$_nP_0 \pm 1.96 S_nP_0 \tag{13-18}$$

如乳腺癌术后 4 年总体生存率的 95％ 可信区间为：

$$_4P_0 \pm 1.96 S_nP_0 = 0.570\ 4 \pm 1.96 \times 0.026\ 6 = 0.518\ 3 \sim 0.622\ 5$$

需要注意的是，因为随访期末生存人数可能很少，所以对于生存率曲线尾部末端的总体生存率，不宜利用正态近似原理进行估计。

四、生存率的比较

两组或多组生存率比较是生存分析的主要内容之一。生存率组间比较实际上是两条或多条生存曲线的比较。生存率的假设检验方法有参数法和非参数法两类，非参数法对资料的分布没有要求，使用范围较广，以下主要介绍非参数法中的时序检验（log-rank test）和 Wilcoxon 检验两种方法。

（一）时序检验

log-rank 检验又称 Mantel-Cox 检验，其基本思想是，当检验假设 H_0（即比较组间生存率相同）成立时，根据在各个时刻尚存活的患者数和实际死亡数计算理论死亡数，然后将各组实际死亡数与理论死亡数进行比较，其检验统计量为：

$$\chi^2 = \frac{\left[\sum d_{ki} \sum T_{ki}\right]^2}{\sum V_{ki}} , \quad (k=1,\ 2,\cdots,g) \tag{13-19}$$

式中 d_{ki} 和 T_{ki} 为各组在时间 t_i 上的实际死亡数和理论死亡数，g 为组数，$T_{ki}=n_{ki}d_i/n_i$，第 k 组的方差估计值为：

$$V_{ki} = \frac{n_{ki}}{n_i}\left(1-\frac{n_{ki}}{n_i}\right)\left(\frac{n_i-d_i}{n_i-1}\right)d_i \tag{13-20}$$

检验统计量 χ^2 近似服从自由度 $v=g-1$ 的 χ^2 分布。当各组生存率相同时（H_0 为真），实际死亡数和理论死亡数较接近，则 χ^2 值较小，可按相应自由度查 χ^2 界值表得到 P 值，做出推断结论。

【例 13-4】 以例 13-2 资料做时序检验，试比较单纯化疗组与中药加化疗组的生存率有无差别？具体步骤如下：

建立检验假设：H_0：单纯化疗组与化疗加中药组的生存率曲线分布相同。

H_1：单纯化疗组与中药加化疗组的生存率曲线分布不同。

$\alpha=0.05$。

计算统计量 χ^2 值：（1）列时序检验理论死亡数计算表（表 13-4）。将 2 组病例的生存时间统一由小到大按顺序排列［表 13-4 第（2）栏］，并标明生存时间的组别［表 13-4 第（1）栏］，为叙述方便设中药加化疗为甲组，单纯化疗为乙组，如遇截尾值数据与非截尾值相等，将截尾值排在非截尾值的后面。

（2）列各时点的病死数［表 13-4 第（3）栏］和期初病例数，见表 13-4 第（4）～（6）栏。

（3）计算各时点的理论死亡数：如第（7）栏为甲组的理论死亡数＝甲组期初病例

数×该时点病死数/期初病例总数。第（8）栏为乙组的理论死亡数＝乙组期初病例数×该时点病死数/期初病例总数。

（4）分别计算甲、乙两组的理论死亡数合计。

（5）列时序检验表，如表13-5。

$$\chi^2 = \sum \frac{(A-T)^2}{T} \qquad (13-21)$$

式中 A 为实际死亡数；T 为理论死亡数。

$$\chi^2 = \frac{(8-11.788)^2}{11.788} + \frac{(7-3.212)^2}{3.212} = 5.685$$

确定概率 P 值：$\nu=$ 组数 $-1=2-1=1$，查 χ^2 界值表，$\chi^2_{0.05(1)}=3.84$，本例 $\chi^2=5.685>3.84$，所以 $P<0.05$。

得出结论：按 $\alpha=0.05$ 检验水准，拒绝 H_0，从统计学角度可以认为单纯化疗组与中药加化疗组治疗白血病的生存率曲线不同，中药加化疗组的疗效好。

表 13-4 时序检验理论死亡人数计算表

组别 (1)	生存时间/月 (2)	病死数 d (3)	期初病例数 甲组 (4)	乙组 (5)	合计 (6)=(4)+(5)	理论病死数 甲组 (7)=(4)×(3)/(6)	乙组 (8)=(5)×(3)/(6)
乙	1	1	16	10	26	0.615	0.385
乙	2+						
甲	2+		16	9	25		
乙	3	1	15	8	23	0.652	0.348
甲	4	1	15	7	22	0.682	0.318
乙	6	1	14	7	21	0.667	0.333
甲	6+						
甲	6+		14	6	20		
乙	7	1	12	6	18	0.667	0.333
乙	7+		12	5	17		
甲	8+		12	4	16		
甲	9	1	11	4	15	0.733	0.267
甲	9+		10	4	14		
甲	10	1	9	4	13	0.692	0.308
乙	11	1	8	4	12	0.667	0.333
乙	11+		8	3	11		
甲	12+		8	2	10		
乙	13	1	7	2	9	1.556	0.444
甲	13	1					

续表

组别 (1)	生存时间/月 (2)	病死数 d (3)	期初病例数			理论病死数	
			甲组 (4)	乙组 (5)	合计 (6)=(4)+(5)	甲组 (7)=(4)×(3)/(6)	乙组 (8)=(5)×(3)/(6)
乙	17	1	6	1	7	0.857	0.143
甲	18	1	6	0	6	1.000	0.000
甲	19+		5	0	5		
甲	24	1	4	0	4	1.000	0.000
甲	26	1	3	0	3	1.000	0.000
甲	31	1	2	0	2	1.000	0.000
甲	43+		1	0	1		

表 13－5　时序检验表

组别	病例数	实际死亡数 A	理论死亡数 T	病死比 A/T
甲	16	8	11.788	0.679
乙	10	7	3.212	2.179

如果是大样本资料，计算公式完全相同，只是式中的 d 为生存时间各组段内的死亡人数 D_x，$n_甲$ 为甲组的校正人数 $N_甲$，$n_乙$ 为乙组的校正人数 $N_乙$；n 为合计校正数 N_x。

时序检验要求比较的两条生存率曲线无交叉，否则需进一步分析原因，了解是否存在混杂因素的干扰。

（二）Wilcoxon 检验

广义 Wilcoxon 检验，又称 Breslow 检验或 Gehan 比分检验，χ^2 统计量计算公式为：

$$\chi^2 = \frac{(\sum w_i d_{ki} \sum w_i T_{ki})^2}{\sum w_i^2 V_{ki}}, \quad (k=1, 2, \cdots, g) \tag{13-22}$$

式中 d_{ki}，T_{ki} 和 V_{ki} 意义同前，g 为组数，w_i 为权重，Wilcoxon 检验取 $w_i = n_i$（$w_i = 1$ 为 log-rank 检验）。在 H_0 成立的条件下，检验统计量 χ^2 近似服从自由度为 $v = g - l$ 的 χ^2 分布。

由于 n_i 随生存时间逐渐减小，所以 Wilcoxon 检验给组间死亡的近期差别更大的权重，而 log-rank 检验给组间死亡的远期差别更大的权重，即前者对近期差异敏感，而后者对远期差异敏感。

另外，需要注意：两种方法的应用条件相同，即各组生存曲线呈比例风险关系，生存曲线不能有交叉。通常情况在生存曲线有交叉时，不适合做生存曲线的整体比较。

五、生存过程的影响因素的分析

在资料的收集阶段，应记录有关因素，如患者的年龄、病程、一般情况、经济、文化、职业等项目，以便于分析各种因素对生存率的影响，通过生存过程的比较可以了解

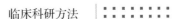

不同治疗方法对预后的影响。但是，生存分析属于单变量分析方法，只能描述和分析一个因素对生存时间的影响。如果要同时研究多个因素的影响，应该选用多因素分析方法对预后因素进行探讨，如多元回归、逐步回归、Logistic 回归及 Cox 回归等方法的应用，可以筛选出与疾病结局有关的主要预后因素，可以建立该疾病的预后函数或预后指数，其中常用的方法是 Cox 回归分析。

第三节　Cox 分析

在多变量分析情况下，由于生存分析中的应变量需要同时考虑生存结局和生存时间，而生存时间不服从正态分布，同时可能含有截尾数据，因此多元线性回归和 logistic 回归都不适合对生存数据进行多因素分析。对此可以使用 Cox 比例风险回归模型（Cox proportional hazards regression model），简称 Cox 分析。这一模型由英国统计学家 D. R. Cox 于 1972 年提出，在医学多变量生存分析中得到广泛的应用。

一、Cox 模型的结构

（一）模型的基本形式

Cox 回归模型可以表示为

$$h(t, x) = h_0(t) \exp(\beta_1 X_1 + \beta_2 X_2 + \cdots + \beta_m X_m) \tag{13-23}$$

其中 $h(t, X)$ 为观察对象生存到 t 时刻的风险函数；$X = (X_1, X_2, \cdots, X_m)$ 是可能与生存时间有关的 m 个自变量；$h_0(t)$ 为 $X_1 = X_2 = \cdots = X_m = 0$ 时在 t 时刻的风险函数，称为基础风险函数；$\beta = (\beta_1, \beta_2, \cdots, \beta_m)$ 为 Cox 模型的回归系数，是一组待估计的参数。

（二）模型参数解释及相对危险度计算

Cox 模型经过简单变换，可以写成：

$$\ln\left[\frac{h(t, X)}{h_0(t)}\right] = \beta_1 X_1 + \beta_2 X_2 + \cdots + \beta_m X_m \tag{13-24}$$

Cox 模型回归系数 β_j（$j=1, 2, \cdots, m$）表示单因素 X_j 改变一个单位时 $\ln[h(t, X)/h_0(t)]$ 的改变量，它与衡量危险因素作用大小的风险比（hazardratio，HR）有一个对应的关系。

设置变量 X_j 的两个不同取值为 $X_j = c_1$ 和 $X_j = c_0$，假定其他因素的水平相同，两个不同暴露水平 $X_j = c_1$ 和 $X_j = c_0$ 下的风险比 HR_j 的自然对数为：

$$\begin{aligned}
\ln HR_j &= \ln\left[\frac{h(t, X)}{h(t, X^*)}\right] = \ln\left[\frac{h(t, X)/h_0(t)}{h(t, X^*)/h_0(t)}\right] \\
&= (\beta_j c_1 + \sum_{t \neq j}^{m} \beta_t X_t) - (\beta_j c_0 + \sum_{t \neq j}^{m} \beta_t X_t) \\
&= \beta_j(c_1 - c_0)
\end{aligned} \tag{13-25}$$

X^* 表示另外一组自变量取值。取反对数后可得：

$$HR_j = \exp[\beta_j(c_1 - c_0)] \tag{13-26}$$

特殊地，如果 X_j 赋值为 1 或 0，分别表示暴露和非暴露两个水平，则其风险比为：

$$HR_j = \exp(\beta_j) \tag{13-27}$$

当 $\beta_j = 0$ 时，$HR_j = 1$，说明 X_j 对生存时间不起作用；当 $\beta_j > 0$，$HR_j > 1$，说明 X_j 是一个危险因素；当 $\beta_j < 0$ 时，$HR_j < 1$，说明 X_j 是一个保护因素。在具体研究中可结合 X_j 所代表的因素，对其做出恰当的解释。

例如，乳腺癌患者手术后是否复发的时间与是否化疗有关，以 $X=1$ 表示接受化疗，$X=0$ 表示未进行化疗，得到 X 的回归系数 $\beta = -0.380$，则接受化疗患者的风险为：

$$h_1(t) = h_0(t)\exp(\beta X) = h_0(t)\exp(-0.380 \times 1) = 0.68 h_0(t)$$

未进行化疗患者的风险为：

$$h_2(t) = h_0(t)\exp(\beta X) = h_0(t)\exp(-0.380 \times 0) = h_0(t)$$

两者的风险比为：

$$HR = \frac{h(t, X=1)}{h(t, X=0)} = \exp(-0.38) = 0.68$$

即接受化疗的患者其复发风险是未进行化疗患者的 0.68 倍，或未进行化疗的患者其复发风险是接受化疗患者的 1.47 倍。

二、设计要点

（一）研究对象

（1）与临床实验设计原则相同：有明确的诊断标准，纳入标准和排除标准，完全随机分组，有的可以不分组。

（2）样本含量：研究的样本含量一般在 40 例以上；当协变量增加时也应适当增加，要求样本含量为观察协变量的 5～20 倍。

（3）明确规定进入随访的时间。

（二）研究因素

1. 研究因素的确立

根据文献或经验，从专业上考虑研究的因素，注意不要罗列全部的可能影响预后的因素，因素过多会增加样本含量。对确立的因素要给予明确的定义。如研究急性淋巴细胞白血病患者的生存时间及影响因素。根据临床观察初步确定 3 个因素对患者的生存时间有影响，故可以将这 3 个因素定义：X_1 为入院时白细胞数，X_2 为淋巴浸润程度，X_3 为缓解后巩固治疗。

2. 定性指标的量化

回归分析是通过回归方程的建立，反映自变量与因变量之间的数量上的依存关系，所以一切指标均需量化。

（1）无序分两类资料的量化常采用 0～1 法。如性别为变量 X_1，规定男性为 $X_1=0$，女性为 $X_1=1$。

（2）无序多项分类资料的量化，采用 $k-1$（k 为项目个数）个指示变量作定性赋值，如血型有 4 种，则血型这个因子占 3 个 X，如表 13-6。

表 13-6 无序多项分类变量的赋值

血型	X_1	X_2	X_3
O	1	0	0
A	0	1	0
B	0	0	1
AB	0	0	0

（3）有序分类资料：按等级由小到大赋值，如淋巴浸润等级为 X_5，则淋巴无浸润为 $X_5=0$，淋巴 1 级浸润为 $X_5=1$，淋巴 2 级浸润为 $X_5=2$。

（三）资料收集需注意的问题

（1）明确规定并记录开始观察的时间。

（2）记录每个观察对象的终止观察时间。

（3）详细准确地记录每个观察对象终止观察的原因。

（4）注明是否截尾数据。

（5）尽量减少失访。

三、应用举例

【例 13-5】 为探讨乳腺癌患者手术治疗的预后，某研究者收集了 68 例患者的生存时间、生存结局及影响因素。影响因素包括患者年龄、病理分型、淋巴结转移、肿瘤大小、化疗、绝经，生存时间以月为单位。考虑 6 种因素与预后有关。

（1）首先，将变量定义并量化。设自变量 Y 为生存结局，评定标准：$Y_1=0$ 为删失；$Y_1=1$ 为复发；t 为有生存时间。$X_1 \sim X_6$ 变量的赋值和收集的相应资料分别见表 13-7。

表 13-7 乳腺癌手术治疗的预后影响因素及赋值

因素	变量名	赋值说明
年龄	X_1	（岁）
病理分型	X_2	非浸润型=0，浸润型=1
淋巴结转移	X_3	否=0，是=1
肿瘤大小	X_4	<2 cm=0，3～5 cm=1，>5 cm=2
化疗	X_5	否=0，是=1
绝经	X_6	否=0，是=1
生存时间	t	（月）
生存结局	Y	删失=0，复发=1

（2）将原始资料整理成表，见表 13-8。

（3）应用 SPSS 统计软件，将表 13-8 资料录入计算机，完成数据文件的建立。

（4）选用 Analyze→Survival→Cox Regrssison……

Cox 回归分析有 7 种方法建立比例风险模型，输出的结果有：对数似然值、回归方

程假设检验的 χ^2 值、显著性水平、进入方程的变量（variables in the equation）、回归系数的估计值（$\hat{\beta}$）、标准误 $SE(\hat{\beta})$、Wald 统计量、$\hat{\beta}$ 的显著性水平及其相对危险度（HR）等。选择项（option）可以得出相对危险度 HR 的 95% 或 99% 可信区间等统计量。

表 13-8　68 例乳腺癌患者手术后的生存时间/月及影响因素

编号	X_1	X_2	X_3	X_4	X_5	X_6	t	Y
1	56	1	0	2	1	1	9	0
2	32	1	1	1	1	0	25	0
3	81	0	0	1	0	1	39	0
4	35	0	1	1	1	0	6	0
5	41	1	1	3	0	0	13	1
6	52	1	1	3	1	0	26	1
7	49	1	0	2	1	0	86	1
...	...	...	...	...	...	...	...	...
65	46	1	1	2	0	0	2	1
66	55	1	1	3	1	1	3	0
67	33	1	0	1	1	0	30	0
68	64	1	0	3	1	1	28	1

四、结果分析

（1）取 $\alpha_{引入}=0.05$，$\alpha_{删除}=0.10$，经逐步选择法对 6 个变量进行筛选，Cox 回归分析结果输出如表 13-9。

表 13-9　68 例乳腺癌患者 Cox 回归分析结果

变量	$\hat{\beta}$ (1)	$SE(\hat{\beta})$ (2)	Waldχ^2 (3)	P (4)	HR (5)	95%CI(HR) (6)
X_3	1.550	0.518	8.944	0.003	4.721	(1.706，13.008)
X_4	0.959	0.297	10.434	0.001	2.609	(1.458，4.668)

表 13-9 中第（1）栏 $\hat{\beta}$ 为偏回归系数估计值，第（2）栏 $SE(\hat{\beta})$ 为 $\hat{\beta}$ 的标准误，第（3）栏是 Waldχ^2 检验的结果，第（4）栏 P 为概率，第（5）栏 HR 为相对危险度，第（6）栏为 HR 的 95% 置信区间。

由表 13-9 可见，经 Wald 检验按 $\alpha=0.05$ 为检验水准，分析结果显示，淋巴结转移 X_3 和肿瘤大小 X_4 的回归系数均为正值，说明它们是影响乳腺癌患者术后复发的危险因素。

（2）根据所求的 b_1 得回归方程为：

$$\ln hi(t)/h_0(t)=1.55X_3+0.959X_4$$

$$hi(t) / h_0(t) = \exp (1.55\,X_3 + 0.959\,X_4)$$

（3）方程的解释：根据该方程可以对患者的预后进行估计，在肿瘤大小保持不变的情况下，有淋巴结转移者的复发风险是无淋巴结转移者的 4.721 倍；同样，在淋巴结转移保持不变的情况下，肿瘤大小每增加一级，复发风险增加 2.609 倍。

Cox 回归是非参数统计分析方法，如果已知生存时间 t 的概率分布类型，最好还是用参数统计方法进行分析，那样对信息的利用会更充分，对参数的解释会更有意义。

五、注意事项

（1）在研究设计时，应根据研究目的明确规定所研究生存时间的终点事件和起始事件，由于终点事件和起始事件是相对的，所以一旦确定，则不能在研究过程中随意改变它们。

（2）两组资料比较时，最好两组例数基本一致。在随访观察时要尽量避免观察对象的失访，截尾数据过多容易造成研究结果的偏倚。

（3）进行 Cox 回归分析时，要求资料满足比例风险恒定假定，若资料不满足此假设，说明某些危险因素的作用强度随时间而变化，使得相对风险函数也随时间而改变。检验这一假定条件的方法可以根据变量分组的 Kaplan-Meier 生存曲线是否交叉进行判断。如果数据不满足比例风险的假定，则需要采用时变（time-dependent）协变量模型或非比例风险模型（non-proportional hazard model）进行分析。

（4）Cox 分析结果中的偏回归系数不能直接用于比较不同因素的影响大小，需通过标准化回归系数进行比较，一般的统计软件能够直接给出其估计值。

第四节　临床疾病预后研究的评价原则

为了保证预后研究的科学性、可靠性，避免真实性不强的结论对治疗决策的误导，应根据以下原则，对预后研究进行评价。

1. 观察对象的来源
级别不同的医院，对同一种疾病的预后报道不一，这是因为大医院或专科医院的危重患者较多，基层医院危重患者少，所以在作结论时，应说明观察对象的来源。

2. 对研究对象的选择
不仅要有明确的诊断标准，还要规定明确的纳入标准和排除标准。

3. 零时的规定
明确规定零时十分重要。每个观察对象的零时的概念是一致的，一般情况下急性病以发病时间作为零时，慢性病以确诊时间作为零时，外科手术患者以手术日作为零时。

4. 判断预后的指标
尽量选客观指标，并应尽量做到盲法，对于体检、X 线片、心电图等作为结局的重要诊断指标，应该由不知情的其他医生判断以避免偏倚。

5. 随访
全程随访的百分率越高，结论越可靠，若失访率达到 20% ，则研究结果不可靠。

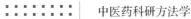

6. 统计方法

应用恰当的统计分析方法。估计疾病经过某种治疗后的远期效果，应采用生存分析方法。生存率和对比应当将线与点结合分析。预后因素的研究采用多元回归分析，如果总体分布明确，应采用参数法。

（湖南省中医药研究院　葛金文　方　锐　湖南中医药大学　周　月）

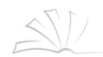

第十四章　药物临床试验

第一节　药物临床试验与注册

一、临床试验的定义

药物的临床试验是指任何在人体（患者或健康志愿者）进行的药物的系统性研究，以证实或发现试验药物的临床、药理和/或其他药效学方面的作用、不良反应和/或吸收、分布、代谢及排泄，目的是确定试验药物的安全性和有效性。按照人用药物注册技术要求国际协调会议（International Conference on Harmonization of Technical Requirements for Registration of Pharmaceuticals for Human Use，ICH）临床试验管理规范（Good Clinical Practice，GCP）指导原则中的定义，临床试验（clinical trial）和临床研究（clinical study）为同义词。而我国《药品注册管理办法》则将一般意义上的临床试验加上生物等效性试验统称为临床研究。

二、临床试验注册

一种新药或干预措施的临床试验注册，指在试验的起始阶段将试验的重要信息在公开的临床试验注册机构进行登记，以便向公众、卫生从业人员、研究者和赞助者提供可靠的信息，使临床试验的设计和实施透明化，并使所有人都可以通过网络免费查询和评价。

（一）临床试验注册中心概况

我国于 2004 年开始筹建中国临床试验注册中心（Chinese Clinical Trial Register，ChiCTR），2005 年开始受理注册申请。2006 年 12 月 1 日，世界卫生组织国际临床试验注册平台（International Clinical Trials Registry Platform of WHO，WHO ICTRP）在日本神户召开了 9 个国家的 9 个临床试验注册中心参与的会议，ChiCTR 是参会的 9 个中心之一，并成为 ICTRP 合作者，认证为一级注册机构。四川大学华西医院卫生部中国循证医学中心于 2005 年 10 月组建，2007 年 7 月 25 日正式运行。所有在人体实施的试验均属于临床试验，都应该先注册后实施。凡已注册临床试验都会被授予 WHO IC-TRP 全球统一的唯一注册号。

ICTRP 是世界卫生组织的一个项目，世界卫生组织国际临床试验注册平台（WHO ICTRP）的主要目标就是促进所有临床试验 WHO 试验注册数据集的预期注册以及公众对该信息的可访问性。WHO ICTRP 及其全球网络将由 WHO ICTRP 和若干一级注册中心（primary register）组成。ICTRP 扮演着国际领导者角色，定位为全球性临床试验注册网。

主要的国际临床试验注册库包括：中国临床试验注册中心（http://www. chictr. org. cn/）、Clinical Trials 注册资料库（http://www. clinicaltrials. gov）、英国国立研究注册库（BNRR，http://www. nrr. nhs. uk）、澳大利亚临床试验注册库（ACTR，http://www. actr. org. au/）、英国当前对照试验注册库（CCT，http://www. controlled-trials. com）、Trials Central 注册库（http://www. trialscentral. org/）。为避免利益冲突和提高公众信任度，临床试验注册库的创建和管理应该达到一定的要求。目前，只有 Clinical Trials 注册库、ISRCTN 注册库、ACTR、欧洲儿童药物评价注册库（European Register of Clinical Trialsin Children）满足国际医学期刊编辑委员会（International Committee of Medical Journal Editors，ICMJE）的标准。Clinical Trials 是应用最广泛的注册库。

（二）临床试验注册流程

在我国，在开始临床试验之前必须得到国家食品药品监督管理局的批准。在进行新药的临床试验前，研制单位首先应按照《新药审批办法》的规定，依据新药不同类别的要求，完成药物理化性质、制剂学、处方筛选、动物药理、毒理及药代动力学等项研究工作，目的是对所研究新药的理化性质、主要的药效作用和毒性、药代动力学特性等有一个充分的认识，并根据动物试验结果为临床试验推荐适应证、计算进入人体试验的安全剂量；其次，研制单位还须拟出新药的质量标准草案，以便对产品质量进行控制，保证试制样品质量的均一性和进入临床试验后的安全性。因此，新药在进行临床试验时必须具备以下条件：化学结构或组分明确、制备工艺相对稳定、制剂处方固定、质控方法可行、药理活性确定、具有一定的化学稳定性。

研制单位在完成了新药的临床前研究后，如欲进行临床试验，必须按以下程序履行报批手续：

（1）按照《新药审批办法》的要求整理申报资料，提供样品并填写"新药临床研究申请表"，由申报单位研制负责人签字并加盖单位印章。

（2）在国家药品监督管理局确定的药品临床研究基地中选择合适的临床试验单位，并与其就新药临床试验的有关事项进行必要的洽谈和协商。

（3）将"新药临床研究申请表"、推荐的临床试验单位和研究负责人名单以及申报资料报所在地省级药品监督管理部门。

（4）省级药品监督管理部门负责新药临床试验申请的初审，重点在于保证申报资料的真实与合格。省级药品监督管理部门的初审工作包括以下几个方面：对新药申报资料进行技术审评，并核查原始资料，对试制条件进行实地考察，填写现场考察报告表、省级药品检验所对新药的质量标准（草案）进行技术复核修订，并对新药样品进行检验、提出初审意见。对初审符合要求的新药，由省级药品监督管理部门签署意见报国家药品监督管理局；不符合要求的则予以退审，或视情况要求申报单位补充资料再行审查。

（5）国家药品监督管理局负责新药临床试验的复审，经复审通过的新药，发给"新药临床研究批件"，并核准临床试验承担单位。持有"新药临床研究批件"，方可开展新药的临床试验。

（6）按照《新药审批办法》规定属第一类的新药、已确定密级的中药改变剂型或增加的适应证，其临床试验的申请可采取新药审批加快程序。即申报单位直接向国家药品监督管理局递交新药临床试验申请，同时报请当地省级药品监督管理部门进行试制场地考察和原始资料的审核，样品检验和质量标准复核由中国药品生物制品检定所负责。

（7）国外厂商或研究机构在我国申请新药临床试验，由其委托在中国的代理机构直接向国家药品监督管理局提出申请。

（8）已批准生产的新药，在保护期内，原生产单位增加规格、改进生产工艺、改变包装、修改有效期、进口原料药变更产地等，应提出补充申请。补充申请时根据不同的内容报送必要的资料，经省级药品监督管理部门初审后，报国家药品监督管理局审批。

第二节　药物临床试验的分期

一、Ⅰ期临床试验

在新药开发过程中，将新药初次用于人体以研究新药的性质，称之为Ⅰ期临床试验。Ⅰ期临床试验是初步的临床药理学及人体安全性评价试验，目的在于观测人体对新药的耐受程度和药代动力学，为制订给药方案提供依据。

临床耐受性试验（clinical tolerance test）是在经过详细的动物实验研究的基础上，观察人体对该药的耐受程度，也就是要找出人体对新药的最大耐受剂量及其产生的不良反应，是人体的安全性试验，为确定Ⅱ期临床试验用药剂量提供重要的科学依据。

临床药代动力学（clinical pharmacokinetics）研究是通过研究药物在人体内的吸收、分布、生物转化及排泄过程的规律，为Ⅱ期临床试验给药方案的制订提供科学的依据。人体药代动力学观察的是药物及其代谢物在人体内的含量随时间变化的动态过程，这一过程主要通过数学模型和统计学方法进行定量描述。药代动力学的基本假设是药物的药效或毒性与其所达到的浓度（如血液中的浓度）有关。

Ⅰ期临床试验一般从单剂量开始，在严格控制的条件下，给少量试验药物于少数（10～100例）经过谨慎选择和筛选出的健康志愿者（对肿瘤药物而言通常为肿瘤患者），然后仔细监测药物的血液浓度、排泄性质和任何有益反应或不良作用，以评价药物在人体内的药代动力学和耐受性。通常要求志愿者在研究期间住院，每天对其进行24小时的密切监护。随着对新药的安全性了解的增加，给药的剂量可逐渐提高，并可以多剂量给药。

二、Ⅱ期临床试验

通过Ⅰ期临床研究，在健康人身上得到为达到合理的血药浓度所需的药品剂量的信息，即药代动力学数据。但是通常在健康人体上是不可能证实药品的治疗作用的。

在临床研究的第二阶段即Ⅱ期临床试验，将对少数患者志愿者（一般为100～500例）给药，重新评价药物的治疗效果、安全性及药代动力学和排泄情况。这是因为药物在患病状态的人体内的作用方式常常是不同的，对那些影响肠、胃、肝和肾的药物尤其如此。以一个新的治疗关节炎的止痛药的开发为例，Ⅱ期临床研究将确定该药缓解关节炎患者的疼痛效果如何，还要确定在不同剂量时不良反应发生率的高低，以确定疼痛得到充分缓解但不良反应最小的剂量。

Ⅱ期临床试验是对治疗作用的初步评价阶段。其目的是初步评价药物对目标适应证患者的治疗作用和安全性，了解患病人群的药代动力学情况，也包括为Ⅲ期临床试验研究设计和给药剂量方案的确定提供依据。此阶段的研究设计可以根据具体的研究目的，采用多种形式，包括随机盲法对照临床试验。

三、Ⅲ期临床试验

在Ⅰ、Ⅱ期临床研究的基础上，将试验药物用于更大范围的患者志愿者身上，进行扩大的多中心临床试验，进一步评价药物对目标适应证患者的治疗作用和安全性，评价受益与风险关系，称之为Ⅲ期临床试验。

Ⅲ期临床试验是治疗作用的确证阶段，也是为药品注册申请获得批准提供依据的关键阶段。该期试验一般为具有足够样本量的随机对照试验（randomized controlled trial，RCT）。临床试验将对试验药物与安慰剂（不含活性物质）或已上市药品的有关参数进行比较。试验结果应当具有可重复性。

Ⅲ期临床试验的目标是：增加患者接触试验药物的机会，既要增加受试者的人数，还要增加受试者用药的时间；对不同的患者人群确定理想的用药剂量方案；评价试验药物在治疗目标适应证时的总体疗效和安全性。该阶段是临床研究项目的最繁忙和任务最集中的部分。除了对成年患者研究外，还要特别研究药物对老年患者，有时还要包括儿童的安全性。

一般来讲，老年和危重患者所要求的剂量要低一些，因为他们的机体不能有效地清除药物，使得他们对不良反应的耐受性更差，所以应当进行特别的研究来确定剂量。而儿童人群具有突变敏感性、迟发毒性和不同的药物代谢动力学性质等特点，因此在决定药物应用于儿童人群时，权衡疗效和药物不良反应当是一个需要特别关注的问题。在国外，儿童参加的临床试验一般放在成人试验的Ⅲ期临床试验后才开始。但如果一种疾病主要发生在儿童，并且很严重又没有其他治疗方法，美国食品和药品管理局（Food and Drug Administration，FDA）允许Ⅰ期试验直接从儿童开始，即在不存在成人数据参照的情况下，允许从儿童开始药理评价。我国对此尚无明确规定。

四、Ⅳ期临床试验

一种新药在获准上市后，仍然需要进行进一步的研究，在广泛使用条件下考察其疗效和不良反应。上市后的研究在国际上多数国家称为Ⅳ期临床试验。

在上市前进行的前三期临床试验是对较小范围、特殊群体的患者进行的药品评价，患者是经过严格选择和控制的，因此有很多例外。而上市后，许多不同类型的患者将接受该药品的治疗。所以很有必要重新评价药品对大多数患者的疗效和耐受性。在上市后的Ⅳ期临床研究中，数以千计的经该药品治疗的患者的研究数据被收集并进行分析。在上市前的临床研究中因发生率太低而没有被发现的不良反应就有可能被发现。这些数据将支持临床试验中已得到的结论，可以使药厂让医生能够更好地和更可靠地认识到该药品对"普通人群"的治疗受益-风险比。

正规的Ⅳ期临床试验是药品监管部门所要求的，其研究结果要求向药品监管部门报告。但是新药的开发厂商，特别是其市场拓展或销售为了促销的目的往往会组织一些所谓的播种研究（seeding study）或市场研究（marketing trial），主要目的是通过这些研究让更多的医生了解其新产品并鼓励医生开具处方，为此药厂经常要将刚上市新药和同类竞争药品相比较，此类研究往往在试验方案设计、实施及研究结果评价和报道上不够规范和科学，在许多国家是被药品法规明令禁止的。

　　进行上市后研究的另一目的是进一步拓宽药品的适应证范围。在产品许可证中清楚地限定了药品的适应证，该药品也可能用于除此之外的其他适应证，但必须首先有临床试验的数据。例如，一种治疗关节炎疼痛的新药，可进行用其治疗运动损伤、背痛、普通疼痛等的临床试验来拓宽其适应证范围。如果这些试验表明在治疗这些病症时确实有效，那么就可以申请增加该药品的适应证。这种研究就拓宽了药品的使用范围，从而可以增加该药品潜在的市场和销售额。在有的国家将这种新适应证的临床研究也归为Ⅳ期临床试验，但也有国家将其称为Ⅳ期临床试验 B（Phase ⅢB），那么相应的第一适应证的Ⅳ期临床试验就被称为Ⅳ期临床试验 A（Phase ⅢA）。

　　前面各节已介绍了各期临床试验，现将Ⅰ~Ⅳ期临床试验的目的归纳为表 14-1。

表 14-1　各期临床试验的目的

临床试验分期	目的
Ⅰ	观测健康志愿者（或患者）的安全性或毒性。 药代动力学。 评价耐受性，确定最大耐受剂量。
Ⅱ	观测少数患者的有效性及受益-风险比。 确定最小耐受剂量。
Ⅲ	对较大量患者的疗效比较，既要增加用药人数也要增加用药时间。 确定不同患者人群的剂量方案。 观察不常见或迟发的不良反应。
Ⅳ	考察广泛使用条件下（使用人群及周期）药品的疗效和不良反应（罕见）。 评价在普通人群或特殊人群中使用的受益与风险关系。 改进给药剂量。 发现新的适应证。

第三节　药物临床试验设计与实施

一、临床试验方案的设计

1. 临床试验设计的"四性"原则

临床试验的设计应当符合"四性"原则，即 4Rs 原则。所谓"四性"即代表性（representativeness）、重复性（repeatability）、随机性（randomness）、合理性（rationality）。

（1）代表性：是指从统计学上讲样本的抽样应符合总体规律，即临床试验的受试者应能代表靶人群的总体特征的原则，既要考虑病种，又要考虑病情的轻重，所选的病种还应符合药物的作用特点。在临床试验中，患者的疗效能够充分体现药物的药理作用，同时在病情轻重方面也不能偏倚，不能只入选病情轻的患者或只入选病情重的患者，更不能试验组入选病情轻的患者，对照组入选病情重的患者。而且为了试验结果具有代表性，样本量（病例数）必须足够大，满足统计学的要求。

（2）重复性：是指临床试验的结果应当经得起重复检验，这就要求在试验时尽可能克服各种主客观误差，设计时要注意排除偏性（bias）。偏性就是系统误差，例如病例分配时的不均匀误差；询问病情和患者回答时都可能存在主观误差；试验的先后、检查的先后都可能发生顺序误差；观察指标的检测有技术误差；对指标变化做出解释时可能有判断误差；环境、气候的变化等可能造成条件误差等。因此，应当对各种误差有足够的认识，并在试验设计时给予排除，才能保证试验结果的重复性。例如分配病例时采取随机化法，以排除病例分配时主、客观因素导致的不均匀性；治疗方法采用双盲，避免研究者和患者对病情和治疗效果的主观偏倚；判断标准必须尽可能地细化和明确，避免或降低不同研究者判断标准上的不一致。尤其对多中心临床试验，各研究中心应当采取统一的试验条件和判断标准，才能保证试验结果的重复性。

（3）随机性：随机性要求试验中两组患者的分配是均匀的，不随主观意志而转移。随机化是临床试验的基本原则，不但可以排除抽样方法不正确引起的非均匀性误差、顺序误差和分配方法不当引起的分配误差，而且通过与盲法试验相结合，可以很好地排除主、客观偏性，明显提高试验的可信度。

（4）合理性：是指试验设计既要符合专业要求又要符合统计学要求，同时还要切实可行。例如在试验设计时，要预选确定病例的入选标准和淘汰标准，在试验过程中不得随意取舍病例，但对不符合要求的病例允许按淘汰标准予以淘汰；在受试者的选择和治疗上，既要考虑临床试验的科学性要求，还要同时考虑受试者的安全性保护，兼顾科学性和伦理性要求；在检测方法的选择上，既要考虑采用仪器设备的先进性、准确性和精密度，还要考虑各中心所用仪器设备的可及性和可行性。

2．临床试验方案的内容

根据我国 GCP 要求，临床试验方案应当包括下列 23 项内容：

（1）临床试验的题目和立题理由。

（2）试验目的和目标。

（3）试验的背景，包括试验药物的名称、非临床研究中有临床意义的发现和与该试验有关的临床试验的发现、已知对人体的可能危险和受益。

（4）进行试验的场所，申办者的姓名和地址，研究者的姓名、资格和地址。

（5）试验设计，例如为对照或开放、平行或交叉、双盲或单盲、随机化的方法和步骤、单中心或多中心等。

（6）受试者的入选标准、排除标准、选择步骤、分配方法、退出标准。

（7）根据统计学原理计算出的得到预期目的所需的病例数。

（8）根据药效学与药代动力学研究的结果及量效关系制订的试验药物和对照品的给药途径、剂量、给药次数、疗程和有关合并用药的规定。

（9）拟进行的临床和实验室检查项目和测定的次数、药代动力学分析等。

（10）试验用药（包括试验药物、对照药品和安慰剂，下同）的登记及记录制度。

（11）临床观测、随访步骤和保证受试者依从性的措施。

（12）终止和停止临床试验的标准、结束临床试验的规定。

（13）规定的疗效评定标准，包括评定参数的方法、观测时间、记录与分析。

（14）受试者的编码、病例报告表（CRF）、随机数字表及 CRF 的保存手段。

（15）不良反应的评定记录和报告方法，处理并发症的措施以及事后随访的方式和时间。

（16）试验密码的建立和保存，发生紧急情况时由何人破盲和破盲方法的规定。

（17）评价试验结果采用的方法，必要时从总结报告中剔除病例的依据。

（18）数据处理与资料保存的规定。

（19）临床试验的质量控制与质量保证。

（20）临床试验预期的进度和完成日期。

（21）试验结束后受试者将获得的医疗照顾措施。

（22）申办者和研究者按照合同各方承担的职责和论文发表的协议。

（23）参考文献。

此外，试验方案还应包括试验管理协议部分，如试验方案的修订程序、监查员的责任、稽查程序、伦理委员会、保密及泄密事项、研究者总结报告格式与要求以及签名页等内容。

二、药物临床试验的质量保证和数据管理

1. 临床试验的质量保证

我国现阶段的临床试验质量与国际水平相比仍存在较大的差距，试验过程存在一系列问题和漏洞，使临床试验数据和结果的科学性、准确性、完整性及可靠性大打折扣。主要症结在于原来对临床试验缺乏严格有效的规范化管理，各个环节缺乏统一的质量标准，有关人员的职责不明确，随意性较大，缺乏对研究者行为的监督机制和临床试验数据的质量保证机制。

实施 GCP 可以很好地解决上述问题。GCP 保证临床试验质量的方法与措施主要包括以下各项内容：规定临床试验的各有关人员的资格和职责；规定临床试验进行的条件、程序和试验方案的内容；规定试验资料的记录、报告、数据处理和存档制度；规定试验用药的制备、分发、使用、回收等管理制度；制订并遵循标准操作规程（SOP）来规范各种试验和操作；建立多环节的质量保证体系。特别是我国《药品管理法》将GCP 明确为法定要求后，更有利于依法监督临床试验的实施情况。因此实施 GCP 可以最大限度地保证临床试验结果的质量，从源头上保障人民大众用药的安全有效。

GCP 对药物临床试验的质量保证体系包括 4 个环节：质量控制（quality control，QC）、监查（monitor）、稽查（audit）、检查（inspection）。

（1）质量控制：指在质量保证体系中，为达到临床试验某一质量要求所采取的具体操作技术和实施的行为。为贯穿临床试验始终的发现问题、寻求问题的原因和解决方法，并最终解决问题的一个连续过程。质量控制应由主要研究者全面负责，由各个研

者或其他参与人员具体实施和执行。

质量控制一般包括如下内容：要定期验证试验系统和校准仪器设备；所有人员严格按照各项 SOP 和试验方案进行操作；数据的记录要及时、直接、准确、清楚，签名并注明日期；要经常自查数据记录的准确性、完整性，更正错误时要按照规定的方法；数据的统计处理采用经验证的、可靠的统计软件，数据的输入采用有效的质控措施，如双人或双次录入（双输法，double entry）等。

应当特别强调试验记录，尤其是原始记录的重要性。美国 FDA 在进行检查时所遵循的原则是："没有书面记录就不承认有关行为发生过"（Not documented, not happened）。记录既是对药品的安全性、有效性进行评价的依据，也是临床试验是否按照 GCP、试验方案和 SOP 进行的主要证据。准确、真实而完整的记录是保证临床试验质量和数据可靠性的基础。

（2）监查：是指为了保证临床试验中受试者的权益受到保障，试验记录与报告的数据准确、完整无误，保证试验遵循已批准的方案和有关法规而采取的相关活动，它是临床试验进行质量控制的重要措施之一。详见本节第四部分。

（3）稽查：GCP 规定药物临床试验的申办者应当委托其质量保证部门（quality assurance unit，QAU）或第三方对药物临床试验的机构和项目进行稽查（audit）。稽查是指由不直接涉及试验的人员对临床试验相关行为和文件所进行的系统而独立的检查，以评价临床试验的运行及其数据的收集、记录、分析和报告是否遵循试验方案、申办者的 SOP、GCP 和相关法规要求，报告的数据是否与试验机构内的记录一致，即病例记录表内报告或记录的数据是否与病历和其他原始记录一致。稽查必须由公司的 QAU 或独立的稽查机构进行，并形成一项经常性和制度性的程序。临床试验的人用药物注册技术要求国际协调会议（ICH）在批准新药申请的指南中推荐对临床试验进行稽查，并要求将稽查报告附在递交给管理当局的新药申报资料中。

稽查的具体类型包括：①试验机构稽查（site audit）。在临床试验开始前对选定的临床试验机构的整体情况包括人员资格、培训情况、试验设施、管理制度等硬件、软件进行的稽查。②研究稽查（study audit）。对临床试验项目开展的各阶段进行的 GCP、有关法规、试验方案、SOP 依从性稽查。③系统稽查（system audit）。对临床试验单位及申办者内部的有关系统进行的稽查。这里的系统是指能形成一定输出的一组方法、程序或环节。临床试验的主要系统包括：试验用药供应系统、人员培训系统、质量保证系统、SOP 的管理系统、不良反应的报告系统、临床试验监查系统、数据处理系统、试验资料的归档和保管系统等。

（4）检查：是药品监督管理部门对从事药物临床试验的单位对 GCP 和有关法规的依从性进行的监督管理手段，是对药物临床试验开展的机构、人员、设施、文件、记录和其他方面进行的现场考核和评估过程。接受药物临床试验检查的对象一般包括参加临床试验的研究者、申办者、合同研究组织以及其他承担临床试验有关工作的机构，如承担临床试验检验工作的实验室、承担数据统计工作的机构等。

根据国外惯例和 WHO 及 ICH GCP 的要求，对 GCP 依从性的现场检查可根据检查的目的不同分为两大类：①针对研究机构的，即机构检查；②针对申报新药注册的临床研究项目的，即研究项目检查。

1）机构检查（facility inspection）：既包括以药物临床试验机构资格认定为目的的现场检查，也包括对获得药物临床试验机构认定资格后的医疗机构跟踪检查和定期复查工作，还包括对研究机构开展临床试验规范化程度的常规监督检查。机构检查一般是对药物临床研究机构的软硬件是否符合 GCP 及有关法规要求的全面评估，包括组织结构、人员组成及培训情况；伦理委员会的组成及工作开展情况；质量管理部门的组成和开展情况；试验设施、仪器设备及受试者急救、保护设施；SOP 制订和实施情况；研究工作的开展情况；试验用药保存条件及记录；资料记录和档案管理情况等。

2）研究项目检查（study inspection）：主要目的是针对正在进行或已经完成的药物临床试验实施的现场检查或核查，以确定或证实一项或多项药物临床试验的实施过程，包括实施的条件和人员、受试者的入选、试验的开展、数据的记录、分析、报告是否符合 GCP 及其他法规，例如《药品注册管理办法》的要求，是否遵循经药品监督管理部门和伦理委员会批准的试验方案及研究机构提交的各项临床试验报告是否和原始资料一致。根据需要，研究项目检查可以在试验单位、申办者或合同研究组织所在地进行。具体包括以下内容：

临床试验项目的开展条件，包括试验设施、患者急救设备和实验室的条件及管理制度。还要检查试验用仪器设备使用、维护、校准的 SOP 及相关记录。确认试验方案所要求的设备在临床试验的开展过程中是可以保证的。

参加试验的有关人员是否具备从事有关工作的资格，是否接受过 GCP、有关法规的培训，是否熟知该临床试验有关文件例如 SOP 及试验方案、CRF 的填写和修改的要求。

受试者是否得到了真正的保护，知情同意书内容是否完整，是否经伦理委员会审核，签署过程是否符合规定，是否每个受试者均签署了知情同意书。

确认研究者是否严格遵循国家食品药品监督管理总局（SFDA）和伦理委员会批准的试验方案及研究者和申办者预先制订的标准操作规程（SOP）开展临床试验，并遵循 GCP 和其他有关法规等。

核实 CRF 和提交的试验总结报告中的数据和原始数据的一致性、准确性和完整性，尤其是否存在作伪的数据，这是研究项目检查的重点。

不良事件的处理、记录和报告情况。

数据处理和统计分析过程的质量控制措施。

是否按规定的数量、时间和地点归档保存了临床试验项目的有关文件和记录。

试验用药的计数和管理情况等。

检查研究者、申办者委派的监查员和稽查员是否真正发挥了其在质量控制和保证方面的作用。

尽管各环节在具体方法和内容上有所侧重，负责设施的人员也各不相同，但是每个环节都是不可缺少的有机整体，共同的宗旨是最大限度地保证临床试验的可靠性，保证受试者的安全和权益。使临床试验的质量保证体系高效运转并发挥其最大作用的关键是所有环节的承担人员都要严格用 GCP 和标准操作规程的要求尽职尽责，进行良好的配合和协作，并保证所有有关资料和行为均进行了记录并将其保存。

2. 临床试验的数据管理

在临床试验过程中，数据资料的管理是整个试验项目的重要内容。因此，在试验的准备阶段就应该尽早制订数据管理计划。计划中应该配备比例适当的研究人员和资源，例如工作人员、场所、计算机设备以及纸质文档和电子文档的安全存储设施等，并明确有关人员对数据资料的管理职责与分工，规定数据收集、报告、核对、监查、稽查、报告、录入、处理、统计分析的标准操作规程。

（1）数据获取与传送：数据获取有各种方法，包括书面或电子医学记录、现场完成书面表格、局部电子数据获取系统、中心网络为基础的系统。CRF 是临床试验中获取相关数据最重要的文件。不管使用什么样的 CRF，数据的质量和完整性是首要的。CRF 随同试验方案一起设计，收集试验方案指定的数据。最好由主要研究者或协调研究者与监查员一起编写 CRF 填写指南，包括总说明和逐页说明。在临床试验启动前向参加试验的研究人员介绍填写指南，使研究人员了解如何正确记录数据。CRF 的填写应当不留空白。各参加试验单位的研究人员应及时填写 CRF，并自查。申办者派出的监查员定期到临床单位检查 CRF 的记录与原始数据是否相符，并进行范围和逻辑检查，发现漏填、错填的要及时纠正。收集已经填写完成的 CRF，通过传真、特快专递、监查员亲手递交送交给数据管理部门。收集、递送 CRF 应当有交接记录，如寄送清单。

临床试验数据的安全、有效和易于存取是临床研究成功的核心。无论是用可靠的电子系统还是纸质表格收集、传递，都应当把误传的可能性减到最小，保证结果和数据质量的一致性。

（2）数据录入和数据库的建立：用于临床试验的临床数据管理系统执行许多重要的功能。目前管理部门尚无关于临床数据库的相应法规，国内也少有商用的临床数据库软件，数据管理单位一般需要根据试验方案和 CRF 自行编制试验专用数据库。采用纸质CRF 时，录入界面的设计应使它看上去与 CRF 页面一致。数据库在正式使用前需用模拟数据进行测试。

（3）数据核查：数据录入过程应注意试验数据的质量要求。将 CRF 中记录的数据录入数据库，一般采用独立的两次录入，由专人或第二次录入的操作者解决两次输入之间的矛盾，保证数据库中数据与 CRF 中的数据一致。

（4）数据质疑：数据清理或确认是保证数据有效性和正确性的各项活动。这些活动包括手工审核和/或计算机检查，检查变量范围，完整性，有否违反试验方案，和有关变量的一致性，鉴别不正确的或无效数据，或用描述性统计检测数据中的异常之处。对检查出的疑问数据应及时向临床单位发出数据质疑表。通过临床研究机构研究者签字确认的数值按被确认的数据接受，并据此对数据库进行更改。数据质疑与更正表应予保存。

（5）盲态审核：是指在试验完成（最后一例患者的最后一次观察）与揭盲之间这段时间，对数据进行检查和评价，以便最终确定所计划的分析，并规定分析数据集的界定标准、缺失值的处理以及离群值的判断原则等。以上任何决定都需用文件形式记录下来，在揭盲后不得修改。

（6）数据锁定：临床试验完成，全部 CRF 已经录入数据库，所有数据查询表已经回复并正确地整合入数据库后，数据经过盲态审核并认定可靠无误后，数据库锁定，数

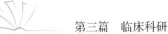

据库不再更改。

（7）揭盲：数据库锁定后，由保持盲底的有关人员进行第一次揭盲，只列出每个受试病例所接受的不同治疗组别（如 A 组或 B 组），不标明试验组或对照组。生物统计人员据此进行分析。分析结果得到后，再进行第二次揭盲，即了解哪个组为治疗组，哪个组为对照组。

（8）数据安全：每一试验项目的资料量很大，因此应当为每一试验项目预留足够的保存空间，以免混淆。为了避免遗失，文件柜应当上锁。文件可采用卷宗盒或打孔夹的形式保存。研究者有责任严格控制接触文件的人员，以避免任何遗失或失密。可以接触临床试验的人员仅限于研究者及合作研究者；应当能够随时参阅试验方案及其他有关文件如研究者手册等，因此最好人手一份。监查员每次监查时必须接触研究资料。除了核对准确性外，还要检查是否所有必备文件均存档并及时更新。如监查员发现遗失、信息不完整或有误时应通知研究者。申办者委派的稽查人员及药品监督管理部门的检查人员应当允许其接触试验资料和文件。伦理委员会的人员可以接触与伦理审查有关的文件和资料。

三、受试者的招募

1. 受试者的选择

药物临床试验作为一种人体试验，必须有受试者的参与。在选择受试者时，必须从两个角度去考虑：一是科学性，即入选的病例要满足临床研究的要求，能够较好地代表将来要用药的靶向人群；二是伦理的角度，例如除非专门针对儿童和老年患者的药物，在各期临床试验中往往要排除儿童和老年人，因为这些患者的肝肾功能发育不全或退化会给他们带来更大的风险。

在临床试验方案开始阶段纳入患者时，应当同时考虑入选标准（inclusion criteria）和排除标准（exclusion criteria），在试验过程中会涉及脱落标准（withdrawal criteria），在试验结束进行统计分析时需要用到剔除标准（eliminate criteria）。对这些标准，在试验方案中应当预先做出明确的规定。

（1）入选标准：是指进入临床试验的受试者必须完全满足的条件。入选标准一般列出一个清单来描述研究人群的特定参数，包括年龄范围、性别、特别检查或实验室结果、诊断、允许的前期治疗以及对器官功能的要求等。此外，受试者自愿参与并签署知情同意书是入选标准中的一条必要内容。入选标准必须预先在试验方案中做出规定并在纳入患者时严格遵循，因为研究结果与研究人群密切相关，如果研究无法在其他人群中重现，将限制研究结果的推广。漠视或偏离入选标准就意味着违背试验方案。

制定入选标准时应考虑到研究阶段、研究适应证以及对已有非临床和临床研究情况的了解。在早期试验中受试者的组群变异可以用严格的筛选标准限制在狭小的范围内，但当药物研究向前推进时，受试者的人群应扩大，以便能反映出目标人群的特性。除抗肿瘤药物等特殊药物外，Ⅰ期临床试验只选择健康受试者。在其他各期的试验中，最可能受益或出现假设结果的患者是当然的候选人。应根据研究目的确定入选标准，要考虑适应证范围及确定依据，选择公认的诊断标准（"金标准"），注意疾病的严重程度和病程、病史特征、体格检查的评分值、各项实验室检查的结果、既往治疗情况、可能影响预后的因素、年龄、性别、体重、种族等。表 14-2 为入选标准清单示例。

表 14-2 入选标准清单示例

机构代码	受试者识别号	随访类型	随访日期（月/日/年）

问题 1~10 的答案全部为"是"的受试者才符合入选标准。

标准 4~8 可以用进入试验前 4 周内的实验室检查结果评价。

序号	标准	是	否
1	受试者为男性，活组织检查证实为局限性前列腺炎并准备进行根治性前列腺切除术。	□	□
2	受试者年龄≥18 岁	□	□
3	体力状态（ECOG）评分≤2，卡氏（Kamofsky）生活质量评分≥60%。	□	□
4	白细胞>3 000 个/μL	□	□
5	血小板>100 000 个/μL	□	□
6	总胆红素在正常范围内	□	□
7	AST（SGOT）/ALT（SGPT）<正常值高限的 2.5 倍内。	□	□
8	肌酐在正常范围内	□	□
9	受试者同意在进入试验前或试验期间使用适当的避孕措施（禁欲或避孕）。	□	□
10	受试者拥有理解知情同意书的能力并愿意签署。	□	□

主要研究者签字： 日期：

在入选患者时，应由研究者或其助手根据入选标准对候选患者或健康志愿者进行逐项评估，并填写入选标准清单。评估时，组织样本的病理学证据、实验室检查或影像学基线检查数据必须在方案规定的时间内完成者才有效。例如，如果入选时胸部 CT 基线扫描必须在进入试验的前 4 周内完成，则扫描的日期就不能在进入试验的 5 周前，否则就需要重新进行 CT 扫描和判断。填写完入选清单后，应由主要研究者签字，确认患者或健康志愿者符合入选标准。

（2）排除标准：是指候选人不应被纳入临床试验的判断条件。候选人即使已完全满足入选标准，只要符合排除标准中的任何一条就不能进入试验。制订排除标准一般考虑下列因素：

1）同时患有其他病症或并发症者需要同时服用治疗其他疾病的药物，如参加既增加了患者的风险，又因存在混杂因素，影响试验结果的判断，因此应予以排除。

2）已接受有关治疗，可能影响效应指标观察者，应当排除。

3）伴有影响效应指标观察、判断的其他生理或病理状况，例如月经周期，心、肝、肾损伤而影响药物的体内代谢者。除非特别需要，一般有心、肝、肾等器质性病变者应

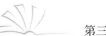

排除在外。

4）某些特殊人群，如入选则可能有悖伦理，并增加其风险者，例如孕妇、婴幼儿、儿童、老人、危重或晚期患者等应排除在外。

5）临床试验中需要做某些特殊检查或处理，可能会额外增加某些患者的风险，例如需服造影剂，而对造影剂过敏的患者就应当排除。

6）不愿签订知情同意书、依从性差或可能退出者（如经常出差、临近出国、行动不便等）也应排除。

作为一个基本的原则，受试者不应同时参加一个以上的临床试验。如有例外，没有经过足以确保安全性和避免延期效应的脱离治疗期的受试者不得重复进入临床试验。育龄妇女在参加临床试验时通常应采取高度有效的避孕措施。对男性志愿者也应考虑试验用药物对其性伴或后代的潜在危害。如存在涉及致突变性或生殖毒性的药物，在试验中也应提供适当的避孕措施。表 14-3 为排除标准清单示例。

应当强调的是：诊断标准、入选标准和排除标准是确定合格受试者对象时互为补充、不可分割的条件。研究者必须严格遵循这些标准，才能避免选择性偏倚的产生，同时降低受试者的风险。

表 14-3 排除标准清单示例

机构代码	受试者识别号	随访类型	随访日期（月/日/年）

问题 1~10 的任一答案为"是"的受试者不能参加本临床试验。

序号	标准	是	否
1	本研究开始前参加过其他临床试验。	☐	☐
2	正在服用或 2 周内曾服用单胺氧化酶抑制剂（如帕吉林、苯乙肼等）。	☐	☐
3	24 小时内用过×××类镇痛药或 5 天内用过×××。	☐	☐
4	癌痛骨转移患者，近 4 周内接受过同位素放疗或双膦酸盐类药物	☐	☐
5	有胆道疾病	☐	☐
6	有心脏疾病（即Ⅱ级或Ⅱ级以上心功能）	☐	☐
7	血压高于正常值	☐	☐
8	肝、肾功能明显异常（即指标高于正常值1倍以上）	☐	☐
9	脑部疾病，判断能力异常	☐	☐
10	×××药耐受、过敏，或曾因不良反应停药	☐	☐
11	药物及乙醇滥用	☐	☐
12	孕妇或哺乳期妇女	☐	☐

主要研究者签字： 日期：

（3）脱落标准：是指已进入临床试验的受试者应中止或退出临床试验的条件。例如在试验中出现重要器官功能异常、药物过敏反应、依从性差、病情加重或出现严重不良反应需要停止试验药物治疗或采用其他治疗方法治疗者，应退出试验。

受试者在临床试验结束前的任何时刻撤回知情同意书，均可视为退出研究。患者主动退出的原因可能是因为对疗效不满意、不能耐受不良反应，或希望采取其他治疗方法，也可能无任何理由地退出。无论如何，医生应尽可能了解其退出的原因，并做好记录，同时注意对这些患者在一定时间内做进一步的观察、治疗和护理，保护其退出试验后的安全。在病情加重、发生严重不良事件需要紧急破盲时，或发生其他医生认为患者须退出临床试验的情形时，研究者必须填写中止或退出试验的原因记录并对脱落患者采取必要的治疗和护理措施。

（4）剔除标准：在做统计分析时，有些病例不应列入，例如试验中纳入了不符合入选标准的受试者；未用药或用药极少（10%）即退出了试验的受试者不列入疗效分析中，但后者因药品不良反应而退出者应纳入安全性评价的分析中。

2. 受试者招募的注意事项

研究者常根据自己的临床经验来预测可收集的患有某种疾病的病例总数，但往往忽视严格的入选和排除标准会把许多患者排除在外，而且会有一些预期的患者不愿意参加研究。这样实际上预期的患者可能仅 50%～60% 真正进入试验，从而导致实际入选人数的短缺。不仅如此，少数合格的受试者有时也会在试验开始后脱落，进一步增加入选受试者的难度。

在选择研究者及试验中心时，能否入选充足合格的受试者应当是申办者必须考虑的因素。例如，患有高泌乳素血症的受试者是在妇产科多见还是在内分泌科多见，每天有多少病例（门诊、病房或医生到基层医疗单位普查），传统的疗法、疗程如何，有什么优缺点，受试者对医生的依从性如何等，都应当一一考虑。如果医生是到工厂、部队或农村去入选受试者，还应考虑相应医疗设备的运输、化验条件以及随访受试者的交通问题等。

任何试验的成功都必须依赖入选足够数量的合格受试者，但并不是入选数量越多越好。严格地讲，入选受试者的数量不能超过试验方案规定的数量。众所周知，试验药物的不良反应在试验阶段对申办者和研究者都是未知数，只能通过临床前动物实验和收集前期的试验结果获得，因此试验药物对受试者可能存在不可预料的危险性。按 GCP 规定，申办者应为受试者提供意外补偿和保险服务。申办者只根据试验方案中规定的数目为受试者上保险，因此超过规定数目的受试者将得不到任何意外补偿。例如在一项试验中，试验方案规定应入选 200 名受试者，并保证能从其中的 128 名受试者中收集到完整的资料。研究者为确保有效的病例而入选了 205 名受试者，那么将有 5 名受试者没有被上保险。如果这 5 名受试者中有人发生了不良事件或意外情况，不管与试验药物是否有关，申办者可能就不愿意承担任何责任。

研究者在入选受试者时，必须保持一定的进度。这样做的目的是入选受试者有条不紊地按时、按质完成。如果仅规定完成时间而不规定进度，那么就可能出现研究者为了完成任务而"赶"，即集中入选患者的情况，这样做的结果一方面可能保证不了入选的质量；另一方面可能会给后勤工作带来压力。研究者门诊时间延长、试验或化验室工作量骤增、随访过于集中，监查员也需要增加访视次数来核对突然增加的CRF。

在入选患者时不得给患者施加任何压力，一定要得到他们的知情同意才能入选试验。申办者对研究者入选患者也不能施加压力，否则将可能会增加不合格患者入选的概率。

四、监察员的责任和义务

GCP规定，作为负责发起、申请、组织、资助和监查临床试验的申办者要委派训练有素而又尽职尽责的监查员（monitor）来对临床试验的过程进行监查。监查员是由申办者任命的具备相关知识，经过专业和GCP培训并对申办者负责的人员（护士、医生、药师或相关专业的人员）。主要任务是全程对临床试验的各承担机构进行访视，随时了解试验进行情况、核实试验数据、方案依从性、试验药物管理、受试者的保护，以发现存在的问题并得到及时的纠正，并将每次访视的情况报告申办者。

1. 试验前的准备工作

（1）选择研究者：监查员应协助选择临床研究单位及研究者，在具有药物临床试验资格的医疗机构及其专业范围内，走访可能参加的研究单位和研究者，确定研究单位或研究者对临床试验的兴趣、对GCP的熟悉程度、能参加试验的人员素质及时间、设备及药品管理情况等，了解受试者可能入组的速度，完成试验需要的时间。根据以上了解的信息，最终协助试验项目负责人确定临床研究单位及研究者。

（2）协助制定试验文件：监查员要作为申办者与研究者之间的联系人，协助两者共同制订临床试验方案、CRF及知情同意书等试验必备文件。还要协助临床研究负责人准备伦理委员会审批所需的文件，以便在临床试验开始前顺利获得研究负责单位伦理委员会的批准，同时应收集该伦理委员会的组成、各成员简历、工作程序等资料。

（3）准备试验用药和材料：监查员要协助申办者准备临床试验用药，按GCP的要求设计药品包装及标签，并在试验开始前将试验用药、CRF、药品计数表及其他各项试验用材料及文件发送至各临床研究中心。

（4）组织研究者会议：监查员可通过试验前启动会议（trial initial meeting）对研究者及试验有关人员进行试验药物特性、试验方案、具体试验步骤、知情同意程序、CRF填写、药品管理、不良事件和严重不良事件报告程序以及急救措施和试验文件的保存要求，以及必要的GCP和SOP的培训。在启动会议上还应当向研究者提供监查计划和要求，以得到将来各研究者对监查工作的配合和支持。

2. 试验过程的监查

（1）定期监查：临床试验的首例受试者入组后，监查员即应对临床研究单位进行第一次监查。在试验开始后要定期对试验进行监查，监查频率应根据试验方案及参加试验的研究单位的具体情况而定。

（2）试验用药和材料的供应：监查员应确保在试验过程中有充足的试验用药供应给研究单位，并保证其他试验材料的及时供应，如CRF、知情同意书、试验用药发放及回收表、受试者筛选记录表和严重不良事件报告表等。

（3）试验进度：监查试验的进度，确保各试验中心按照试验计划按时完成受试者的入选工作。监查员应与研究者保持密切联系，了解试验进程，确保各个研究单位按时完成受试者的入选工作。对于不能按照计划入选受试者的研究单位，监查员应与研究者共同分析原因并协商解决的办法。

（4）知情同意书：监查员需核实所有入组的受试者在参加试验前是否已签署知情同意书，受试者、研究者的签名和日期是否签署在知情同意书规定的位置。例如，监查员有时会发现知情同意书上只有受试者的签字，而日期是由研究者代签的，这是不符合ICH-GCP的要求的。监查员必要时可与研究者讨论有关获得知情同意书的过程，以确保知情同意是完全按照GCP的要求进行。

（5）遵守试验方案：需确保研究者均严格按照已批准的临床试验方案开展试验，入选合格的受试者，按正确的试验程序进行试验。确认研究者将试验药物仅用于合格的受试者，使用剂量符合试验方案中的规定。

（6）核查原始资料：确保试验数据的完整、准确、可靠，因此监查员必须在每次监查时对所有CRF中的数据与原始资料进行核对，确保所有数据与原始数据或文件一致。

（7）CRF的检查：监查员应检查所有的CRF，将CRF记录上的任何错误、遗漏及字迹不清告知研究者，并保证研究者按GCP要求进行及时和适当的更正。同时应确认研究者已遵循试验方案将试验治疗、伴随用药及并发疾病记录在CRF中，并如实记录了受试者未做的随访、未进行的检查、退出试验或失访的原因等。

（8）试验用药的管理：对试验用药合理使用、计数、发放和保管。试验用药的计数不但可以检查每位受试者是否严格按照试验方案要求用药，而且可以确保全部试验药物仅用于符合入选标准的受试者。监查员应确认研究者已告知受试者有关正确使用和退回多余试验用药的知识，保证试验用药按试验方案要求进行发放、使用、回收、储存和销毁。监查员通过对试验用药的定期检查，可协助研究单位对试验用药发放及回收进行正确的管理及登记。对于长期试验，监查员还应定期检查药品的有效期，提前更换到期药品。

（9）盲底的保管：如破盲，应做好破盲记录。

（10）不良事件的记录和报告：监查员应确认研究者将试验过程中出现的所有不良事件正确地登记在CRF中的不良事件报告表内。如果是严重不良事件，监查员应确保研究者在规定的时限（24小时）内通报申办者、伦理委员会及药品监督管理部门。同时监查员应当确认受试者得到了必要的医疗措施。

（11）试验文档：监查员应定期查阅或更新保存于申办者和各试验中心的试验总档案（trial master file、investigator file），以保证所有与试验有关的文件均及时并妥当地进行了归档。此外，申办者、研究者、伦理委员会和药品监督管理部门之间的所有电话记录、来往书信及监查报告或汇报均应存档。

（12）监查报告：监查员每次对研究单位监查后或因有关事宜与研究者交流后，需及时完成监查报告交给申办者，监查报告中须包括：监查内容以及就有关重大发现或事实、偏差和不足、结论、为保证依从性已采取或将要采取的行动及建议的措施的陈述。对于不能依进度按时完成试验或严重违背试验方案、GCP及法律法规的研究单位或研究者，监查员有义务及时通知申办者、伦理委员会及药品监督管理部门。

3. 试验结束时的工作

（1）终期访视：当研究单位完成了临床试验，或因研究单位不能依照试验方案或

GCP 要求进行试验或不能入组计划所要求的受试者而终止试验时，监查员应按照标准操作规程对研究单位进行试验结束时的访视。

（2）报告试验结果：协助研究者向申办者报告试验数据和结果。

（3）回收试验用药和材料：监查员应清点并收回所有未使用的试验用药，按程序进行销毁，保存药品销毁记录，同时收回剩余的其他试验相关材料（如完整的紧急情况破盲表、多余的实验室检查材料、患者用药记录卡和 CRF 等）。

（4）保存试验资料：监查员要督促研究者按规定妥善保存必备的试验文件，如 CRF、患者签署的知情同意书、原始病历、临床试验批件、伦理委员会批件、药检报告、试验用药发放及回收记录表、参加试验的研究人员签名录等。我国的保存期限为临床试验终止后至少 5 年。完成终期访视报告，将申办者一方的所有试验文件归档保存，保存期限为试验药物被批准上市后至少 5 年。

（湖南省中医药研究院　葛金文　方　锐　徐文峰）

第四篇

循证医学与生物信息科学

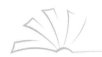

第十五章　循证医学绪论

第一节　循证医学的产生与发展

"曹某，女，30 岁，妊娠 8 周，无不适。既往每天饮用咖啡 1～2 杯，妊娠后因听说咖啡因对胎儿有影响故停止饮用含咖啡因饮品，但因长期服用咖啡，自觉对咖啡因有依赖，就诊咨询妊娠期能否继续饮用咖啡。"这可能并不是一个普通诊室里常见的病历，但生活中我们可能经常遇到类似的问题。"孕妇能不能喝咖啡？"乍一看这个问题的答案似乎脱口而出——"不能喝"，但是仔细想想看："为什么不能喝？""怎么知道咖啡因对胎儿有影响？""咖啡因对胎儿有什么影响？""多少剂量的咖啡因对胎儿有影响？""咖啡因对胎儿的影响程度是否跟孕妇本身的体质、孕周、基础病等因素有关系？"这些疑问并不马上就能回答，需要参考既往对这类问题所开展的研究结果来辅助得出结论。

既往的研究结果，就是广义上的证据。循证医学，就是遵循证据的医学。

一、循证医学的起源

"传统"医学一直是推崇经验的医学。

1847 年一名叫 Semmelweis 的研究者在维也纳大学研究产科学。当时很多产后妇女死于"产褥热"，负责接产的医生中有 13%～18% 的普通医生或实习医生，还有 2% 是助产士或接受过接生训练的医生。通过观察他发现，普通（实习）医生经常在接触死尸后不洗手就直接助产，产妇的"产褥热"很可能与此有关。因此，Semmelweis 强烈建议在孕妇产前，医生必须洗手。这在现在看来是常识的建议在当时并未被采纳。在当时强制医生洗手让部分医生抱怨不已、难于推行。由于一些医生对这一建议十分恼火，导致 Semmelweis 失去了维也纳医学院的教职。2 年后其助理教授资格被取消，5 年后，年仅 47 岁的他在一所公立精神病院悄然离世。

1979—1982 年，Barry Marshall 和 Robin Warren 在《柳叶刀》发文称消化性溃疡病是由幽门螺杆菌引起的，服用某抗生素 2 周后可治愈。当时传统观点认为过度胃酸分泌和精神应激是导致溃疡的关键。胃肠病学家和药厂研发很多抗酸药物。服用抗酸药物虽然当时能治愈溃疡，但炎症反应依然存在。很多患者在首次治愈 1～2 年后复发，被建议精神情感咨询，降低工作负荷应激。Marshall 和 Warren 的观点受到了各种质疑、出于商业目的的批判和不信任，一位杰出胃肠病学专家甚至生气地说"这两个疯子在说一些疯话而已"。直到 1994 年，抑酸药物的专利保护期限结束，美国国立卫生院（National Institutes of Health，NIH）在一次会议上接受了"幽门螺杆菌是消化性溃疡病的原因"的结论，此后批评销声匿迹。2005 年 Marshall 等被授予诺贝尔生理学或医学奖。

再者，从 1950 年起，医学教科书大多推荐利多卡因作为心肌梗死后各类室性心律失常的首选药。然而，从 1960—1990 年的 9 项纳入了 8 745 人的随机对照试验研究结果证明，该治疗无效甚至可能是有害的。一个个真实的例子让一部分医生和研究者开始重新思考"经验"医学。1989 年的一项研究显示：临床试验或系统综述的结果证明，在产科经常使用的 226 种方法中，20％有效或疗效大于副作用、30％是有害或疗效可疑、50％缺乏随机试验证据。由此，"觉醒"的医学界认识到：经验其实并不可靠；医学干预不管新旧，都应接受严格的科学评估；我们应停止使用无效的干预措施，预防新的无效措施引入医学实践；所有的医学干预都应基于严格的研究证据之上。

二、学科基础

1. 临床研究的发展

循证医学的产生与随机对照试验的问世和临床研究方法学的发展密切相关。

临床研究的五大设计原则以"对照"为首要基础、"均衡"为必要条件、"重复"为统计效能保障、"盲法"为消除主观因素造成偏倚的利器、"伦理"为第一要则。"对照"的思想最早出现在 1061 年中国的《本草图经》一书："相传尝试上党人参者，当使二人同走，一人与人参含之，一人不与，度走三五里许，其不含人参者必大喘，含者气息自如。"第一个临床对照研究是 1747 年 James Lind 在海上进行的不同食材治疗维生素 C 缺乏症的试验。1898 年，丹麦的 Fibiger 发表了血清治疗白喉的首个半随机对照试验。1948 年英国发表了世界上首例随机对照试验（randomized controlled trial，RCT），拉开了 RCT 在临床研究这一历史舞台上光鲜耀眼的序幕，也奠定了循证医学高质量证据的基础。

2. Meta 分析方法的建立

定量数据综合的方法 1904 年就存在了，而 Meta 分析这个统计分析方法的名称是 1976 年由心理学家 Glass 首次提出的。作为一种数据定量综合的方法，Meta 分析方法的出现参考了样本量和效应值的大小，可以探讨研究间异质性的来源，增加了数据综合时统计学的把握度和对治疗作用的正确估计，为最佳证据的得出奠定了方法学基础。

3. 学科奠基人

已故英国著名流行病学专家 Archie Cochrane 根据长达 20 余年对妊娠和分娩后随访的大样本 RCT 结果进行系统综述研究，获得了令人信服的证据。他开展的系统综述研究明确肯定：皮质激素可以降低新生儿死于早产并发症的危险，使早产儿死亡率下降 30％～50％。由于此前没有进行相关的系统综述分析和报道，多数产科医生并未认识到该项治疗措施的效果，不仅导致成千上万早产儿可能因其母亲未接受相应治疗而死亡，还耗费更多不必要的治疗费用。系统综述的研究方法由此成为循证医学获取最佳证据的手段。1992 年 10 月，Archie Cochrane 建立了第一个 Cochrane 中心。1993 年 10 月，来自 11 个国家的 77 名循证医学倡导者联合成立了 Cochrane 协作组（Cochrane Collaboration）。

20 世纪 80 年代初 McMaster 大学 David Sackett 教授和 Gordon Guyatt 教授举办了首期循证医学培训班，并从 1992 年起在 JAMA 发表了一系列关于对临床医生进行循证医学培训措施的总结性文献，循证医学的理念和方法由此开始兴起。

三、概念与特点

1. 证据

狭义来说，循证医学的证据指的是临床研究的证据，即指从以患者为研究对象的临床研究（包括防治措施、诊断、病因、预后、经济学等）中得来的资料或信息。循证医学的证据是经正确收集、处理、评价后的临床研究的证据。

2. 循证医学

循证医学（evidence-based medicine，EBM）是遵循证据的医学，强调医生对患者的诊断和治疗必须基于当前可得到的最佳临床研究证据，结合医生个人的临床技能和经验，并尊重患者的选择和意愿，从而保证患者得到当前最好的治疗效果。

3. 循证医学与经验医学的区别

与经验医学相比，循证医学更强调建立在系统全面文献检索和严格评价基础之上的证据，其所关注的疗效评价指标往往是终点结局或者患者最关心的结局。正如它的定义所言，循证医学理念指导下的临床决策往往是结合着当前最佳临床研究证据、医生的经验和患者的意愿共同制定的。

四、循证医学的发展

随着循证医学的发展，它的应用范围已经覆盖了临床各科疾病的病因、诊断、治疗、预防、预后和卫生经济学以及医学教育和卫生决策。世界卫生组织率先提出，所有的传统医学都应当是循证的。英国等西方发达国家率先推行循证医学，相继成立了国家级的循证医学中心，如英国循证医学中心 1993 建立在著名的牛津大学；英国国家卫生服务部（National Health Service，NHS）也成立了几个国家级的医疗卫生评估机构，包括英国国立临床卓越研究所（National institute for Health and Care Excellence，NICE）、评价与传播中心（Centre for Reviews and Dissemination，CRD）等。北美（包括美国和加拿大）成立了 12 个医疗卫生评估中心。此外，许多国际组织也成立了相应的评估机构，如前面提到的 Cochrane Collaboration，就专门从事医疗卫生干预措施效果的评价研究及制定临床实践指南。

中国早在 1996 年就有学者将国外循证医学的概念翻译并发表文章加以介绍。1997年华西医科大学（现四川大学华西医学中心）向卫生部申请，率先成立了"中国循证医学中心"，次年该中心向国际 Cochrane 协作组织申请成立中国的 Cochrane 中心，并在 1999 年 3 月正式被批准。中国中心（Chinese Cochrane Centre）成立后开展了循证医学的培训和传播，发表了大量文章，编写出版了相关专著，对于推动循证医学在中国的发展起到了重要作用。此后，在广州、上海、北京等地相继成立了循证医学中心，如广州中山医科大学、复旦大学、北京大学、北京中医药大学、山东大学、兰州大学等，开始将循证医学理念及其方法应用在医学教育和临床科研工作中。2020 年 3 月，由中国 8个城市/地区的分支机构（包括成都、北京、重庆、兰州、宁波、上海、武汉和香港）组成的 Cochrane 中国协作网（Cochrane China Network）正式成立，旨在通力合作、提供高质量的证据，为当前和潜在的系统综述作者建立联系，传播可靠的证据，并改进证据的使用和严格性。同时，Cochrane 中国协作网的成立也代表了 Cochrane 支持中国的循证实践和决策，中国协作网致力于与世界各地的 Cochrane 协作组合作，实现共同的健康愿景。

第二节　循证医学的资源与工具

一、循证医学的资源

（一）循证医学资源的 6S 模型

循证医学资源就是从大量的医学信息数据中凝练出经过严格质量评价后的最佳证据，临床医生或者研究者可以利用这些资源来快速、高效地制定临床决策。从最早的 2001 年 Brain Haynes 等提出的"4S"模型，到 2006 年的"5S"模型，再到 2009 年升级后的"6S"模型，循证医学的资源目前被分为 6 类（表 15-1）。

表 15-1　循证医学资源的"6S"分类

资源分类	定义	特点	资源举例
计算机辅助决策系统 System	将医院内患者电子病历的个人信息与整合后的循证证据库相关联，在诊疗过程中自动提示给医护人员以供决策参考。	所关联的证据是经过高度整合的，能自动推送给医护人员，便捷、高效；但现阶段还未十分完善，应用面有限。	UpToDate BMJ Best Practice
整合证据 Summaries	整合的循证证据库，是带有专家推荐意见的针对临床问题的当前最佳证据汇总，如循证临床实践指南。	内容实时更新、快捷易用；但覆盖面尚待完善、费用高。	DynaMed Plus Clinical Evidence ACP Smart Medicine G-I-N
系统综述摘要 Synopses of syntheses	总结了高质量系统综述研究成果。	分布较为零散、不够系统，且未给出推荐意见。	ACP Journal Club DARE (Database of Abstracts of Reviews of Effectiveness)
系统综述 Syntheses	针对某一具体临床问题系统全面地检索文献，按照事先设计的标准筛选文献、进行严格评价，并对纳入研究结果进行统计综合和分析，得出较为严谨、可靠的结论回答该临床问题的研究。	针对同一主题的系统综述数量较多、质量参差不齐，需使用者自己判断质量，且结论非实时更新。	Cochrane Database of Systematic Reviews
原始研究摘要 Synopses of studies	由专家经过严格评价标准，从相关期刊中发现的好的原始研究，提供结构式摘要或总结。	证据未经过整合、较为零散、一般无推荐意见。	Cochrane Library-CENTRAL

续表

资源分类	定义	特点	资源举例
原始研究 Studies	原始单个研究	数量庞大、质量参差不齐。	PubMed EMBASE 中国知网

（二）常用循证医学资源库

常用的原始研究的数据库，如 PubMed 和中国知网，在本教材第一篇第三章中有所介绍，这里不再赘述。本部分介绍一些二次研究汇总后经循证评价的证据资源库。

1．UpToDate

UpToDate（http://www.uptodate.com/contents/search）是基于循证医学原则的临床决策支持系统，是世界范围内应用最广泛的循证医学数据库之一。该数据库中的循证建议由近 6 000 名临床医生、期刊编辑和审稿人通过检索、综合和评价得出，为临床工作者提供基于循证医学原则且不断更新的信息。目前 UpToDate 覆盖 25 个专科、超过 10 000 个临床专题和超过 5 000 种药物信息，还涵盖患者教育主题和医学计算器（涉及常见临床专科常用医学公式，用于快速计算医学指标值）。使用者可以在相关主题下查看证据级别和推荐意见。UpToDate 支持中文检索界面，部分内容提供中文翻译的版本。

2．Clinical Evidence

Clinical Evidence（http://clinicalevidence.com）是英国医学杂志出版集团（British Medical Journal，BMJ）推出的循证资料库。根据疾病的分类，用户可以检索到每种疾病当前已评价的干预措施的相关证据及它们的推荐等级。该资料库涵盖了临床治疗和护理领域超过 80% 的常见疾病，能够为临床实践提供当前最佳的证据，但是该网站的检索使用并不免费。2008 年，北京大学出版社曾经由唐金陵教授主编出版过对该网站证据翻译汇编的《临床证据（精华版）》一书，在当时广受好评。

3．ACP Journal Club

原为美国内科医师学会（American College of Physicians）创办出版的电子期刊，现在是内科医学年鉴的月刊（https://www.acpjournals.org/）。其中收纳的均为经专家评估团队严格评价筛选后，总结发布的高质量临床研究的结构化摘要。临床医生可以快速查找获取该研究的目的、方法、结果和结论，了解临床实践的最新进展，也可以借由所提供的参考文献进一步查找研究全文进行浏览。

4．Cochrane Database of Systematic Reviews

Cochrane 协作网创建了 Cochrane 图书馆（Cochrane Library，http://www.cochranelibrary.com/），包含了 Cochrane 系统综述资料库（Cochrane Database of Systematic Reviews，CDSR）、临床对照试验注册中心（Cochrane Central Register of Controlled Trials，CENTRAL）、方法学注册库（Cochrane Methodology Register，CMR）、卫生技术评估资料库（Health Technology Assessment Database，HTA）、效果评价摘要数据库（Database of Abstracts of Reviews of Effects，DARE）和 NHS 卫生经济评价资料库（NHS Economic Evaluation Database，EED）。其中 CDSR 的主要目的就是制作、保存、传播和不断更新医疗

卫生各领域防治措施的系统综述结果，帮助人们制定证据的医疗决策。其中收录的是在 Cochrane 协作网注册并按照 Cochrane 工作者手册（Handbook）指导完成的系统综述。由于设计、实施、报告的质量较好，能够为当前临床问题提供高质量的循证医学证据，Cochrane 系统综述的影响力和传播面是较为广泛的，2021 年的影响因子达到了 9.27 分。

二、循证医学相关研究工具

（一）证据分级工具

证据分级是指根据证据强度划分的级别，而证据强度则是证据所依托的临床研究质量所决定的结果真实性。证据分级的概念在 20 世纪 60 年代首次提出以来，60 年来多个国家的很多学术机构都先后制定了不同的证据分级标准，目前最为常用的是英国牛津循证医学中心（Oxford Centre for Evidence Based Medicine，OCEBM）的标准和 GRADE（the Grading of Recommendations Assessment，Development and Evaluation）工作组制定的分级体系。

1. OCEBM 证据分级标准

2011 年 OCEBM 在原有基础上更新了证据分级的标准，从临床问题出发将证据分为五级（表 15-2）。

表 15-2　OCEBM 证据分级体系 2011 年版

问题类型	临床问题	证据来源与分级				
		1 级	2 级	3 级	4 级	5 级
患病率	这个问题是否普遍	当地目前的随机抽样调查或普查	符合当地情况的调查的系统综述	当地非随机抽样	病例系列分析	—
诊断	诊断试验是否准确	应用统一参考标准并采用盲法的横断面研究的系统综述	应用统一参考标准并采用盲法的单个横断面研究	非连续性研究或无统一参考标准的研究	病例对照研究，或独立的参考标准缺失或较差的研究	推论或有充分依据的机制研究
预后	如果不治疗会有什么后果	起始队列研究的系统综述	起始队列研究	队列研究或随机对照试验的对照组	病例系列研究、病例对照研究或质量差的预后队列研究	—
治疗获益	此干预措施有何帮助	RCT 的系统综述或单病例 RCT	RCT 或效应量显著的观察性研究	非随机对照队列研究或随访研究	病例系列研究、病例对照研究或回顾性队列研究	推论或有充分依据的机制研究

续表

问题类型	临床问题	证据来源与分级				
		1级	2级	3级	4级	5级
治疗风险	此干预常见的副作用是什么	RCT 或巢式病例对照研究的系统综述、单病例 RCT 或效应值显著的观察性研究	RCT 或效应值显著的观察性研究	非随机对照队列研究、或有足够样本量和随访时间的随访研究（如上市后研究、对远期危害随访时间必须足够长）	病例系列研究、病例对照研究或回顾性队列研究	推论或有充分依据的机制研究
	此干预罕见的副作用是什么	RCT 的系统综述或单病例 RCT				
筛查	早期检查是否值得	RCT 的系统综述	RCT	非随机对照队列研究或随访研究	病例系列研究、病例对照研究或回顾性队列研究	推论或有充分依据的机制研究

2. GRADE 分级体系

为了制定一种普适、易操作而又合理的评价体系用来评定证据的等级及推荐强度，2000 年由 19 个国家和国际组织的 67 名专家组成了 GRADE 工作组，并于 2004 年发布了首个国际统一的证据质量分级标准。GRADE 明确界定了证据质量和推荐强度，清楚评价了不同治疗方案的重要结局，对不同级别证据的升级与降级有明确、综合的标准，能适用于制作系统综述、卫生技术评估及指南。GRADE 将证据质量分为高、中、低、极低 4 级。高质量证据指的是进一步研究也不可能改变该疗效评估结果的可信度；中等质量证据即进一步研究很可能影响该疗效评估结果的可信度，且可能改变该评估结果；低质量证据是指进一步研究极有可能影响该疗效评估结果的可信度，且该评估结果很可能改变；而极低质量证据即是任何疗效评估结果都很不确定的证据。

表 15 - 3 呈现了 GRADE 对证据质量评价和分级的方法，与传统共识相同，GRADE 在评价干预措施疗效时认为最可靠的证据是来自高质量的证据体，即 RCT 的系统综述研究。在评价单个研究时，GRADE 将 RCT 的初始证据等级默认为高质量、观察性研究的初始证据等级默认为低质量，但来自 RCT 的证据级别可能会因为研究的局限性、研究结果的异质性、证据的间接性、结果的不精确和报告偏倚而降级，而来自观察性研究的证据等级也可能由于效应值显著、剂量效应关系或混杂因素的影响而升级。

中医药科研方法学

表 15-3　GRADE 证据分级体系

研究设计	证据级别	降级因素		升级因素	
		程度	降级数	程度	升级数
RCT	高	方法学质量 存在偏倚风险 存在高偏倚风险	降1级 降2级	效应值显著 效应值显著 效应值极显著	升1级 升2级
	中	研究间一致性 存在异质性 存在严重异质性	降1级 降2级	剂量效应关系有	升1级
观察性研究	低	证据间接性 存在间接性 存在严重间接性	降1级 降2级	混杂因素导致疗效被抑制或提示更优的效果	升1级
	极低	结果精确性 存在不精确 存在严重不精确	降1级 降2级		
		发表偏倚 怀疑发表偏倚 强烈怀疑发表偏倚	降1级 降2级		

（二）证据推荐级别

相对于证据分级而言，证据推荐的级别即临床指南中针对防治措施的证据推荐运用的可信性，即推荐使用的强度。推荐强度的制定除了考虑证据的质量级别之外，还要考虑风险、不同利益人员（医生、患者、政策制定者等）的意愿及价值。上述 OCEBM 及 GRADE 也都有各自的证据推荐强度标准。

OCEBM 根据证据质量、一致性、临床意义等因素，将证据的推荐强度分为 A、B、C、D 4 个级别。A 级证据来自于一致性较好的 1 级证据，推荐意见可直接应用于临床；D 级证据来自于 5 级证据或存在严重不一致性，或尚无定论，无法指导临床。

GRADE 则将证据的推荐强度分为强和弱。当证据明确显示干预措施利大于弊或弊大于利时为强推荐（或强不推荐），当利弊不确定或无论质量高低的证据均显示利弊相当时，则视为弱推荐（或弱不推荐）。

（三）方法学质量评价工具

研究观测到的实际结果与研究者期望观测的真实值之间存在的差异叫误差。误差分为随机误差（机遇）和系统误差（偏倚）。随机误差是由偶然因素引起的，虽然不可避免但是其最主要的来源——抽样误差的大小是可以通过样本统计量进行计算的。系统误差则是指在调查或测量时，由于某种确切原因，如实验方法不当、仪器不准等原因造成的，表现为研究结果有规律地偏大或偏小。这种误差不能像随机误差那样可以用统计学方法去计算和研究其规律性，并据此估计和控制其大小，故而在试验的设计实施各个环节都需要采用相应手段来减少或消除系统误差对研究结果造成的影响。研究完成后，评估该研究过程中是否存在可能的偏倚是评价证据质量的重要步骤，以下介绍的就是评价不同研究类型方法学质量的常用工具。

1. 系统综述的质量评价

作为评价系统综述方法学质量的工具，第一版本的 AMSTAR 发挥了很大的作用。2017 年，由原团队专家成员联合非随机干预研究领域专家、统计学家及方法学家对 AMSTAR 进行了修订和更新，同年发布了 AMSTAR-Ⅱ（http：//amstar. ca/docs/AMSTAR-2. pdf）。相比于 AMSTAR，新的版本的工具既可以评价 RCT 的系统综述质量，也可以评估非 RCT 的系统综述的质量。

表 15 - 4　AMSTAR-Ⅱ评价条目

1. 研究问题和纳入标准是否包括了（问题四个要素）P（Participant，研究对象）、I（Intervention，干预措施）、C（Comparison，对照）、O（Outcome，结局指标）四个部分？
2. 是否声明在系统评价实施前确定了系统评价的研究方法？对于与研究方案不一致处是否进行说明？
3. 系统评价作者在纳入文献时是否说明纳入研究的类型？
4. 系统评价作者是否采用了全面的检索策略？
5. 是否采用双人重复式文献选择？
6. 是否采用双人重复式数据提取？
7. 系统评价作者是否提供了排除文献清单并说明其原因？
8. 系统评价作者是否详细地描述了纳入的研究？
9. 系统评价作者是否采用合适工具评估每个纳入研究的偏倚风险？
10. 系统评价作者是否报告纳入各个研究的资助来源？
11. 做 Meta 分析时，系统评价作者是否采用了合适的统计方法合并研究结果？
12. 做 Meta 分析时，系统评价作者是否评估了每个纳入研究的偏倚风险对 Meta 分析结果或其他证据综合结果潜在的影响？
13. 系统评价作者解释或讨论每个研究结果时是否考虑纳入研究的偏倚风险？
14. 系统评价作者是否对研究结果的任何异质性进行合理的解释和讨论？
15. 如果系统评价作者进行定量合并，是否对发表偏倚（小样本研究偏倚）进行充分的调查，并讨论其对结果可能的影响？
16. 系统评价作者是否报告了所有潜在利益冲突的来源，包括所接受的任何用于制作系统评价的资助？

表 15 - 4 只是简单罗列了 AMSTAR-Ⅱ的条目清单，在评价时可以根据评价标准的满足程度评价该条目为"是""部分是"和"否"。同时，在对整个系统综述质量进行总的评价时，AMSTAR-Ⅱ也并不是根据每个条目的评价结果提供一个总分，而是推荐重点考虑关键的条目是否存在方法学缺陷。制定小组确定的关键条目分别为条目 2、4、7、9、11、13、15，关键条目的选取可以根据特定的情况进行调整。

2. RCT 的质量评价

常用的 RCT 的质量评价工具包括 Cochrane 偏倚风险评估（risk of bias，ROB）工具、Jadad 评分等。这里主要介绍 ROB 工具。

由于临床研究的各个环节都可能产生偏倚，因此在 2008 年发表的 ROB 工具中就从选择性偏倚、实施偏倚、测量偏倚、磨损偏倚、选择性报告偏倚和其他偏倚几个方面来评估一个 RCT 的方法学质量。2011 年调整后，ROB 一直从 7 个条目来进行评价，包括随机方案序列生成的方法是否恰当、随机方案是否隐匿、对临床施治人员和患者是否施盲、对结局测量人员和统计分析人员是否施盲、缺失数据的处理是否恰当、是否存在选择性报告结局、是否存在其他方面的偏倚。每个条目的评价选项包括"低偏倚风险（low risk of bias）""不确定风险程度（unclear risk of bias）"以及"高偏倚风险（high risk of bias）"，虽然在Cochrane工作者手册中给出了明确的评判指导，但是在使用过程中ROB仍然有些条目在评判上存在标准含混、研究者主观性较强等问题。鉴于此，Cochrane方法学工作组在2016年对该工具进行了更新。ROB2.0版本适用范围涵盖平行设计、交叉设计和整群设计的RCT，明确了ROB1.0版本中一些容易造成混淆的概念，并调整了部分评估项目。

ROB2.0版本可以在Cochrane网站上免费获取（https：//sites. google. com/site/riskofbiastool/welcome/rob－2－0－tool），相比于ROB1.0，这个新版的ROB工具在评价RCT偏倚风险时侧重如下几个领域：随机过程中的偏倚、偏离既定干预的偏倚、结局测量过程中的偏倚、结局数据缺失的偏倚、选择性报告偏倚，并根据以上各领域的评估结果进行整体偏倚的评价。在每个领域中都存在若干个信号问题，评估人员需要根据所评估研究的实际情况针对每个信号问题进行"是""可能是""可能不是""不是"或"无相应信息"的判断，并参照对信号问题的回答来对相应领域的偏倚风险做出"低""高"或"有可能（some concerns）"的评估。

由于ROB2.0细化了具体领域的评估过程，使用信号问题将原始版本评估中容易产生困扰和分歧的项目进行了明确指示，有助于提高评估结果的可重复性和一致性。同时，ROB2.0还提供了可能的偏倚方向评估，有助于读者判断干预的真实效果方向。但是，ROB2.0的评估过程较为复杂，涉及很多方法学知识和专业词汇，可操作性并不如ROB1.0强。目前，Cochrane还未将其正式发布并写入工作者手册，其官方专用软件Review Manager（RevMan）也仍然还使用ROB1.0的评价工具。

3. 观察性研究的质量评价

对分析性研究（包括队列研究和病例对照研究）的质量评价，常用的工具是Newcastle-Ottawa量表（Newcastle Ottawa Scale，NOS）和ROBINS－Ⅰ量表（Risk of Bias in Non-randomised Studies of Interventions）。

NOS量表分别针对队列研究和病例对照研究进行评价，各自有8个条目（http://www. ohri. ca/programs/clinical_epidemiology/oxford. asp）。队列研究主要从研究对象的选择（暴露组的代表性、非暴露组的代表性、暴露因素的确定、研究起始时尚无观察的结局指标）、组间可比性和结局测量（结局指标的评价、随访时间足够长、两组随访的完整性）3个方面来评价，病例对照研究则主要从研究对象选择（病例确定是否恰当、病例的代表性、对照的选择、对照的确定）、组间可比性以及暴露因素测量（暴露因素的确定、病例和对照暴露因素的确定方法相同、无应答率）3个方面来评价。每个条目给1～2分，最终满分为9分。评分为5～9分的为相对高质量的研究。

ROBINS－Ⅰ量表（www. riskofbias. info/）是Cochrane推荐的观察性研究质量评价的工具，也是从偏倚风险的角度对研究的方法学质量进行评估。类似于ROB工具，ROBINS－Ⅰ量表分为7个领域，包括混杂偏倚、受试者/参与者选择偏倚、干预/暴露分类偏倚、暴露偏差偏倚、数据缺失造成的偏倚、结局测量偏倚和选择性报告偏倚。

每个领域里面又由若干条目组成。因为针对的是非随机的研究，所以 ROBINS-I 不再关心是否随机分组和分配隐藏，而强调混杂偏倚、选择性偏倚和干预措施分类偏倚，而其余 4 个维度则与 ROB 工具重叠，也就是测量偏倚、实施偏倚、磨损偏倚和报告偏倚。

（四）文献报告规范

医学研究的报告规范是用于指导研究者和出版人员清楚、准确地报告和发表医学研究的设计、实施过程和所有结果的指南性文件。无论是什么类型的临床研究（详见本教材第三篇），在发表其研究报告时都应该尽可能清楚地描述研究的背景、目的、方法、结果和结论，并针对研究中的发现进行深入而具体的讨论。国际上已有多个方法学团队针对不同研究类型的报告发布了规范化的指导性文件，统一以清单（checklist）的形式对应该报告的条目进行了建议。EQUATOR 协作网（enhancing the quality and transparency of health research，EQUATOR Network）就是在全球范围内推广使用各种医学研究报告规范的组织机构，旨在提高报告质量、提高透明度、促进卫生研究质量。

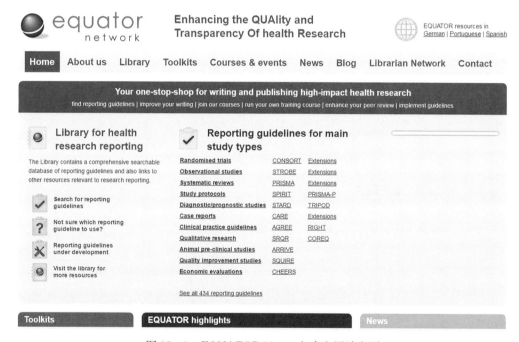

图 15-1　EQUATOR Network 官方网站主页

在 EQUATOR 网站上（https://www.equator-network.org/）列出了 434 条报告规范（截至 2020 年 9 月），分别是针对各种研究类型的国际公认的建议报告条目，可以免费下载使用各个报告规范的清单并查找该规范的使用说明。目前，各大 SCI 期刊均要求在临床研究投稿时同时递交相应研究类型报告规范的作者自查清单，以确保所撰写稿件满足报告规范的要求。

表 15 - 5　常用医学研究报告规范列表

报告规范	适用研究类型	条目说明
CONSORT	随机对照试验	最终修订于 2010 年，包括"问题和摘要""引言""方法""结果""讨论"和"其他信息"共 6 个部分 25 个条目，并推荐报告流程图。之后又分别发布了 CONSORT 关于草药、整群 RCT、非药物干预、单病例 RCT 等多个扩展版。
STROBE	观察性研究	最初在 2004 年发布，后经过 3 次修订和补充，最终于 2007 年发布第四版，主要针对横断面研究、病例对照研究和队列研究的报告建议了 23 个条目。
PRISMA	系统综述	基于早期的 QUOROM 进行了修订，称为系统综述优先报告的条目，共计 27 条，同时也推荐报告研究的流程图。
SPIRIT	RCT 的方案	最终修订于 2007 年，形成包括"管理信息""介绍""方法""伦理和招募"以及"附录"在内的 33 个条目。
STARD	诊断试验	最终修订于 2015 年，加强了对摘要细节、研究假设、样本量估计、研究局限性和待评价诊断方法的目的及意义的描述，对提升报告透明度提出了具体要求。共计 30 个条目，并推荐报告流程图。
CARE	个案报告	最终修订于 2016 年，共 14 个条目，涉及"题目""关键词""摘要""引言""时间表""患者信息""体格检查""诊断评估""干预""随访和结局""讨论""患者观点""知情同意书"以及"其他信息"。
RIGHT	临床实践指南	2017 年正式发布，包含 7 大领域，22 个条目，旨在为卫生政策与体系、公共卫生和临床实践领域的指南提供报告规范，帮助提高实践指南的完整性和报告质量。

（五）系统综述相关软件

1. RevMan

RevMan 软件是 Cochrane 协作组制作和保存 Cochrane 系统综述的一个应用程序，由北欧 Cochrane 中心制作和更新。该软件可以制作和保存 Cochrane 系统综述的方案和全文，可以对录入的数据进行 Meta 分析、并以森林图的形式展示分析结果，可以对 Cochrane 系统综述进行更新，还可以根据读者的反馈意见不断修改和完善。非 Cochrane 系统综述的作者也可以使用该软件进行 ROB 的分析以及 Meta 分析，并生成结果相应的图形，因此 RevMan 成为系统综述研究者常用的软件。

RevMan 是完全免费的软件，在 Cochrane 的网站上可以登记信息后下载（https://training.cochrane.org/online-learning/core-software-cochrane-reviews/revman/revman-5-download/download-and-installation），最新版本是 RevMan5.4。

采用 RevMan 软件制作的 Cochrane 系统综述基本格式包括大纲、摘要、背景、目的、纳入标准、检索策略、系统评价方法、纳入研究的描述、纳入研究的方法学质量、结果、讨论、结论等项目。除了上面提到的 ROB 结果汇总图、Meta 分析森林图，RevMan 还可以制作系统综述的流程图、发表偏倚的倒漏斗图，还与 GRADE 证据分级的网站对接，可以导入 GRADEpro 生成的主要发现总结表（summary of finding table,

SOF table）。

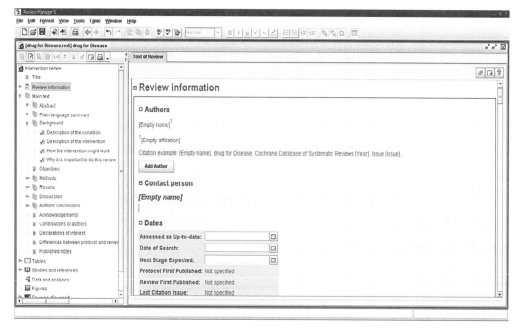

图 15-2 Review Manager 软件主界面示意图

2. GRADEpro GDT

GRADEpro 指南开发工具（guideline development tool，GDT）是用于创建 Cochrane 系统综述中的 SOF 表的软件，是一个易操作的在线使用工具，为制定医疗保健决策总结现有证据并呈现证据等级相关的信息。使用者可以从 RevMan 导入统计分析的结果，并将 SOF 表导出到 RevMan 文件中。GRADEpro GDT 不是由 Cochrane 管理或拥有的，GRADE 工作组、Cochrane 协作组和 McMaster 大学的成员确保将最新的方法纳入 GRADEpro GDT 中，并帮助开发新的功能。

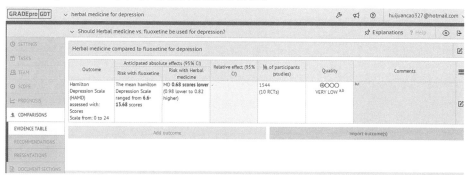

图 15-3 GRADEpro GDT 在线制作 SOF 表格示意图

系统综述研究者或者指南开发制作人员可以登录 https://gradepro.org/，注册用户后免费使用 GDT 工具。除了制作 SOF 表，GDT 还可以在线生成证据概要表（Evidence profile）以及从证据到决策表（Evidence to decision，EtD）。

3. TSA

试验序贯分析（Trial sequential analysis，TSA）在 1997 年首次被应用于 Meta 分

析中，以最大限度地减少因随机误差导致的假阳性结果，同时估算了 Meta 分析所需的样本量。以 TSA 命名的软件由丹麦哥本哈根临床试验中心的团队研发，免费提供给系统综述研究者（http：//www. ctu. dk/tsa/），用以检验 Meta 分析的统计效能。该软件需在 JAVA 平台下运行，使用者需注册后可以下载使用。TSA 也可以实现和 RevMan 中数据的互导。

（北京中医药大学　曹卉娟）

第十六章 循证临床实践

第一节 循证实践及其方法学介绍

一、循证实践及其特点

循证医学的核心是使以经验为基础的传统医学向以科学为依据即有据可循的现代医学发展。为提高对患者的医疗质量，循证医学为临床医学提供有关诊断、预后、治疗、病因研究、预防、生活质量改善、继续教育和卫生经济分析等方面的重要信息。在前面章节的学习中，我们已经掌握了什么是证据、如何获取证据、循证医学的证据分级、各类临床研究的具体方法和模式，然而仅仅获取或评价证据并不是循证医学的目的，循证医学的目的在于应用证据得出最佳的临床决策。故而，循证实践（evidence-based practice）是解决问题的重要步骤。

循证实践是促进循证医学在临床的实践。循证实践的特点之一是要求医生或药师使用最佳的研究证据。一些理论上有效或在动物身上有效的治疗措施未经临床试验证即被直接应用于患者是十分危险的，尤其是那些对患者可能有害的措施。而未经严格评价的已发表的临床研究也存在相当数量的研究报告质量低下，存在各种偏倚，使结论不可靠。临床医生在使用这样的证据时需要掌握严格评价的技能，对研究报告结果的真实性和临床应用性进行评价，只有那些设计合理、方法可靠、结论可信的临床试验结果才能用于临床患者的治疗，否则就可能犯医学上的错误。

循证实践的第二大特点是强调患者参与医疗决策，本着医疗服务的目的要从患者的利益出发，充分尊重患者的自身价值和愿望来进行临床决策。患者对治疗的选择是建立在自身的文化背景、宗教信仰、心理状态、个人偏爱、社会经济状况等因素的基础之上。让患者享有充分的知情权，了解所患疾病的预后和可选择的治疗方法及其各自利弊和费用，使患者能有机会参与自己疾病的处理，形成医生与患者的诊治联盟，得到既有效又经济的医疗服务，将有助于减少医患间的矛盾，促进医患关系，还可增加患者的理解和配合，提高依从性，使治疗效果达到最佳。

二、循证实践的步骤及方法

循证临床实践包含如下 5 个环节：①提出问题（Asking）。将临床医疗实践中的信息需求转变为能够回答的问题。②获取证据（Acquire）。有效地检索、搜寻回答有关问题的最可靠的证据。③评价证据（Appraise）。对所获得的证据进行真实性和临床实用性的严格评价（Critical appraisal）。④应用证据（Apply）。将评价结果应用于自己的临床实践。⑤对应用的效果进行再评价（Assess）。这 5 个步骤简称为循证实践的 5 个 A。

1. 提出问题

面对某个具体的病例，临床医生或研究人员可能会产生一个或多个问题，根据优先缓急的顺序决定一个首要回答的问题——比如治疗性的问题。循证临床实践的第一步是需要把这个临床问题转化为研究可以回答的结构化的问题。结构化的临床问题往往包含 PICO 几个问题要素。P（Participants）指的是研究对象，确诊为某类疾病的患者；I（Intervention）指的是干预措施，要研究的目标疗法；C（Comparison）是对照类型，也就是在探究目标疗法疗效的时候参照的是哪种常规疗法，也可以是安慰剂对照或空白对照；O（Outcomes）指的是最关注的结局。如果临床问题不是与治疗有关的，而是探讨病因和危险因素的，那么问题要素中的 I 也可以替换为 E（Exposure），即探讨某种暴露因素与结局之间的关系。

在提出问题时，常见的问题模式有 3 种：①Intervention（某干预措施）for（治疗）Health Problem（某疾病/症状），这时需要明确的是问题要素中的 I 和 P；②Intervention A（干预措施 A）versus（对照）Intervention B（干预措施 B）for（治疗）Health Problem（某疾病/症状），此时问题要素中的 P、I、C 都是明确的；③Intervention（某干预措施）for（治疗）Health Problem（某疾病/病症）in Participant Group/Location（在某类人群/某地），这种题目模式虽然仅包含 P 和 I 两个要素，但是对于 P 的人群有进一步的设定。

比如，前一章提到的"孕妇能否喝咖啡"的问题，可以提出的结构化的问题就是"妊娠期（P）的咖啡因摄入（E）是否是导致流产（O）的危险因素？"

2. 获取证据

临床问题确定后，就需要通过问题的要素形成检索策略，检索查找相关的临床研究。实际上，根据问题检索评价证据的过程可以用图 16 - 1 表示。根据循证医学证据等级的排序，在查找证据时应先从最高级别证据查起，如果暂时没有高级别证据则选择次一级证据。因此，在循证实践过程中，查找获取证据的环节往往都是最先锁定查找系统综述、指南或更高级别的证据来尝试解决所提出的临床问题，具体的循证医学资源可参考本篇第十五章中介绍的 6S 资源。

关于文献检索的方法在本教材第三章中有所介绍。对于证据进行检索时，检索策略的制定也要围绕临床问题的要素，P 和 I 往往是在设计检索词时主要参考的要素，结合实际情况 O 或者 C 也可以作为检索词的组成部分。同一要素的相近或同一词均作为检索词时使用"或者（OR）"的关系放在检索逻辑式中，而各要素的检索词之间的关系在检索逻辑式中往往是"并且（AND）"的关系。检索策略也可以包含所查找的研究类型，同时还应该规定检索时间范围。

例如，在 CNKI 中查找与"妊娠期的咖啡因摄入是否是导致流产的危险因素？"这个问题有关的系统综述的研究，就可以制定检索式为：

＃1 主题/全文检索"孕妇"OR"妊娠期"OR"妊娠"

＃2 主题/全文检索"咖啡"OR"咖啡因"OR"低因"

＃3 篇名/篇关摘检索"系统综述"OR"系统评价"OR"Meta 分析"OR"荟萃分析"

♯4　♯1 AND ♯2 AND ♯3

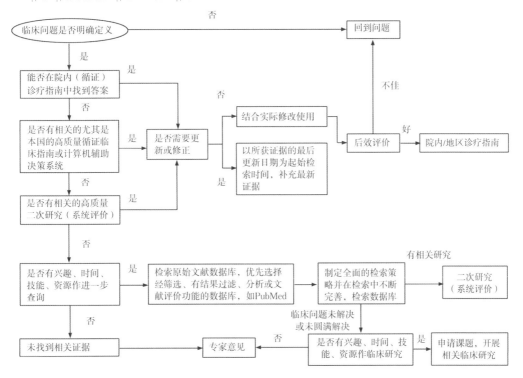

图 16-1　根据提出的临床问题获取相关证据的途径

3. 评价证据

评价证据，即针对各种不同类型的临床研究，依照各类方法学质量评价标准、报告规范来对证据进行严格评价。严格评价的一些常见工具在前一章节中已有所介绍。

4. 应用证据

应用证据的过程就结合了医生的经验和患者的意愿。首先要判断所采纳的证据是否适用于当前面对的患病人群，即在年龄、性别、民族等人口学特征及病情、既往史、现病史、现有治疗情况、合并症等方面与证据所归纳的人群是否一致；继而判断证据推荐的干预措施是否满足实际运用条件，包括从卫生经济学角度是否符合患者的预期和意愿；还要考虑证据所指向的结局指标是否是患者首要亟待解决的指标。如果实际所面对的患者及治疗条件在细节上与证据有所出入，就要结合实际和医生的治疗经验来选取或调整相应的治疗方案。

5. 后效评价

基于应用的过程和结果，临床医生或研究者应及时给出实施应用证据后的效果评价，并根据结果修订原有证据。

第二节　中医药的循证临床实践

在中医药疗效证据的收集、整理方面，包括针对基本药物遴选/新药准入和中医药疗效评价两个层面的实践内容；在安全性评价方面，包括合理用药和药物不良反应监测两个层面的实践内容；在药品再评价和协助医生制定最佳用药方面，主要体现在卫生经济学评价的实践上。本章节将根据不同实践内容和目的，选取一些经典的案例解析循证中医药的临床实践方法。

一、中医药疗效评价的循证实践

1. 新药准入

引进的新药对某种疾病是否有特殊疗效、疗效是否较现有的药物好、不良反应是否较现有药物减少、药费是否明显降低等，在无法得到相应新药准入直接证据的情况下，可利用循证药学的 Meta 分析方法对现有的研究资料进行分析、评价，获得更客观、准确的证据。因为新药的研究步骤要经过四期，而制药商出于经济利益的考虑往往会要求缩短进入临床试验阶段的时间，这使得一个药物在上一阶段的研究未彻底完成就进入了下一步研究阶段，这时循证的系统综述就可以限制药物研究的流程，对于早期药物研究中下一阶段是否使用合适剂量、时间间隔是否为最佳是非常必要的。

例如，Cochrane 数据库曾发表过一篇名为《抗氧化物对于健康人群和多类疾病患病人群死亡率的预防》的系统综述。该研究共纳入 67 个随机对照试验，232 500 个受试对象被随机分到抗氧化物组（包括 β-胡萝卜素、维生素 A、维生素 C、维生素 E、硒）和安慰剂（或空白）对照组。通过严格评价和定性定量分析，发现现有证据不支持抗氧化物作为预防性药物的应用。其中维生素 A、维生素 E 和 β-胡萝卜素的使用还有可能会增加死亡率。因此，抗氧化物要作为药物进入临床使用还需要足够的证据。

中药新药在审批进入临床这一步骤其实和其他药品的流程应该是相似的，在这一阶段最重要的也是最应该检验的是新药的安全性。因此，应采用循证医学及循证药学的方法对新药的安全性进行评价。

2. 中医药疗效评价

疗效是中医生命力的体现。在中医现代化发展和与西医的医疗竞争中，面临的一个重要问题是如何拿出科学界认可的中医药疗效的客观证据。循证医学强调严格评价的临床证据，其核心包括可获得的最佳临床研究证据、专家的技能和经验、患者的价值和选择。根据国际公认的证据"金字塔"分级，最高级别的证据（1 级证据）为多个随机对照试验的系统综述或单个大样本随机对照试验研究；2 级证据为前瞻性观察性研究如队列研究；3 级证据为病例对照研究；4 级证据为无对照的病例系列、病例报告、传统综述。可见，循证医学不等于、也不仅限于随机对照试验。例如在观察性研究中，临床治疗被看作为暴露因素，而不是将实践中的治疗作为研究的干预措施来看待，因此，观察性研究更接近于临床实际，其结果具有更大的实践相关性和可用性。中医个体化辨证论治要求对其疗效的评价采用新的方法，可以是几种方法的整合。

现有的干预措施评价方法的共性是找出与研究者定义的结局之间的因果关联分析，这种模式是以研究目的为导向的，常见于新药的开发研究，而不是以患者为中心的评价模式；没有充分考虑中医药治疗干预的复杂性，其评价仅仅停留在定量的测量上。因此，中医干预评价中应当充分考虑干预构成的多样性和干预对象的社会属性和个体差异，综合多种方法来评价中医的复杂干预，需要发展适用性较强而又不偏离严格设计原则的方法，最佳的解决办法是对现有评价方法进行改良，比如对随机对照试验进行改良，或者利用大样本队列研究的优点，同时采用定性研究进行方法学整合，这有可能在中医疗效评价方法学上产生突破。定性研究方法提供的知识与定量研究方法不同，它可以用于了解人们观点、态度、信念、动机等方面的较深层反映的信息，一方面可以对定量研究结果进行补充，获得对目标人群心理活动以及背景、环境等许多难以量化的因素的认识，了解研究对象对干预应答的相关因素；另一方面还可以收集相关信息，为定量研究做准备。此外，定性研究还可以提供干预措施在实施当中存在的障碍。按照中医证候理论指导下的疗效评价，需要重新考虑评价中患者、干预及结局的要素，采用自然科学与社会科学方法的评价模式，整合定性和定量的评价方法，建立与传统的临床流行病学或循证医学中的随机双盲安慰剂对照试验有所不同的创新方法学模式。

目前中医药相关的随机对照试验的质量总体偏低，所以基于这些低质量研究的系统综述不能得出可靠的结论，还需要更多的设计严谨、大样本、多中心的试验来证实。因此，如果对某一问题的研究均为低质量的证据，应当说对于干预措施疗效评价价值不大（原因在于不能得出疗效的肯定证据），但是对于今后设计高质量的临床研究，系统综述仍然是有一定价值的。在循证实践过程中，还是应该遵循图 16 - 1 所给出的途径首先查找高级别的证据，然后逐级查找质量高的证据对问题进行解答。如果当前没有最佳的证据能解答相关的问题，那么可以根据问题的特点设计合理的方法来进行临床研究。

二、中医药安全性评价的循证实践

1. 合理用药

运用循证药学的方法不仅可以干预不合理用药，判定药物的不良反应，进而为合理用药提供依据，同时，可以分析多种药物联合用药对某种疾病的疗效是否优于单一药物的疗效。应用循证药学的评价方法进行药物应用评价研究，可以为临床提供准确的药物信息并提高合理用药水平。

评价中药合理用药的手段也很多，包括原始研究和二次研究。例如，为了解沿海地区基层医生中药合理用药的现状、探讨沿海 11 个省市基层中医药服务存在的问题、为制定相应对策提供参考和建议，有研究者采用问卷调查方式，对 465 名沿海地区的基层医生进行中药合理用药情况的调查。结果发现沿海地区基层医疗机构存在中医药人员缺乏、医生学历不高、不重视特殊人群用药、处方开具、不良反应的处理及上报等问题，对于基层中药的合理使用存在一定的风险。因此，该研究建议应有针对性地加强基层医生对中药的合理使用，保障民众的健康，促进基层医疗机构中医药的协调发展。不仅是横断面调查，如果研究设计严谨，无论试验性研究还是观察性研究都可以进行合理用药的分析，包括中药的临床应用条件、最佳应用范围和对剂量剂型等特殊的使用建议。

2. 中药不良反应监测

药品不良反应（adverse drug reaction，ADR）是指合格药品在正常用法用量情况下出现的与用药目的无关或意外的有害反应。药物不良事件（adverse drug event，ADE）是指药物治疗期间所发生的任何不利的医疗事件，该事件与所使用的药物之间不一定具有因果关系。药物不良反应根据其发生的严重程度分为轻度、中度和重度。轻度是指发生的不良反应患者可以忍受，不会影响治疗进度，不需要特殊处理，对患者的康复没有影响。中度是指患者难以忍受的不良反应，需要撤除药物或做出相应的处理，对患者的康复有直接影响。重度是指发生的不良反应直接危及患者的生命，或导致残废、住院或并发症，需要立即撤出药物并进行紧急处理。由于中药多以复方形式使用，因此中药的不良反应定义和评价都更为复杂。如果套用现有的药物不良反应定义，中药不良反应的定义应该是在正常用法和用量下使用合格中药出现的与用药目的无关或意外的有害效应。

对于中药 ADR 的评价同样可以通过循证医学的方法，常用的评价方法包括传统的药物流行病学研究方法（如病例报告、横断面研究、生态学研究、病例对照研究、队列研究及随机对照试验等）、循证医学系统综述或 Meta 分析的方法、定性访谈或定性定量综合的方法。药物流行病学的方法可以确定 ADR 的发生率，寻找诱发 ADR 的危险因素，验证以前发现的信息，同时通过计算相对危险度（relative risk，RR）、比值比（odds ratio，OR），判断药品与不良反应之间的联系强度。系统综述与 Meta 分析可以综合分析上市后药物临床研究证据，进行大样本、多中心 RCT 评价其临床有效性、安全性、经济性和适用性，其结果被公认为药物临床有效性和安全性评价的最佳证据。其中 Meta 分析的最终结果可以与治疗过程中出现不良反应的可能因素建立对应的回归方程，并根据治疗过程中的实际情况，对其进行 Logistic 回归、多元逐步回归以及多元线性回归分析，研究各因素对最终结果作用的方向、大小、导致不良反应的原因和作用机制。例如，通过对有关叶下珠治疗慢性乙型肝炎病毒（HBV）感染的 219 篇文献的 Meta 分析，结果发现叶下珠对清除 HBV 标志物和恢复肝脏功能可能有效，且无严重的不良反应，同时发现叶下珠与世界公认的治疗乙型肝炎的药物干扰素相比有相似的抗病毒作用。

从临床研究中观察到的不良事件是否是与中药相关的不良反应推断，需要流行病学的因果关联法则，其确定过程从宏观上应遵循时间先后顺序、联系的一致性、生物学合理性、联系的特异性、联系强度和剂量反应关系。

三、中医药卫生经济学评价的循证实践

2004 年就有学者提出，制药商在申报新药时要提交一份标准的药物"档案"，不仅包括对药物疗效和安全性的分析，还要包括药品价格的详细说明。药物经济学把用药的经济性、安全性和有效性放在等同的地位，其目的不仅是为了节约卫生资源，而是更有利于合理用药，减少药物不良反应和药源性疾病，以及减轻患者的经济负担等。循证药学要求临床治疗应考虑成本-效果的证据，用药物经济学方法制定出合理的成本-效果处方，为临床合理用药和治疗决策科学化提供依据，使患者得到最佳的治疗效果和最小的经济负担。例如，应用血管紧张素转化酶抑制剂（ACEI）治疗慢性充血性心力衰竭（CHF）疗效肯定，但需要支付较高的药费。事实上该法既可减少反复住院，又可减少总死亡率，结果还节省了经济开支，且大大延长了患者的存活期和提高了生活质量，所以循证药学主要关注和评价的是一些预后指标，包括主要终点、次要终点、生活质量以及药物经济学结果。

药物经济学常用的评价方法主要有成本-效益分析法（CBA）、成本-效果分析法（CEA）、成本-效用分析法（CUA）以及最小成本分析法（CMA）。CBA 是将药物治疗的成本与所产生的效益规划为以货币为单位的数字，利用药物的成本-效益比与"1"比

较即可得到该药物的经济性信息；CEA 是将药物治疗的成本以货币形态计量，效果以临床指标来描述，进而对治疗方案的经济性进行分析和比较，这是目前医院环境下最常用的药物经济学研究方法；CUA 是更细化的 CEA，不仅关注药物治疗的直接效果，同时关注药物治疗对患者生活质量所产生的间接影响，重点分析医疗成本与患者生活质量提升的关系；CMA 是指当两种或多种备选方案的临床效果相同时所采用的 CBA，可用来比较何种药物治疗成本最小。为了更全面地评价备选方案，越来越多的评价研究采用综合分析方法，即综合了效果、效用以及效益之中的 2 种以上产出指标，同时进行成本产出分析。

有研究者为了解国内文献关于中药药物经济学研究情况，进行了国内中药药物经济学评价的系统评价及质量评估，以分析国内中药药物经济学评价研究现状，探求其所存在的问题。研究运用计算机检索 CNKI、中文科技期刊全文数据库、万方数据库、中国生物医学文摘数据库，纳入截至 2014 年所有国内专业期刊上发表的中药药物经济学评价文献进行系统评估和质量评价。研究最终纳入文献 50 篇，从文题、年份、作者身份、经费来源、研究疾病种类、研究角度、研究设计类型、研究目标人群情况、研究目标人群来源、研究时限、成本计算、效果指标、分析技术和敏感度分析等多方面对纳入中药药物经济学文献进行资料提取，并参考《中国药物经济学评价指南》、Drummond MF 等的药物经济学 10 条标准及 Chiou CF 等的 16 条标准，在标准统一性及纳入文献主要研究项目的前提下，选择确定 12 项最相关的方法质量评价项目，对纳入研究文献进行质量评价。最终纳入 50 篇文献，研究疾病前 5 位分别为心脑血管疾病（11 篇）、呼吸系统疾病（6 篇）、生殖系统疾病（6 篇）、皮肤疾病（5 篇）和内分泌疾病（4 篇）、外伤及神经系统疾病（各 1 篇）。质量水平得分 0.74 分，文献质量偏低。有 44 篇采用成本-效果分析，占 88%；4 篇采用最小成本分析；1 篇成本效果与成本效用同时运用；1 篇同时采用成本-效果与最小成本分析。研究结果发现：①虽然近年来药物经济学研究越来越被重视，但是关于中药药物经济学方面探索相对较少，可能与基金的支持不足、研究者对药物经济学评价技术不甚了解等相关；②研究的疾病主要以慢性疾病为主，其治疗本来就需要长时间及很高的费用，但是所纳入文献其治疗时限相对较短，未能体现中药在临床疗效、复发率、治疗费用改善方面的优势；③成本测算、效果指标观察标准不一，导致文献之间的可比性较差；④药物经济学评价分析方法过于单一，绝大部分单用成本-效果分析，缺乏长时间的药物经济学分析，应酌情考虑成本-效益分析的应用，探索推广其所产生社会效益的重要意义。

第三节 案例及其解析

本节将通过具体的临床案例解析循证实践的过程和方法。每个案例首先提出临床情景，然后根据临床情景提出问题、获取证据、评价证据、应用证据，并进行证据再评价，完成一个完整的循证实践的过程。需要说明的是，所采用案例均为理解知识点和掌握方法，在实际案例基础上有所改动，并非临床完全真实案例仅供学习使用。

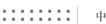

一、中药对照盐酸氟西汀治疗抑郁症的疗效及安全性评价

（一）临床案例

患者崔某，女，27 岁，初诊于 2015 年 2 月 28 日。情绪低落、兴趣索然、主动性言语及活动减少伴有睡眠障碍、记忆力下降 1 年余。患者于 2014 年离异后出现情绪低落、睡眠障碍、头部沉紧感等症状，于济南某医院精神病科诊断为"抑郁症"，口服盐酸氟西汀后症状有所缓解。就诊时症见：面部表情严肃，情绪略显低落，偶有主动性言语，回答问题反应正常但语声低微。神志清，精神差，纳可，眠差，喜俯卧，二便调。舌红苔薄黄，脉弦滑。辨证属肝气郁结、心脾两虚之证。患者及家属现欲减少百忧解用量，寻求中医帮助。

（二）问题分析

患者经西医诊断为抑郁症，根据病史可能判断为原发性抑郁；现治疗药物为盐酸氟西汀，但疗效不佳；患者及家属欲服用中药治疗。因此，循证实践的第一步所提出问题的结构解析为 P——抑郁/原发性抑郁、I——中药、C——盐酸氟西汀、O——抑郁缓解程度及安全性评价指标。

（三）循证实践过程

1. 提出问题

综合上述问题要素，现提出问题为：中药相比盐酸氟西汀能否有效缓解原发性抑郁症患者的抑郁程度？安全性如何？其中抑郁程度的评价可以参考国际通用的汉密尔顿抑郁量表（Hamilton Depression Scale，HAMD）。

2. 获取证据

循证医学评价某种干预措施疗效和安全性的一级证据来源于系统综述的研究结果，因此针对此临床问题的证据检索应该首先检索相应的系统综述。检索范围包括中文和英文的常用电子数据库，如中国知网（CNKI）、重庆维普（VIP）、中国生物文献服务系统（Sino-Med）、万方会议/学位论文数据库（Wanfang）、PubMed 以及 Cochrane 图书馆，检索时间截止到最新。检索词包含"抑郁""郁病""郁证""百合病"等与抑郁症相关的中西医词汇，同时包含"中药""草药""中成药""汤药""方剂"等与中药相关的词汇，还应限定包含"系统综述""系统评价"或"Meta 分析"。

检索获得英文发表的草药对照盐酸氟西汀治疗抑郁症的随机对照试验的系统综述一篇（Ren Y，2015）。该研究共纳入 26 个随机对照试验包含 3 694 例原发性或继发性抑郁症患者，采用 Cochrane 偏倚风险评估量表对 26 个随机对照试验进行严格评价，结果24 个纳入研究均为低质量的研究，仅两项研究为高质量研究。除 3 个研究采用单味药治疗，其余 23 个研究均采用复方，且包含汤剂、丸剂、片剂、颗粒剂、胶囊等多种剂型。中药治则均为疏肝理气解郁，但用药各不相同，按照用药频次统计发现多数处方均来自逍遥散加减。该系统综述采用了 Meta 分析的方法汇总了中药对照盐酸氟西汀在HAMD 评分及不良事件发生率上的比较结果，发现服用中药与服用盐酸氟西汀（每天20 mg 用量）对照减少原发性抑郁症患者的 HAMD 评分仅为 0.08 分，减少继发性抑郁症患者 HAMD 评分为 0.36 分，差异均无统计学意义，提示中药缓解抑郁程度的疗效与盐酸氟西汀类似；而在不良事件发生率这一安全性指标上，中药相对盐酸氟西汀能减少

69％的不良事件发生，且差异有统计学意义。

3.评价证据

当前证据显示中药在治疗抑郁症疗效上（HAMD 评分）与盐酸氟西汀相似，而不良事件发生率低。此证据来自随机对照试验的系统综述，该系统综述研究目的明确、检索策略得当、检索纳入研究方法严谨、对纳入研究评价相对客观、数据分析方法恰当、结论客观，根据系统综述方法学质量评价标准 AMSTAR 评价此研究质量较高。然而，纳入的原始研究方法学质量较低，研究间在中药用药处方及用量上均有异质性，该研究也指出，根据 GRADE 评价此证据仅为极低证据（very low evidence）。

4.使用证据

根据检索到的证据及其等级强弱评价结果，针对临床案例中患者的实际情况，可以酌情进行治疗的推荐意见。在使用证据时，应考虑该系统综述研究中纳入患者的平均年龄在 40 岁，疗前 HAMD 评分约 22 分，所针对原发性抑郁症的患者多为肝郁气滞证型，其推荐的干预措施所显示的疗效大小可能与本案例患者有所出入。因此，应针对该患者自身的特点及辨证进行施治。同时，还应考虑患者的意见和医生的经验。

结合循证医学当前"最佳证据"、患者的意愿和医生的经验，为此案例患者开具处方，在逍遥散基础上加减，总体治则为健脾疏肝，理气解郁。建议在精神科医生指导下减少渐盐酸氟西汀用量至停用，并嘱定期随访，辨证调方。

5.证据后效评价

此例患者服用中药 1 个月后停用盐酸氟西汀，再复诊调方服用中药 3 个月余病情持续好转，现已改用中成药巩固疗效。期间未见严重不良事件，也采用了心理疏导等其他辅助干预，不排除多种干预形式共同起效。此案例显示中药在缓解抑郁症患者抑郁程度上有一定疗效，且不良事件发生率低，建议临床上可采用辨证中药治疗类似案例。

二、拔罐治疗带状疱疹疗效及安全性评价

（一）临床情景

孙某，女，40 岁，教师。主诉：右侧腰部疱疹，疼痛 2 周局部皮肤麻木 1 周。现病史：患者自述 2 周前无明显诱因出现右侧腰部掣痛，夜间为甚，次日疼痛部位出现成簇疱疹，痛如火燎，在当地卫生室作"带状疱疹"给予口服和外用药物治疗，2 周以来曾口服中药，腰部疱疹有所消退，一周以来局部皮肤时有发热，时有掣痛，时有麻木不仁等感觉，外用膏剂未见明显疗效，于今天来院求治，本院以"带状疱疹"收治。既往史：既往无特殊病史。

入院查体：体温 36.6℃，心律 70 次/min，呼吸 20 次/min，血压120/80 mmHg。神志清楚，双肺呼吸音清晰，未闻及干湿啰音，心律齐，未闻及杂音。腹部平软，无压痛及反跳痛，肝脾肋下未及，双肾区无明显叩击痛，右侧腰部有成簇疱疹，有结痂，局部皮肤色素沉着。

辅助检查结果：无。

临床诊断：带状疱疹。

（二）问题分析

患者经西医诊断为带状疱疹；现治疗手段药物为口服和外用药物（一般常用药物为阿

昔洛韦等抗病毒药物），但疗效不佳；患者欲尝试中医药治疗，而常用中医药以非药物疗法的刺络拔罐最为常见。因此，循证实践的第一步所提出问题的结构解析为 P——带状疱疹、I——刺络拔罐、C——阿昔洛韦等西药、O——带状疱疹皮损及疼痛改善情况。

（三）循证实践过程

1. 提出问题

刺络拔罐治疗带状疱疹疗效和安全性如何？

2. 获取证据

检索词包括"刺络拔罐""点刺""三棱针""梅花针"等与干预措施相关的词汇，以及"带状疱疹""蛇串疮"等与疾病相关的词汇。检索数据库包括 CNKI、VIP、万方、Sino-Med、PubMed，检索时间截止到最新。首先检索的也是"系统综述""系统评价""荟萃分析"等二次研究的证据。

经检索，Cochrane 图书馆中无关于刺络拔罐治疗带状疱疹的系统综述，但检索到非 Cochrane 系统综述 1 篇，在 CENTRAL 数据库中检索到随机对照试验 4 篇，均为中文发表的研究。PubMed 中发现 5 篇相关文章，2 篇为发表于中文期刊的随机对照试验研究，余下 3 篇均为拔罐疗法系统综述研究，其中 1 篇直接相关的系统综述研究与在 Cochrane 图书馆中检索到的为同一篇文献。在 VIP 和 CNKI 中无直接相关的系统综述研究。

3. 评价证据

仅检索到 1 篇系统综述（Cao HJ，2010），纳入的研究包括所有以刺络拔罐为主要干预措施治疗带状疱疹及其后遗神经痛的随机对照试验，对照组治疗方法可以为不治疗、安慰剂治疗或基础药物治疗。结局测量指标包括疼痛减轻程度、病程缩短程度、治愈率及后遗神经痛发生率。该综述的结果和结论对本例的临床决策有一定的指导意义。

该研究检索了 3 个中文数据库和 2 个英文数据库，检索策略恰当，但检索时间截止到 2009 年 4 月，距今时间较长，结论可能需要进行更新。从方法上看，该研究筛选文献、提取资料、严格评价及资料分析的步骤适宜，方法学质量较好，按照系统综述研究的质量评价方法，认为该研究的结果较为可信。然而，研究仅纳入了 8 项随机对照试验（651 个受试对象），结果的统计学把握度可能受样本量的影响。

4. 使用证据

已检索到的系统综述的研究结果显示，刺络拔罐与药物对比能更有效地治愈带状疱疹的皮损（拔罐组治愈率是药物组的 2.5 倍）、减少（6%）后遗神经痛的发生率，而刺络拔罐结合其他某疗法也似乎更优于单纯运用该疗法（治愈率为对照组的 1.93 倍）。当然，这样的结果可能由于纳入研究的样本量小、方法学质量不高等原因而过高估计了刺络拔罐疗法的疗效。

根据以上研究结果，目前仅有带状疱疹患者可以使用刺络拔罐治疗低质量的证据，且证据的适用时限为数年前，无更新的二次研究的证据。同时，纳入的原始研究中刺络拔罐的针具与选穴方法各不相同，并不能直接给出统一的临床操作规范建议，但结果显示出的疗效显著，建议针对本例患者应用本证据时，可结合医生的经验和患者对刺络拔罐方法治疗的意愿酌情考虑。

（北京中医药大学　曹卉娟）

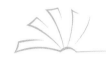 第十七章 系统综述的种类与方法

第一节 系统综述与 Meta 分析的定义与特点

一、概念

系统综述（systematic review，SR）是指就一个特定的题目（病种或疗法），收集所能够收集到的研究（包括所有语种的），整合起来进行全面和客观的分析，从而得出这种疗法究竟是否有效的综合结论。很多研究者误认为 Meta 分析就是 SR，事实上 Meta 分析是定量的 SR，是采用统计学方法对两个或以上的研究资料进行综合的过程，用于治疗试验、诊断性试验和流行病学研究资料的 SR，与之相应的是未运用或不适合运用 Meta 分析的定性描述为主的 SR。

SR 可用于对干预措施的评价（估计预防、治疗、康复的效果和风险），或者为诊断性试验提供更为可靠的精确性计算，也可以为流行病学提供更为可靠的病因或危险因素的估计。临床上应用较多的是随机对照临床试验（RCT）的 SR，其在合并同质性、分析异质性、消除偏倚、便于卫生工作者不断更新知识、开展新的研究等方面存在显著的优势。RCT 同样也存在自身的局限性，如其自身质量受纳入原始研究质量的影响较大，由于发表偏倚造成的对真实结果的高估以及由于纳入原始研究异质性而造成的对 Meta 分析的误用等。

国际 Cochrane 协作网制作的 SR 是国际公认的高质量的系统综述（2021 年影响因子为 9.27 分）。Cochrane 的协作评价组可提供方法学上的帮助和指导，Cochrane 进行的 SR 涉及题目注册、研究方案撰写经同行专家评审、完成系统综述评审后发表、发表后随着新的临床试验出现而更新等步骤。本篇第十五章所介绍的 RevMan 软件当前可应用的最新版本是 RevMan5.4，可用于制作和保存研究方案（protocols）和全文、进行资料分析或提交完成的 SR 在 Cochrane 系统综述数据库发表。

二、基本步骤

1. 提出问题

SR 的问题同样包含 4 个关键要素：何种患者（P）、何种干预措施（I）、何种对照类型（C）、何种判断疗效的指标（O），同时在这一阶段要确定所纳入的原始研究类型（Study type，S），一般在评价干预措施疗效时纳入 RCT。

2. 制订研究方案

SR 的研究方案是围绕研究问题和研究目的而制定的具体的研究实施方法，制定并

注册方案是高质量 SR 研究的重要条件。方案的内容包含研究问题、研究目的、纳入研究的标准、检索策略及具体的选择、评价、分析数据的方法，还包括团队构成、预期完成时间、利益相关冲突、资助来源等其他问题的考虑。方案可以注册（如 PROSPERO 网站），也可以发表（如 Systematic Reviews、BMJOpen 等期刊均可发表 SR 的方案）。

3. 检索、收集符合纳入标准的 RCT

对试验收集要求尽可能地全面，包括发表文献和未发表文献、中文文献及外文文献，避免发表性偏倚和选择性偏倚等影响因素。筛选文献需严格按照既定的纳入标准执行，一般要求两名以上研究者独立选择纳入研究后核对结果。

4. 资料提取

在制订方案阶段就可以设计资料提取表来提取资料，若在提取资料过程中，缺乏所需要的数据，应与原作者联系以补充完善；同时为保证质量，提取资料也应由至少两个人独立完成后交叉核对。

5. 严格评价

采用客观统一的标准或工具对纳入研究的质量进行评价，对 RCT 的方法学质量评价一般采用本篇第十五章介绍的 ROB 工具，对报告质量进行评价一般采用 CONSORT 声明的清单核对。

6. 资料分析

SR 的资料分析包括数据合并、亚组分析、敏感性分析和发表偏倚的分析等。常用的进行 Meta 分析的软件除了之前介绍的 RevMan 软件以外，Stata 软件、R 软件、SAS 软件等常用的统计分析软件均可实现这一功能。如果纳入研究的数据不满足 Meta 分析的条件（如异质性较大），也可以进行定性分析、即对资料的描述性综合。

7. 对结果的解释

对 Meta 分析等二次分析的结果进行解释，要结合严格评价的结果，考虑证据的强度（GRADE 分级）、结果的可应用性、临床实践的现状，以及干预措施利弊和费用的权衡。

8. SR 的改进与更新

Cochrane 协作网上所发表的 SR，会随着新的 RCT 的产生而定期进行更新，以确保其所能体现的证据是"当前最佳"证据。

三、特点及优势

系统综述也属于综述的一种，是回顾性、观察性的研究和评价，但是相对于传统综述，SR 的实施过程更为科学严谨，表 17 - 1 对比了传统综述与 SR 的区别。

表 17 - 1　传统综述与系统综述的区别

对比项目	传统综述	系统综述
研究团队	作者数量少且作者专业方向较为单一。	作者团队一般包括方法学家、统计学家、临床专家，甚至包括患者和卫生政策决策者。

续表

对比项目	传统综述	系统综述
文献证据的检索	缺乏统一的检索方法，不能全面、广泛地收集有关文献；作者对将要阐明的观点有一定倾向性意见，收集文献时常常会选择与自己观点一致的文献。	针对某一具体临床问题进行全面、系统的文献收集（包括已发表的和未发表的文献）。
文献质量的评价	没有严格的统一标准，没有对纳入研究的真实性、可靠性进行科学的评价。	对符合纳入标准的研究进行严格的质量评价。
数据分析	不论文献质量的好坏、样本含量的大小、设计方法的论证强度，都一视同仁陈述其观点和结论，以定性方式进行总结。	采用 Meta 分析的方法汇总来自各个单个研究的效应值，得出综合结论；所采用的方法严谨、合理，相当于增大了样本含量，减少了传统综述的偏倚，获得的结论比较客观，结果具有可重复性。
结论	从有偏倚的文献基础上得出的结论，常常是不完整的，有时甚至是错误的。	基于全面证据和严格评价的结果得出的结论，能呈现针对某临床问题的当前最佳临床研究证据。
更新	没有更新。	根据最新研究进展定时更新结果和结论。

第二节　系统综述的类型与实施要点

一、系统综述的类型

（一）按纳入的原始研究类型分类

1. 疗效评价的 SR

主要研究某疗法治疗某疾病、症状、人群的效果，纳入的原始研究主要以随机对照试验为主，研究问题要素包含 PICO。

2. 病因、危险因素研究的 SR

主要研究某暴露因素（Exposure，E）与所关注疾病或结局指标的关系，纳入的原始研究可能是随机对照试验，但往往以队列研究、病例对照研究等观察性研究为主，研究问题要素包含 PECO。

3. 诊断试验的 SR

主要对已发表的诊断试验进行评价，实施基本步骤与前两种 SR 一致，在 Cochrane 中有专门的模块针对此类 SR。

4. 预后研究的 SR

预后研究是对疾病发生后发展为各种不同结局的预测，针对预后研究进行的汇总评价和分析，则为预后研究的 SR。

5. 定性研究的 SR

以上 4 种系统综述基本都可以归为定量研究（quantitative research）的 SR，因为纳入的原始研究都是定量研究，可以进行 Meta 分析这种定量的数据综合分析。定性研究（qualitative research）是一种通过观察法、个人访谈、焦点组访谈以及参与性研究等方法，或是通过分析文字或影音记录资料等方法获取资料，从研究对象的角度了解和解释如行为、观点、态度和经验等现象。定性研究的 SR 则是对同一主题的定性研究开展的二次分析，它的实施流程与定量研究的系统综述相似，同样包含了收集、分析、评价的步骤，但是具体采用的工具不同，其研究问题要素包含研究对象（Sample）、研究内容（Phenomenon of Interest）、研究设计（Design）、评价内容（Evaluation）和研究类型（Research Type）——SPIDER。

（二）按 Meta 分析类型分类

1. 成对 Meta 分析（pairwise Meta-analysis）

仅用直接证据来评定某一特定治疗比较（如治疗 A 比治疗 B）的 Meta 分析称为成对 Meta 分析。包括数据的收集、数据的汇总分析，以及对数据结果的解释。

2. 单个病例数据 Meta 分析（individual patient data Meta analysis，IPDMA）

IPD 的 Meta 分析指的是收集相关主题下每个纳入研究的全部个体病例数据，并对其进行汇总分析的 SR 研究。因其数据质量较高、开展各种分析（亚组等）的可能性比较高，被认为是系统综述中的"金标准"。

3. 累积性 Meta 分析

累积性 Meta 分析是把研究作为一个连续的整体，将各个纳入的研究按照一定的次序（如发表时间），顺序地累加在一起，进行多次 Meta 分析。另外如果有新的试验结果发表后，就可以进行一次新的 Meta 分析。

4. 网状 Meta 分析（network Meta-analysis，NMA）

将传统的直接比较和间接比较（没有治疗 A 直接对比治疗 B 的研究数据，需要借助治疗 A 对比治疗 C 和治疗 B 对比治疗 C 的结果间接比较 A 和 B）同时合并起来进行 Meta 分析，强调在同一条件下比较多种干预措施。由于比较结果的 Meta 分析示意图中不同干预措施每 3 个之间可以形成一个闭环，多个干预措施的闭环可以形成一个网状的图形，故而称为网状 Meta 分析。

（三）按研究目的分类

1. 系统综述（systematic review）

常规的 SR，即就一个特定的题目，收集所能够收集到的研究，整合起来进行全面和客观的分析，从而得出这种疗法究竟是否有效的综合结论。

2. 伞状综述（umbrella review）

收集同一主题下所有已发表的综述进行高水平的汇总分析，通常用来比较不同干预措施之间的疗效，又称系统评价的再评价。

3. 划界综述（scoping review）

针对某一话题，通过系统检索、筛选和整合现有证据，以确认主要的概念、理论、相关资源，以及当前该领域研究中的差距，为下一步研究提供建议。

4. 快速综述（rapid review）

快速综述也是一种知识整合的形式，通过精简或省略特定方法以加速进行常规 SR 的过程，从而高效利用资源，并为利益相关者提供证据。

5. 系统评价的再评价（overview of systematic review）

全面收集同一疾病或同一健康问题的病因、诊断、治疗和预后等方面的相关 SR 进行再评价的一种综合研究方法，其过程与经典 SR 相似，区别在于 Overview 纳入的原始研究均为 SR 而不是 RCT。

（四）按研究方向分类

1. 回顾性 Meta 分析

常见的 SR 大多是回顾性的，即对已经发表的或已经完成的研究进行收集整理、做出综合性描述。其分析和评价的结果受到所纳入的原始研究质量和数量的影响，其回顾性本身可能导致一定的偏倚和误差。

2. 前瞻性 Meta 分析（prospective Meta-analysis，PMA）

PMA 是指在所研究主题的纳入研究 RCT 的结果尚未出来之前，先进行系统检索、评价和制定纳入及排除标准的一种 Meta 分析。因 PMA 是在研究开始之前或者进行中就制订好了计划，可以避免各研究间出现较大的差异，同时具有 IPDMA 的优点。

二、系统综述实施要点

（一）研究方案的注册

SR 方案注册平台的流程相似（如 PROSPERO），包括申请注册、获得注册账号、填写方案注册信息、审核合格、完成注册 5 个步骤。在填写注册信息这一步，需要填写的条目有 40 条，包括方案基本信息（题目、联系人、联系方式、机构单位、合作者、基金资助情况及利益冲突）、时间进度安排（预期开始日期、预期完成日期、注册时进度）、方案具体信息（研究问题、检索策略、检索来源、研究背景、受试对象、干预措施/暴露、对照措施、纳入研究设计类型、主次要结局指标、资料提取方法、偏倚风险评估、资料分析方法、其他分析方法等）以及其他注册信息（语种、国家、参考文献、传播计划等）。因此，在方案注册时研究者应该已经明确了系统评价研究的整体设计和方法，方案确定以后不能随意修改，切忌按照文献检索的结果修改或重新制定研究的纳入标准和分析方法。在发表研究结果时，也应该标注方案注册的号码或发表的情况。

虽然 SR 方案注册还未像临床试验方案注册一样规范化，但是很多期刊已经要求投稿作者提供方案注册的信息，PRISMA 中也已经建议 SR 研究报告方案注册的情况。SR 方案的注册，势必会成为规范 SR 研究的必要策略，也能够为 SR 研究质量的提升和把控奠定基础。

（二）系统综述中图表的设计与报告

系统综述中常用的图包括纳入研究的流程图、偏倚风险评估示意图、主要结局指标的 Meta 分析森林图，以及发表偏倚检测的倒漏斗图；常用的表格包括纳入/排除研究特征表、纳入研究方法学/报告质量评价量表、单个及汇总的效应评估汇总表、不良事件汇总表等。

1. 纳入研究的流程图

根据 PRISMA 中流程图的模板，SR 在结果部分应该首先报告检索、筛选、纳入文献的流程，使得每一步研究数量的变化及变化的原因都能在图中阐明。需要强调的是，PRISMA 的流程图模板并没有将不同检索来源检索得到的文献数量分别报告，这可以根据研究实际情况调整流程图的样式；另外，无论筛选文献的过程有几步，最好交代清楚每一步筛除文献的数量和排除研究的原因（图 17-1）。

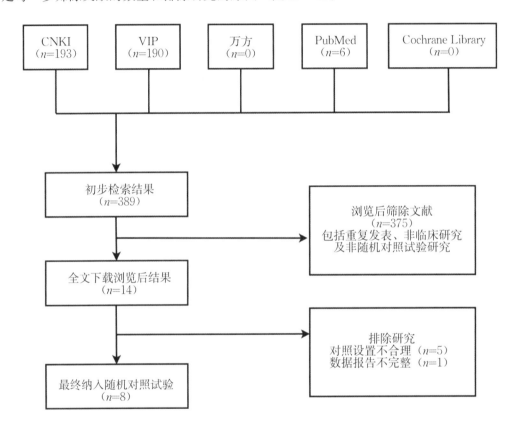

图 17-1 纳入研究的流程图范例

2. 纳入研究的偏倚风险评估示意图

RevMan 软件自动生成的偏倚风险评估示意图有 2 种：一种是列举单个研究逐项评估偏倚风险的结果；另一种是每一项偏倚风险所有纳入研究的评估结果（图 17-2），红（图中黑色）、黄（图中浅灰色）、绿（图中深灰色）3 种颜色分别代表高程度偏倚风险、不确定偏倚风险和低程度偏倚风险。偏倚风险的评估应该有合理的依据，并将该依据在系统综述报告中阐释清楚，当文字说明能够清晰明确表达出纳入研究的方法学质量评估特点时，可以不额外提供该图。

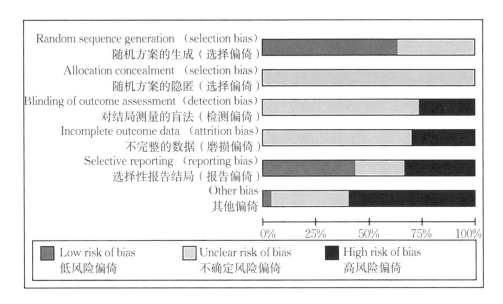

图 17 - 2　纳入研究的偏倚风险评估中文翻译示意图

3. 主要结局指标的 Meta 分析森林图

并不是所有的 Meta 分析森林图都需要在最终发表的文章中罗列，因为所有主次要结局的单个研究或汇总的效应值（包括 95% 可信区间）都可以总结在表格中，如有必要，主要结局指标汇总的效应值的 Meta 分析森林图可以附在文中（图 17 - 3），辅助文字及表格用以直观表明效应值的方向和 95% 可信区间的大小。

Study or Subgroup 试验或 亚组名称	Experimental 试验组 Events 发生事件例数	Total 总例数	Control 对照组 Events 事件例数	Total 总例数	Weight 权重	Risk Ratio 相对危险度 M-H, Fixed, 95% CI M-H，固定效应，95%可信区间	Risk Ratio 相对危险度 M-H, Fixed, 95% CI M-H，固定效应，95%可信区间
Huang 2008	48	56	36	57	10.3%	1.36 [1.08, 1.70]	
Li 2009	29	32	23	30	6.8%	1.18 [0.94, 1.48]	
Liu 2009	17	20	10	16	3.2%	1.36 [0.89, 2.07]	
Tian 2008	55	60	47	60	13.5%	1.17 [1.00, 1.36]	
Wang 2010	46	50	44	50	12.7%	1.05 [0.92, 1.19]	
Wu 2009	58	62	49	60	14.3%	1.15 [1.00, 1.31]	
Xiong 2009	33	36	24	36	6.9%	1.38 [1.07, 1.77]	
Xu 2008	42	46	32	39	10.0%	1.11 [0.94, 1.32]	
Xu 2009	26	30	19	30	5.5%	1.37 [1.01, 1.86]	
Zhang 2010	51	56	40	49	12.3%	1.12 [0.95, 1.30]	
Zhao 2010	23	25	16	25	4.6%	1.44 [1.05, 1.97]	
Total (95% CI) 总效应（95%可信区间）		473		452	100.0%	1.20 [1.13, 1.28]	
Total events 发生事件总例数	428		340				

Heterogeneity: Chi² = 11.08, df = 10 (P = 0.35); I² = 10%
异质性检验
Test for overall effect: Z = 6.01 (P < 0.00001)
总效应值检验结果

图 17 - 3　Meta 分析效应值汇总森林图中文翻译示意图

需要注意是，Meta 分析的方法及森林图的运用要合理。目前中文发表的 SR 中常见的森林图的误用包括弄反效应值的方向、合并有明显异质性的研究等。研究者需要正确地掌握 Meta 分析的合并方法，才能制作、应用正确的森林图并给予合理的结果解读。

4. 倒漏斗图

如果同一效应指标 Meta 分析中纳入研究的数量＞10 个，则有必要引入倒漏斗图的结果（图 17-4）来分析研究中潜在的发表偏倚。如果一个 Meta 分析中纳入研究的数量不足 10 个，建议不进行倒漏斗图分析，因为研究数量过少则无法正确地进行图形的解读，也不能正确地反映实际的情况。

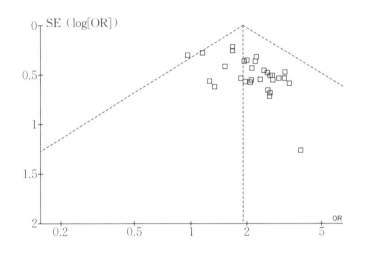

图 17-4　系统综述中倒漏斗图示意图

5. 纳入研究特征表

纳入研究特征表是 SR 中十分必要且往往占用篇幅比较大的表格，其目的是简单扼要而又重点突出地对纳入研究的临床实施要素进行总结，使得读者对纳入研究的实施情况有全面而直观地了解，更好地有助于对结果的解读和分析。特征表的格式并没有固定和统一的模板，可以针对不同研究的特点设计。一般来说，为避免表格过大，表格中涉及的条目都是十分必要的信息，除了最左侧的序列号用以辨识研究以外，可以针对纳入研究的 PICOS 要素来设计提取资料表格（表 17-2）。

表 17-2　纳入研究特征表表头设计范例

研究序号	研究类型	诊断标准	纳入研究样本量（男/女）		受试对象年龄（岁±标准差）		受试对象病程（年±标准差）		干预措施及对照		结局指标
			干预组	对照组	干预组	对照组	干预组	对照组	干预组	对照组	

6. 效应评估总结表

在 SR 的结果部分应该首先报告每个纳入研究主要结局指标的效应值（大小及方向性），然后报告可以进行汇总分析的研究的 Meta 分析结果。这部分结果可以用文字描述的方法进行报告，也可以用表格的形式进行报告。如果对于单个或汇总的效应值及其可信区间的报告采用表格的形式，则需要明确报告所使用的统计方法、Meta 分析所使用的模式（固定效应模型还是随机效应模型）和异质性检验的结果（表 17-3）。

表 17－3　纳入研究的干预措施疗效评估部分表格示意范例图

研究	干预措施与对照	疗效评估（Risk ratio, [95%可信区间]）	P
治愈率（治愈：红疹完全消退，无后遗神经痛）			
刺络拔罐结合其他疗法与其他疗法单纯运用对比			
郭 2006	刺络拔罐结合阿昔洛韦、维生素 B_1、维生素 B_{12} 与阿昔洛韦、维生素 B_1、维生素 B_{12} 对比	1.48 [1.05，2.09]	
刘 2003	刺络拔罐结合阿昔洛韦、维生素 B_1、维生素 B_{12} 与阿昔洛韦软膏 与阿昔洛韦、维生素 B_1、维生素 B_{12} 及阿昔洛韦软膏对比	3.83 [2.07，7.06]	
龙 2003	刺络拔罐结合紫外线照射与紫外线照射对比	1.30 [1.06，1.59]	
徐 2004	刺络拔罐结合阿昔洛韦软膏及阿昔洛韦加葡萄糖静脉滴注 与阿昔洛韦软膏及阿昔洛韦加葡萄糖静脉滴注对比	1.35 [0.93，1.97]	
张 2008	刺络拔罐及耳尖放血结合围刺及阿昔洛韦与围刺及阿昔洛韦对比 Meta 分析（$F=55\%$，random model）	4.17 [1.92，9.05] 1.93 [1.23，3.04]	0.005

7. 主要结局效应值的总结表（Summary of finding table，SOF）

为了保证 SR 主要结果的重要信息得以最佳展示，也为了保证同主题的 SR 间的一致性和实用性，SR 研究建议报告标准化格式的 SOF 表格。标准化的 SOF 表包含的内容有：重要的结局指标、结局指标的测量结果、绝对效应尺度和相对效应尺度、每个结局指标参与评价的研究数和受试者人数、每个结局指标的证据质量评价、作者注释的内容（表 17－4）。

表 17－4　系统综述中 SOF 表格的中文翻译范例

[Herbal medicine] compared with [no other treatment] for [women with in vitro fertilization]
中药辅助人工授精
Patient or population：[women]with[inferility]
患者或受试人群：不孕妇女
Settings：[Department of gynecology]
观察场所：妇产科
Intervention：[herbal medicine combined with in vitro fertilization]
干预措施：中药结合人工授精(试管婴儿)
Comparison：[in vitro fertilization]
对照措施：人工授精(试管婴儿)

续表

Outcomes 结局指标	llustrative comparative risks* （95％CI）对危险度对照结果的解释（95％可信区间）		Relative effect （95％CI） 相对效应值 （95％可信区间）	No of Participants （studies） 受试对象例数 （研究例数）	Quality of the evidence （GRADE） 证据质量 （GRADE 评价）	Comments 批注
	Assumed risk 假定危险度 ［control］ 对照组	Corresponding risk 对应危险度 ［herbal medicine］ 中药组				
Clinical pregnancy rate 临床妊娠率	［372］per 1 000 例 中有 372 例	［519］per 1 000 （［472］to［558］）	OR［1.89］ （［1.62］to ［2.20］）	2934(30)	⊕⊕⊕⊖ moderate 中等强度	
Live birth rate 活产率	［370］per 1 000 例 中有 370 例	［510］per 1 000 （［338］to［952］）	OR［1.97］ （［1.03］to ［3.78］）	421(2)	⊕⊕⊖⊖ low 低强度	
Ongoing pregnancy rate 生化妊娠率	［381］per 1 000 例 中有 381 例	［531］per 1 000 （［446］to ［644］）	OR［1.97］ （［1.39］to ［2.81］）	542(6)	⊕⊕⊖⊖ low 低强度	

" * "The corresponding risk (and its 95％ confidence interval) is based on the assumed risk in the comparison group and the relative effect of herbal medicine (and its 95％ CI).

CI：Confidence interval；OR：Odds Ratio.

对应危险度（及其 95％可信区间）是基于对照组数据的假定危险度和中药与之对应的相对效应值（和 95％可信区间）产生的。

CI：可信区间；OR：比值比

GRADE Working Group grades of evidence：

High quality：Further research is very unlikely to change our confidence in the estimate of effect.

Moderate quality：Further research is likely to have an important impact on our confidence in the estimate of effect and may change the estimate.

Low quality：Further research is very likely to have an important impact on our confidence in the estimate of effect and is likely to change the estimate.

Very low quality：We are very uncertain about the estimate.

GRADE 工作组对证据等级的划分依据：

高质量：更多的研究基本上不可能改变治疗效果的信度。

中等质量：更多的研究有可能对疗效的信度产生影响，并可能改变疗效的估计。

低质量：更多的研究极有可能对疗效的信度产生影响，并改变疗效的估计。

极低质量：对疗效的估计存在极大的不确定性。

三、已发表的系统综述研究常见的问题

（一）选题与立意并未遵循"不确定性原则"

很多研究者在研究伊始已经对研究结果带有明显的倾向性，使得研究过程中各个环节都带有主观倾向，造成选择性偏倚、实施偏倚、报告偏倚，下结论时也未能结合严格评价的结果。因此，很多研究结论较为主观，并不是由结果直接推论得到的，或者夸大结果中"阳性"的成分。

（二）系统综述方案的缺失

方案的制定和注册就是为了保证研究的实施严格按照预先设定的方法执行，不会受人为因素的干扰，也尽可能减少实施偏倚，提高研究结果的可靠性。然而，大部分国内发表的 SR 都缺少预先设定的方案，有可能造成研究者在实施过程中任意修改研究方案，甚至导致研究目的随着研究方案的修改而变化。这些都会影响研究结果的真实性。

（三）系统综述实施过程中方法运用不当

对 SR 的方法学质量评价可以参照 AMSTAR-Ⅱ评价标准，标准中"Meta 分析方法是否正确"是国内报告的系统综述研究常见的问题，尤其是 Meta 分析的前提条件往往容易被忽视。进行数据合并，需要各研究间有较高的同质性。异质性可能的来源包括临床异质性、方法学异质性和统计学异质性。临床异质性需要从 PICO 几个方面来考虑，只有各因素尽可能一致地研究才能合并。方法学异质性大小可以参考研究方法学质量评价的结果。统计学异质性可以通过 χ^2 检验或者 I^2 检验的结果判断，一般认为卡方检验 P 值>0.1，或者 I^2 值$<75\%$ 是进行 Meta 分析的基本条件。当然，研究间存在异质性也是有多种结局途径的，例如分析异质性来源、进行亚组分析或者敏感性分析、考虑随机效应模型进行 Meta 分析或者忽略异质性，需要根据实际情况具体判断。

（四）系统综述报告不规范

国际上对 SR 报告的格式，遵循 PRISMA 的要求（详见本章第三节）。受国内期刊发表篇幅的限制，大部分国内发表的 SR 研究报告篇幅都不长，不能详尽说明研究的具体方法，也无法详尽分析研究结果。然而，不详尽的研究报告无法充分反映研究质量和实施细节，也就无法判断研究结果的真实性。除了方法学和结果部分，国内系统综述报告中背景和讨论部分的内容也存在很多问题。背景部分过于简单，未交代清楚立题依据和意义；讨论部分重复结果，未能探讨研究的局限性和证据的强度，也未能把统计结果转化为实际临床意义进行说明，使得 SR 研究未能与临床实际相结合，失去了研究本身的意义。

综上所述，SR 的实施需要遵循相应的规范，避免可能的偏倚的发生，尽量得到真实的高质量的证据，为临床实践提供依据。

第三节 系统综述的撰写与实例

一、系统综述的报告规范

在第一节中，我们已经简单介绍了 SR 的步骤，在最后阶段要撰写研究报告，现将报告格式构成作简单介绍。报告格式如下。

1. 标题

提示性标题，即包含重要信息，体现评价的目的。如"针灸治疗失眠的疗效：随机对照试验的系统综述"，就包含了 P 和 I 两个重要因素以及纳入的研究类型。如果问题中的 C 和 O 也有明确的界定，那么在题目中也应该有所体现，如"中药辅助化疗对乳腺癌患者生活质量的改善：随机对照试验的系统综述"。

2. 结构式摘要

Cochrane 系统综述全文报告的摘要最多可达 1 000 字，因为大多数读者很可能在阅读一篇文献的时候首选摘要，甚至只阅读摘要，因此 SR 的摘要就要求尽可能使用非技术性语言结构式地介绍背景、目的、方法、结果和结论。其中，方法部分要交代资料来源、研究选择、研究质量评价和资料提取。结果部分要交代资料定性或定量综合的主要结果和发现，如果使用了 Meta 分析，则应给出主要结局的效应及其可信区间。非 Cochrane 的 SR 可能会受到发表期刊版面的限制，摘要字数一般限定在 250~450 字，就要求用简洁凝练的语言清晰地报告上述内容。

3. 正文

（1）背景信息：即立论依据。一般包括对所研究疾病的流行病学特征概括、诊断及主要症状表现的描述，对现有干预手段及局限性的分析，对目标干预治疗本病的可能机制以及既往研究基础等。

（2）研究目的：即评价所要回答的问题。

（3）研究方法：包括检索策略和检索过程、纳入及排除标准、原始研究相关性和真实性评价的方法、资料提取及综合的方法，以及研究间异质性的调查、亚组分析和敏感性分析的设计。方法部分应提供足够的信息使其达到可被重复。如果该研究的方案提前注册过，也应该在方法部分的一开始提供注册平台的网址及注册序列号。

（4）研究结果：首先是文献检索和筛选的结果，采用流程图的形式说明。然后是纳入和排除研究的特征，尤其是纳入研究的特征分析除了文字描述还可辅以表格呈现，对研究的 PICO 的细节进行分析。纳入研究的方法学质量评价结果，一般会给出 ROB 的汇总分析图，并对其中特殊的情况加以分析。最后是统计分析的结果，指得到的发现、结果的论证强度及敏感性分析。效应的估计值及其可信区间用表或 Meta 分析图表示。

（5）讨论：首先对主要发现做陈述，然后对结果意义进行分析（包括纳入评价的质量、总效应方向和大小及结果的应用性），继而对该综述的优缺点进行分析，最后提出该 SR 的实际意义和对未来研究的提示。

（6）结论：同摘要一样，结论也是读者较关注的部分，因此应当用词清楚，切忌作主观的推论，应当根据证据强度作相应的推论。

4. 致谢

一个完整的 SR 需要一个成熟的小组各成员共同完成，单一作者是不可能胜任完成一个高质量的 SR 的。一般来说，为 SR 寻求资助、收集资料或对其作一般性的监督管理，不作为著作权的贡献范畴，但对做出相应贡献的人员应当致谢。致谢需征得当事人的同意。

5. 利益冲突声明

利益冲突是涉及主要利益（即患者福利或研究真实性等专业评价）受到第二种利益（如经济利益）的不正当影响的情况。评价者应当诚实陈述自己的判断是否会有其他因素的影响。

6. 参考文献

参考文献包括背景、讨论部分引用的文献，以及纳入研究及排除研究的题录。

7. 附录

附录用于在正文中不能出现的细节，如纳入研究的原始资料、附表或附图等。

二、研究实例

在 SR 撰写时应参考本篇第十五章中提到的 PRISMA——系统综述优先报告的条目。本例为 2017 年发表在《中医杂志》的一篇系统综述研究，此处略去文中的参考文献、并对文章有一定程度的删减。

（一）题目

中药注射液辅助治疗前列腺癌随机对照试验的系统综述。

（二）摘要

目的：系统评价中药注射液辅助治疗前列腺癌的临床疗效及安全性。

方法：检索 6 个中英文数据库以及美国临床试验注册系统。检索时间从建库至 2016 年 1 月 31 日，符合文献采用 RevMan 5.3 软件进行分析。

结果：最终纳入 14 项随机对照研究共计 804 例患者。根据 Cochrane 偏倚风险评估，除 2 篇文献质量较高外其余研究均质量较低。分析结果显示：①生活质量。苦参注射液联合化疗或内分泌治疗对生活质量的改善均优于对照组（MD＝9.53，95％CI [5.21，13.85]）、（MD＝6.75，95％CI [−2.20，11.30]）。②不良事件。参芪扶正注射液联合化疗在化疗毒性反应各项分级中发生不良事件人数较单纯化疗组少，而苦参注射液在白细胞减少方面作用明显。③PSA/FPSA 水平。3 项鸦胆子注射液联合内分泌治疗对照单纯内分泌治疗的研究显示治疗组 PSA 水平较对照组改善明显（MD＝−9.29，95％CI [−11.63，−6.95]）、（MD＝−2.52，95％CI [−4.30，−0.74]）、（MD＝−11.29，95％CI [−13.21，−9.37]。肿节风注射液联合内分泌治疗对照单纯内分泌治疗 3 月 PSA 水平无变化，而观察 9 个月、15 个月显示两组差异具有统计学意义（MD＝−1.22，95％CI [−1.58，−0.86]）、（MD＝−5.21，95％CI [−5.49，−4.93]）。治疗 3 个月、9 个月、15 个月，FPSA 水平均较对照组改善明显。④卡式评分。中药注射液联合内分泌治疗对体能状态改善率是对照组的 1.77 倍（RR＝1.77，95％CI [1.34，2.35]，4 项研究）。⑤国际前列腺症状评分。艾迪注射液联合内分泌对照单纯内分泌治疗国际前列腺症状评分有所改善（MD＝−2.2，95％CI [−3.41，−0.99]）。⑥前列腺体积。参芪扶正注射液联合内分泌治疗对前列腺体积改善较对照组明显（MD＝−5.73，95％CI [−7.44，−4.02]，2 项研究）。

结论：现有证据尚不能得出中药注射液辅助治疗是否具有改善前列腺癌患者生活质量、PSA 水平、卡氏评分、国际前列腺症状评分、血清睾酮、前列腺体积水平，降低化疗后毒副作用等作用的确切结论，有待于开展高质量的研究加以证实。

（三）正文

1. 研究背景

前列腺癌是中老年男性常见的恶性肿瘤。美国癌症学会最新统计结果显示，前列腺癌发病率已跃居美国男性恶性肿瘤第一位。2016 年预计前列腺癌发病率占全部肿瘤患者的 21％，死亡率占致死率的 8％，仅次于肺癌。近年来，我国前列腺癌的发病率也明显升高。据统计，2005—2011 年，我国前列腺癌发病率年度百分比增加 4.7％，死亡率也成为明显上升的四大癌症之一。迅速增长的前列腺癌患病率和死亡率给男性身心健康带来了严重不良影响，也给社会造成巨大的经济负担。

目前，西医治疗前列腺癌的技术不断完善，但由于前列腺癌发病缓慢、病程较长，手术根治术常给患者带来心理和生理的双重创伤，放、化疗药物的副作用严重影响患者的生存质量，对此现代医学尚无良好的解决方法。传统中医药作为一种辅助治疗措施，与现代医学相比，具有副作用较小、作用层次和靶点多的特点。有研究表明其在改善临床症状、提高生存质量、降低耐药性、延长生存期等方面显示出一定的优势。中药注射液作为中医药重要剂型之一，将传统医药理论与现代生产工艺相结合，具有生物利用度高、疗效确切、作用迅速的特点，在心血管、肿瘤、感染疾病等领域发挥重要作用。据统计，近年来抗肿瘤中药注射液占抗肿瘤药的销售金额的比率呈逐年上升趋势，中药注射液安全性问题也成为公众关注的焦点。本研究系统梳理了中药注射液治疗前列腺癌的相关研究，进行系统评价和 Meta 分析，以期对中药注射液治疗前列腺癌的疗效和安全性提供循证医学的证据。

2. 研究目的

本研究通过全面、系统地检索、筛选、评价中药注射液治疗前列腺癌的随机对照试验，获得中药注射液治疗前列腺癌有效性及安全性的循证医学证据。

3. 研究方法

（1）纳入排除标准：本研究纳入中药注射液治疗前列腺癌的随机对照试验。纳入标准包括：①研究对象以权威或者公认的标准诊断为前列腺癌，年龄不限，对临床分期不做限定。②干预措施。治疗组未采用任何注射方式、含任何中药成分的注射液干预；对照组为西医干预、不治疗或安慰剂治疗，且对照组干预措施中不包含任何中药成分或其提取物。中药注射液加载西医干预对照的研究也予以纳入（即在对照组基础上干预组加载了中药注射剂进行干预）。③本研究的主要结局指标包括生存情况（如生存时间、生存率、病死/死亡率等）、生存质量、不良事件；次要结局指标为前列腺特异性抗原（PSA）、游离前列腺特异性抗原（FPSA）、卡氏评分（KPS 评分）、国际前列腺症状评分（IPSS）、血清睾酮、前列腺体积（PV）、疾病进展（如观察期间 5 年内疾病进展情况）、最大尿流率（MFR）。要求纳入研究中报告以上的一个结局指标数据。

排除标准包括：①抄袭或者剽窃的文章；②文中数据前后明显不一致，存在擅自修改数据嫌疑的文章；③临床结果明确，但临床数据或重要资料缺失，联系原作者未能提供全面信息，无法进行数据分析的文章，予以排除。

（2）检索策略：文献检索的电子数据库包括 4 个中文数据库和 2 个英文数据库，文献检索截止时间是 2016 年 1 月 31 日。检索的中文数据库包括中国知网数据库（CNKI）、中国生物医学文献数据库（SinoMed）、重庆维普中文科技期刊数据库（VIP）和万方数据库；检索的英文数据库包括 PubMed 和 Cochrane Library；检索的临床试验注册系统为 Clinical Trials. gov。同时手工检索所有可能纳入文章的参考文献，如涉及研究符合标准的也予以纳入。

本研究检索了关于中医注射液治疗前列腺癌的临床研究，研究类型限定为随机对照试验，要求全文中必须包含"随机"字段。为求全面地检索文献，根据不同数据库的特点，生成不同的检索策略，具体的检索策略见附中英文数据库检索策略。

（3）文献筛选：对所有数据库检索的文献进行合并整理，经去重、题录初筛排除明显不符合纳入标准的文献。对可能符合的文献下载全文，通过详细阅读全文根据预先制定的纳入排除标准筛选文献。筛查过程由两位研究者（于某和王某）同时独立进行并交叉核对纳入研究的结果，对有分歧的文献通过第三位研究者（曹某）讨论决定是否纳入分析。

（4）资料提取与质量评价：根据预先制定的纳入排除标准筛选文献，对检索到符合条件的文献，由两名研究者（于某和王某）根据研究方案制定的资料提取表同时独立完成，并进行交叉核对，存在分歧之处通过讨论或第三位研究者（曹某）协商解决。质量评价严格按照 Cochrane 协作网的 risk of bias 偏倚风险评估工具执行。质量评价包括以下主要内容：①随机序列产生；②随机序列的隐藏；③对研究对象和研究实施者实施盲法；④对结局评价者施盲；⑤不完整的结局报告；⑥选择性结局报告；⑦研究可能产生的其他偏倚。并针对每个条目的偏倚做出高风险（high risk）、低风险（low risk）、不确定风险（unclear risk）的判断来评价纳入研究的方法学质量。

（5）数据分析：采用 Cochrane 协作组织提供的 Revman 5.3 软件对各研究报告的疗效和结局指标进行定量综合或定性描述。连续型变量资料采用均差（mean difference，MD）和 95％可信区间（confidence interval，CI）进行效应评价。离散型变量资料采用相对危险度（relative risk，RR）及其 95％可信区间进行效应评价。若研究间无明显异质性（包括统计学异质性和临床异质性），则采用 meta 分析方法对其数据进行定量综合。临床异质性的来源包含各纳入研究所观察的受试对象、采用的干预措施细节、对照措施细节及选用的结局指标特征的明显差异；而统计学异质性则采用 I^2 检验进行分析，I^2 越大提示研究间统计学异质性越显著。本研究在进行 Meta 分析时，如果 I^2 在 25％以下，采用固定效应模型；若 I^2 在 25％～75％，说明研究间有一定的统计学异质性，则使用随机效应模型；如果异质性＞75％，说明存在显著的统计学异质性，则不采用 Meta 分析，或找出异质性来源，若数据允许则进一步按可能产生异质性的因素，如前列腺分期、治疗疗程、风险偏倚等进行亚组分析或敏感性分析。潜在的发表偏倚采用"倒漏斗"图示分析。

4. 结果

（1）文献检索结果：通过对 6 个中英文数据库、1 个临床试验注册系统的检索，共检索出文献 1 476 篇，使用 Note Express 软件去重、阅读题录和摘要初筛后，全文下载 37 篇。通过阅读全文，纳入 16 篇文献。其中 1 篇文献因生活质量评价量表未详细描述具体评价领域。另一篇病例数在结果分析中与总人数不一致，且 2 篇文献均未联系到原作者，故 2 篇文献因重要资料缺失、数据前后不符排除，最终 14 项研究纳入分析。

（2）纳入文献的基本特征：本研究纳入的 14 项 RCT 研究中，共包括 804 例患者，其中治疗组 407 例，对照组 397 例，平均每组 27 例患者，平均年龄 61 岁。治疗组干预措施涉及 5 种中药注射液，包括鸦胆子油乳注射液 30 mL＋0.9％氯化钠注射液（NS）250 mL、苦参注射液 20/30 mL＋NS 250 mL、参芪扶正注射液 250 mL、艾迪注射液 80 mL＋NS 500 mL，以上药物均采用静脉点滴，每天 1 次，另有一项研究采用肿节风注射液 2 mL 肌内注射，每天 2 次。其中 3 项研究采用中药联合化疗，化疗药物为多西他赛 75 mg/m² 静脉点滴，每 3 周 1 次。另外 11 项研究采用中药联合内分泌治疗与单纯内分泌治疗对照。内分泌治疗包括外科手术治疗以及药物治疗。外科手术治疗采用手术或药物去势疗法；药物治疗采用某些抗雄激素药如氟他胺、比鲁卡胺或联合皮下注射戈舍瑞林、曲普瑞林控释剂等达到抗雄治疗的作用。

本研究观察的主要结局指标包括生存情况、生存质量以及不良事件，纳入文献均未报告生存情况，有 2 篇文献报告了生活质量的临床改善情况，8 篇文献报告了治疗过程中不良事件的发生情况。观察的次要结局指标包括 PSA 水平、KPS 评分、IPSS、血清睾酮、PV、疾病进展及 MFR。无文献报告前列腺癌疾病进展以及 MFR 情况，9 篇文献报告了治疗前后 PSA、FPSA 水平，7 篇文献报告了 KPS 评分情况，2 篇文献报告了IPSS 的改善情况，有 2 篇文献报道了血清睾酮，2 篇文献报告了前列腺体积的治疗情况。纳入研究所报告的其他结局指标还包括免疫水平、癌性疼痛、自然杀伤细胞活性、排尿困难等。纳入研究的基本特征见表 17-5。

表 17-5　中药注射液辅助治疗前列腺癌随机对照试验系统综述 14 项纳入研究的基本特征表

纳入文献	病例数（T/C）	年龄/岁	临床分期/例	干预措施 T	干预措施 C	疗程/月	结局指标
Chen 2013	29/29	T：75.97 ±7.95 C：76.21 ±8.32	T：C 期（2）、D 期（27） C：C 期（3）、D 期（26）	鸦胆子油乳＋对照	戈舍瑞林＋氟他胺	3	PSA、KPS、不良事件
Gu 2015	30/30	T：68.7 ±4.2 C：69.5 ±4.6	T：T2（6）、T3（13）、T4（11） C：T2（6）、T3（13）、T4（11）	艾迪注射液＋对照	手术或药物去势＋氟他胺/比卡鲁胺	3	FPSA、QOL、不良事件、IPSS、血清睾酮
			（此处略去部分结果信息）				
Zhang 2013	25/25	63（45～89）	未描述	复方苦参注射液＋对照	氟他胺	1.5	PSA、KPS
Tu 2015	依赖组 18/18	T：73.07 ±7.21 C：67.20 ±12.02	未描述	复方苦参注射液＋对照	常规去势（药物/手术）＋比卡鲁胺胶囊	6	PSA、QOL、不良事件
	抵抗组 15/15	T：72.00 ±8.41 C：68.17 ±10.36		复方苦参注射液＋对照	药物/去势手术＋化疗（多西他赛＋地塞米松）	6	

注：T 为治疗组；C 为对照组；临床分期：前列腺癌 TNM 分期（T2 局限于前列腺内的肿瘤；T3 肿瘤突破前列腺包膜；T4 肿瘤固定或侵犯除精囊外的其他临近组织结构）；Whitmore-Jewett 法分期：C 期肿瘤已浸润或超出前列腺包膜，尚未发现淋巴或血行转移；D 期：已发现远处转移；分期编组：（Ⅱ期：T1a N0 M0 G2，3～4；或 T1b～c N0 M0 任何 G；或 T1～2 N0 M0 任何 G；Ⅲ期：T3 N0 M0 任何 G；Ⅳ T4 N0 M0 任何 G；任何 TN1 M0 任何 G；或任何 T 任何 NM1 任何 G；PSA 为前列腺特

异性抗原；KPS 为卡氏评分；FPSA 为游离前列腺特异性抗原；GOL 为生存质量；IPSS 为国际前列腺症状评分；PV 为前列腺体积。

（3）质量评价：按照 Cochrane 协作网的偏倚风险评估工具（risk of bias，ROB），对 16 项研究进行质量评价。纳入文献中仅有 5 篇描述了随机方法，4 篇均采用随机数字表法，仅有 1 篇借助 SAS 软件选定种子数，按 1：1 完成随机分配。所有研究未提及是否进行随机隐藏。实施偏倚评价中，16 项研究均采用中药注射液联合内分泌治疗或化疗对照相应的西医干预，未设置安慰剂对照，但考虑客观结局指标受盲法的影响较小，因此在客观结局指标（如 PSA、T、PV）评价为低风险，而对于受盲法影响较大的主观结局指标（如 KPS、IPSS、不良反应）评价为高风险。所有研究中均未提及结局评价者是否采用盲法。仅有 2 项研究报告了数据磨损情况并进行相应处理，因此在不完整的数据报告中评价为低风险，其他研究未提及数据缺失情况。所有研究的研究方案均未找到，但有 5 项研究的研究结果基本包括了前列腺癌的主要观察指标，评价为低风险。有 3 项研究基线可比性良好，纳排标准明确，结局指标报告详细，因此在其他风险偏倚中评价为低风险，其余均未详细报告。因此，纳入 14 项研究总体的方法学质量较低。

（4）中药注射液治疗前列腺癌的疗效评价：本研究最终 6 项研究纳入 Meta 分析。其他研究由于临床异质性（干预措施包括 5 种中药注射液，对照治疗包括手术或药物去势、内分泌治疗、化疗等）和统计学的异质性（$I^2 > 75\%$）较大，故未进行定量的数据综合。本研究按照预先设定的亚组进行分析，分别将中药联合内分泌治疗与联合化疗作为 2 个亚组。因每项 Meta 分析中纳入研究数量较少（2～4 个研究），故本研究未进行预先设定的敏感性分析及漏斗图分析。

1）主要结局指标——生存情况：纳入研究的随访时间最长是 15 个月（仅有 1 项研究），平均随访时间不足 4 个月。可能由于随访时间较短，所有纳入研究均未报告生存情况相关指标。

2）生活质量：本研究共有 2 篇文献报告了生活质量情况，评价量表为 QOL 评分（quality of life，QOL）。均差分析结果：苦参注射液联合化疗或内分泌治疗对生活质量的改善均优于对照组（MD＝9.53，95％CI ［5.21，13.85］，$P < 0.0001$）、（MD＝6.75，95％CI ［−2.20，11.30］，$P＝0.004$）；艾迪注射液联合内分泌治疗与单纯内分泌治疗 QOL 评分无明显差异（MD＝3.90，95％CI ［−3.49，11.29］，$P＝0.30$）。

3）不良事件：本研究共有 8 篇文献报告了治疗过程中不良事件的发生情况。其中 5 项研究描述了不良反应的具体表现，包括潮热、出汗、乏力、性欲下降、肌肉关节疼痛、乳房疼痛、面部水肿等。有 2 项研究分析不良事件的发生可能与药物引起雄激素水平降低的药理作用有关。另 3 项研究采用中药注射液联合化疗根据化疗毒性反应分级报告了不良事件的发生情况。其中，参芪扶正注射液联合化学治疗各项分级的不良事件发生人数较单纯化疗组少，差异具有统计学意义（$P < 0.05$）；苦参注射液联合化疗或内分泌治疗在白细胞降低的发生人数均较对照组少（$P＝0.025$、$P＝0.041$）。而鸦胆子油乳注射液联合化疗与对照组的不良事件发生情况无差异（$P > 0.05$）。

4）次要结局指标——PSA、KPS、IPSS、血清睾酮、PV。

5. 讨论

(1) 研究主要发现：根据 ROB 质量评价标准，纳入的 14 篇文献的研究质量较低。研究纳入文献均未报告生存情况的相关指标，未获得中药注射液对前列腺癌患者生存情况的疗效证据。1 项研究提示苦参注射液联合西医治疗对生活质量改善优于对照组（$P<0.05$）。8 项研究报告了不良事件的发生情况，根据采用中药注射液联合内分泌治疗的 5 项研究对不良反应的具体描述，尚不能得出不良反应与使用中药注射液相关的结论。有 2 项研究分析不良事件可能与药物引起雄激素水平降低的药理作用有关。另外，采用中药注射液联合化疗的 3 项研究中，参芪扶正注射液联合化疗组各项毒性反应分级发生不良事件的人数均较单纯化疗组少（$P<0.05$）。苦参注射液联合化疗也较单纯化疗组在白细胞减少的发生人数少（$P<0.05$）。说明中药联合化疗可能对降低化疗药物毒性和副作用具有潜在的作用。相关研究也发现中药协同化疗药物治疗在增强机体免疫功能、逆转肿瘤耐药性、降低毒副作用等方面的作用。3 项研究提示鸦胆子油乳注射液联合内分泌治疗组的 PSA 改善较对照组明显（$P<0.05$），肿节风注射液联合内分泌治疗对照单纯内分泌治疗 9 个月、15 个月后，两组显示差异具有统计学意义（$P<0.001$）。7 项研究采用 KPS 评分对体能状态进行评价，中药注射液联合内分泌治疗组对体能状态改善较单纯内分泌组提高了 0.71 倍。艾迪注射液联合内分泌对照单纯内分泌治疗 IPSS 评分有所改善（$P=0.000\,4$）。本研究显示鸦胆子油乳注射液、艾迪注射液联合内分泌治疗对血清睾酮水平变化较单纯内分泌治疗具有改善作用（$P<0.05$）。2 项研究报告了参芪扶正注射液对前列腺体积具有改善意义（$P<0.000\,01$）。

(2) 本研究的局限性：纳入 14 项研究均为国内研究者发表的中文文献，且大部分文献报告指标均为阳性结果，因此研究结论可能存在发表偏倚；本研究根据检索策略对中英文数据库进行全面检索，但中药注射剂在日本、韩国等国家也有所应用，因此可能会漏检非英语撰写的相关文献，导致纳入文章不够全面；纳入研究均未报道前列腺癌生存情况（如生存时间、生存率、病死/死亡率等），而生存情况对前列腺癌患者的疗效评估是一项重要指标，因此可能会影响对中药注射液的疗效评价；纳入的 14 项研究样本量都比较小，治疗周期较短，研究质量较低，可能影响结论的可靠性。

(3) 本研究与既往研究的异同点：我们发现有 1 项研究对鸦胆子注射液联合内分泌治疗中晚期前列腺癌的疗效和安全性进行评价，观察指标包括生活质量、PSA 水平、血清睾酮、不良反应等，研究认为鸦胆子油乳注射液联合内分泌治疗疗效在以上几方面均优于单纯内分泌，与本研究结果基本一致。有研究报告了苦参注射液治疗其他癌症的系统评价，研究结果显示应用苦参注射液治疗其他肿瘤未见不良反应报告，并且对化疗药物引起的毒性反应具有一定的增效减毒作用，这与我们的研究结论也一致。

相比以上研究，我们共纳入了 14 篇不同种类的中药注射剂治疗前列腺癌的随机对照试验，尽管研究质量较低，我们发现中药注射剂作为一种辅助治疗前列腺癌症的手段，可能对提高患者生活质量、协助西医药物提高临床疗效具有一定作用，同时对降低化疗药物可能具有一定作用。

(4) 对未来研究的提示：首先，研究方案需要根据临床试验的研究目的预先设定，以确保研究结果客观、真实性，并且需要提前注册，以便规范研究实施过程，提供可靠的研究结论。其次，严格设计、实施并报告随机对照试验，如详细描述随机产生方法、随机隐藏等，对减少研究的选择偏倚具有重要作用。中药注射液本身实施盲法难度较大，在实施过程中可尽量采用客观指标以减少主观因素引起的实施偏倚，并且选择对疾病有重要影响的指标以及国际国内公认的评价量表和指标，便于研究结果易于推广。足够的样本量以及随访周期也是影响研究结论可靠性的重要因素。

（5）对临床应用的提示：本研究提示苦参注射液（30 mL＋NS 250 mL，每天 1 次，静脉滴注）辅助西医治疗可能对提高前列腺癌患者生存质量（QOL 量表）具有一定益处，对改善患者生理、心理以及社会生活等方面具有辅助作用。采用参芪扶正注射液（250 mL，每天 1 次，静脉滴注）协同化疗对照单纯化疗在降低患者化疗毒性反应（肝肾功能损伤、白细胞减少、红细胞减少、恶心呕吐）具有一定潜在作用；而苦参注射液（30 mL＋NS 250 mL，每天 1 次，静脉滴注）在白细胞减少方面作用较明显。鸦胆子注射液（30 mL＋NS 250 mL，每天 1 次，静脉滴注）联合内分泌治疗对 PSA 水平具有改善作用；肿节风注射液（2 mL，每天 2 次，皮下注射）联合内分泌连续治疗 9 个月、15 个月后，PSA 水平较对照组才显示具有疗效差异，提示疗程是影响中药注射液疗效的重要因素。另外 4 项研究说明中药注射液联合内分泌治疗对体能状态改善率是对照组的 1.77 倍，提示中药注射液可能对提高患者体能状态具有一定辅助作用。本研究纳入患者平均年龄 61 岁，临床分期大部分为 C 期或 T3 期以上伴转移的患者，因此上述结论较适用于中晚期前列腺癌患者。

6. 结论

本研究提示中药注射液联合内分泌或化疗可能对改善前列腺癌患者生活质量、PSA 水平、KPS 评分、IPSS、血清睾酮、前列腺体积具有一定作用，中药注射液协同化疗对改善化疗毒性反应可能具有潜在作用。但鉴于纳入研究质量不高，无法得出确切结论，有待于进一步开展高质量的研究加以证实。

附：中英文数据库检索策略

PubMed

＃1 " cancer" ［Title/Abstract］ OR " tumor" ［Title/Abstract］ OR " neoplasms" ［Title/Abstract］

＃2 " prostate" ［Title/Abstract］ OR " prostatic" ［Title/Abstract］

＃3 " prostatic neoplasms" ［MeSH Major Topic］

＃4 ＃1 AND ＃2

＃5 ＃3 OR ＃4

＃6 " medicine，Chinese traditional" ［MeSH Major Topic］ OR " Chinese medicine" ［Title/Abstract］ OR " herbal medicine" ［Title/Abstract］ OR " herb＊" ［Title/Abstract］

＃7 " injection" ［Title/Abstract］

＃8 ＃6 AND ＃7

＃9 ＃5 AND ＃8

中国知网 CNKI

＃1 篇关摘检索 中医＋中药＋中成药

＃2 篇关摘检索 注射液＋注射剂

＃3 ＃1＊＃2

♯4　篇关摘检索　前列腺癌＋前列腺肿瘤

♯5　♯3* ♯4

（北京中医药大学　曹卉娟）

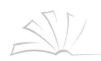

第十八章　网络药理学研究方法在中医药科研中的应用

第一节　网络药理学的概论

网络药理学是融合系统生物学、网络生物学、计算生物学、多向药理学、分子药理学、分子动力学等多学科技术和内容，构建和整合"疾病-表型-基因-药物"多层次网络，分析药物在网络中与特定节点的相互作用关系，从系统、整体角度探索药物与机体相互作用的一门新学科。

由于生物技术的飞速发展，系统生物学和生物信息学等新兴交叉学科快速兴起，国内外学者试图通过从网络生物学的视角探索疾病与药物的相关性。中国学者李梢等在国际上首先提出了生物分子网络研究复方中药的策略，2002 年从网络、系统的角度对中医药之非线性、开放性复杂体系研究进行了阐述，认为中药对疾病的干预作用具有中药化学成分复杂且复方组合形式多样、各中药有效成分药效相对缓和且彼此协同作用的"多因微效"综合调节特点，提出将计算机仿真、系统建模与验证等技术运用于系统生物学和生物信息学等学科，从"关系→网络→功能"角度探讨方剂多靶点整合调节的作用机制及方证相应和病证对应的整体特性的研究思路。2007 年，Andrew L Hopkins 在 *Nature Biotechnology* 撰文明确提出"network pharmacology"的概念，并定义为一门以系统生物学和多向药理学为理论基础，利用生物分子网络分析方法，选取特定节点进行新药设计和靶点分析的药理学分支学科。2008 年在 *Nature Chemical Biology* 进一步发表了"网络药理学：药物研发中的下一个研究范式"的综述文章。网络药理学以其"多基因、多靶点"的特点与复杂疾病的治疗理念相吻合，通过阐述药物-靶点-基因-疾病之间的复杂网络关系，进行新药研发和药物作用机制的研究。

从中国知网里检索"关键词"为"网络药理学"的所有文献，从 PubMed 数据库里检索"Title/Abstract"为"network pharmacology"的所有文献（检索时间段为 2015年 1 月 1 日至 2020 年 11 月 23 日）。检索结果共得 4 081 篇文献，其中中国知网数据库 2 731 篇，PubMed 据库 1 350 篇，具体分布见图 18-1，从 2015—2020 年，关于网络药理学的研究文献逐年增加，可见网络药理学已成为一门新兴的学科。并且对网络药理学研究相关的学科进行分析，结果如图 18-2 显示，主要集中在医学中的中药和中医领域。近年来，越来越多的研究集中在中医药网络药理学研究领域，这些统计数据表明，网络药理学应用于中医药科研将日益增长。

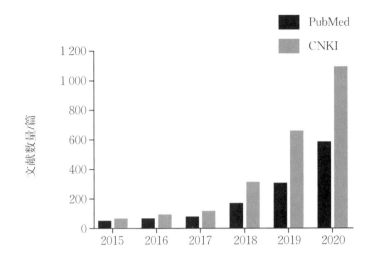

图 18-1　PubMed 和知网（CNKI）2015—2020 年网络药理学相关文献数量统计

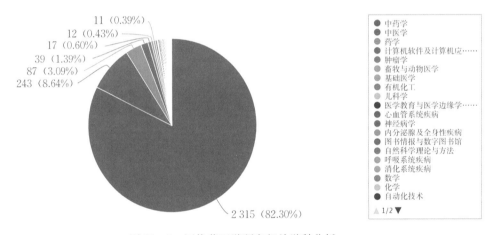

图 18-2　网络药理学研究相关学科分析

第二节　网络药理学的思路与方法

一、网络药理学研究思路

常见的网络药理学研究多见于预测药物治疗疾病的作用机制，其研究思路可以概括为以网络为核心，展开网络构建、网络可视化、网络分析及验证。

网络药理学研究思路一般为：首先通过各数据库和平台及软件进行高通量整体筛选药物的活性成分，再通过化合物靶标关系数据库预测成分作用靶点，通过疾病相关数据库筛选疾病相关靶点，将药物靶点与疾病靶点求交集得到药物潜在作用靶点，构建靶点蛋白质-蛋白质相互作用（protein protein interaction，PPI）网络，并对靶点进行基因本体论（gene ontology，GO）分析和京都基因和基因组数据库（Kyoto Encyclopedia of

Genes and Genomes，KEGG）通路注释，解析靶点的功能，用相关软件进行化合物-靶标-通路-疾病等网络可视化，用连接有效的算法对该网络中的蛋白与药物分子、通路的连接邻近度打分，进行网络拓扑参数分析，然后再通过这些参数筛选出重要节点，根据重要节点预测药物干预疾病的关键机制以及在疾病治疗中发挥重要作用的药物有效成分，并且进一步对网络分析的结果进行验证。

二、网络药理学研究方法

（一）活性成分的筛选

活性成分的筛选，目前常用的方法有检索国内外文献，根据文献的报道筛选药物的活性成分；通过液质联用等技术筛选药物活性成分；通过中药化学成分数据库（如 TC-MSP 数据库、TCMID 数据库、TCM@Taiwan 数据库、HIT 数据库、BATMAN-TCM 数据库和 PubChem 数据库等）获取中药复方或单味中药的化学成分。在网络药理学研究中，TCMSP 数据库是常用的数据库，TCMSP 包括中国药典注册的 499 种中药，含29 384 种成分，3 311 个靶标和 837 个相关疾病，它为每种化合物提供了药物药代动力学信息，如成药相似性（DL），口服生物利用度（OB），血脑屏障（BBB），肠上皮通透性（Caco-2），脂水分配系数（ALogP）和 H 键供体/受体（Hdon / Hacc）的数量，因此，用户可以选择具有良好类似药物和 ADME（吸收，分布，代谢，排泄）特征的化合物用于进一步研究，如常用的通过设置 OB≥30％和 DL≥0.18 为筛选条件，筛选药物的活性成分。目前 TCMID 包含约 4.7 万个处方，8 159 种草药，25 210 种化合物，6 828 种药物，3 791 种疾病和 17 521 个相关目标。除此之外考虑到处方的煎熬过程中可能发生化学变化，导致新的成分产生，因此在网站又收集了包含处方成分的新数据，并且添加了与 170 种草药有关的 778 种草药质谱（MS）光谱数据，以显示不同来源的草药质量的变化，并将真正的药用材料和普通药材进行区分。TCM@Taiwan 提供了从中医文献和科学出版物中收集的 453 种中药中的 61 000 种化合物的信息。HIT 是一个人工注释的数据库，包含了中草药中化合物的蛋白质靶标信息，这些信息是通过人工整理3 250 多篇文献获得的。HIT 包括 1 300 多种中草药，586 种草药化合物，以及 1 301 个靶标蛋白。

此外也有网络药理学采用分子对接仿真法筛选药物活性成分。分子对接仿真法是以已知的靶标蛋白为出发点，从大量的三维结构已知的分子中钩筛与之具有最佳亲和力的配体，适用于获取疾病靶标后大规模筛选其候选配体化合物。

（二）成分靶点的预测

目前成分作用靶点的预测，一般采用多数据库和平台联合检索，常用的数据库有Swiss Target Prediction 数据库、PharmMapper 数据库、Drug Bank 数据库、Therapeutic Target Database（TTD）数据库、STITCH 数据库以及上述的 TCMSP 数据库、TCMID 数据库和 BATMAN-TCM 数据库。SwissTargetPrediction 基于与已知化合物的二维和三维结构的相似性来预测化合物的靶标。预测可以在人、大鼠、小鼠 3 种不同物种中进行，已知的化合物-靶标相互作用来自第 16 版的 ChEMBL 数据库，它由280 381 个小分子与 2 686 个靶标间的相互作用构成，其中大多数靶标（66％）是人的蛋白。Swiss Target Prediction 为每个预测靶标提供一个分数，以评估预测正确的可能

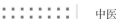

性，它还通过不同物种之间的同源性映射进行预测，并提供正确可能性得分。Pharm-Mapper 根据药效团模型预测化合物的靶标蛋白，它通过将所查询化合物的药效团与内部药效团模型数据库匹配来执行预测。目前，PharmMapper 的内部药效团数据库包括 53 184 个不同的药效团模型。DrugBank 提供有药物分子及其机制的全面信息——包括其化学、药理、ADME、相互作用信息以及靶标。目前的 DrugBank 5.0 包含 10 971 种药物和 4 900 个蛋白质靶标的信息。这些药物包括 2 391 种 FDA 批准的小分子药物、934 种批准的生物制剂药物、109 种保健品和 5 090 多种实验药物。TTD 提供药物、靶标以及药物靶向的疾病和通路的信息。当前版本共收集 34 019 种药物——其中已获批准的 2 544 种、临床试验药物 8 103 种、在研药物18 923种；收录了 3 101 个靶标——包含 445 个成功靶标、1 121 个临床试验靶标和1 535个在研靶标，每种药物都有其化学结构、靶标、靶向疾病和相关通路的信息，用户可以通过靶标、药物、疾病和生物标志物搜索数据库。TTD 提供了药物相似性搜索工具，可以用于预测化合物的靶标。相似性搜索基于 Tanimoto 相似性，可以通过化合物的 MOL、SDF 或 SMILES 格式输入，然后 TTD 会列出与其相似的化合物和相应的 Tanimoto 相似性分数。得分最高的化合物的靶标可以预测为查询化合物的靶标。STITCH 是一个化合物-蛋白相互作用的数据库，包含了已知的和预测的相互作用。当前版本涵盖了来自 2 031 个物种的 43 万个小分子和 9 643 763 个蛋白之间的相互作用。STITCH 与由同一团队开发的基因关联数据库 STRING 共享蛋白数据。STITCH 收集的数据来自人工注释数据库——如 DurgBank、GLIDA、Matador、TTD 和 CTD，通路数据库——如 KEGG、PID、Reactome 和 BioCyc，以及实验结果数据库——如 ChEMBL、PDSP Ki 和 PDB。数据库中的每个相互作用都分配了一个分值，以指示其相互作用的概率或结合亲和力。当通过数据库的 web 搜索一个化合物时，STITCH 将列出它的相似化合物和相似性分数。

此外也有反向分子对接法和计算预测法预测药物作用靶点，反向分子对接与分子对接相反，是以小分子化合物为探针，在已知结构的候选靶标数据库内，搜索可能与之结合的生物大分子，通过空间和能量匹配，识别可能形成的分子复合物，进而预测药物潜在的作用靶标。该法以小分子化合物为出发点，对其进行潜在作用靶标的预测，能为药物靶点的发现和确定提供新的思路，可满足中药现代化研究进程中发现的日益增多的先导化合物和天然产物作用机制亟待阐明的需求。反向分子对接现在有药效团模型、配体相似性（ligand similarity）和位点相似性（site similarity）等方法。计算预测法是建立在已有实验数据的基础上，根据药物分子与靶标蛋白之间的相关性（结构相似性、序列相似性、功能相似性、药理效应相似性等），通过数学算法对已知/未知化合物的潜在作用靶标进行预测的方法，包括化学结构相似性检索法和基于网络靶标预测方法等。

（三）疾病靶点筛选

疾病相关靶点的筛选也是通过多数据平台联合检索，常用的有 TTD 数据库、Drugbank 数据库、孟德尔疾病基因数据库（OMIM）数据库、人类基因数据库（GeneCards）、PharmGkb 数据库、DisGeNET 数据库等。OMIM 提供所有已知遗传性疾病的遗传成分和相关基因的信息，它是一个全面的、权威的人类基因、遗传表型以及它们之间的关系的数据库。OMIM 包含超过 15 000 个与所有已知疾病相关的基因，OMIM 的信息来自公开发表的生物医学文献，数据库每天更新。GeneCards 是由非盈利组织构建的一个整合型的生物信息数据库，该数据库提供了目前已注释的、可预测的所有基因的详细信息，并自动集成了来自约150个数据源的以基因为中心的数据，包括基因组、转录组、蛋白质组、遗传学、临床和功能信息。PharmGKB是一个收集最完整的与药物基因组相关的基因型和表型信息，并将这些信息系统地归类的数据库，网站把基因和药物的关系分为两个大的范畴：表型〔包括临床结果（CO），药效学和药物反应（PD），药物代谢动力学（PK）以及分子和细胞功能化验（FA）〕、基因型（GN）。目前，该数据库中包含有27 007个基因与4 654种药物和4 067种疾病的相互作用资料。DisGeN-ET是一个综合性的基因-疾病关联（GDA）关系数据库，它提供了人类疾病的最新知识，包括常见疾病、复杂疾病和环境疾病。DisGeNET中的信息来自专家注释的知识库、GWAS、动物模型和科学文献。DisGeNET给每个GDA多个评分，可靠性分（confidence score）由GDA在所有数据源中重复出现次数的多少，反映该GDA的可靠性；疾病特异性指数（DSI）与该基因相关的疾病数量成反比，而疾病多效性指数（DPI）与该基因相关的不同疾病类别的数量成反比，高DSI的GDA表明该基因对该疾病更为特异，低DPI的GDA意味着该基因对该疾病所属的疾病类别更为特异。DisGeNET（v5.0）包含了20 370个疾病（表型）与17 074个基因之间的561 119个基因-疾病关联关系。

（四）潜在靶点的预测和分析

药物作用疾病的潜在靶点的获得有两种方法，一种是将药物靶点与疾病靶点进行交集，筛选得到共同靶点，即为潜在靶点，另外一种分别构建药物靶点和疾病靶点的PPI网络，然后取两个网络的交集，即为潜在靶点。交集的筛选常用的方法有R软件的VennDiagram和ClusterProfiler包筛选和Venny软件筛选。获得潜在靶点后，将获得的潜在靶点导入到STRING数据库，蛋白类型设置为"Homo sapiens"，获取蛋白-蛋白相互作用关系，并将蛋白相互作用信息导入Cytoscape软件中，绘制蛋白与蛋白之间相互作用的PPI网络图，并对潜在靶点进行GO和KEGG富集分析，解析靶点功能。GO功能富集分析包括生物过程（biological process，BP）、分子功能（molecular function，MF）、细胞组分（cellular component，CC）。GO和KEGG富集分析可以通过软件也可通过在线网站进行分析，如可以用ClueGO插件进行GO富集分析、Reactome分析以及在Enrichr数据库进行KEGG通路分析，也可以用Metascape和RGUI软件进行分析，另外网络药理学研究中常利用DAVID平台进行GO和KEGG富集分，在DA-VID平台上，用户可以上传基因/蛋白列表，然后使用DAVID的功能注释工具对基因进行注释，该工具从生物通路、GO条目、蛋白-蛋白相互作用、蛋白功能域、疾病关联、基因的组织表达、文献等方面为输入的基因列表提供丰富的分析。DAVID的功能注释聚类工具基于不同注释项中基因的共同关联，可以将相似、冗余、混杂的注释项分组成注释组，该服务将一长串注释项压缩成较少的基因功能组，从而帮助用户更好地解释其基因列表的功能。

（五）网络的可视化

通常情况下，网络药理学中的分子网络主要包括药物组网络、疾病组网络和分子相互作用组网络。网络药理学研究中的药物组网络是指药物作用相关的网络。其中节点定义为中药、化学成分、药物、药物靶标、药物治疗的疾病，以及与药物靶标相关的通路、生物功能等。边则定义为中药对化学成分包含关系、药物/化学成分对靶标以及靶标相关通路和生物功能的作用关系、药物/化学成分对疾病的治疗作用、中药/化学成分/药物共享的疾病/靶标/通路/生物过程、疾病/靶标/通路/生物过程共享的中药/化学成分/药物等，如最为常用的药物-靶标网络、药物-药物关联网络、靶标-靶标网络。疾病组网络是指与疾病发生发展或治疗过程相关的网络，主要包括疾病-基因网络、疾病-疾病网络和基因-基因网络。分子相互作用组网络主要是指由细胞内外具有功能依赖性的生物分子（基因、miRNA、蛋白质和代谢产物等）所形成的网络，该类网络在一定程度上能在分子水平将组织和器官、药物和疾病进行整合，从总体上反映药物干扰或疾病病理状态下的机体变化，有助于识别特定疾病的基因和通路及从整体上阐释药物作用机制。目前，网络药理学研究中常用的分子相互作用组网络有：蛋白相互作用网络、代谢网络、信号转导网络、基因调控网络及其他相关网络等。如在中药网络药理学的研究中网络的构建常有成分-靶点网络，成分-靶点-信号通路网络，化合物-靶点-生物功能-信号通路-药理作用等。

复杂网络可视化是指通过可视化工具将联系表中的对应关系转换成网络中节点由边相连的网络关系的过程。因此，首先，将以上得到的对应关系网络可视化；其次，进行知识和信息的整合，对节点、边及整个网络添加对应的属性，如基因功能信息等，使其包含更加丰富的知识和信息；最后，通过丰富的特征描述手段，可使网络传达的信息更加直观丰富，如用不同的形状、颜色、大小表示不同属性的节点和用不同方向、颜色、粗细的线表示不同属性的边。可见，利用网络属性和特征描述手段的相辅相成，可将复杂的关系进行非常清晰的呈现。

目前，网络药理学应的网络可视化分析工具主要有 3 大类：使用直接编程语言或工具，例如 Java、Perl、C 语言等；使用半编程性质的脚本软件，例如 R 语言、Matlab等；使用专门用于构建网络的工具，主要有 Cytoscape、GUESS、Pajek 等。尽管编程语言或半编程语言的应用自由度高，且目前也有很多相关的网络构建工具包，但对使用人员的编程基础要求较高，因而目前大部分中药网络药理学研究是通过第 3 类专业工具实现。Cytoscape 是网络研究中可视化常用工具，Cytoscape 是一个开源的生物信息软件平台，可以对分子互作网络及生物学通路进行可视化分析，并且可以根据需要将网络相关的注释信息、基因表达谱和其他类型的数据整合到网络中。Cytoscape 用于将生物分子交互网络与高通量基因表达数据和其他的分子状态信息整合在一起，也可适用于其他分子构件和相互作用，主要用于大规模的蛋白质-蛋白质相互作用、蛋白质-DNA 相互作用和遗传交互作用的分析。软件的核心部分提供了网络显示、布局、查询等方面的基本功能，并且可以通过插件架构进行扩展，这样就能快速地开发出新的功能。用户可以在可视化的环境下将这些生物网络跟基因表达、基因型等各种分子状态信息整合在一起，并且可以直接查找、访问一些功能注释数据库。Cytoscape 的核心是网络，其中的节点（node）代表基因、蛋白质或其他分子，连接则代表这些生物分子之间的相互作用。

（六）网络分析

网络药理学的网络分析常用筛选关键网络中的关键作用节点，预测作用机制的关键靶点和药物的关键成分。网络分析采用相应工具对构建得到的网络进行分析，从中提取有用信息，以便开展后续研究。在网络药理学研究中根据网络拓扑性质，预测药物的主要活性成分，通过分析插件对关键靶点进行模块分析，评价活性化合物与靶蛋白之间的结合活性，根据其结合能大小而筛选出治疗潜在的核心化合物和关键靶点。根据不同的研究目的，网络分析主要可分为以下 3 类：①网络拓扑学信息计算。网络拓扑学信息计算可以得到网络本身的统计属性，从而反映网络中的隐藏信息。通过计算每个节点的拓扑学属性，可以对节点进行归类排序。例如根据节点的连接数大小可以将其区分为枢纽节点（hubs）和外缘节点（peripheral node）。已有研究表明，疾病关联的元素，往往分布于外缘节点中。②随机网络生成和比较。在网络药理学研究领域中，经常通过生成相同网络属性的随机网络，来对现有网络进行可靠性验证，例如比较连接数的分布来验证目标网络是否为随机网络。如何生成一个相同属性的随机网络是网络分析的重要工具，Pajek 等软件均包含生成随机网络的功能模块。③网络分层和聚类。网络分层和聚类既是简化网络复杂度的重要算法，也是寻找网络潜在信息的工具。例如 GUESS 中的 Scan就是用来寻找子簇的聚类工具。通过对总体网络的分层和聚类，发现具有相同共性的子簇，从而发现新的知识或者解释相关机制。一般研究者认为一个未知功能的节点（如基因），应该具有和它临近节点相同或者相似的功能属性。

为方便研究，网络分析工具大多和网络可视化集成在同一软件中。拓扑学分析工具包 Network Analysis 是用于计算网络拓扑学的工具，目前已经随 Cytoscape 主程序发布。通过计算网络的 betweenness 分布、degree 分布等基本属性，可以对网络整体的性质进行评价。并且通过计算节点的拓扑学属性，如 degree、betweenness、clustering coefficient 等参数，来实现节点的归类、聚簇、排序等功能。聚类分析工具包 Cluster是用于聚类分析的网络分析，通过节点的属性对其进行聚类，寻找相似节点，也可以通过对拓扑学属性进行聚类来定义网络中的重要节点。Cluster 提供多种聚类方法，例如KNN、Hierachical Clustering 等。可以将节点通过 degree、betweenness、closeness 以及 clustering coefficient 进行聚类分析。子簇工具包 AllegroMCODE 是一个利用 GPU技术大幅提高图形聚类计算运算能力的插件，通过 java 外的图形服务器计算来根据网络中节点的聚类性对网络进行表示，特别适用于复杂网络的标示，也能用于复杂网络的子簇寻找，运行结果会直接通过一个单独的界面展示，并且将节点的信息通过VizMapper 中的设定文件形式展示。

（七）验证

网络药理学预测结果的验证主要有分子对接和实验验证。分子对接验证是通过分子对接软件或分子对接在线平台对药物的主要活性成分及核心作用靶点进行分子对接，验证网络药理学分析准确性。常用的分子对接软件有 Autodock 软件、PyMOL 软件、Maestroversion 软件等，常用分子对接平台有 Swissdock 在线平台、systems Dock 网站等。SwissDock 是瑞士生物信息研究所分子建模小组开发的一项免费在线分子对接工具，用于进行蛋白质与小分子之间相互作用的模拟；SwissDock 使用的分子对接算法称EADock，此算法是基于二面体空间的采样，根据靶标蛋白和配体的性质，进行快速的计算。实验验证是通过细胞和动物实验验证预测结果，从网络药理学发展的趋势来看，实验验证是网络药理学不可或缺的部分。

三、研究实例解析

基于网络药理学探讨降脂理肝汤治疗非酒精性脂肪肝病作用机制研究。

（一）基本思路

通过多个数据库联合检索并筛选降脂理肝汤活性成分和其作用靶点以及非酒精性脂肪肝病相关靶点，并预测降脂理肝汤治疗非酒精性脂肪肝病的潜在靶点。采用Cytoscape 软件构建降脂理肝汤活性成分-作用靶点网络，通过 Cytoscape 的插件ClueGO 对靶点基因功能及通路进行富集分析。

（二）研究步骤

1. 主要化学成分的收集和筛选

利用 TCMSP（http://ibts. hkbu. edu. hk/LSP/tcmsp. phpversion：2.0）并结合BATMAN-TCM（http://bionet. ncpsb. org/batman-tcm/index. php/）收集降脂理肝汤中泽泻、决明子、丹参、郁金、海藻和荷叶的主要化学成分。采用网络药理学中常用的化学成分筛选方法，综合口服生物利用度（oral bioavailability，OB）和类药性（drug like，DL）作为筛选参数。其中 OB 指的是药物的有效成分或活性基被吸收到达体循环并被吸收的速度与程度；DL 指药物包含一些特定的功能基团或者具有与大多数药物相同或相似的物理特征，这 2 个参数是筛选中药成分的关键参数。利用数据平台，选取同时满足 OB≥30% 和 DL≥0.18 的化学成分作为候选活性成分。另外结合参考文献对于未能入选，但是文献报道有生物活性和药理作用的也纳入候选活性成分，建立药物-活性分子数据集。

2. 靶点收集

利用 TCMSP、BATMAN-TCM、STITCH 数据库（http://stitch. embl. de/）检索候选活性成分靶点，整理收集到的靶点导入 Uniprot 数据库（http://www. Uniprot. org/），通过输入靶基因名称列表并限定物种为人，剔除非人源靶点，并将所有靶基因名称校正为其官方名称（official gene symbol）。剔除没有靶点的活性成分，建立活性成分-作用靶点数据集。在 OMIM 数据库（Online Mendelian Inheritance in Man；http://www. omim. org/）、GAD 数据库（http://geneticassociationdb. nih. gov/）、KEGG 通路数据库（http://www. genome. jp/kegg/）、TTD 数据库（http://database. idrb. cqu. edu. cn/TTD/）中通过检索关键词"Non-alcoholic Fatty Liver Disease"或"Nonalcoholic Fatty Liver Disease"或"NAFLD"或"Fatty Liver, Nonalcoholic"或"Liver, Nonalcoholic Fatty"或"Livers, Nonalcoholic Fatty"或"Nonalcoholic Fatty Liver"或"Nonalcoholic Steatohepatitis"或"Steatohepatitis, Nonalcoholic"收集疾病相关靶点，整理后建立 NAFLD 相关靶点数据集。通过活性成分靶点和 NAFLD 靶点的匹配，得到降脂理肝汤治疗 NAFLD 的潜在靶点，建立降脂理肝汤治疗 NAFLD 的潜在靶点数据集。并且将作用靶点导入 DAVID（https://david. ncifcrf. gov/）数据库，通过输入靶基因名称列表并限定物种为人，并将所有靶基因名称校正为其官方名称，设定阈值 $P < 0.05$ 进行 KEGG（KEGG pathway analysis）代谢通路富集初步分析，揭示作用靶点的潜在作用。

3. 网络构建和分析

采用 Cytoscape（Version 3.2.1）构建药物-活性成分网络活性成分-作用靶点网络，

网络中每个节点的拓扑学特征通过 Cytoscape 的附加功能 CytoNCA 计算 4 个参数来评价，这 4 个参数分别为度中心性（degree centrality，DC）、中间中心性（betweenness centrality，BC）、接近中心性（closeness centrality，CC）和特征向量中心性（eigenvector centrality，EC），这 4 个参数是网络药理学研究中评价网络节点的重要性的核心参数，值越大，说明节点越接近网络的中心。采用四个核心参数分析并筛选化学成分-靶点网络的核心网络，评价降脂理肝汤治疗 NAFLD 的核心成分和靶点，并进行文献验证。

4. 靶点的分子功能/生物过程和通路富集分析

基因富集分析是分析基因表达信息的一种方法，富集是指将基因按照先验知识，按照基因组注释信息进行分类。采用 Cytoscape 的插件 ClueGO 进行降脂理肝汤治疗 NAFLD 的潜在靶点基因的富集分析，分析的内容包括生物过程和信号通路两个方面，ClueGO 为网络药理常用的基因富集分析工具，ClueGO 网络的构建采用 kappa 统计，反应基因与其关联的类似基因之间的关系。通过基因的富集分析预测降脂理肝汤治疗 NAFLD 的可能机制。

5. 主要研究结果

网络分析结果表明，从降脂理肝汤中筛选得到 82 个活性成分，涉及 NAFLD 靶点 53 个，靶点主要关联 NAFLD 中胰岛素抵抗、氧化应激和炎症反应，并且参与了 NAFLD 中 PI3K/AKT 信号通路、炎症小体途径、白介素-10（IL-10）信号通路以及 T 细胞信号通路，这些生物过程和信号通路介导了降脂理肝汤干预 NAFLD 潜在机制。

6. 主要结论

网络药理学预测结果表明，降脂理肝汤治疗 NAFLD 的可能机制：①参与 NAFLD 中胰岛素抵抗、氧化应激和炎症反应的调控；②通过 PI3K/AKT 通路、炎症小体途径、IL-10 信号通路以及 T 细胞信号通路的调控来干预 NAFLD 的进展。

第三节　网络药理学的应用与进展

一、网络药理学的应用

中医药学强调事物本身的统一性、完整性和联系性，是以"整体观念"和"辨证论治"为指导理论，并以"同病异治"和"异病同治"为原则进行临床治疗的一门学科。而网络药理学是从整体上探索药物与疾病的相关性，其整体性、系统性和注重药物与靶点间相互作用的特点与中医药学的基本特点相吻合，是一门从系统层面揭示中医药对机体网络调控作用的新兴学科。网络药理学是系统生物学的重要组成部分，其整体性、系统性和注重药物间相互作用的特点与中医药学的基本特点相吻合，是一门从系统层面揭示中药对机体调控网络作用的新兴学科，为研究传统中药与现代药理学之间的相互关系搭建了桥梁。网络药理学近年来广泛应用于中药的研究，包括中药单药、药对和复方药效物质基础和作用机制的研究，如在中药药效基础研究中挖掘中药活性成分，为新药研发提供指导；建立质量控制的方法，为中药药材质控指标的研究提供了新的研究思路；对各组分间的相互作用进行分析；在中药药理学作用机制研究中预测药物作用靶点；发现新的适应证并减少毒副作用，并且应用于中药毒理学研究；为从生物分子网络的结构与功能来认知中药药性提供了方法学和有力工具。网络药理学作为一种新的手段，为单味、复方中药的药理作用研究提供了大量化合物、靶点、疾病等信息，能从现代药理学角度对传统中药方剂的作用机制进行分析，也能为中药新药、新剂型研发提供帮助；同时，可凭借网络药理学方法对中医理论中整体观念、辨证论治、同病异治、异病同治等进行论证，为中医精准医疗提供数据支持；也可对君臣佐使、药对、相须、相佐、相使等配伍理论进行论证，明确药物在方剂中由于配伍产生的作用及毒性变化。

随着医学科学和生命科学步入后基因组时代，通过网络生物学视角探索药物作用为人们提供了复方中药作用机制的新见解，而以此为背景，结合系统生物学、多向药理学和生物信息学等多学科的网络药理学作为药物研究模式应运而生，其系统性、整体性的特点与复方中药组方配伍的整体观不谋而合。复方中药是辨证审因决定治法，选择合适的药物药量，按照组成原则妥善配伍而成的一组药物。现代药理研究结果表明，复方中药具有"多成分、多靶点和多途径"协同作用的特点，使其研究更加难以展开。随着医学科学和生命科学步入后基因组时代，以系统生物学、多向药理学、生物信息学相结合的网络药理学被广泛应用于复方中药的现代化研究。收集中药成分及预测作用靶点，阐释中药作用机制发现中药新的适应证，为中药防治疾病提供了重要的科学依据。如在新型冠状病毒疫情防控期间，有大量的研究通过网络药理学揭示疏风解毒胶囊、清肺排毒汤、麻杏石甘汤、血必净注射液、金银花清感颗粒、化湿败毒方和热毒灵注射液等复方治疗新型冠状病毒肺炎的机制，为中药治疗该病的研究提供了重要方向。

二、网络药理学的进展

网络药理学主要应用于生物类、医药类为领域研究，其中生物类以分子生物学、遗传学的理论为主要基础，以化学、数学、计算机科学等知识作为辅助；医药类是在分子生物学与遗传学的基础上，以医学、毒理学、化学、数学、计算机科学等知识作为辅助。生物类、医药类方面的应用是网络药理学产生和发展的根本动力，化学、数学、计算机科学等学科的进步是网络药理学发展的前期基础。网络药理学研究领域的知识体系可划分为代谢理论、工具软件、网络理论、蛋白质相互作用理论和药物发现理论5个部分；研究内容主要集中于相关网络的结构、模型、识别、表达、通路和演变；研究热点为蛋白质相互作用网络，主要研究疾病为癌症等重大疾病，数据库为主要研究工具。

网络药理学研究领域经过十几年的发展已经形成了完整的知识体系，目前正处于蓬勃发展阶段。研究重点从基础理论向实际应用转移，从整体网络分析向局部网络分析转移。前沿趋势为基于相互作用网络分析的差异表达基因等研究。主要研究工具为相关专业数据库与工具软件。网络药理学在中药领域有着重要的作用，除了在中药药效物质基础和机制的研究、复方配伍规律的认识、新药研究方面，还在中药质量指标的预测等方面有着广泛的应用。网络药理学"预测-验证"模式为探索中药作用机制开拓了新的思路，但目前尚处于"预测"多而"验证"少的阶段，因此，两者的结合将成为提高中药药理学研究质量的重要手段。

网络药理学作为一门新兴学科受到了广泛的关注，但是，它仍处于发展的初期，并且存在许多问题。首先，尚未开发适当的计算软件；数据的系统筛选、集成和处理是另一个问题；有关各种药物、基因、蛋白质等的数据并不全面；对中国中药材、中国专利药品、中药数据库是不完整的，其准确性和完整性无法保证；数据库还不完善，网络药理学研究更多的是依靠公共的数据库，因此数据的准确性、可靠性以及完整性对预测结果有着极大的影响。相比于大多数中药材，包含有民族药和区域用药化学成分信息可用的数据较少，没有得到广泛的认识，其数据信息还需进一步补充和验证。

（湖南中医药大学　唐标）

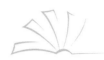

第十九章　医学人工智能

第一节　医学人工智能概述

一、人工智能的概念

人工智能是研究使用计算机来模拟人的某些思维过程和智能行为（如学习、推理、思考、规划等），是关于知识的科学。人工智能将涉及计算机科学、神经科学、心理学、哲学和语言学等学科，主要包括计算机实现智能的原理、制造类似于人脑智能的计算机，使计算机能实现更高层次的应用。至今为止，人工智能还没有一个大家公认的精确定义。目前较专业的定义是：人工智能是关于知识的科学，研究知识表示、知识发现和知识应用的科学。

人工智能是用人造的机器模拟人类智能，就目前而言，人造的机器通常是指计算机，人类智能主要是指人脑功能。人工智能是以实现人类智能为目标的一门学科，通过模拟的方法建立相应的模型，再以计算机为工具，建立一种系统用以实现模型，这种计算机系统具有模拟人类智能的功能。人工智能研究内容涉及的学科众多，人类智能有关学科包括神经科学和仿生学等；模拟方法则包括数学、统计学、数理逻辑学、心理学、优化、控制论等；计算机相关的内容包括互联网技术、软件工程、数据科学、云计算、算法理论等。

二、人工智能的发展简史

人工智能的发展历史可分为 3 个主要阶段：萌芽期、形成期和发展期。人工智能的概念是 1956 年在达特茅斯提出，经历 2 次低谷，目前处于增长期。前 30 年人工智能数学理论是以数理逻辑的表达和推理为主，后 30 年是以随机数学的统计学习、计算和建模为主。

1. 萌芽期

这个阶段是指 1956 年以前。自古以来，人类就力图根据认识水平和当时的技术条件，企图用机器来代替人的部分脑力劳动，以提高征服自然的能力。早在公元前 384—前 322 年，亚里士多德（Aristotle）在其著作中提出了形式逻辑的一些主要定律，他提出的三段论是演绎推理的基本依据。1946 年美国科学家麦卡锡（J. W. McCarthy）等人制成了世界上第一台电子数字计算机 ENIAC。还有同一时代美国数学家维纳（N. Wiener）控制论的创立，美国数学家香农（C. E. Shannon）信息论的创立这一切都为人工智能学科的诞生做了理论和实践工具的巨大贡献。

2. 形成时期

这个阶段主要是指 1956—1961 年。1956 年在美国的达特茅斯学院（Dartmouth College）的一次历史性的聚会被认为是人工智能学科正式诞生的标志。会议上经麦卡锡（J. W. McCarthy）提议正式采用了"人工智能"这一术语。它标志着人工智能作为一门新兴的科学正式诞生了。

1959 年麦卡锡（J. W. McCarthy）发明的表（符号）处理语言 LISP，成为人工智能程序设计的主要语言，至今仍被广泛采用。1958 年 McCarthy 建立的行动计划咨询系统以及 1960 年麦卡锡（J. W. McCarthy）的论文"走向人工智能的步骤"，对人工智能的发展都起了积极的作用。1969 年成立了国际人工智能联合会议（International Joint Conference on Artificial Intelligence）是人类人工智能发展史上的一个重要的里程碑，标志着人工智能学科已经得到全世界范围的认可。

3. 发展时期

这个阶段主要是指 1970 年以后。20 世纪 70 年代以来，人工智能的研究活动越来越受到重视，为了揭示智能的有关原理，研究者们相继对问题求解、博弈、定理证明、程序设计、机器视觉、自然语言理解等领域的课题进行了深入的研究。

从 20 世纪 80 年代中期开始，经历了 10 多年的低潮之后，有关人工神经元网络的研究取得了突破性的进展。1986 年美国心理学家罗森布拉特（F. Rosenblatt）提出了反向传播（back propagation，BP）学习算法，解决了多层人工神经元网络的学习问题，成为广泛应用的神经元网络学习算法。此后人工神经元网络的研究，提出了很多新的神经元网络模型，并被广泛地应用于模式识别、故障诊断、预测和智能控制等多个领域。

1997 年 5 月，IBM 公司研制的"深蓝"计算机，以 3.5∶2.5 的比分，首次在正式比赛中战胜了人类国际象棋世界冠军卡斯帕罗夫，在世界范围内引起了轰动。这标志着在某些领域，经过努力，人工智能系统可以达到人类的最高水平。2011 年，IBM 开发的人工智能程序"沃森"（Watson）参加了一档智力问答节目并战胜了两位人类冠军。沃森存储了 2 亿页数据，能够将与问题相关的关键词从看似相关的答案中抽取出来。2016—2017 年，由 Google DeepMind 开发的具有自我学习能力人工智能围棋程序 AlphaGo 战胜围棋冠军。它能够搜集大量围棋对弈数据和名人棋谱，学习并模仿人类下棋。DeepMind 已进军医疗保健等领域。2017 年，AlphaGo Zero（第四代 AlphaGo）在无任何数据输入的情况下，开始自学围棋 3 天后便以 100∶0 横扫了先前版本的 AlphaGo，学习 40 天后又战胜了在人类高手看来不可企及的第 3 个版本 AlphaGo。

三、人工智能的学派

人工智能是关于知识的科学，而知识的基本单位是概念。目前人工智能研究主要分为：符号主义、连接主义和行为主义三大学派。符号主义是专注于实现人工智能指名功能，连接主义是专注于实现人工智能的指心功能，行为主义是专注于实现人工智能的指物功能。

1. 符号主义

符号主义（Symbolism）是一种基于逻辑推理的智能模拟方法，其原理主要为物理符号系统假设和有限合理性原理。符号主义学派认为人工智能源于数学逻辑，计算机出现后，又在计算机上实现了逻辑演绎系统。该学派认为人类认知和思维的基本单元是符号，而认知过程就是在符号表示上的一种运算。符号主义学派认为只要在符号计算上实现了相应功能，那么在现实世界上就实现了对应的功能，即在机器上是正确的，现实世界就是正确的。

2. 连接主义

连接主义（Connectionism）是一种基于神经网络及网络间的连接机制与学习算法的智能模拟方法，其原理主要为神经网络和神经网络间的连接机制和学习算法。连接主义认为大脑是一切智能的基础，关注大脑神经元及其连接机制，从发现大脑结构及其处理信息的机制来揭示人类智能的本质，进而在机器上实现相应的模拟。连接主义学派从神经生理学和认知科学的研究成果出发，把人的智能归结为人脑的高层活动的结果，强调智能活动是由大量简单的单元通过复杂的相互连接后并行运行的结果，其中人工神经网络就是其典型代表性技术。

3. 行为主义

行为主义（Behaviorism）是一种基于"感知-行动"的行为智能模拟方法。行为主义假设智能取决于感知和行动，不需要知识和推理，只需将智能行为表示出来，即只要能实现指物功能就可以具备智能。行为主义最早来源于 20 世纪初的一个心理学流派，认为行为是有机体用以适应环境变化的各种身体反应的组合，它的理论目标在于预见和控制行为。

四、人工智能的研究内容

人工智能的内容按照知识的关系可以分为：知识表示、知识发现和获取、知识应用。人工智能的显著特征是"知识""学习"和"推理"，即具有模拟人类的思维能力和基于知识的科学。

1. 知识表示（knowledge representation，KR）

知识表示是指把知识客体中的知识因子与知识关联起来，便于人们识别和理解知识。知识表示是知识组织的前提和基础，任何知识组织方法都是要建立在知识表示的基础上。知识表示有主观知识表示和客观知识表示两种。知识的表示就是对知识的一种描述，或者说是对知识的一组约定，一种计算机可以接受的用于描述知识的数据结构。某种意义上讲，表示可视为数据结构及其处理机制的综合：知识表示＝数据结构＋处理机制。知识表示的主要研究内容包括概念表示、知识表示、知识图谱。

2. 知识获取（knowledge acquisition）

知识获取是指在人工智能和知识工程系统中，机器如何获取知识的问题。知识获取指人们通过系统设计、程序编制和人机交互，使机器获取知识，同时机器还可以自动或半自动地获取知识。在系统调试和运行过程中，通过机器学习进行知识积累，或者通过机器感知直接从外部环境获取知识，对知识库进行增删、修改、扩充和更新。知识发现和获取的主要研究内容包括机器学习、深度学习、搜索技术、智能计算、推理方法。

3. 知识使用（knowledge ues）

知识使用又称知识应用，主要是指人工智能在现实世界各个领域的应用，包括医药、诊断、金融贸易、机器人控制、法律、科学发现等。知识使用的主要研究内容包括自然语言处理，专家系统，计算机视觉，规划，多智能体系统，机器人等。

五、医学人工智能概述

医学是通过科学或技术的手段处理生命的各种疾病或病变，促进病患恢复健康的一门科学。医学是一个从预防到治疗疾病的系统学科，是以治疗预防疾病和提高人体健康为目的。医学的研究内容包括临床医学、基础医学、检验医学、预防医学、康复医学、药学等。

医学和人工智能关联密切。首先，医学是人工智能的重要基础，由人工智能的定义可知，人工智能是研究使用计算机来模拟人类的某些思维过程和智能行为（如学习、记忆、推理、思考、规划等），而这些人类智能行为是以人类的神经系统为基础，神经系统的解剖结构和生理功能都是基础医学的研究范围。许多人工智能的方法都是从医学研究中得到启发，比如人工神经网络是受人类神经系统的神经元及其连接的启发；基于视觉机制的理解，卷积神经网络才能得以发展；基于人类大脑高级认知功能-注意力机制的理解，人工智能领域的自然语言处理和图像处理的性能得到显著的提高；智能优化方法的遗传算法和免疫算法是基于医学遗传原理和免疫学原理。因此，对脑科学和神经系统等基础医学的研究和发展是人工智能发展的重要基础和保障。其次，人工智能促进医学发展：人工智能广泛应用于医学的各个分支，包括基础医学、临床医学、预防医学等。以临床医学为例，临床决策支持系统极大地辅助临床医生进行诊疗活动，提高诊断的准确率，减轻临床医生的劳动负担。医学和人工智能是相辅相成，相互促进的。

由医学、人工智能以及医学与人工智能的关系，结合知识工程的内容，医学人工智能可以理解为：医学人工智能是医学和人工智能的交叉领域，是研究人工智能的医学基础，以及医学知识表示、医学知识获取和医学知识应用的科学。

1. 医学人工智能研究内容

医学人工智能（medical artificial intelligence）的内容按照医学知识的关系可以分为医学人工智能的基础、医学知识表示、医学知识获取和医学知识应用（具体内容如图19-1）。医学人工智能的基础的主要内容包括人工智能的医学基础、医学人工智能的数据分析基础、医学人工智能的编程语言基础。医学知识表示的主要内容包括概念表示、知识表示、医学知识图谱。医学知识获取的主要内容包括机器学习、深度学习、推理方法、搜索策略、智能计算。医学知识应用的主要内容包括智能医学、医学自然语言处理、医学专家系统、医学图像处理和分析、医学机器人和智能体等。

（1）医学人工智能的基础：由人工智能的定义可知，人工智能是研究使用计算机来模拟人类的某些思维过程和智能行为（如学习、推理、思考、规划等），而这些人类智能行为是以人类的神经系统为基础，神经系统的解剖结构和生理功能都是基础医学的研究范围。脑科学和神经系统等基础医学的研究和发展是人工智能发展的重要基础和保障。人工智能是用计算机模拟人类智能，即计算机是人工智能实现的载体。医学人工智能是医学和人工智能的交叉领域，医学人工智能的基础的主要内容包括人工智能的医学基础、医学人工智能的数据分析基础、医学人工智能的编程语言基础。

（2）医学知识表示：是指把医学知识客体中的知识因子与知识关联起来，便于人们识别和理解医学知识。医学知识表示是医学知识组织的前提和基础，任何知识组织方法

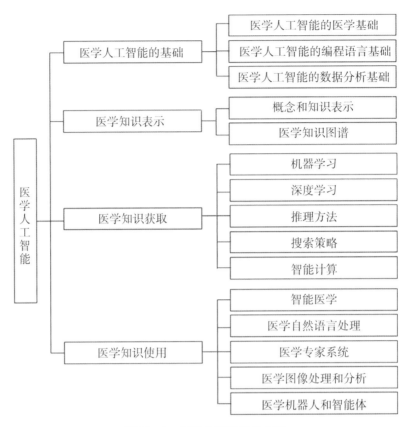

图 19-1 医学人工智能的内容

都是要建立在知识表示的基础上。医学知识的表示是对医学知识的一种描述，或者说是对医学知识的一种约定，一种计算机可以接受的用于描述知识的数据结构。医学知识表示的主要内容包括概念和知识表示、医学知识图谱。

（3）医学知识获取：是指在医学人工智能和知识工程系统中，机器如何获取知识的问题。医学知识获取指人们通过系统设计、程序编制和人机交互，使机器获取医学知识，或通过机器学习进行医学知识积累，或者通过机器感知直接从外部环境获取医学知识，对医学知识库进行增删、修改、扩充和更新。医学知识获取的主要内容包括机器学习、深度学习、推理方法、搜索策略、智能计算。

（4）医学知识使用：主要是指医学人工智能在医学各个领域有着广泛的应用，主要包括临床领域、基础领域、药物研发、医疗管理的应用。医学知识使用的主要内容包括智能医学、医学自然语言处理、医学专家系统、医学图像处理和分析、医学机器人和智能体等。

2. 医学人工智能的影响

医学人工智能可以降低医疗成本，解决医疗资源短缺问题，引起制药业革命。人工智能对医学的影响将是巨大的，很大程度上改变临床医疗模式。智能社会的临床医疗模式将是以医学人工智能系统为核心的模式。医学人工智能扩展了医疗工作人员的大脑智能和四肢的劳动能力，整个医疗工作场景包含了医学人工智能科学家，医学人工智能设计师，医学人工智能工程师，医务人员，及医学人工智能系统。临床诊疗工具将被智能化升级，医学人工智能科学家、医学人工智能工程师及其医学人工智能系统将占据重要地位。

第二节　智能医学

一、智能医学概论

随着人类社会的发展，即将全面进入智能社会，医疗健康领域的智能化是智能社会的重要标志。智能医学是智能社会重要的研究内容，是智能社会的重要组成部分，包括人工智能、大数据、移动互联网、物联网等技术与医学交叉融合的学科。医学人工智能、医学大数据、医疗物联网、移动医疗等都是智能医学的研究内容。智能医学是医学领域一个全新的概念，其中医学人工智能是智能医学的核心和关键领域，并且医学人工智能广泛地渗透到智能医学的其他领域。

2008 年，IBM 提出智慧医疗的概念，设想把物联网技术充分应用到医疗健康领域，实现医疗信息互联和共享协作。根据 IBM 提出的概念结合中国的实际情况，国内学者认为智慧医疗的概念是指利用先进的互联网和物联网技术，将医疗健康领域相关的人员、信息、设备、资源有效的连接起来，保证人们及时地预防和诊治的医疗服务。智能医学与 IBM 提出的智慧医学（Smart Medicine）、数字医疗和移动医疗等概念有相似之处。但是智能医学概念更广泛，在系统集成、信息共享和智能处理等方面有明显优势，是智慧医疗在医学健康领域应用的更高阶段，智慧医疗是智能医学的重要内容。

二、医学人工智能的应用

医学人工智能在医学各个领域有着广泛地应用，主要包括临床领域、基础领域、药物研发、医疗管理的应用。

1. 医学人工智能的临床领域应用

临床医学可以分为预防、诊断、治疗、预后 4 个部分，医学人工智能的临床领域应用可以从这 4 个方面进行。

在预防方面，医学人工智能主要的应用包括智能健康管理和疾病风险评估及预测。智能健康管理主要涉及个性化和泛化的健康管理服务，包括智能化的可穿戴和生物兼容的生理检查系统，进行远程监控和医疗机构的联结。疾病风险评估和预测是对个人健康风险的评估和预测，对临床医生诊断、检查、治疗过程的风险监控和辅助决策，以及对公共卫生事件预警的相关应用。

诊断和治疗是临床医学的核心部分，医学人工智能融合了自然语言处理、推理技术、机器学习等技术，提供了快速、高效、精准的医学诊断结果和个体化治疗方案。主要应用包括医学自然语言处理、临床决策支持系统、医学图像处理和分析、手术机器人。医学自然语言处理是指利用自然语言处理技术辅助完成汇总医学领域知识的过程，将知识提炼出来，提取其中有用的诊疗信息，最终形成知识本体或者知识网络，从而为后续的各种文本处理任务提供标准和便利。临床决策支持系统是指能对临床决策提供支持的计算机系统，该系统充分运用可供利用的、合适的计算机技术，针对半结构化或非结构化医学问题，通过人机交互方式改善和提高决策效率的系统。医学图像处理和分析是指医学图像分割、图像配准、图像融合、图像压缩、图像重建等多个领域的智能应用。手术机器人是指人机协同的手术机器人。

在预后方面，医学人工智能的主要应用有康复机器人和虚拟助理。康复机器人是指智能辅助肢体功能性损伤康复的器械，如机器人外骨骼、脑机接口、虚拟现实等技术。虚拟助理主要指协助医生开展院后随访，或协助制订康复方案的语言交互的人工智能应用。除了上述临床医疗方面应用，在临床科研方面，医学人工智能的主要应用包括疾病病因和治疗方案研究、临床研究信息汇总与分析、临床试验匹配等。

2. 医学人工智能的基础领域应用

医学人工智能的基础领域应用主要是与基因技术结合。基因检测是通过体液或细胞对 DNA 进行扫描，对身体进行一次分子层面的解读。通过基因检测，可以发现许多隐藏在健康身体下的患病风险，从而可以进行疾病的风险评估和预防。

3. 医学人工智能的药物研发应用

医学人工智能的药物研发应用主要是基于深度学习技术和大数据分析，快速、准确地挖掘和筛选出合适的化合物，达到缩短新药研发周期、降低新药研发成本、提高新药研发成功率的目的。通过计算机模拟，可以对药物活性、安全性和副作用进行预测。主要的应用集中在抗肿瘤药物、心血管药物、常见传染病药物等。医学人工智能贯穿药物研发的每个阶段，包括新药筛选、新药的副作用筛选、新药临床试验效果预测、临床试验患者招募、药品适应证和副作用分析。

4. 医学人工智能的医疗管理应用

医学人工智能的医疗管理应用包括分级诊疗和智慧医院管理。医学人工智能的分级诊疗作用，包括基于基础的智能辅助诊疗系统和基于医联体的智能云服务。目前智能辅助诊断系统可以完成家庭医疗顾问、医生诊疗助手、医学知识库三大医疗功能；基于医联体的智能云服务，是以云平台为基础实现远程门诊及转诊、区域影像诊断远程托管与会诊等功能。

第三节　智慧医疗

一、智慧医疗

智慧医疗是通过打造健康档案区域医疗信息平台，利用最先进的物联网技术，实现患者与医务人员、医疗机构、医疗设备之间的互动，逐步达到信息化。医疗行业将融入更多人工智能、传感技术等高科技，使医疗服务走向真正意义的智能化，推动医疗事业的繁荣发展。智慧医疗的核心是在医院信息化的基础上，通过物联网、云计算、移动计算、大数据等新技术应用，实现医疗服务的信号化和智能化，智慧医疗是智能医学的重要内容。

智慧医疗主要内容包括智慧医疗基础、智能化医院系统、智能化区域卫生系统以及互联网医疗（图 19-2）。智慧医疗基础涉及多项关键技术，传统的技术有数字技术、网络技术、多媒体技术、信息安全技术，新技术包括云计算、大数据、物联网及移动互联网技术。

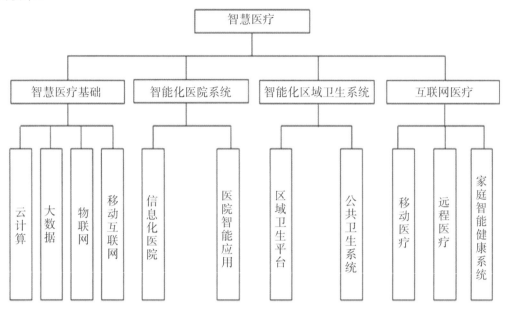

图 19 - 2　智慧医疗建设的内容

智能化医院系统是由信息化医院和医院智能应用两部分组成。信息化医院主要包括医院信息系统（HIS）、实验室信息管理系统（LIS）、医学影像信息的存储系统（PACS）和传输系统以及医生工作站 4 个部分。实现患者诊疗信息和行政管理信息的收集、存储、处理、提取及数据交换。医生工作站的核心工作是采集、存储、传输、处理和利用患者健康状况和医疗信息。医生工作站包括门诊和住院诊疗的接诊、检查、诊断、治疗、处方和医嘱、病程记录、会诊、转科、手术、出院、病案生成等全部医疗过程的工作平台。提升应用包括远程图像传输、海量数据计算处理等技术在数字医院建设过程的应用，实现医疗服务水平的提升。具体实现的功能包括：①远程探视。避免探访者与病患的直接接触，杜绝疾病蔓延，缩短恢复进程。②远程会诊。支持优势医疗资源共享和跨地域优化配置。③自动报警。对病患的生命体征数据进行监控，降低重症护理成本。④临床决策系统。协助医生分析详尽的病历，为制订准确有效的治疗方案提供基础。⑤智慧处方。分析患者过敏和用药史，反映药品产地批次等信息，有效记录和分析处方变更等信息，为慢性病治疗和保健提供参考。

智能化区域卫生系统由区域卫生平台和公共卫生系统两部分组成。区域卫生平台包括收集、处理、传输社区、医院、医疗科研机构、卫生监管部门记录的所有信息的区域卫生信息平台；包括旨在运用尖端的科学和计算机技术，帮助医疗单位以及其他有关组织开展疾病危险度的评价，制订以个人为基础的危险因素干预计划，减少医疗费用支出，以及制定预防和控制疾病的发生和发展的电子健康档案。具体实现的功能有：①社区医疗服务系统。提供一般疾病的基本治疗，慢性病的社区护理，大病向上转诊，接收恢复转诊的服务。②科研机构管理系统。对医学院、药品研究所、中医研究院等医疗卫生科研机构的病理研究、药品与设备开发、临床试验等信息进行综合管理。公共卫生系统由卫生监督管理系统和疫情发布控制系统组成。

互联网医疗就是把传统医疗的生命信息采集、监测、诊断治疗和咨询，通过可穿戴智能医疗设备、大数据分析与移动互联网相连。所有与疾病相关的信息不再被限定在医院和纸面上，可以自由流动、上传、分享，这使跨区域之间医疗活动得以轻松实现。互联网医疗提供健康教育、医疗信息查询、电子健康档案、疾病风险评估、远程会诊、远程治疗和康复等多种形式的医疗服务和健康管理服务。互联网医疗，代表了医疗行业新的发展方向，有利于医疗资源平衡和日益增加的健康医疗需求，是国家积极引导和支持的医疗发展模式。互联网医疗主要包括移动医疗、远程医疗、家庭智能健康系统。其中，家庭智能健康系统是最贴近市民的健康保障，包括针对行动不便无法送往医院进行救治病患的视讯医疗，对慢性病以及老幼患者远程的照护，对智障、残疾、传染病等特殊人群的健康监测；还包括自动提示用药时间、服用禁忌、剩余药量等的智能服药系统。

二、云计算

1. 云计算的概念

云计算（cloud computing）是分布式计算的一种，是指通过网络云将巨大的数据计算处理程序分解成无数个小程序，然后，通过多部服务器组成的系统进行处理和分析这些小程序得到结果并返回给用户。现阶段所说的云服务不仅仅是一种分布式计算，而是分布式计算、效用计算、负载均衡、并行计算、网络存储、热备份冗杂和虚拟化等计算机技术混合演进并跃升的结果。

云计算是与信息技术、软件、互联网相关的一种服务，这种计算资源共享池称云（cloud），云计算把许多计算资源集合起来，通过自动化管理，能让资源被快速提供。云计算是继互联网、计算机后在信息时代一种新的革新，云计算是信息时代的一个大飞跃，云计算具有很强的扩展性和需要性，可以为用户提供一种全新的体验。云计算的核心是可以将很多的计算机资源协调在一起，因此，使用户通过网络就可以获取到无限的资源，同时获取的资源不受时间和空间的限制。

云计算的应用成果广泛，国外有 Microsoft 公司提供的 Microsoft Azure 云计算平台；IBM 推出的蓝云计算平台利用了其先进的技术和原有的软硬件系统，并结合网格计算和虚拟化技术为用户提供了分布式云计算体系，并支持开发标准与开源软件；美国 Amazon 公司推出了 Amazon EC2 弹性云计算平台。目前，我国出现许多对公众提供服务的云计算平台服务商，如阿里云、腾讯云、百度云等。

2. 云计算的特点

云计算的优势是在于其高灵活性、可扩展性和高性比等，与传统的网络应用模式相比，其具有如下优势与特点：

（1）虚拟化技术：虚拟化突破了时间、空间的界限，是云计算最为显著的特点，虚拟化技术包括应用虚拟和资源虚拟两种。物理平台与应用部署的环境在空间上是没有任何联系的，正是通过虚拟平台对相应终端操作完成数据备份、迁移和扩展等。

（2）动态可扩展：云计算具有高效的运算能力，在原有服务器基础上增加云计算功能能够使计算速度迅速提高，最终实现动态扩展虚拟化的层次达到对应用进行扩展的目的。

（3）按需部署：计算机包含了许多应用、程序软件等，不同的应用对应的数据资源库不同，所以用户运行不同的应用需要较强的计算能力对资源进行部署，而云计算平台能够根据用户的需求快速配备计算能力及资源。

（4）灵活性高：目前市场上大多数信息技术资源、软硬件都支持虚拟化，例如存储网络、操作系统和开发软、硬件等。虚拟化要素统一放在云系统资源虚拟池当中进行管理，可见云计算的兼容性非常强，不仅可以兼容低配置机器、不同厂商的硬件产品，还能够外设获得更高性能计算。

（5）可靠性高：即服务器故障也不影响计算与应用的正常运行。因为单点服务器出现故障可以通过虚拟化技术将分布在不同物理服务器上面的应用进行恢复或利用动态扩展功能部署新的服务器进行计算。

（6）性价比高：将资源放在虚拟资源池中统一管理在一定程度上优化了物理资源，用户不再需要昂贵、存储空间大的主机，可以选择相对廉价的个人电脑组成云，一方面减少费用，另一方面计算性能不逊于大型主机。

（7）可扩展性：用户可以利用应用软件的快速部署条件更为简单快捷地将自身所需的已有业务以及新业务进行扩展。如计算机云计算系统中出现设备的故障，对于用户来说，无论是在计算机层面上，还是在具体运用上均不会受到阻碍，可以利用计算机云计算具有的动态扩展功能来对其他服务器开展有效扩展。在对虚拟化资源进行动态扩展的情况下，同时能够高效扩展应用，提高计算机云计算的操作水平。

3. 云计算的实现形式

云计算的实现形式主要是通过部署形式和服务模式体现。云计算的部署模式有公有云、私有云及混合云。公有云是由第三方服务商向公众提供使用的云端基础设施，服务商通过收费的方式提供云服务，公有云的优点是使用灵活，成本低；私有云是指在企业组织内部组建平台提供相关的云服务；混合云是公有云与私有云的结合，这个模式中，使用者通常将非企业关键内容在公有云上处理，而企业的关键服务则在组织内部私有云上处理。

云计算在服务模式上包括以下几个层次：基础设施即服务（IaaS）、平台即服务（PaaS）、软件即服务（SaaS），如图 19-3。

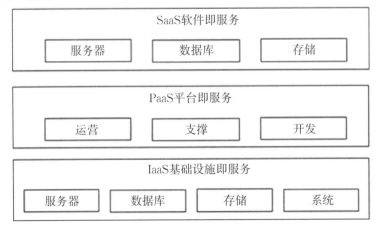

图 19-3 云计算的实现形式

（1）基础设施即服务：主要给用户提供计算能力、存储、网络等基础运算资源，用户能掌控所申请的计算能力、存储和网络资源，但服务端的基础构架是屏蔽的。

（2）平台即服务：主要是提供应用运行所需要的基础环境，用户可以掌控运行软件的环境，但是不能掌控操作系统、硬件和网络的基础架构。

（3）软件即服务：是指消费者使用服务商提供的应用，但不能控制操作系统、硬件和网络的基础架构，用户租用软件服务提供商的软件服务。

4. 医疗云

医疗云（medical cloud），是指在云计算、移动技术、多媒体、通信技术、大数据以及物联网等新技术基础上，结合医疗技术，使用云计算来创建医疗健康服务云平台，实现医疗资源的共享和医疗范围的扩大。由于云计算技术的运用，医疗云提高了医疗机构的效率，方便居民就医，如现在医院的预约挂号、电子病历、医保等都是云计算与医疗领域结合的产物。医疗云构架如图 19 - 4。

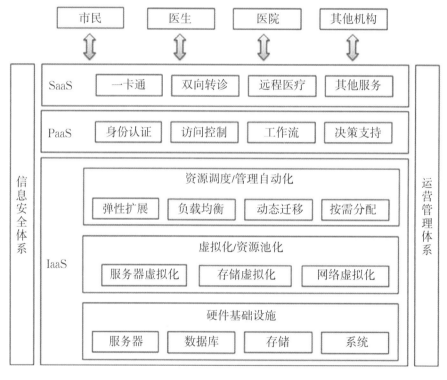

图 19 - 4　医疗云构架

（1）医疗云的组成结构：主要包括医疗云健康信息平台、医疗云远程诊断及会诊系统、医疗云远程监护系统等。

1）医疗云健康信息平台：主要是将电子病历、预约挂号、电子处方、电子医嘱以及医疗影像文档、临床检验信息文档等整合起来建立一个完整的数字化电子健康档案系统，并将健康档案通过云端存储便于今后医疗的诊断以及远程医疗、医疗教育信息的采集等。在医疗云健康信息平台，建立一个以视频语音为基础的健康信息沟通平台，建立多媒体医疗保健咨询系统，以方便居民更多更快地与医生进行沟通，医疗云健康信息平台将作为医疗云远程诊断及会诊系统、医疗云远程监护系统的基础平台。

2）医疗云远程诊断及会诊系统：主要针对边远地区以及应用于社区门诊，通过医疗云远程诊断及会诊系统，在医学专家和患者之间建立起全新的联系，使患者在原地、原医院即可接受远地专家的会诊并在其指导下进行治疗和护理，可以节约医生和患者大量时间和金钱。云医疗运用云计算、通信技术、物联网以及医疗技术与设备，通过数据、文字、语音和图像资料的远距离传送，实现专家与患者、专家与医务人员之间异地"面对面"的会诊。

3）医疗云远程监护系统：主要应用于老年人、心脑血管疾病患者、糖尿病患者以及术后康复的监护。通过云医疗监护设备，提供了全方位的生命信号检测，包括心脏、血压、呼吸等，并通过通信技术、物联网等设备将监测到的数据发送到医疗云远程监护系统，如出现异常数据系统将会发出警告通知给监护人。医疗云监护设备还将附带安装一个 GPS 定位仪以及 SOS 紧急求救按钮，如患者出现异常，通过 SOS 求助按钮将信息传送回云医疗远程监护系统，医疗云远程监护系统将与医疗云远程诊断及会诊系统对接，远程为患者进行会诊治疗，如出现紧急情况，医疗云远程监护系统也能通过 GPS 定位仪迅速找到患者进行救治，以免错过最佳救治时间。

（2）医疗云的特点：医疗云具有数据安全、信息共享、动态扩展、布局范围广泛的优势。

1）数据安全：利用云医疗健康信息平台中心的网络安全措施，断绝了数据被盗走的风险；利用存储安全措施，使得医疗信息数据定期地本地及异地备份，提高了数据的冗余度，使得数据的安全性大幅提升。

2）信息共享：将多个省市的信息整合到一个环境中，有利于各个部门的信息共享，提升服务质量。

3）动态扩展：利用医疗云中心的云环境，可使医疗云系统的访问性能、存储性能、灾备性能等进行无缝扩展升级。

4）布局范围广泛：借助医疗云的远程可操控性，可形成覆盖全国的云医疗健康信息平台，医疗信息在整个云内共享，惠及更广大的群众；而且前期费用较低，因为几乎不需要在医疗机构内部部署技术。

三、医疗大数据

医疗大数据是指与健康医疗相关，满足大数据基本特征的数据集合。医疗数据是医生对患者诊疗和治疗过程中产生的数据，包括患者的基本数据、电子病历、诊疗数据、医学影像数据、医学管理、经济数据、医疗设备和仪器数据等，以患者为中心，成为医疗数据的主要来源。

1. 医疗大数据的数据源

医疗数据主要来源于患者就医、临床研究和科研、生物制药、可穿戴设备等 4 个方面。

2. 医疗大数据的特点

医疗大数据首先具备大数据一般特性：规模大、结构多样、增长快速、价值巨大。但是其作为医疗领域产生的数据也同样具备医疗性：多态性、不完整性、冗余性、时间性、隐私性等特点。

3. 医疗大数据处理

医疗数据处理类似大数据处理，包括数据采集，数据预处理，数据存储，数据分析挖掘，数据可视化。医疗大数据的主要用途包括用药分析、病因分析、移动医疗、基因组学、疾病预防、可穿戴医疗等。随着医疗大数据的发展和分析方法、人工智能等技术的不断革新，能够准确利用医疗大数据来进行分析和预测的场景会越来越多，大数据终将会成为医疗决策的一种重要辅助依据，决策的路径也会发生变化。从之前的经验即决策，到现在的数据辅助决策，至将来的数据即决策。

四、物联网

物联网（internet of things，IoT）是指通过信息传感设备，按约定的协议，将任何物体与网络相连接，物体通过信息传播媒介进行信息交换和通信，以实现智能化识别、定位、跟踪、监管等功能。

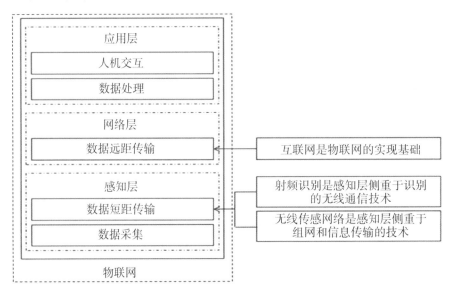

图 19-5　互联网、射频识别、无线传感网络与物联网

物联网就是物和物之间相连的互联网，如图 19-5，其意义是：第一，物联网的核心和基础仍然是互联网，是在互联网基础上的延伸和扩展的网络；第二，其用户端延伸和扩展到了任何物品与物品之间，进行信息交换和通信。因此，物联网的定义是通过射频识别、红外感应器、全球定位系统、激光扫描器等信息传感设备，按约定的协议，把任何物品与互联网相连接，进行信息交换和通信，以实现对物品的智能化识别、定位、跟踪、监控和管理的一种网络。

物联网本质是在计算机互联网的基础上，利用射频自动识别、无线数据通信等技术，构造一个覆盖世界上万事万物的 IoT。在这个网络中，物品能够彼此进行交流，而无需人的干预。其实质是利用射频自动识别技术，通过计算机互联网实现物品的自动识别和信息的互联与共享。

1. 物联网的特点

物联网的基本特征可概括为全面感知、可靠传输和智能处理，如图 19-6。全面感知是指可以利用射频识别、二维码、智能传感器等感知设备感知获取物体的各类信息。可靠传输是指通过对互联网、无线网络的融合，将物体的信息实时、准确地传送，以便信息交流、分享。智能处理是指使用各种智能技术，对感知和传送到的数据、信息进行分析处理，实现监测与控制的智能化。

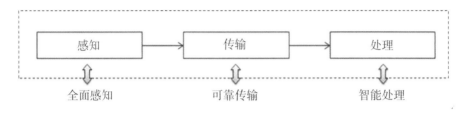

图 19 - 6　物联网的特点

根据物联网的特征，结合信息科学的观点，可知物联网处理信息的功能包括：①获取信息的功能。主要是信息的感知、识别，信息的感知是指对事物属性状态及其变化方式的知觉和敏感；信息的识别指能把所感受到的事物状态用一定方式表示出来。②传送信息的功能。主要是信息发送、传输、接收等环节，最后把获取的事物状态信息及其变化的方式从时间/空间上的一点传送到另一点的任务，这就是常说的通信过程。③处理信息的功能。是指信息的加工过程，利用已有的信息或感知的信息产生新的信息，实际是制定决策的过程。④施效信息的功能。指信息最终发挥效用的过程，有很多的表现形式，比较重要的是通过调节对象事物的状态及其变换方式，始终使对象处于预先设计的状态。

2. 物联网的核心技术

根据物联网对信息感知、传输、处理的过程，物联网的体系构架可以分为 3 层结构，即感知层、网络层和应用层，具体体系结构如图 19 - 7 所示。

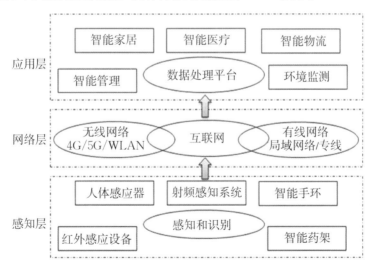

图 19 - 7　物联网的网络架构

（1）感知层：主要用于对物理世界中的各类物理量、标识、音频、视频等数据的采集与感知。数据采集主要涉及传感器、射频识别技术、二维码等技术。

（2）网络层：主要用于实现更广泛、更快速的网络互连，从而把感知到的数据信息可靠、安全地进行传送。目前能够用于物联网的通信网络主要有互联网、无线通信网、卫星通信网与有线电视网。

（3）应用层：主要包含应用支撑平台子层和应用服务子层。应用支撑平台子层用于支撑跨行业、跨应用、跨系统之间的信息协同、共享和互通。应用服务子层包括智能交通、智能家居、智能物流、智能医疗、智能电力、数字环保、数字农业、数字林业等领域。

物联网的体系构架的核心层是感知层，物联网的核心是感知层技术，主要包括微机电技术、射频识别技术和无线传感器网络技术。

3. 物联网面临的问题

物联网在技术、管理、成本、政策、安全等方面仍然存在许多需要攻克的难题，包括技术标准的统一与协调问题、管理平台问题、成本问题、安全性问题。

（1）技术标准的统一与协调问题：目前传统互联网的标准并不适合物联网。物联网感知层的数据多源异构，不同的设备有不同接口，不同的技术标准；网络层、应用层也由于使用的网络类型不同、行业的应用方向不同而存在不同的网络协议和体系结构。建立统一的物联网体系架构，统一的技术标准是物联网现在正在面对的难题。

（2）管理平台问题：物联网自身就是一个复杂的网络体系，加之应用领域遍及各行各业，不可避免地存在很大的交叉性。如果这个网络体系没有一个专门的综合平台对信息进行分类管理，就会出现大量信息冗余、重复工作、重复建设造成资源浪费的状况。每个行业的应用各自独立，成本高、效率低，体现不出物联网的优势，势必会影响物联网的推广。物联网现急需要一个能整合各行业资源的统一管理平台，使其能形成一个完整的产业链模式。

（3）成本问题：就目前来看，各国对物联网都积极支持，在看似百花齐放的背后，能够真正投入并大规模使用的物联网项目少之又少。如实现射频识别技术最基本的电子标签及读卡器，其成本价格一直无法达到企业的预期，性价比不高；传感网络是一种多跳自组织网络，极易遭到环境因素或人为因素的破坏，若要保证网络通畅，并能实时安全传送可靠信息，网络的维护成本高。

（4）安全性问题：物联网作为新兴产物，体系结构更复杂、没有统一标准，各方面的安全问题更加突出。其关键实现技术是传感网络，传感器暴露在自然环境下，特别是一些放置在恶劣环境中的传感器，如何长期维持网络的完整性对传感技术提出了新的要求，传感网络必须有自愈的功能。人为因素的影响更严峻。射频识别技术是其另一关键实现技术，就是事先将电子标签置入物品中以达到实时监控的状态，这对于部分标签物的所有者势必会造成一些个人隐私的暴露，个人信息的安全性存在问题。

4. 医疗物联网

医学物联网是将物联网技术应用于健康辨识、诊断治疗、医院信息化和健康管理等人口与健康领域而形成的一个交叉学科，主要采用物联网技术解决医学领域的部分问题。医学物联网中的"物"，就是各种与医学服务活动相关的事物，如健康人、亚健康人、患者、医生、护士、医疗器械、检查设备、药品等。医学物联网中的"联"，即信息交互连接，把上述"事物"产生的相关信息交互、传输和共享。医学物联网中的

"网"是通过把"物"有机地连成一张"网"，就可感知医学服务对象、各种数据的交换和无缝连接，达到对医疗卫生保健服务的实时动态监控、连续跟踪管理和精准的医疗健康决策。

人体传感器网络是基于无线传感器网络，是人体的生理参数收集传感器或移植到人体内的生物传感器共同形成的一个无线网络，是物联网的重要感知及组成部分。其目的是提供一个集成硬件、软件和无线通信技术的计算平台，并为普适的健康医疗监控系统的未来发展提供必备的条件。

（1）医疗物联网架构：医疗物联网服务于医疗卫生领域，综合运用光学技术、压敏技术和射频识别技术等先进技术手段，结合多种医疗传感器，通过传感网络，按照约定协议，借助移动终端、嵌入式计算装置和医疗信息处理平台进行信息交换。从总体上来看，医疗物联网技术仍然是建立在物联网基础上的，与物联网结构总体上相似，其结构可以分为感知层、网络层、中间层、数据层和应用层5个层级，如图19-8。

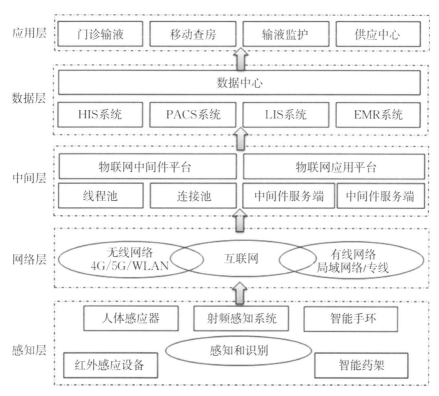

图19-8 医疗物联网的网络构架

1）感知层：就是利用各种感知设备、信息采集设备来采集对象的数据，同时利用呼吸传感器、心电监护传感器等各种生理信号采集器及二维码、摄像头、射频识别技术等信息采集器完成对各种医疗信息的有效采集。其中射频识别技术在医疗中可以有效地对各种药品、设备进行追踪监测，并且还可以有效监测患者的各种生命体征，或监测医疗废物回收以及实现婴儿防盗等功能。

2）网络层：在医疗物联网中，有线网和无线网都发挥了重要的作用。其中采用的无线网技术主要有无线局域网、蓝牙、多频码分多路访问和通用分组无线服务等。网络层中利用到的有线网络技术则主要有计算机专网、有线电视网络、电信通信网络等。

3）平台层：包括中间层和数据层，在整个架构中起到了承上启下的作用。一方面，平台层接收通过网络层传输过来的感知层数据并处理；另一方面，平台层需要对接医院系统和第三方系统，如 HIS、LIS 及各类应用场景系统。平台层实现了各系统间的数据共享、交互，并为未来新增系统接入做好了铺垫，使得医疗物联网架构具备极强的延展性。

4）应用层：是医疗物联网价值的集中体现，从总体上来看医疗物联网的应用可以分为 3 个方面：一是以医疗物联网技术构建出集诊疗、管理、决策为一体的综合应用服务；二是借助医疗物联网技术、结合医疗应用场景定制场景解决方案，解决特定需求；三是以医疗物联网为核心构建区域化平台。

对于医疗机构来说，应用层往往与医疗流程紧密配合，根据医疗机构应用场景的不同，可以分为医疗服务需求和成本控制需求两大属性。围绕患者服务为中心的护理、后勤和基础设施，以及围绕医院人财物为中心的保障和行政业务管理是医疗物联网的应用重点。

（2）医疗物联网应用：是物联网理论在医学中的应用，包括感知、传输和智能处理三大基本流程。可广泛应用于医学教育、预防、保健、诊断、治疗、康复和养老，可实现医院、患者于医疗设备之间整合和创立三级联动的物联网医学分级诊疗平台，管理和协调网内医生、患者和设备，提高医疗服务水平。

具体功能包括：①在线监测。这是物联网最基本的功能，可以集中监测为主、控制为辅，全时空检测患者。②定位追溯。一般基于传感器、移动终端、楼控系统、家庭智能设施、视频监控系统等 GPS 和无线通信技术，或只依赖于无线通信技术的定位，如基于移动基站的定位、实时定位系统等，可用于患者定位追踪协助诊疗和保健。③报警联动。主要提供事件报警和提示，可用于多种医疗相关工作。④指挥调度。基于时间过程和事件响应规则的指挥、调度和派遣功能，特别适合卫生管理部门或院长工作。⑤预案管理。基于预先设定的规章或法规对可能发生的事件进行处置，适合卫生管理者或分级诊疗慢性疾病。⑥安全隐患。适用于医疗安全，由于物联网所有权属性和隐私保护性，物联网系统可提供相应的安全保障机制。⑦远程维护。这是物联网技术能够提供或提升的服务，主要适用于医疗产品售后联网服务。⑧在线升级。这是保证物联网系统本身能够正常运行的手段，也是医疗产品售后自动服务的手段之一。⑨统计决策。指的是基于对物联网信息的数据挖掘和统计分析，提供决策支持和统计报表功能，供管理者决策参考。

五、移动互联网

移动互联网是指移动通信终端与互联网相结合成为一体，是用户使用手机或其他无线终端设备，通过速率较高的移动网络，在移动状态下随时、随地访向 Internet 以获取信息等各种网络服务。

依托电子信息技术的发展，移动互联网能够将网络技术与移动通信技术结合在一起，而无线通信技术也能够借助客户端的智能化实现各项网络信息的获取，这也是一种新型业务模式，涉及应用、软件以及终端的各项内容。在结合现代移动通信技术发展的前提下，通过与移动互联网的各项内容融合，实现平台以及运营模式的一体化应用。

1. 移动互联网的特点

移动互联网具有广泛的网络接入能力、个性化服务特征和开放式创新，还同时具有传统的计算能力、互联网连通功能和无线通信的移动功能。主要特点如下：

（1）移动性：移动互联网中的智能终端最大的特点是具有移动性。用户可以实现随时随地的网络接入和信息获取；另外，移动终端还具有天然的定位功能，可以精确定位用户的移动信息。

（2）融合性：移动终端已经成为一个功能强大的集计算、多媒体功能、金融、健康管理等为一体的平台。随着终端相关技术的发展，移动终端的功能会越来越强大。

（3）个性化：个性化主要体现在终端和网络2个方面。在终端，用户将个人与移动终端绑定，个体可以自主选择自己喜好的应用和服务。网络方面，移动网络可以实时跟踪并分析用户需求和行为的变化，并据此进行动态调整以满足用户的个性服务。

（4）碎片化：移动互联网碎片化的特点主要表现在时间上的间断性，用户通过移动终端上网经常会由许多很短的时间片段组成。

2. 移动互联网的基本结构

移动互联网的基本结构包括终端设备层、接入网络层和应用业务层，其最显著的特征是多样性。移动互联网是自适应的、个性化的、能够感知周围环境的服务，移动互联网基本结构模型如图19-9所示。

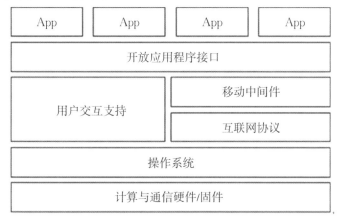

图 19 - 9　移动互联网的基本结构

各种应用通过开放的应用程序接口获得用户交互支持或移动中间件支持，移动中间件层由多个通用服务元素构成，包括建模服务、存在服务、移动数据管理、配置管理、服务发现、事件通知和环境监测等。互联网协议簇主要有 IP 服务协议、传输协议、机制协议、联网协议、控制与管理协议等，同时还负责网络层到链路层的适配功能。操作系统完成上层协议与下层硬件资源之间的交互。硬件/固件则指组成终端和设备的器件单元。

3. 移动互联网应用

（1）移动搜索：是指以移动设备为终端，对传统互联网进行的搜索，从而实现高速、准确地获取信息资源。移动搜索是移动互联网的未来发展趋势。随着移动互联网内容的充实，人们查找信息的难度会不断加大，内容搜索需求也会增加。相比传统的互联网搜索，移动搜索对技术的要求更高。移动搜索引擎需要整合现有的搜索理念实现多样化的搜索服务。智能搜索、语义关联、语音识别等多种技术都要融合到移动搜索技术中来。

（2）移动商务：是指通过移动通信网络进行数据传输，并且利用移动信息终端参与各种商业经营活动的一种新型电子商务模式，它是新技术条件与新市场环境下的电子商务形态，也是电子商务的一条分支。移动商务是移动互联网的转折点，因为它突破了仅仅用于娱乐的限制开始向企业用户渗透。随着移动互联网的发展成熟，企业用户也会越来越多地利用移动互联网开展商务活动。

（3）移动支付：又称手机支付。是指允许用户使用其移动终端（通常是手机）对所消费的商品或服务进行账务支付的一种服务方式。移动支付主要分为近场支付和远程支付两种。整个移动支付价值链包括移动运营商、支付服务商、应用提供商、设备提供商、系统集成商、商家和终端用户。

4. 移动医疗

移动医疗是指通过使用移动通信技术来提供医疗服务和信息。主要包括远程患者监测，视频会议，在线咨询，个人医疗护理，无线访问电子病历和处方等。移动通信技术实现了时间、空间层面上无障碍的沟通，改变了过去患者只能前往医院看病的传统方式，可节省之前大量用于挂号、排队等候乃至搭乘交通工具前往的时间和成本。无论在何地，人们都能随时听取医生的建议，或是获得各种与健康相关的资讯。在整个医疗服务体系中，移动医疗正在引领医护人员朝着提升工作效率、提高工作质量的方向发展。

（1）移动医疗系统构架：是在医院现有局域网的基础上架构无线网络，建立信息传输的硬件平台，为系统应用前端配置无线手持终端，建立面向服务的通用数据交换平台，实现应用实时化和信息移动化。如图 19 - 10。

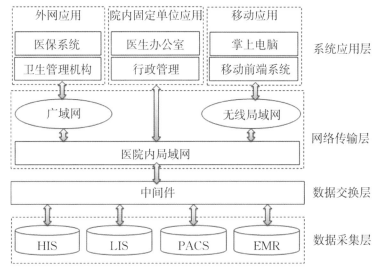

图 19 - 10　移动医疗系统构架

移动医疗系统架构在医院局域网之上，在数据中心配置应用服务器与局域网相连，提供系统应用服务；在主机房配置无线交换机和核心交换机连接；在局域网上配置

WIPS，提供系统的安全和管理服务；在各楼层配置供电交换机；在医护人员处配置掌上电脑应用前端系统。

移动医疗系统功能包括基于射频识别技术的患者身份识别，医护手持数据终端应用，健康问卷调查系统与检查项目查询。移动医疗系统具有众多优点，包括：①加强医院管理效率和力度，实现查房中的快速无缝连接；②减少医疗差错和事故；③减轻医护人员的工作强度，提高医护人员的工作效率；④优化信息存取流程。

（2）移动医疗应用系统：移动医疗主要是围绕医生和护士为患者提供疾病治疗和护理服务业务展开，移动医疗应用系统主要包括移动临床信息系统及其配套的移动医生工作站和移动护士工作站。

移动临床信息系统主要是满足医生和护士临床服务，以无线局域网为网络平台，以医院信息系统为支撑平台，以移动计算和条码识别为核心，实现电子病历移动互联网。该系统充分利用医院信息系统的数据资源，通过数据整合，实现医院信息系统向病房的扩展和延伸，极大地推动医院信息化，实现临床服务的无线化、移动化管理。

（3）移动医疗的应用：移动医疗的应用有多种多样的形式和内容，主要应用有以下几种：

1）医学知识教育和医学资讯服务：首先，移动医疗可以用于疾病的预防和改进公民健康生活习惯。随着手机的普及率不断提高，这种医疗服务通过手机的短信可以非常方便地把大量健康信息传播给大众。包括提供一些对疾病的简单测试，自我治疗或者防护的医学知识及有关的健康资讯，例如流行疾病的暴发或者注意事项，通知大众免疫注射服务的时间和地点等。同时这种将手机短信发送到个人手机上的形式也能保护患者隐私。

2）健康热线服务：广大公民和患者可以拨打一些特定的热线服务电话号码，获得针对性的健康信息。健康热线服务是健康网站的一种有声的信息服务形式，内容也和健康网站一样可以覆盖许多领域。现代医疗体系本身很复杂，患者需要医疗资源方面的信息。大众健康热线服务能提供对医院医生资源方面的咨询、疾病专业的初步咨询，同时健康热线服务也提供了一个让患者反馈医院和医生医疗服务质量和效果的平台。

3）门诊预约：移动医疗的一个简单应用是医生门诊预约管理。患者可以方便地通过手机来预约医生，同时手机会提醒患者准时赴约。

4）电子健康档案查询：患者有权力知道自己在医院健康档案中的内容，现代的医院信息系统必要的功能之一是能向患者提供病历查询服务。移动医疗使患者可以通过手机去查询个人电子病历的部分内容，例如有关 X 线或体检测试的结果等。

5）用药管理：移动医疗还可以应用于患者的用药管理方面。医院的相关信息系统和医护人员可以通过手机短信通知患者关于用药的时间、用量等信息，让患者按照医疗计划去定时定量用药，保证医疗效果。此应用还可以集成决策支持，检查患者用药和其他用药之间是否冲突，防止副作用出现。从医生角度，患者用药的历史是很难收集的，数据往往不及时、不完整，从而影响医生判断病情。移动医疗应用能够解决实时数据采集的问题，能让患者通过手机短信来提供其用药情况、用药后的反应、症状和效果信息。此外，对一些治疗相同的用药情况，移动医疗可以提供电子化的用药处方，减少了患者反复去医院开处方的问题，减少了医院的门诊量。

6）慢性病管理：移动医疗可以应用到许多老年人的慢性病管理。随着年龄的增加，慢性病如高血压、心血管疾病、呼吸道疾病和糖尿病等的发病率增加。对慢性病的治疗带来的社会负担和个人家庭的经济负担都是很沉重的。移动医疗是远程医疗的一部分，可以让患者在家里接受一些医疗服务。例如，医生可以远程追踪患者的身体情况，采集患者的各种数据，有可能会早期发现患者的一些变化，并及时进行治疗，避免更多负面问题的出现。移动医疗应用使医生或者医院信息系统通过移动通信的方式提醒、提示患者定时、定量服药，使病情控制在一个合理的范围。例如糖尿病患者血糖的控制，移动医疗有可能让患者的生活行为发生改变，坚持按医生的要求去做。

7）远程诊断和治疗：能远程对患者进行诊断和处理。现代的手机具备照相和传送照片的功能，移动医疗应用可以把患者受伤的部位拍成照片，把相关的信息传送给远端的医生。医生在医院里进行初步的诊断，来帮助患者控制病情。医院信息系统还能向患者的手机发送有关的医学知识，例如有关疾病的决策树，可以让患者按照决策树逐步诊断和处理自己的病情。

8）医护人员的个人应用：现代医学越来越复杂，新药和新的医疗方案日新月异，层出不穷。一个医生所了解的医学知识相对于快速发展的医学科学是很有限的，所以医生需要有很强的信息提取能力，需要在个人经验的基础上，去了解当前最新的、最有效的、最科学的治疗方案。随着循证医学知识库的不断出现和发展，允许医生在任何时间和地点，方便地去查询医学证据，让医生的工作方式符合循证医学的新要求，循证医学工作方式的推广要依靠更多移动医疗应用的开发。此外，医生的移动办公设备上还应有医学计算器、决策树、数据图表等应用，特别是医学药物字典，医生可以方便地查询有关疾病的药名、品种、使用方式等信息。

9）医院内部信息交流：移动医疗还可以广泛地应用到医院的内部管理。医院内部医护人员间、部门与部门之间有很多交流，例如医生和护士换班交接。手机通信针对性强，上一班的护士可以有针对性地把特殊的患者症状、用药、有关处理等信息传递给接班的护士。移动医疗还可以应用到医院内部资源的管理，例如床位的管理、医疗器械的分配和共享等。移动医疗在医院急诊部门有特殊的应用，包括在救护的现场救护车、急诊室、医院本部手术室之间的信息交流，使各个部门之间的医护人员保持信息交流通畅，从而在很短的时间内做好救治准备。

10）灾难管理：移动医疗在灾难管理中有重要的应用，可以大范围地及时采集数据，有助于灾难的早期发现和应对。例如对流行病的监测，能及早发现流行病暴发。移动医疗更多是用到灾难管理的快速反应中。手机用来采集数据更加快捷，基于这些数据，政府可以做出相应的合理措施进行应对。

六、远程医疗

远程医疗是指通过计算机技术、遥感、遥测、遥控技术为依托，充分发挥大医院或专科医疗中心的医疗技术和医疗设备优势，对医疗条件较差的边远地区、海岛或舰船上的伤病员进行远距离诊断、治疗和咨询。旨在提高诊断与医疗水平、降低医疗开支、满足广大人民群众保健需求的一项全新的医疗服务。

目前远程医疗的发展已经从最初的电视监护、电话远程诊断发展到利用高速网络进行数字、图像、语音的综合传输，并且实现了实时的语音和高清晰图像的交流。远程会诊能够解决以下问题：医疗资源分配不均造成拥挤，轻度病症不必占用优质资源，病患就诊时间和距离限制，非核心医疗机构的医生资源利用率不足。对于远程医疗来说，目前急需解决的问题是远程视频传输问题，诊断病情需要高稳定性、高速的视频传输网。

远程医疗由 3 部分组成：①医疗服务的提供者。即医疗服务源所在地，具有丰富的医学资源和诊疗经验。②远地寻求医疗服务的需求方。可以是当地不具备足够的医疗能力或条件的医疗机构，也可以是家庭患者。③联系两者的通信网络及诊疗装置。

1. 远程医疗的核心技术

远程医疗的核心技术包括网络技术、多媒体数据库技术、电子病历技术、医学影像处理技术、视频会议技术。

（1）网络技术：远程医疗系统可以采用多种信息网络，如卫星网，公共数据网，宽带多媒体异步通信网等。

（2）多媒体数据库技术：远程医疗所处理的医学信息，包括高分辨率的静态和动态图像、声音、文字、检查数据等信息。这些信息需要合理地存储于存储系统中。远程医疗系统通常采用 Internet 技术、客户/服务器体系结构、后台数据服务器，用于存放病史资料、医学信息及管理信息，将患者信息存储在患者方的计算机中，通过传输软件传送信息，自动存入专家端的数据库中。双方可以实时地调用患者的信息，并为患者信息的检索、统计、维护以及安全性提供保障。

（3）电子病历技术：电子病历是远程医疗的重要的前提条件之一。电子病历将传统的纸质病历完全电子化，提供数字化存储、查询、统计，数据交换传输重现数字化患者的医疗记录。

（4）医学影像处理技术：医学图像信息的采集和传输是远程医疗技术中的难点。医学影像处理系统，以影像医学设备图像传输接口采集医学图像，采用客户/服务器方式将医学图像传送到服务器中。专家可以实时地通过网络调阅患者的各类影像资料，极大地帮助医院简化和加速医学影像的利用。

（5）视频会议技术：视频会议系统的出现使得远程医疗迅速发展。视频会议系统能够传送音频和视频信号，基本满足远程专家会诊服务的需求。

2. 远程医疗的功能

远程医疗系统从功能基本可分为远程医疗监护、远程诊断和会诊、远程手术及治疗。

（1）远程医疗监护：可对远端患者的主要生理参数，如心电、血压、体温、呼吸、血氧饱和度等进行监测。有的可提供医学咨询和指导。这类系统可用于对慢性病患者、老年病患者、残疾患者的居家监护，还用于对野外工作队、探险队、宇航人员的医疗监护。简单的如远程心电监测、心电呼叫机等，较高级的系统可以传输静态医学图像、诊断单、化验单、生理参数监测等。这类系统能实现远程医疗咨询、指导。

（2）远程诊断和会诊：远程医疗需借助医学影像处理系统和医疗信息系统。医疗中心的专家通过观察远端患者的医学图像和检测报告进行诊断和会诊。它可以传输静态医学图像、诊断单、化验单、生理检测报告等，有的还具有传输动态图像的能力，可以从远程监护患者状态。医生根据这些信息进行远程诊断、医疗指导，实现远程诊断和会诊。为医疗水平较低的远端医疗场所的医生提供咨询建议，共同做出正确诊断。

（3）远程手术及治疗：这是一种可控交互式远程医疗系统，使用虚拟现实和医用机器人（智能机械手），对远端患者施行必要的手术治疗和处理。这是目前生物医学工程研究的热点之一。为了实现远程手术，对医学电视、遥控、精密机械、传感技术、高速数据传输、数据压缩等方面都提出了新的挑战。就远程医疗系统的实际功能看来，远程医疗系统的功能和水平主要取决于医疗信息的含量和容量、传输能力以及实施远程医疗救助的能力。

远程医疗的优点主要包括：①在恰当的场所和家庭医疗保健中使用远程医疗可以极大地降低运送患者的时间和成本。②可以良好地管理和分配偏远地区的紧急医疗服务。③可以使医生突破地理范围的限制，共享病人的病历和诊断照片，从而有利于临床研究的发展。④可以为偏远地区的医务人员提供更好的医学教育。

3. 远程会诊系统

远程会诊就是利用电子邮件、网站、信件、电话、传真等现代化通信工具，为患者完成病历分析、病情诊断，进一步确定治疗方案的治疗方式。远程会诊是极其方便、诊断可靠的新型就诊方式，有力地带动了传统治疗方式的改革和进步，为医疗走向区域扩大化、服务国际化提供了坚实的基础和有力地条件，也为规范医疗市场、评价医疗质量标准、完善医疗服务体系、交流医疗服务经验提供了新的准则和工具。

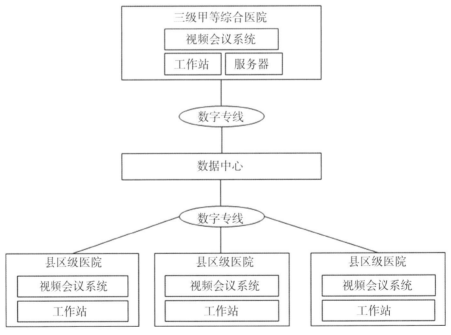

图 19 - 11　基层远程会诊系统架构

远程会诊系统可以实现多个医院之间的资源互补、各取所长、综合利用，从而充分发挥不同医院之间的优势，最有效地利用资源，以最便捷的方法为患者提供服务。远程会诊系统的架构通常包括基层远程会诊系统和高级远程会诊系统。

基层远程会诊系统主要是三级甲等综合医院为基层医院提供远程会诊服务，实现远程会诊，远程教育，远程数字资源共享，视频会议，双向转诊及其远程预约，影像和心电的远程诊断功能。基础远程会诊系统架构如图 19 - 11。

基础远程会诊系统的功能示意图如图 19 - 12。

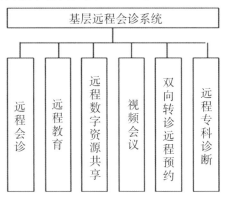

图 19 - 12　基础远程会诊系统的功能

高级远程会诊系统主要是部属综合医院为省/地市级医院提供高端远程会诊服务，实现远程会诊，远程监护，远程手术指导，远程教育，远程数字资源共享，视频会议，双向转诊及远程预约，影像、心电和病理远程诊断功能。

远程会诊系统的设计遵循安全、实用、先进、易维护、可扩展等原则。系统对参与远程会诊的人员应有明确的角色界定及其相应的权限分配，对所开展的服务项目有规范的业务流程和功能模块支撑，保障远程会诊各参与方实现信息对称和无障碍的沟通，从而到达最大的应用效果。

远程会诊系统包括远程会诊管理子系统，病历资料采集子系统，远程专科诊断子系统，远程监护子系统，视频会议子系统，远程教育子系统，远程数字资源共享子系统，双向转诊远程预约子系统。①远程会诊管理子系统可实现会诊申请、会诊管理、专家会诊、专家管理、统计分析、系统管理等功能。②病历资料采集子系统，主要实现模拟信号、数字信号、实时信号的处理。③远程专科诊断子系统，主要实现影像、心电、病理的远程诊断功能。④远程监护子系统，主要支持基层医院的危重症患者的病房实时远程监护服务。⑤视频会议子系统，主要实现远程会诊服务提供音视频交互功能。⑥远程教育子系统，支持实现交互和课件点播培训模式。⑦远程数字资源共享子系统，支持基层医疗机构共享医学图书情报资源，提高基层医务人员的业务水平。⑧双向转诊及远程预约子系统，支持基层医疗机构和上级医院之间的双向转诊和远程预约。

（复旦大学附属华山医院　唐子惠）

第二十章 大数据与医学研究

第一节 大数据概论

一、什么是大数据

数据是信息的载体，是描述客观事物的数、字符，以及所有能输入到计算机中并被计算机程序识别和处理的符号的集合。我们生活在一个高速发展的时代，科技发达、信息快速流通，人们之间的交流和联系越来越密切，而大数据（big data）就是顺应这个高科技时代的产物。然而，人们至今对大数据并没有形成一个公认的定义，全球权威的IT研究与顾问咨询公司高德纳（Gartner）认为：大数据是指需要用高效率和创新型的信息技术加以处理，以提高发现洞察能力、决策能力和优化流程能力的信息资产；而全球领先的管理咨询公司麦肯锡（McKinsey）提出：大数据是指其大小超出了传统软件工具的采集、存储、管理和分析等能力的数据集。因此，对于大数据概念的解释可谓仁者见仁智者见智，一种比较被大众接受的说法是：大数据指无法在一定时间范围内用常规软件工具进行捕捉、管理和处理的数据集合，是需要新处理模式才能获得更强决策力、洞察力和流程优化能力的海量、高增长率和多样化的信息资产。大数据不是我们单纯字面上的理解为数据量大，最重要的是体现在实际运用时候对大数据进行分析，只有通过数据分析才能获取大量智能的、深入的、有价值的信息。如果仅仅记录数据，不加以分析利用，数据仅表现为一个记录。但如果能通过对数据的分析，提取数据中蕴含的价值，就有助于我们了解事物的现状，总结事物的运行规律，并指导生产生活实践。

因此，目前通常认为大数据具有"4V"特征，即规模庞大（Volume）、种类繁多（Variety）、变化频繁（Velocity）和价值巨大但价值密度低（Value）。其中，规模庞大是指数据集相对于现有的计算和存储能力而言，数据集规模已经从MB、GB、TB到了PB，数据中心的数据量更是以EB、ZB等单位来度量；种类繁多是指在大数据面对的应用场景中，数据种类多，例如面向某一类场景的大数据集可能同时覆盖结构化、非结构化、半结构化的数据，或者同类数据中的结构模式复杂多样；变化频繁是指数据所表示的事物状态在频繁、持续地变化，是对现实世界和人类行为的客观反映，越来越多的数据正以越来越快的速度产生；价值巨大但价值密度低是指在大数据中，通过数据分析，在无序数据中建立关联可以获得大量高价值的、非显而易见的隐含知识，然而数据的价值并不一定和数据集的大小成正比，大数据中可能包含大量的"无用数据"，因此如何评估数据集的价值密度，并从中挖掘有价值的信息是大数据分析关键的问题之一。

二、大数据的发展

数据产生方式的变革，是促成大数据时代来临的重要因素。历史上，数据基本上是通过手工产生的，随着步入信息社会，数据产生越来越自动化。如今，人类不再满足于得到部分抽样信息，而是倾向于收集对象的全量信息，即将我们周围的一切数据化。从大数据的发展历程来看，总体上可以划分为 3 个重要阶段：萌芽期、成熟期和大规模应用期。

1. 大数据发展萌芽期

大数据的萌芽期为 20 世纪 90 年代至 21 世纪初，开始大规模管理和使用数据，数据来源于大量行业运营产生的业务记录。通过建立数据库对业务记录进行存储，如为大型零售超市销售系统、银行交易系统、股市交易系统、医院医疗系统、企业客户管理系统等大量运营式系统提供数据存储支持，数据库中保存了大量结构化的企业关键信息，用来满足企业各种业务需求。在这个阶段数据的产生方式是被动的，只有当实际的企业业务发生时，才会产生新的记录并存入数据库。例如，对于股市交易系统而言，只有当发生一笔股票交易时，才会有相关记录生成。随着数据挖掘理论和数据库技术的逐步成熟，一批商业智能工具和知识管理技术开始被应用，如数据仓库、专家系统、知识管理系统等。

2. 大数据发展成熟期

互联网的出现，使得数据传播更加快捷，不需要借助于磁盘、磁带等物理存储介质传播数据，网页的出现进一步加速了大量网络内容的产生，从而使得人类社会数据量开始呈现"井喷式"增长。但是，互联网真正的数据爆发产生于以"用户原创内容"为特征的 Web 2.0 时代。Web 2.0 技术以 Wiki、博客、微博、微信等自服务模式为主，大量上网用户本身就是内容的生成者，尤其是随着移动互联网和智能手机终端的普及，人们更是可以随时随地使用手机发微博、传照片，数据量开始急剧增加。日常生产和生活中产生大量数据，同时人类的活动也越来越依赖数据，比如从商业网站、政务系统、零售系统、办公系统等获取数据，发挥数据价值。Web 2.0 应用迅猛发展，非结构化数据大量产生，传统处理方法难以应付，带动了大数据技术的快速突破，大数据解决方案逐渐走向成熟。这一时期形成了并行计算与分布式系统两大核心技术，谷歌的 GFS 和 MapReduce 等大数据技术受到追捧，Hadoop 平台开始流行。

3. 大数据发展大规模应用期

大规模应用期阶段起自在 2010 年以后，大数据应用渗透于各行各业，数据驱动决策，信息社会智能化程度大幅提高。各行各业越来越依赖大数据手段来开展工作，成为重要的生产要素。随着物联网的发展，人类社会数据量第三次跃升。物联网中包含大量传感器，如温度传感器、湿度传感器、压力传感器、位移传感器、光电传感器等，此外，视频监控摄像头也是物联网的重要组成部分。物联网中的这些设备，每时每刻都在自动产生大量数据。工业企业也进入了互联网工业的新发展阶段，企业生产线高速运转，从工业生产线数据采集、工业供应链的分析和优化、产品销售预测与需求管理、生产计划与排程、产品质量管理与分析等过程中产生大量数据。与 Web 2.0 时代的人工数据产生方式相比，物联网中的自动数据产生方式，在短时间内生成更密集、更大量的数据，使得人类社会迅速步入"大数据时代"。另外，科学研究进入了"数据科学"时代，越来越多的观察、计算和传播等仪器设备正在产生着源源不断的海量、复杂的数据，涉及的研究领域包括高能物理、天文学、对地观测和生命科学等，如对地观测卫星、大型望远镜、大型强子对撞机、高通量科学仪器、传感器网络等一系列大装置的成功运行，使得科学大数据与大装置和大科学间的关系越发密切。

三、新的摩尔定律

英特尔创始人戈登·摩尔（Gordon Moore）在 1965 年提出了著名的"摩尔定律"，即当价格不变时，集成电路上可容纳的晶体管数目，约每隔 18 个月便会增加一倍，性能也将提升一倍。1998 年图灵奖获得者杰姆·格雷（Jim Gray）提出著名的"新摩尔定律"，即人类有史以来的数据总量，每过 18 个月就会翻一番。

据国际数据公司（IDC）预测，2018—2025 年，全球产生的数据量将会从 33 ZB 增长到 175 ZB，复合增长率达到 27%，大数据继续表现出更为强劲的增长态势（图 20 - 1）。中国拥有的数据在国际上举足轻重，数据要素资源极为丰富，利用空间巨大，到 2025 年，中国数据总量预计将跃居世界第一，全球占比有望达到 27% 以上。未来 80% 以上的应用将实现云化，加之物联网、智慧城市、人工智能、5G 等新技术与应用的不断纵深，使得数据量呈指数级增长。

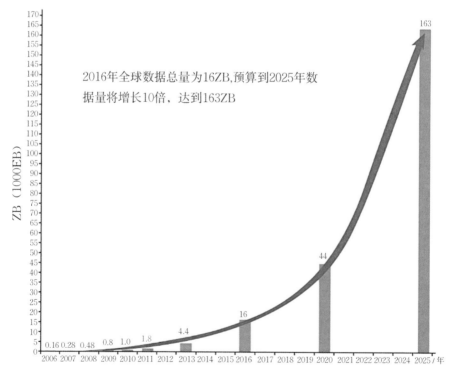

图 20 - 1 2016—2025 年的全球数量增长情况

四、医学大数据

医疗、生物、药物等医学领域每天产生的数据在 EB 级以上，是典型的大数据。医学数据主要来源于医学文献、HIS（Hospital Information System）系统、患者的检测数据以及各种药物成分相关的数据。早期，大部分医疗数据是以纸张化的形式存在，而非电子数据化存储，例如官方的医药记录、收费记录、护士医生手写的病例记录、处方药记录、X线片记录、磁共振成像（MRI）记录、CT影像记录等。随着强大的数据存储、计算平台及移动互联网的发展，医疗数据大量暴发并快速地数字化，采集、分析并挖掘医学大数据中的高价值信息对于利用信息技术开展医学研究、提升临床医疗诊断水平、发现新药物、开展基因分析与各类生物实验等具有重要意义。

医学大数据（Medical Big Data）泛指所有与医疗和生命健康相关的大数据。根据来源，医学大数据又可以粗略分为生物大数据、临床大数据和健康大数据。生物大数据主要是关于生物标本和基因测序信息的数据，组学大数据是其中的重要内容。与过去的分子生物学研究相比，组学研究（omics study）使基础研究由碎片连接为整体，数据容量大、动态性强、复杂性高、异质性明显。临床大数据产生于医院常规临床诊治、科研和管理过程的数据，包括门急诊记录、住院记录、影像记录、实验室记录、用药记录、手术记录、随访记录和医疗保险数据等，具有数据量庞大、产生速度快、数据结构复杂和价值密度低等典型大数据的特征。据估计，目前一家大型综合医院平均每年可产生至少 665 TB 数据量，远超过美国国会图书馆的网络数据总和。因此，临床医学大数据将成为未来大数据战略的重要资源。健康大数据来自于专门设计的基于大量人群的医学研究或疾病监测，如全国营养学和健康调查、出生缺陷监测研究、传染病及肿瘤登记报告等数据。

在信息学、流行病学、临床医学、生命科学等学科的共同参与下，大数据推动医学科学的创新发展，提高疾病防治水平，支撑医疗卫生体系建设，提升全生命周期的生活质量，促进健康发展和健康行为，实现医疗公平、减少疾病和残疾负担。

第二节　医学大数据挖掘

"人类的认识发展史就是对数据的认识史"，数据挖掘（Data Mining）通过对大量的数据进行分析、发现和提取其中所隐含的高价值信息和知识，并将其以概念、规则、规律、模式等形式表现出来。医学数据中蕴含着大量的未知信息，医学数据挖掘可直接挖掘疾病高发人群，发现疾病及症状间的未知联系，探索化验指标间的影响关系及化验指标与疾病间的潜在影响，对未知的实验室指标进行预测。在大数据时代，医学科学研究的方法手段将发生重大改变，从习惯的"凭经验办事"到"凭数据说话"，海量的、包罗万象的数据使得看似不相关的现象之间存在关联，使人们能够更简捷、清晰地认识事物。大数据分析技术日新月异，特别是机器学习和深度学习技术的发展使多维度数据分析有了新的分析挖掘工具。高性能计算和分布式存储技术的发展为临床研究大数据的存储提供了高效稳定的硬件支撑。区块链技术的发展，为临床研究的数据管理和共享提供了新的模式。

欧美发达国家非常重视医学大数据的发展，相继在国家层面设立项目支持医疗健康领域大数据技术和应用的研究。2014 年美国国立卫生研究院启动了大数据到知识（big data to knowledge，BD2K）计划，通过培养人才、开发软件工具以推动生物医学大数据的有效分析和利用。2018 年 6 月 4 日，美国国立卫生研究院发布了《数据科学战略计划》，旨在支持高效的生物医学研究数据基础设施，促进数据资源生态系统的现代化，开发和推广高级数据管理、分析和可视化工具，加强生物医学数据科学的人才队伍建设，制定适当的政策以促进管理和可持续发展。2017 年欧洲启动了 BigData@Heart 计划，将队列研究、电子病历、医疗质量改进登记研究、临床试验数据、影像数据整合在一起为新药物研发和个体化医疗提供基础。相比而言，我国医学大数据研究还刚刚起步，高质量的数据源较少，缺乏自主开发的数据分析核心算法，缺少多学科融合的创新人才团队，亟需鼓励发展基于大数据及人工智能算法的医药大数据研究。

一、常用医学数据的挖掘方法

1. 聚类

聚类是根据物以类聚的原理，把数据分成不同的组成类，使得组与组之间的相似度尽可能小，而组内数据之间具有较高的相似度。聚类可分为层次聚类、划分式聚类、基于密度聚类、基于网格的聚类和基于模型的聚类。

聚类算法被广泛应用于各个领域。在智能商业领域，聚类可以帮助营销人员发现客户中存在的不同特征组群。在生物信息学领域，聚类分析可以用来获取动物或植物种群的层次结构，可以根据基因功能对各个种群所固有的结构进行更深入了解等。在医疗领域，聚类算法可有效协助医护人员对病情进行预测和诊断。例如，使用模糊 C 均值模糊聚类算法选取大、中、小 3 个区间的不同中药的剂量取值中心，并根据计算隶属度矩阵对药物实际用量进行剂量大、中、小判别，发现模糊聚类算法可实现中药剂量的合理划分。有研究依据患者用药情况通过 K-means 动态样品聚类法将患者归类，选择最佳分类数为 3 归纳对应证型，并评价不同证型人群接受系统中药治疗后复发转移的风险及生存情况。

聚类的优势是不需要数据的先验知识，算法会根据数据的内部特征，使用一定的相关性测量方法分析数据，从而得到隐藏在数据内部的数据之间的关系。但是聚类分析主要从宏观的角度对对象进行分类，偏向整体特性，结果呈现概括性评价，难以挖掘出具体规律。聚类算法的性能在很大程度上依赖于输入特征构建的特征空间结构，聚类结果需结合专业知识进行判断，导致数据标签具有主观性。当然，在聚类方法内部，不同的方法具有更为细分的优缺点，因根据研究数据的分布情况选择合适的模型。

2. 关联规则

关联规则是从数据集中探寻当前数据与其他数据事物或特征之间相互依存和关联关系。关联规则挖掘信息主要包含两个阶段，第一阶段从数据集中找出所有高频项目组，第二阶段由高频项目组产生关联规则，以支持度衡量规则的普遍性，以置信度衡量规则的可靠度。常见的关联规则算法有 Apriori、FP-growth 等。

关联规则最典型的应用就是购物篮分析，通过发现顾客放入其购物篮中的不同商品之间的联系，分析顾客的购买习惯，了解哪些商品频繁地被顾客同时购买，这种关联的发现可以帮助零售商制定营销策略。关联规则挖掘也可应用于其他领域。例如，关联规则可用于分析基因表达数据和蛋白质结构数据的关联性分析。在医疗领域，关联规则可用于发现疾病与其他疾病之间的联系、探究病因与病症相关性、挖掘方剂用药配伍规律等。例如，有研究基于《肿瘤良方大全》采用关联分析探讨治疗消化系统肿瘤处方的组方用药规律，发现单味药以茯苓、陈皮、木香、当归的使用频次最高，对药以茯苓-白术、三棱-莪术、陈皮-木香的使用频次最高；关联网络图发现三棱→莪术、白术→茯苓药对关联度最高。采用 Apriori 算法寻找用药规律的其主要思想为，首先找出频繁单项集，再根据相关指标阈值如最小支持度和最小置信度，进一步筛选频繁项集的所有非空子集中的频繁项来分析用药规律。如有研究采用 Apriori 算法，发现张仲景治内科杂病，侧重补虚、扶正祛邪，治外感病，侧重祛邪，常用解表法；始终保脾胃，重后天之本。

关联规则算法简单明了，没有复杂的理论推导，也易于实现。不仅可以产生清晰有用的结果，支持间接数据挖掘，而且可以处理变长的数据，算法的时间复杂度和空间复杂度可预先衡量。但是关联分析挖掘出的知识有限，仅考虑了并发情况，一般局限于某个对象与其他对象共现频次较高的情况，容易忽略稀有的对象，同时当所研究的问题变大时，计算量具有较明显的增长。

3. 决策树

决策树（Decision Tree）是在已知各种情况发生概率的基础上，通过构成决策树来求取净现值的期望值大于等于零的概率，评价项目风险，判断其可行性的决策分析方法，是直观运用概率分析的一种图解法。决策树是类似于流程图的树结构，其中每个内部节点表示一个属性上的测试，每个分支代表一个测试输出，每个叶节点代表一种类别。常见的决策树算法有 ID3、C4.5 和 CART 等。

决策树通常可用来形成分类器和预测模型，可以对未知数据进行分类或预测、数据预处理等。如精确的遥感图像分类、食品安全预测、商业风险预测等。在医疗领域，可用于对医疗数据信息提取，以快速找出患者在医疗历史中的数据信息；构建疾病诊断费用的预测模型，得到疾病诊断费用更为精细的划分，为医疗保险资源的合理使用和分配提供合理建议等。例如，有研究采用 CART 算法，以症状为自变量，以证型为因变量，经生成决策树、树的剪枝、子树评估 3 个步骤及交叉验证法（训练样本与检验样本对比验证）建立的决策树模型，其树分裂的基本原则是数据集被分裂为若干个子集后，使每个子集中的记录尽可能属于同一标签类别，最后筛选出 5 条鼻衄判断规则。有研究根据随机森林算法对非线性数据良好的拟合效果及偏最小二乘分析方法适合线性建模，利用偏最小二乘法分析提取主成分，利用随机森林算法，即基于自助重采样技术循环建立多棵 CART 决策树，并基于麻杏石甘汤君药止咳、平喘和机器学习 UCI（University of California Irvine）数据集的数据进行分析处理，发现随机森林算法融合偏最小二乘分析方法对非线性的中医药数据有很好的适应性。有研究发现 C5.0 决策树算法，根据集合中的最大信息增益字段逐层拆分样本，发现在原发性肝癌中医病症-证候数据库上具有较好的分类准确性，脉弦细在肝郁脾虚证诊断中起决定性作用，结合肝区疼痛、舌淡、倦怠乏力、口干、口苦、纳呆厌食等病症信息，形成符合肝郁脾虚证的判别模式，为原发性肝癌肝郁脾虚证提供较客观的诊断依据。

决策树易于理解和实现，在学习过程中不需要使用者了解很多的背景知识；数据的准备往往是简单或非必要的，能够直接体现数据的特点，在相对短的时间内能够对大型数据源做出可行且效果良好的结果。但是，对连续性的字段比较难预测，对具有时间顺序的数据，需要很多预处理的工作，并且当类别太多时分支错误划分，可能会导致下层决策出现严重偏差。

4. 支持向量机

支持向量机（SVM）是一种判别分类模型，通过核函数构造一个距离样本点间隔最大的超平面 $w^T x + b = 0$ 来实现多维样本的分类。

SVM 在各领域的模式识别问题中都有应用，包括人像识别、文本分类、手写字符识别、生物信息学等，如智能交通系统的数据分析与挖掘建模、股票预测、数字音频来源检测。在医疗领域，可应用于临床诊断、医学影像、信号识别、疾病亚型区分、预后判断、基因微阵列等方面。例如，有研究采用 SVM 分析方剂配伍数据，基于"方剂配伍-疾病"与"方剂配伍-证候"2 个数据集，以"疾病"标签和"证候"标签为目标，基于药物配伍进行预测建模，构建线性分类模型。有研究基于药性整体观，将药性 24 个属性二值化处理，具有某个药性属性用"1"表示，没有某个药性用"0"表示，选用 74 味清热药基于药物属性应用最小二乘-支持向量机（LS-SVM）构建清热药细分功效的分类模型。

SVM 具有很好的泛化能力和较好的分类精准性，在解决小样本、非线性分类及高维模式识别中具有优势，属于有监督学习方法，并适用于函数拟合等其他机器学习任务中。但是 SVM 的空间消耗主要为训练样本的存储、核矩阵的计算，借助二次规划来求解支持向量，涉及 m 阶矩阵的计算，当样本数目很大时，矩阵的存储和计算将耗费大量机器内存和运算时间，因此在大规模训练样本上难以实施。

5. 神经网络

人工神经网络是一种模仿生物神经网络的结构和功能的数学模型或计算模型，用于对函数进行估计或近似。神经网络由大量的人工神经元联结进行计算。大多数情况下人工神经网络能在外界信息的基础上改变内部结构，是一种自适应系统。

随着数据量的不断增长，神经网络被广泛应用到文字识别、语音识别、指纹识别、遥感图像识别、人脸识别、手写体字符的识别、工业故障检测、精确制导等领域。在医疗领域，可用于医疗检查图像识别与分类、基于检测指标的诊断和分类、临床医疗预测、药物研发等。尤其在中医药领域，神经网络主要应用于包括中医证候辨证分型、中药方剂功效预测、中药饮片识别、中医智能诊断系统等方面。

神经网络具有自学习功能、联想存储功能、高效计算能力以及高速寻找优化解的能力。一个复杂问题，往往需要很大的计算量，利用一个针对某问题而设计的反馈型人工神经网络，发挥计算机的高速运算能力，可能很快学习到最优解。但是神经网络属于"黑盒"模型，无法直观解释模型的推理过程和推理依据。当数据不充分的时候，神经网络就无法进行工作，并且在计算成本方面，神经网络比传统算法更为昂贵。

6. 深度学习

深度学习的概念源于人工神经网络的研究，含多个隐藏层的多层感知器就是一种深度学习结构。深度学习通过组合低层特征形成更加抽象的高层表示属性类别或特征，以发现数据的分布式特征表示。

鉴于深度学习优越的性能，在大数据前提下，广泛应用于语音识别、自动机器翻译、即时视觉翻译、自动驾驶汽车等领域。在医疗领域，可用于医疗文本命名实体识别、疾病筛查诊断系统、医疗数据可离群数据检测、医疗图像诊断分析等方面。在中医

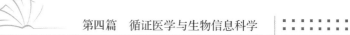

药领域，深度学习可进一步优化中医舌诊的颜色和舌质判别、提升中药材识别准确率、实现智能中医问答及诊断等。

相较于浅层的神经网络，深度学习模型具有更强的学习能力、更广的覆盖范围，并且适应力强、具有良好的可移植性。但是计算量较大，对于硬件要求较高，在模型设计上比较复杂，对于参数的选择属于不断试错的过程。

7. 基于复杂网络的医学数据分析

复杂网络是对高度复杂系统的拓扑抽象，以网络化建模形式研究对象间存在的复杂现象，常以一组节点和一组连边来表示，其中节点表示系统中的研究对象，连边表示研究对象间存在的复杂关系。复杂网络研究最早可以追溯到 1736 年 Euler Leonhard 提出的"欧拉图问题"，即基于哥尼斯堡七桥问题，该问题旨在讨论对于由 4 个节点和 7 条连边组成的图，是否存在一条回路，使得其通过图中所有边且每边仅通过一次。1959年 Paul Erdös 和 Alfred Rënyi 首次将随机理论引入到网络建模中，提出经典随机网络模型——ER 随机网络模型，该模型的提出被公认为开创了复杂网络的系统性研究。但现实世界的网络并不完全属于随机网络，1998 年，Watts 和 Strogatz 提出小世界网络模型——WS 网络模型，实现从规则网络到完全随机网络的转变；1999 年，Barabasi 和 Albert 提出第一个随机无标度网络模型——BA 网络模型。小世界网络模型和无标度网络模型的提出为复杂网络的研究打开了新的局面。

不同于西医还原论理念，中医理论以"整体观念"和"辨证论治"为核心，通过处理"生命-健康-疾病-环境"间关系恢复人体功能平衡。其中"整体观念"包含了"三因制宜""天人合一"等中医基本理论，强调"因时制宜""因地制宜""因人制宜"以及人与自然的和谐统一，使中医理论呈现出整体性、复杂性等特征。"辨证论治"则是在综合把握疾病本质的基础上，结合"遣药组方"等具体手段实施治疗来维持人体健康，涉及"病因""病机""证候"等众多因素，各因素间相互依赖又相互制约；且方剂药理作用同时与药物的君臣佐使配伍结构以及药物剂量相关，故中医药中蕴含着大量非线性复杂关系，可借助复杂网络探究其深层内涵。例如，有研究选取失眠症作为研究对象，采用复杂网络节点中心性评估和聚类分析方法，探索失眠症辨证论治中核心中药及配伍规律；也有研究利用复杂网络相关算法，结合方剂中药物"君臣佐使"的作用，探讨中医痰症核心药物用药配伍规律的可行性。

传统的中医药数据挖掘技术大多采用基本统计、关联分析、聚类分析等分析方法，偏向于发掘数据表层规律，而复杂网络则可通过网络构建和网络分析的方式，探究隐含在中医药组方配伍及辨证论治中的复杂深层关系。例如，可将中医药辨证论治过程中涉及的"症状""证候""方药"等多种因素抽象为节点，并依据因素间存在的对应关系建立连边，构建中医药"症状"网络、"证候"网络及"方药"网络。除此之外，还可以依据网络的特点进行相关内在规律分析，如可利用节点度、度分布、集聚系数、平均距离等网络统计指标，挖掘中医药网络的网络特征，也可利用凝聚分析、标签传播、K-核分析等社团分析方法，分析中医药网络中可能存在的众多社团结构。

二、大数据技术给医学数据带来的机遇

医学大数据发展前景广阔，是一个医学与信息学深度融合的新兴热点领域。随着医

学大数据采集、医学大数据应用、医学大数据生态圈等方面的建设与发展，医学大数据面临着前所未有的机遇。

1. 云计算系统

海量数据分配到由成千上万个服务器组成的"云"上。目前，除 EBI 等学术云项目外，一些商业云如 Rackspace、VMware 或亚马逊、IBM 和微软公司的云系统也可以供研究人员使用。云计算系统最显著的优点是基于分布式，有利于降低研究成本。云计算系统能够提供免费、开源的基础软件，实现服务器间的基础通信、服务器间分派工作以及执行复杂的计算任务。一些公司提供云计算数据分析的友好界面，以及提供通用软件帮助找到云的便捷入口，使云的应用对用户更加友好。另外，为适应急速增长的数据量，一些机构将基因组分析的各步骤组装成工作流程，如华大公司的 Gaea，作为基于 Hadoop 并行计算框架开发的基因组重测序分析云平台，通过多个云服务器的并行运算使得数据分析更加快捷，提供了完整的基因组重测序分析流程，具备精度高、速度快、可扩展能力强、计算资源利用率高等特点。

2. 医学大数据平台

目前全世界已建立起一些医学大数据开发平台，例如 eMERGE 项目，将生物样本库与 EMR 进行整合匹配，从而进行大规模、高通量的遗传学研究。整个系统共包含了患者纳入、生物样本采集、基因组研究、队列建立、数据隐私管理、数据整合、精准医疗、结果反馈和患者教育 9 个部门，研究内容涵盖基于 EMR 进行表型分型算法研发（PheKB）、基于 eMERGE-PGx 队列研究遗传变异与药物反应间关系（SPHINX）、全表型组关联研究（PheWAS）等项目。目前已涵盖 55 028 个队列、进行了 47 个疾病表型的研究，共发表文章近 400 篇。

3. 转化医学研究

如麻省理工学院-哈佛大学博德研究所（Broad Institute of MIT and Harvard）、阿拉巴马大学伯明翰分校临床与转化科学中心（CCTS）、杜克大学转化医学中心、梅奥转化医学中心、耶鲁临床研究中心等一批以高校内部或高校间联盟合作模式建立起的转化医学中心，尝试通过不同的转化模式加快实验室研究和大数据挖掘成果转化为临床实践的效率，为今后医学大数据开发和精准医疗的研究提供宝贵经验。

三、大数据技术在医学数据研究中的挑战

医学大数据和精准医疗为未来医学的创新发展将起到重要的推动作用，支撑医疗卫生体系建设，提升全生命周期的生活质量，促进健康发展和健康行为，实现医疗公平和减少疾病和残障负担，实现随时、随地、随需、个体化、人性化和高质量的全谱健康的愿景。然而，医学大数据作为新兴领域，无论是数据的挖掘、存储、共享还是安全和伦理问题都将成为其今后发展将要面临的挑战。

1. 数据挖掘

临床大数据包含大量医学影像学资料，目前的统计学方法尚无法分析如脑电图或脑部核磁共振图像等数据。另外，一个高分辨率的图像大小为几百亿字节，如果需要对成千上万个类似的医学图像进行比较，普通计算机难以完成如此庞大的计算量，而并行计算方案尚存在分割效率低和数据转移困难等问题，因此未来的发展方向将是进一步完善

分割算法并对数据进行无损压缩。

2. 数据存储

组学技术的发展产生了海量数据积累，例如欧洲生物信息研究所（EBI）作为世界最大生物数据库之一，2012 年存储约 2 PB 基因数据，且该数字以每年翻一倍的速度继续增长；另一方面，医学大数据的非结构性使得医学数据的存储和处理较其他领域的研究数据更为复杂。目前还没有一个综合、经济且安全的大数据存储解决方案，因此海量数据的快速处理和存储就成为今后重要的研究课题。

3. 数据共享

未来的大数据研究将依赖多个实验室或数据平台的资源共享，而目前数据共享主要面临的困境：①数据间的整合与共享能够提高数据利用价值，以便于进一步深入挖掘数据中包含的信息，而这种整合与共享需要科研机构和公司间积极寻求合作，建立互助互利的数据联盟模式；②缺乏统一的标准，每个数据库存储所使用的软件及数据格式各不相同，特别是后者可能会给数据间的比较和分析带来困难。

4. 数据隐私

未来医学大数据研究将涉及大量人群的暴露组学和生物组学信息，因此如何确保这些数据的隐私安全至关重要。已经有遗传学家证明即使是匿名数据库，个人的遗传隐私仍然可能被泄露，个人的遗传隐私无法得到保障可能引发伦理学纠纷。目前的解决方法主要采用数据库使用者实名登记、公开使用者信息等监督机制。

（湖南中医药大学　丁长松　梁　杨）

第二十一章　医学科研论文的图表制作及论文写作

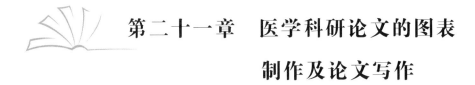

　　我们在科研的数据整理和论文撰写中离不开各种各样的科研图表。图表是高效的可视化信息交流方式，可以帮助我们更直观地分析研究中的模型、数据以及它们之间的关系，并进一步理解数据背后所揭示的规律。图表具有简洁、清晰、准确、对比性强等特点，在科研论文撰写过程中正确、规范地使用图表来表述各种实验结果，是医学科研论文发表的基础。

　　本章内容主要介绍科研图表的设计和医学科研论文的写作方法。

第一节　医学科研论文中表的设计

　　医学科学研究要求大样本、多指标进行研究，实验将得到大量原始数据。如果将这些原始数据直接发表出来，一方面不能发现规律，另一方面，将大大地增加研究报告和论文的篇幅。因此，医学科研数据的描述一般是经过统计学分析的数据，这样，可以发现事物的规律。

一、统计表的组成

　　广义的统计表包括原始资料调查表、资料整理表、统计资料计算用表及表达结果的统计表；狭义的统计表专指表达统计结果的统计表。

　　统计表的一般结构为：①标题。即表的名称，位于表的上方。②标目。包括横标目与纵标目。横标目用于说明各横行数字的含义。纵标目用于说明各纵列数字的含义。必要时在横标目或纵标目之上还要冠以总标目。③线条。比较常用的是三线表。一般只能有横线，不能用竖线。必要时可加辅助线，如表头项目栏中相邻的两个项目都分层时，分层线不宜连贯成一条直线，中间应断开，以免分层范围不清。④数字。根据原始资料计算出的数据。⑤表注。表的总体注释，对统计表内某一标目或某一数据的特点进行注释，位于表的下方（表 21-1）。

表 21-1　统计表的组成部分

横标目的总标目	纵标目的总标目
	纵标目（数据类型，如计量资料、计数资料）
横标目 1	数据 1
横标目 2	数据 2*
……	……

　　注："*"与数据 1 比，$P < 0.05$。

1. 标题

统计表的标题一般分为表序和表题。表序即表的序号，一般采用阿拉伯数字，并按照文中表出现的先后顺序连续编排，如"表1""表2"等。当论文中只有一个表时，也可标注为"表1"。表序的位置位于表格上方表题之前，后面不加标点符号。表题即表的名称，是对表的内容进行高度概括，表题应与文题相呼应，且能清晰表述数据所代表的意义。值得注意的是，表题要避免使用泛指性词汇，如"数据表""对比表"等，也不要每个表题都以"表"字结尾，尽量用读者便于理解的语言，如"细胞周期的变化""纳入患者的一般特征"等。

2. 标目

标目指表内各项目的名称，用于表达表内数字的含义。标目包括横标目和纵标目。横标目位于表的左侧，一般用来说明表格所叙述的对象和主要内容，包括主要的事物、时间和地点等。纵标目位于标目线上端，一般用来说明横标目的各个统计指标的内容，统计指标的单位应在纵标目中注明。横标目和纵标目的排列顺序有一定的规律，且位置不可颠倒，一般应根据事物的主次、时间的先后、数量的大小或资料的自然顺序等排列，如评价药物疗效应以有效、好转、无效、死亡的顺序来排列。标目要求文字简明，必要时可使用符号、缩略语代替，如kg、mol、mL、mRNA等公认的标准缩略语可以直接使用，非标准缩略语必须在表注中注明。

3. 数据

数据是统计表的主体，数据可以是数字，也可以是文字或者符号，每个数据应分布在栏与行交叉点处。数据排列应遵循有利于读者快速获取信息的原则：①同类数据按行（列）排列；②栏目数据的排列原则是文字左对齐、数字右对齐、小数点、正负号、斜线、括号对齐；③对比关联信息或数据归类靠近排列；④数据缺失可用"－"或"NA"表示，但同一表中表述应统一；⑤统计学差异数字后应加注释符号，同时在表注中予以说明；⑥纵标目数据内容过多超出期刊规定的版面时，应考虑尽量删除不必要的栏目，如果期刊允许可以将表格旋转90°，但此方法不利于阅读，应尽量避免使用。

4. 表注

表注即表的总注释，一般位于表格的下方，字体略小于数据字体。表注的内容主要包括：①标明数值报告形式，如均数±标准差；②解释表题和标目中的缩略语和符号；③提供统计学分析信息，通常在表中有统计学差异的数值后标注符号，如"＊"，然后在表注中说明所比较数值的统计学意义，如"＊代表与对照组比较，$P<0.05$"；④表注的符号。生物医学期刊一般采用如"＊""♯""§""†"等符号表示。

二、统计表的种类

统计表的种类可分为简单表和组合表。简单表只按一个标志（或特征）分组，如表21-2，按证型分为子肿组和子气组。

表21-2　中药治疗不同证型妊娠水肿的临床疗效分析

证型	例数	显效	有效	无效	有效率/%
子肿型	42	28	13	1	97.2

续表

证型	例数	显效	有效	无效	有效率/%
子气型	64	45	17	2	96.88

组合表按两个或两个以上的特征，如表 12-3，将不同类型肝炎与治疗药物结合起来分组，可以分析比较不同治疗方法治疗不同类型肝炎的效果。

表 21-3　两种方法治疗不同类型肝炎的疗效比较

疗法	例数			有效数/%		
	甲型肝炎	乙型肝炎	丙型肝炎	甲型肝炎	乙型肝炎	丙型肝炎
中西药结合组	187	79	34	186 (99.8)	76 (96.2)	24 (70.6)
西药组	96	38	16	93 (96.8)	15 (39.5)	7 (43.8)

三、制表的基本要求

1. 标题

简明扼要地说明表的内容，必要时注明时间、地点和数据类型，标题写在表的上端。标题不能过于简略，也要避免过于烦琐及标题不确切。

2. 标目

横标目是统计表的主语，指被观察的对象，通常列在表的左侧。纵标目是统计表的谓语，说明主语的各项指标，通常列在表的右侧。

一般要求主语和谓语连贯起来能成为一句完整通顺的话，如表 21-2 可以读成子肿组观察 42 例，其中显效 28 例，有效 13 例，无效 1 例，有效率为 97.62%。有单位的标目应注明单位，如发病率（1/10 万），血压值（mmHg）。

3. 线条

不宜过多，除上面的顶线、下面的底线，以及纵标目下面与合计上面的横线外，其余线条一般均省去，表的左上角不应有斜线。

4. 数字

表内数字一律用阿拉伯数字，同一指标的小数点位数应一致。表内不宜留有空格，暂缺或未记录或无数字可用一字线"—"表示，数字若是"0"则填写"0"。

5. 表注

一般不列入表内，必要时可用"*"等符号标出，写在表的下面。表注主要是用于表中某些特征的说明和统计学结果的描述。

四、统计表中的统计学结果的描述

在统计表中，用不同的符号来描述统计结果，具有直观、简单的优点。使用统计描述符号的一般原则：①一般 $P > 0.05$ 不要标出；②与同一组比较采用同一个符号进行表示；③由于在统计学上主要描述 $P < 0.05$ 和 $P < 0.01$，故一般用符号的多少来表示这两个统计结果，一般一个符号代表 $P < 0.05$，两个符号 $P < 0.01$；④必要时可在表注中说明统计方法。

五、注意事项

一张统计表是否合格应从 3 个方面考虑：①要有一个中心，而且必须只有一个中心；②要清晰简明；③要便于分析。

统计表制作后，应从以下几个方面来判断是否合理：首先从标题开始，看一看标题是否简明扼要地说明表中的内容；然后再看标目安排是否妥当，主谓语的位置是否颠倒；最后检查数字和线条是否符合要求。

常见的错误有：①标题与内容不符。标题既要确切，又要简明，应能概括表的内容。②表体结构凌乱。有些文稿中的表格结果凌乱，不能一目了然，横标目与纵标目排列不妥当，重复组合且不便于相互比较，主要原因是未能正确使用三线表。③项目残缺。表内不宜留有空格，数字若为"0"的则填写"0"，若无数据可使用一字线"—"，且应避免出现竖线。④表内重复。表头重复，如纵标目一级表头与二级表头重复；二级表头内重复，有些作者将标目的缩写放在标目之后的括号内，这种情况下只保留标目或标目缩写即可。

第二节　医学科研论文中插图的制作

绘制科研统计图和实验结果图的目的是清晰明了地展示结果。医学科研论文中的插图可以言简意赅的表达医学科研数据和结果，制作精美、准确的插图可以为论文增色不少，同时还可以提高读者的信任度，起到文字难以达到的效果。因此，掌握医学论文插图的基本知识、设计原则和绘制要求是医学论文写作的基本功之一。

一、统计图的概念

统计图是用点的位置、线段的升降、直条的长短或面积的大小等表达统计资料的一种形式。它在揭示各种现象间的数量差别和相互关系、说明研究对象内部构成和动态变化、表达地区分布等方面，具有简明清晰、形象直观、易为人理解等优点。

二、统计图的基本构成要素

图形的制作需要包含基本的要素和细节，这样才能向读者准确传达相关信息。通过这些图形基本要素，我们可以独立于文本内容来表达数据的基本规律，也就是说我们在读文献的过程中，抛开文本也是能够从图形中快速抓取有效信息的。因此，这些作图要素缺一不可，且必须遵从一定的格式规范，才能清晰直观地传递有效信息。下面介绍图形的基本构成要素（图 21 - 1）。

1. **标题**

应简明扼要地说明资料的内容、地点和时间，写在图的下方。应标出图的顺序号码。

2. **坐标**

需要坐标的，以纵轴和横轴表示纵、横标目，必要时应注明单位。

3. **尺度**

横轴尺度自左而右，纵轴尺度自下而上，数量由小到大，必须等距或有一定的规律（如用对数尺度），并注明数值和单位。一般纵轴尺度必须从零开始（对数图、散点图除外）。

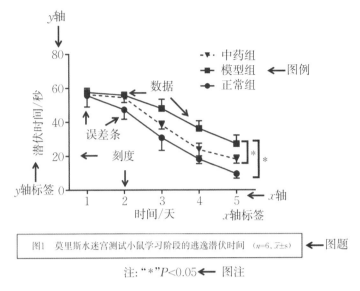

图1 莫里斯水迷宫测试小鼠学习阶段的逃逸潜伏时间 ($n=6$, $\bar{x} \pm s$) ← 图题

注："*"$P<0.05$ ← 图注

图 21-1　统计图的基本构成要素

4. 图例

比较不同的事物时，应用不同线条或图形表示不同事物，并附图例说明，图例的布局要充分应用图形中的空白区域。

三、常见的科研论文插图类型

1. 直方图

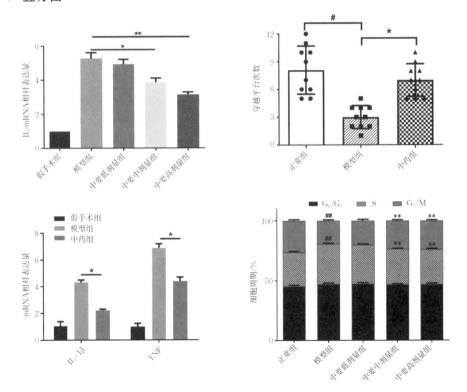

图 21-2　四种直方图的表现形式

直方图是以等宽直条（方）的长短表示各指标的数量大小的统计图，用于性质相似的不连续性资料的比较，常用于比较两组或多组间的差异。科学研究中，一般绘制直方图时会给每个条形上加一个标准差，反映数据的波动大小。直方图又可分为单式直方图、分列散点图、复式直方图和堆积直方图（图21-2）。当数据量不多且结果离散度较小时，可用分列散点图描述每个测量值的大小，使结果更直观；当有多个测量指标同时进行比较时，可用复式直方图来同时显示多个指标的比较结果；当同一事件需要比较事件内部多个环节的变化时，使用堆积直方图更适用，例如细胞周期不同时期的差异比较。直方图绘制方法是：①以横轴表示不同的观察单位，纵轴表示其数值。②尺度必须从零开始。③各直条或各组直条间距应相等。

2. 线图

线图是指用线段的上升和下降来表示事物在时间上的变化，或一现象随另一现象变化情况的统计图，适用于连续性资料（图21-3）。

绘制方法是：①用横轴表示时间或自变量，纵轴表示频数、某种率、某种计量资料或因变量；②纵轴的起点一般从零点开始，尺度必须等距；③同一图内线条不宜过多。如有几条线可用不同类型线条（实线、虚线等）表示，并在图中标出图例加以说明。

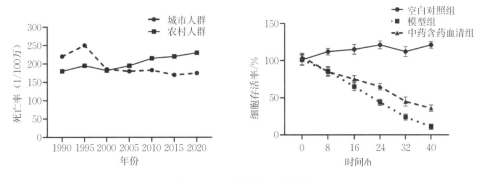

图21-3 线图的表现形式

3. 散点图

用点的散布情况表示两种事物的相关和趋势，初步推测两种事物有无相关性（图21-4）。散点图的作用主要体现在两个方面：一是可以展示数据的分布和聚合情况；二是可得到趋势线公式。根据各数据点的分布情况可以计算趋势线公式，通过 R^2 显示趋势线可靠程度。

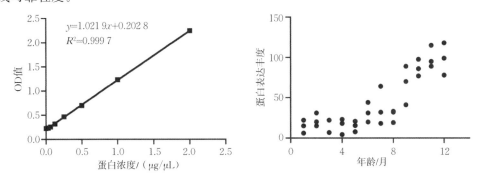

图21-4 散点图的表现形式

绘制方法：①横轴代表自变量，纵轴代表因变量；②纵轴与横轴尺度的起点，不一定从零开始，可根据资料情况而定；③每对自变量与因变量数据交叉处在图上画一点即成散点图。

4. 饼形图

饼状图是用整个圆表示总体的数量或整体值"1"，用圆内各个扇形的大小表示各部分数量或该部分占总体的百分比（图 21-5）。一般由标题（包括单位）、图例和数据等组成。主要运用在对数据进行比较分析的时候，既可以表示绝对量，又可以表示相对量。比柱形图的优点是数据更为清晰，各部分占总体的比重大小更为直观。

绘制方法：

（1）画一圆形，将各类构成百分比分别乘以 3.6°，得到圆心角度数，再用量角器量出，绘成扇形。

（2）一般从相当于时钟 12 点为起点，顺时针方向排列。

（3）圆中各扇形部分注明简要文字或百分比，也可在圆形外部标明图例。

（4）标题中注明总例数。

（5）如有两种或两种以上的性质相同的资料进行比较，应绘制同等大小的圆形，且圆中扇形排列次序一致。

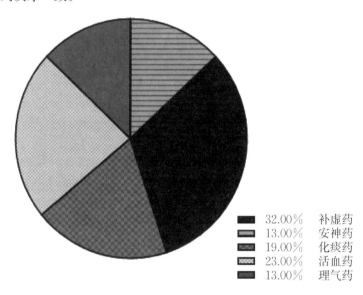

32.00%	补虚药
13.00%	安神药
19.00%	化痰药
23.00%	活血药
13.00%	理气药

图 21-5　饼状图的表现形式（老年性痴呆常用药的分布规律）

5. 特殊图片

特殊包括病理图片、电泳图片、荧光图片等。病理图片和荧光图片需要标注放大倍数或比例尺，应将背景颜色尽量调整为一致，对于病理改变的部位应使用箭头进行指示。值得特别注意的是，图片除对比度和亮度以外其他任何信息都不允许进行修改（图 21-6）。电泳图片用于结果展示时应截取于完整的原始图片中，不能拼接组合，一般来说，电泳条带左侧标注基因（蛋白）名称，右侧标注电泳条带大小，每个条带上方或下方需表明来源或组别（图 21-7）。

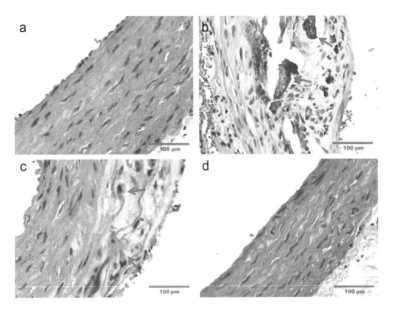

a. 假手术组；b. 模型对照组；c. 中药组；d. 阳性对照组。

图 21 - 6　各组大鼠血管病理形态图（HE 染色，400×）

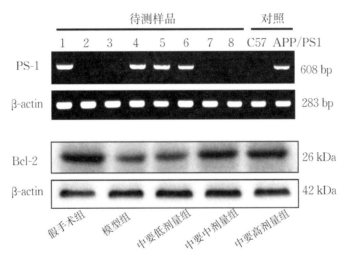

图 21 - 7　转基因小鼠基因型鉴定和 Bcl-2 蛋白表达图谱

注：待测样品代表基因型未知的转基因小鼠子代；C57 代表 C57 BL/6 野生型
小鼠（阴性对照）；APP/PS1 代表转基因小鼠（阳性对照）。

四、绘制统计图的注意事项

（1）选择正确的统计图类型。例如，独立资料用直条图，连续资料用线图，构成比资料用百分条图或圆图，双变量资料用散点图或连续性线图，地区性资料用统计地图等。

（2）统计图要有合适的标题。标题写在图的下方，其要求和统计表标题的要求一样，要能够概括图的内容。

（3）直条图、线图、半对数线图和直方图的纵、横坐标上要有刻度和单位，刻度要均匀等距（半对数线图的纵坐标除外）。

（4）直条图与直方图纵坐标要求从 0 开始。如果不从 0 开始，容易造成错觉。

（5）比较不同事物时用不同的线条和颜色来表示，并附上图例。

第三节　医学科研论文的写作

医学科研论文是反映医学科研领域进展、临床运用新技术、新成果并扩大研究内容的重要手段和方法。医学科研论文写作是从事医学科学研究和临床研究人员的必备技能，医学科研论文质量的优劣体现了写作者的医学研究能力。因此，如何写好医学科研论文是每个医学工作者关心的重要问题。

1976 年国际医学期刊编辑委员会在加拿大温哥华举行会议，规范了生物医学期刊论文编排格式，俗称"温哥华格式"，2010 年进行了最新一次修改，目前该格式已经成为国际医学和生物学期刊普遍采用的格式。我国参照国际标准于 1992 年颁布了科学技术期刊编排格式的推荐标准 GB/T 3179—1992，目前更新为 GB/T 3179—2009。

医学科研论文的结构和格式较为固定，其基本格式为：文题，作者署名，作者单位，摘要，关键词，论文主体（前言、材料与方法、结果、讨论、结论），致谢，参考文献等。

一、文题

科研论文的文题的主要目的是用简洁、明了、准确的语言来反映文章的创新点和核心内容，以引起读者的阅读兴趣。文题撰写的基本要求为：要文字简练，含义确切，以最简明、最恰当的语言反映论文中最核心的特定内容，要突出创新之处。一般不超过 20 个汉字，避免使用"的研究"或"的观察"等非特定词。

可以有以下几种方式构建文题：

1. 直接点题式

直接叙述论文结论点，便于读者快速了解论文的主旨，其特点有：句式采用陈述句，含有动词，将文章结论直接提出。如"三七总皂苷抑制缺氧缺糖/复氧复糖诱导的 SH-SY5Y 细胞焦亡"。

2. 介绍研究目的式

只列出研究手段和研究对象，不涉及研究结果，使读者有兴趣继续阅读。如"药根碱靶向凝血因子Ⅻ抗凝血作用的研究"。

3. 提出问题式

将关心的研究目标以问题的形式提出，可使文章所研究的内容一目了然。如"内源性凝血途径是生理性止血的启动机制吗?"

4. 关键词式

将论文研究的核心内容设置为一个关键词作为文题，可以让读者瞬间了解作者的研究主题，如"冰片配伍黄芪甲苷和三七总皂苷通过 Notch 信号通路对大鼠脑缺血再灌注损伤模型的神经保护作用"。

二、作者署名

论文作者是指参与课题选题、设计和实施，或参与资料的分析和解释者；起草或修改论文中关键性理论或其他主要内容者；能对编辑部的修改意见进行核准和修改，在学术上进行答辩，并最终同意该文发表者。

署名采用个人署名的形式，署真实、合法、现今使用的全名。按文章贡献大小依次署名，一般来说，通讯作者未标识则第一作者为通讯作者，若第一作者非通讯作者，应以"＊"等标注。

第一作者：课题研究的主要观点拥有者，实验方案的主要设计者，同时也是课题实施的主要操作者和文章撰写的执笔者。一般是研究工作贡献最大的研究人员，排名第一的作者应对论文的科学性和真实性负责。

通讯作者：课题的负责人，承担课题的设计和课题的经费，同时应监管整个研究过程，对文章的书写和最终定稿起主要作用，同时也是投稿后与编辑部联系、课题学术答辩的负责人。通讯作者一般列在作者署名最末位，并在文章首页脚注中注明通讯作者姓名、单位、邮箱等。通讯作者全权负责文章的科学性和真实性。

三、摘要

摘要是论文核心内容的浓缩，一般 350～500 个汉字。它包含与论文同等量的主要信息，具有自明性和概括性，可以让读者在不阅读全文的情况下获取必要的信息。摘要写作要求：简明扼要，观点鲜明，突出创新，结论必须为一级推理；必须忠实反映科研论文的实际情况和真实结论；一般采用第三人称方式撰写，不引用文献，不加评论和解释；用词规范，首次出现的缩略语、专有名词应给出全称；不使用图、表、化学结构式、公式等符号。

医学科研论文一般使用结构式摘要：

研究背景：说明相关的研究现状，以及进行本研究的理由。

研究目的：说明本研究要解决的科学问题。

方法（设计、场所、对象、干预措施、主要评价方法）：简明说明本研究采用的方法。

结果：描述本研究的主要结果。

结论：从研究结果可以得到的结论（一级推理）。

四、关键词

论文的关键词是为了文献标引工作从报告、论文中选取出来用以表示全文主题内容信息的目的单词或术语，科研论文中一般使用 3～8 个关键词，可从《医学主题词表》《中国中医药主题词表》MeSH 等公认的有关主题词表中挑选经过规范的单词、词组或术语。

关键词应精准反映论文的研究领域、研究对象、研究方法和处理结果等，关键词的核心内容能反映论文的主题，它决定了文章被检索和引用的次数。一般来说，可以优先考虑从题名中选取关键词，其次可以从摘要、层次标题或文章其他内容中抽取。

五、引言

引言又称概述、绪论，是正文开始部分介绍论文背景材料的文字，目的在于告诉读者撰写这篇论文的动机，简要说明相关领域的研究现状，说明进行本研究的目的、依据、创新点、理论和实践意义。一般 300～500 个汉字。

引言的写作一般从 3 个方面来进行：①研究领域的现状，用 2～3 句话做简要、系统的回顾，提出相关领域研究目前所处的水平，最好引用研究领域最新最经典的参考文献，也可适当引用自己的前期研究成果。②存在的问题，明确提出研究领域里目前存在的和尚未解决的问题，指出有某个问题或现象仍值得进一步研究，以便让读者了解作者的研究活动的原因和目的，为提出自己的新论点或报道自己的新发现、新发明作铺垫。③解决方法，应简单提出目前进行该研究的理论基础和提出的假设，以及作者打算如何开展研究。

六、材料与方法

材料与方法要把研究工作的一切条件如实写出，逐一说明让读者了解研究的可靠性，也利于别人重复验证。材料与方法部分撰写的内容主要包括研究对象、被试因素和研究方法。

1. 研究对象

医学科研的研究对象大多数是动物和人，也可以是器官、组织、细胞和药用植物或矿物等。受试对象如果是患者，应说明研究对象的一般资料、纳入标准、排除标准、辨证标准、分型标准等。受试对象如果是动物，应说明动物的来源、种系、性别、年龄、体重、实验方法等。由于实验对象的条件很难完全相同，因此，应当设置实验组和对照组，以各种措施保证两组各种条件一致或接近一致，即两组基本情况具有可比性。研究对象部分还需对分组方法进行描述，是否是随机分组，采用何种随机分配方法，同时还应详细说明分组标准、各组名称。

2. 被试因素

说明药物或治疗方法的名称、剂量或强度、用法、生产单位、出厂时间、批号、中草药的产地、制剂方法等。

3. 研究方法

详细说明本研究的设计方法（如何对照、随机、盲法、具体的实验设计方法等）、观察指标和方法、判断标准、统计分析方法等。如果涉及实验动物，在描述中应交代动物品系、遗传背景、等级、合格证，还需要交代饲养环境和饲养条件；对于动物模型的建立方法、给药方案、药物制备方法等都应在材料与方法中详细说明。正确使用统计学方法可以增加文章可信度，应予以详细说明。

七、结果

结果为论文的核心部分，是本研究经过统计学处理后得到的发现，为研究提出的问题给出答案，为研究的结论提供支持。结果需要综合使用文字描述、表格、统计图和典型照片等加以说明，要求经数理统计处理后的结果数据以及图表和文字必须真实、准确。

结果部分撰写可分段描述，分列小标题，一般来说是根据论文主题或提出的问题依次分段叙述，但也有一些文章是根据观测指标或不同的检测方法来设立小标题进行阐述的。结果的表述中不要加入作者的任何评论或推理，如果实验中出现的任何与研究设计不符的结果或特殊现象也应说明。

结果部分的撰写要求如下：

1. 文字

文字是表达结果最重要的、不可缺少的手段，要简明扼要，言简意赅，不应简单罗列研究过程中所得到的各种原始数据，需要经过统计学分析的结果用陈述句表达。例如，经补阳还五汤治疗后，与模型组比较，治疗组大鼠的神经功能评分显著高于模型组，差异有统计学上意义（$P < 0.05$）。

2. 表

表是简明的、规范的科学语言，易于比较、便于记忆，可使大量的数据或问题系列化。科研论文全部使用三线表，标题一般要求中英文对照。制作表格时应注意：仔细核对数据，避免数据格式不统一或录入错误；避免列出与本研究无关的数据，懂得针对性地精简数据和观察指标；数据表达应符合统计学要求。

3. 图

图是一种形象化的表达方式，可以直观地表达研究结果，并可相互比较。科研论文中包含统计图和代表性照片。适当使用图，可使文字表达简洁明了，防止赘述。论文中放入插图应注意：图的格式、清晰度应符合期刊杂志社要求；为方便国际交流，标题应使用中英文双标；要清晰标明比例尺或指示标志；应注意精选图片。

八、讨论

讨论是对研究结果的升华，通过综合分析和逻辑推理来探讨研究结果的意义，从中得出结论，使感性认识提高到理性认识，从深度和广度丰富和提高对实验结果的认识。

1. 讨论的主要内容

（1）概述国内外关于本课题的研究动态作为对结果的旁证。

（2）重点阐明本文的创新之处，以及研究结果从哪些方面支持这一创新点。并提出今后拟解决与研究的问题。

（3）紧密联系本文的实验结果，找出对结果可能的其他解释，以及排除这些可能性的理由和根据。

（4）本文创新点的理论与实践意义，以及解决这个问题的可能途径与展望。

2. 讨论的注意事项

（1）内容要紧扣结果，围绕创新点展开，不可泛泛而谈。

（2）结果要与结论分开。结果是研究得到的客观事实，属于感性认识；结论是对客观事实的理性概括，属于理性认识。作者的创造性发现和见解是通过结论来体现的。

（3）通过大量阅读文献，这样才有利于得出正确的结论。

（4）以科学的态度实事求是地下结论。

九、致谢和声明

致谢是用来感谢在研究工作中给予过支持但不符合作者定义的任何人或单位。撰写时的注意事项：①确认期刊的投稿须知。举例来说，许多医学期刊都要求致谢章节提到的人必须知晓作者将他们放在致谢中且说明对方对你提供的帮助。②符合基金单位的要求。有些资助单位会明确规定致谢章节的内容。③致谢对象包括给予技术协助、提供设备、修改方案、给予转载、在文字处理、图片制作等工作中提供帮助的人。

声明主要用来通告研究项目是否存在利益冲突。利益冲突需要声明的情况如下：①研究的公正性是否受到提供支持的利益集团的影响。主要涉及药物临床研究是否受到制药集团的资助；新技术、新手段是否受到设计单位和临床使用单位的资助；研究材料或研究结果是否多单位、多作者共享。②对某些涉及专利、版权转让等问题，以及研究中的医学伦理问题、法律问题做出明确表态。

十、参考文献

GB/T 7714—2015《信息与文献　参考文献著录规则》是目前中文医学期刊文后参考文献参照的规范和标准。根据该规则，文后参考文献是指：撰写或编辑论文和著作而引用的有关文献信息资源。

参考文献的写作要求有：

（1）引用的参考文献必须是研究领域中的经典文献，并对该论文的观点或结论起到参照作用。

（2）必须忠实地反映原作者的真实观点。

（3）引用近期的、高水平期刊的重要文献，尽量引用近 3 年的文献，应占比 60%以上。

（4）只引用公开发表的、已经出版的正规期刊杂志、报刊、书籍、著作等。

（5）研究者未阅读过的文献不能引用。

（湖南中医药大学　宋祯彦）

参考文献

[1] 贺石林，王键，王净净. 中医科研设计与统计学 [M]. 长沙：湖南科学技术出版社，2003.

[2] 李卓娅. 医学科研课题设计、申报与实施 [M]. 北京：人民卫生出版社，2015.

[3] 程鸿，周凤岐. 医学信息检索实践指导 [M]. 北京：北京大学医学出版社有限公司，2016.

[4] 姜燕. 现代医学信息资源检索与利用探究 [M]. 北京：中国水利水电出版社，2015.

[5] 罗爱静，于成双. 医学文献信息检索 [M]. 3 版. 北京：人民卫生出版社，2015.

[6] 陆伟路. 中西医文献检索：新世纪第二版 [M]. 北京：中国中医药出版社，2016.

[7] 马骏，赵醒村. 医学科研设计方法 [M]. 北京：北京大学医学出版社，2013.

[8] 刘民. 医学科研方法学 [M]. 北京：人民卫生出版社，2014.

[9] 詹思延. 临床流行病学 [M]. 2 版. 北京：人民卫生出版社，2015.

[10] 赵一鸣. 临床研究方法与实用技巧 1 [M]. 北京：化学工业出版社，2017.

[11] 李康等. 医学统计学 [M]. 6 版. 北京：人民卫生出版社，2013.

[12] 田少雷，邵庆翔. 药物临床试验与 GCP 实用指南 [M]. 2 版. 北京：北京大学医学出版社，2010.

[13] 刘建平. 循证医学 [M]. 2 版. 北京：人民卫生出版社，2018.

[14] 王家良. 循证医学 [M]. 3 版. 北京：人民卫生出版社. 2016.

[15] 王吉耀，何耀. 循证医学 [M]. 北京：人民卫生出版社，2015.

[16] 王吉耀. 循证医学与临床实践 [M]. 北京：科学出版社，2019.

[17] 李幼平，李静. 循证医学 [M]. 4 版. 北京：高等教育出版社，2020.

[18] 戈登·盖亚特. 医学文献使用者指南：循证临床实践手册 [M]. 3 版. 刘晓清，吴东，费宇彤，译. 北京：中国协和医科大学出版社，2020.

[19] HIGGINS J P T，THOMAS J，CHANDLER J，et al. Cochrane Handbook for Systematic Reviews of Interventions [M]. 2nd Edition. Chichester (UK)：John Wiley & Sons，2019.

[20] 刘建平，商洪才. 循证中医药 [M]. 北京：人民卫生出版社，2018.

[21] 刘建平. 循证中医药临床研究方法 [M]. 2 版. 北京：人民卫生出版社，2019.

[22] 詹思彦. 系统综述与 Meta 分析 [M]. 北京人民卫生出版社，2010.

[23] 哈立德·卡恩. 系统评价：循证医学的基础 [M]. 曾宪涛，耿培亮，靳英辉，译. 北京：北京科学技术出版社，2018.

[24] 唐子惠. 医学人工智能导论 [M]. 上海：上海科学技术出版社，2020.

[25] 史忠植. 智能科学 [M]. 北京：清华大学出版社，2019.

[26] 李德毅. 人工智能导论 [M]. 北京：中国科学技术出版社，2018.

[27] SANTOS M Y，COSTA C. Big data：Concepts，warehousing，and analytics [M]. Denmark：River Publishers，2020.

[28] 刘涛，王净净. 科研思路与方法 [M]. 北京：中国中医药出版社，2012.

[29] 杜拉宾. 芝加哥大学论文写作指南 [M]. 8 版. 雷蕾，译. 北京：新华出版社，2015.

[30] 张学军. 医学科研论文撰写与发表 [M]. 2 版. 北京：人民卫生出版社，2014.

[31] 陈钢，黄文柱，孟红旗. 医学科研设计与论文写作 [M]. 3 版. 郑州：河南科学技术出版社，2020.

[32] 李静. 随机分配方案的隐藏 [J]. 中国循证医学杂志，2004 (10)：714 - 715.

[33] 王敏，王丽珍，朱珍真，等. 替硝唑片在中国健康受试者中的生物等效性研究 [J]. 中国临

床药理学杂志，2020，36（22）：3 577 - 3 580.

　　［34］王思成，刘保延，熊宁宁，等. 真实世界临床研究伦理问题及策略探讨［J］. 中国中西医结合杂志，2013，33（4）：437 - 442.

　　［35］李金根，姜众会，高铸烨，等. 真实世界研究在中医药临床研究中的应用［J］. 世界科学技术——中医药现代化，2017，19（1）：78 - 82.

　　［36］孙鑫，谭婧，唐立，等. 重新认识真实世界研究［J］. 中国循证医学杂志，2017，17（2）：126 - 130.

　　［37］王萍，史彬，温艳东，等. 胃癌前病变病证结合风险预测模型的构建研究［J］. 中国中西医结合杂志，2018，38（7）：773 - 778.

　　［38］韩梅，刘建平，彭蓉晏，等. 系统评价再评价的数据分析方法及中医药领域的研究现状［J］. 中医杂志，2020，61（17）：1 525 - 1 529.

　　［39］曹卉娟，刘建平. 系统综述中图表的设计与应用［J］. 北京中医药大学学报（中医临床版），2013，20（4）：43 - 49.

　　［40］于美丽，王丽琼，徐浩，等. 中药注射液辅助治疗前列腺癌随机对照试验的系统综述［J］. 中医杂志，2017，58（3）：220 - 226.

　　［41］唐标，邓常清. 基于网络药理学的降脂理肝汤治疗非酒精性脂肪肝病作用机制研究［J］. 中草药，2018，49（15）：3493 - 3500.

　　［42］BJELAKOVIC G，NIKOLOVA D，GLUUD L L，et al. Antioxidant supplements for prevention of mortality in healthy participants and patients with various diseases［J］. Cochrane Databases of Syst Rev，2008（2）：CD007176.

　　［43］LIU J P，LIN H，HEATHER M. Genus phyllanthus for chronic hepatitis B virus infection：A systematic review［J］. Evid Based Med China，2001，1（2）：78 - 86.

　　［44］REN Y，ZHU C，WU J，et al. Comparison between herbal medicine and fluoxetine for depression：A systematic review of randomized controlled trials［J］. Complement Ther Med，2015，23：674 - 684.

　　［45］CAO H J，ZHU C J，LIU J P. Wet cupping therapy for treatment of herpes zoster：a systematic review of randomized controlled trials［J］. Altern Ther Health Med，2010，16（6）：48 -54.

　　［46］HOPKINS A L. Network pharmacology：the next paradigm in drug discovery［J］. Nat Chem Biol，2008，4（11）：682 - 690.

　　［47］ZHANG R，ZHU X，BAI H，et al. Network Pharmacology Databases for Traditional Chinese Medicine：Review and Assessment［J］. Front Pharmacol，2019，10：123.

　　［48］LUO T T，LU Y，YAN S K，et al. Network Pharmacology in Research of Chinese Medicine Formula：Methodology，Application and Prospective［J］. Chin J Integr Med，2020，26（1）：72 - 80.

　　［49］HAO DA C，XIAO P G. Network pharmacology：a Rosetta Stone for traditional Chinese medicine［J］. Drug Dev Res，2014，75（5）：299 - 312.

　　［50］WANG X，WANG Z Y，ZHENG J H，et al. TCM network pharmacology：A new trend towards combining computational，experimental and clinical approaches［J］. Chin J Nat Med，2021，19（1）：1 - 11.

　　［51］AMISHA，MALIK P，PATHANIA M，et al. Overview of artificial intelligence in medicine［J］. J Family Med Prim Care，2019，8（7）：2 328 - 2 331.

　　［52］KIM DH，MACKINNON T. Artificial intelligence in fracture detection：transfer learning from deep convolutional neural networks［J］. Clin Radiol，2018，73（5）：439 - 445.

［53］ DIAS R，TORKAMANI A. Artificial intelligence in clinical and genomic diagnostics ［J］. Genome Med，2019，11 (1)：70.

［54］ WAMBA SF，AKTE S，EDWARDS A，et al. How "big data" can make big impact：Findings from a systematic review and a longitudinal case study ［J］. Int J Prod Econ，2015，165：234 - 246.

［55］ YAQOOB I，HASHEM I A T，GANI A，et al. Big data：From beginning to future ［J］. International Journal of Information Management，2016，36 (6)：1 231 - 1 247.

［56］ ANDREU-PEREZ J，POON C C，MERRIFIELD R D，et al. Big data for health ［J］. IEEE Journal of Biomedical and Health Informatics，2015，19 (4)：1 193 - 1 208.

［57］ WU X，ZHU X，WU G Q，et al. Data mining with big data ［J］. IEEE Transactions on Knowledge and Data Engineering，2013，26 (1)：97 - 107.

［58］ MILLER D D，BROWN W. Artificial intelligence in medical practice：the question to the answer? ［J］. Am J Med，2018，131 (2)：129 - 133.

［59］ RAJKOMAR A，DEAN J，KOHANE I. Machine learning in medicine ［J］. Ne Engl J Med，2019，380 (14)：1 347 - 1 358.

［60］ MOONEY S J，PEJAVER V. Big data in public health：terminology，machine learning，and privacy ［J］. Annu Rev Publ Health，2018，39：95 - 112.

［61］ PRICE W N，COHEN I G. Privacy in the age of medical big data ［J］. Nat Med，2019，25 (1)：37 - 43.

［62］ SONG Z，LI F，HE C，et al. In-depth transcriptomic analyses of LncRNA and mRNA expression in the hippocampus of APP/PS1 mice by Danggui-Shaoyao-San ［J］. Aging (Albany NY)，2020，12 (23)：23 945 - 23 959.

［63］ ZHANG W，ZHU J H，XU H，et al. Five Active Components Compatibility of Astragali Radix and Angelicae Sinensis Radix Protect Hematopoietic Function Against Cyclophosphamide-Induced Injury in Mice and t-BHP-Induced Injury in HSCs ［J］. Fron Pharmacol，2019，10：936.

［64］ HUANG X P，QIU Y Y，WANG B，et al. Effects of Astragaloside Ⅳ combined with the active components of Panax notoginseng on oxidative stress injury and nuclear factor-erythroid 2-related factor 2/heme oxygenase-1 signaling pathway after cerebral ischemia-reperfusion in mice ［J］. Pharmacogn mag，2014，10 (40)：402 - 409.